移植器官
质量与安全指南

（原书第6版）

European Committee
(Partial Agreement)
on Organ Transplantation　原著
(CD-P-TO)
EDQM

张　雷　主译

科学出版社
北京

图字：01-2017-8281

内 容 简 介

满足移植的需求，需要有效地推动器官捐献。欧洲委员会于1987年开始在这一领域开展工作，1999年成立了工作组开始编写《移植器官质量与安全指南》，第1版于2002年出版，其后多次修订。本指南是第6版，汇集了欧洲30年来的丰富经验，涉及器官捐献过程中所有关键的环节和技术，包括捐献者发现与维护、家属沟通与授权、器官评估与获取、器官分配与运输等，本指南为优化复杂的捐献流程提供了完整的信息，对提高捐献器官的质量并降低风险具有指导意义。本指南中文版由国内十几位中青年专家集体翻译。他们工作在器官捐献与移植一线，大多是国内或国际相关培训课程的讲师，具有扎实的理论基础和丰富的实践经验。

器官捐献和移植领域在我国受到高度监管，所有人体器官获取组织（OPO）都在努力通过规范严格的工作标准及综合系统的质量评估来控制风险。本指南适合本行业监管和质控专家、人体器官获取组织负责人、捐献协调员及全国移植医学同道参考、使用。

图书在版编目（CIP）数据

移植器官质量与安全指南：原书第6版 / 欧洲委员会著；张雷主译. — 北京：科学出版社，2019.1
书名原文：Guide to the Quality and Safety of Organs for Transplantation
ISBN 978-7-03-058487-8

Ⅰ. ①移… Ⅱ. ①欧… ②张… Ⅲ. ①器官移植 Ⅳ. ①R617

中国版本图书馆 CIP 数据核字 (2018) 第 180650 号

责任编辑：闵 捷 / 责任校对：谭宏宇
责任印制：黄晓鸣 / 封面设计：殷 靓

科学出版社 出版
北京东黄城根北街 16 号
邮政编码：100717
http://www.sciencep.com
南京展望文化发展有限公司排版
上海锦佳印刷有限公司印刷
科学出版社发行 各地新华书店经销

*

2019 年 1 月第 一 版 开本：889×1194 1/16
2019 年 1 月第一次印刷 印张：18 1/4
字数：500 000
定价：200.00 元
（如有印装质量问题，我社负责调换）

《移植器官质量与安全指南》
译者名单

顾　问　朱有华　石炳毅

主　译　张　雷

译　者（按姓氏笔画排序）

王　璐（首都医科大学附属北京佑安医院）

王振迪（华中科技大学同济医学院附属协和医院）

叶伯根（海军军医大学附属长海医院）

江文诗（国际器官捐献与移植注册中心）

李　超（昆明市第一人民医院）

张　雷（海军军医大学附属长海医院）

张玮晔（天津市第一中心医院）

陈小松（上海交通大学医学院附属仁济医院）

陈卫碧（首都医科大学附属宣武医院）

林　俊（首都医科大学附属北京友谊医院）

林　涛（四川大学华西医院）

袁小鹏（中山大学附属第一医院）

高新谱（中国人体器官捐献管理中心）

屠振华（浙江大学附属第一医院）

董建辉（中国人民解放军第三〇三医院）

蒋继贫（华中科技大学同济医学院附属同济医院）

审　校　曾　力　张　恂

Martí Manyalich序：祝贺
《移植器官质量与安全指南》（中文版，2018）出版

《移植器官质量与安全指南》在欧洲的实施，对欧洲所有国家器官捐献的质量和安全都产生了重大影响。自从我20年前第一次到斯特拉斯堡访问欧洲委员会以来，该指南一直在不断地更新，这是在我们的系统中分享器官捐献良好做法的一个重要方式。

同样，在过去10年中，欧洲和中国开展了强有力的合作，努力传播器官捐献方面的最佳做法。我们期望，使用这一指南将有助于中国达到与欧洲和世界其他地区类似的质量和安全水平。我的同事江文诗和Chloë Ballesté分别代表移植获取管理项目（TPM）和DTI基金会，在过去的十年里一直在中国促进这一进程。

对于欧洲来说，《移植器官质量与安全指南》（中文版）的出版是一种荣誉，也是一种手段，是将我们的长期经验作为一份礼物，送给中国。此外，我们也有责任，因为将来更新的版本也需要不断地翻译。这意味着，中欧通过推广《移植器官质量与安全指南》，开展交流项目，在专业人员之间传递知识和经验等行动，在器官捐献领域建立一种牢固的合作关系。这为我们的患者、我们的公民和我们各国未来提高器官捐献与移植质量和安全奠定了坚实的基础。

我要祝贺《移植器官质量与安全指南》（中文版）的翻译和编辑人员，他们在欧洲委员会的支持下，使得本指南的中文版顺利出版，这将对中国的器官捐献与移植事业产生重要的影响。

Martí Manyalich
国际器官捐献协会主席
DTI基金会
2018年7月10日

Martí Manyalich: WELCOME NOTE FOR EDQM GUIDE TRANSLATION IN CHINA (2018)

The implementation of this guide in Europe has represented a great impact to warrant the quality and safety of organ donation in all the countries. Since my first trip to Strasbourg to Council of Europe 20 years ago until now, there has been continuous update and it is an important way of sharing in our system the good practice and quality on organ donation.

The same way, the last 10 years have witnessed a strong cooperation between Europe and China, trying to disseminate the best practices in organ donation, and we expect that the use of this guide will help achieving similar quality and safety levels as in Europe and the rest of the world. My colleagues Jiang Wenshi and Chloë Ballesté, representing Transplant Procurement Management (TPM) and DTI Foundation in China, have been facilitating this process in the last decade.

For Europe, the publication of this Chinese version of the original guide is an honor and means offering a gift from our long-term experience for China to use, to practice. Also, we have a responsibility since, the newer versions and future updates will also be translated constantly.

This means that the cooperation between Europe and China in the field of donation mainly, has been a strong relationship, through the elaboration of this guide, the development of a European Project, the exchange of knowledge and experience among professionals, etc. that has created a solid basis for the future and for improving both the quality and safety of our patients, our citizens and our countries.

I would like to congratulate the translators and editors of the book who, together with the support from the Council of Europe, will achieve an important impact on the country.

Martí Manyalich
DTI Foundation
10th, July, 2018

黄洁夫序

健康是人类永恒的追求，不分国界，无论贫富。

自1954年第一次成功的肾移植以来，器官移植已经拯救了无数患者的生命并改善了其生活质量。如今，它是治疗终末期器官衰竭的最优疗法，并在世界各地的112个国家开展临床实践。但是，器官来源的短缺，严重限制了移植的发展，使许多的患者在等待移植的过程中逝去，这是全世界共同面临的难题。

以西班牙为代表的欧盟在这方面为全世界起到了一个非常好的示范引领作用。最新数据显示，在西班牙每百万人口中捐献器官者高达38人。这一数字背后是相关机构多年来对器官捐献理念的广泛宣传，是一整套规范、高效的器官捐献操作体系和协调配合机制的良好运作，以及对相关医护人员持续不断的专业培训。

欧洲委员会编写的《移植器官质量与安全指南》是目前欧盟成员国普遍施行的比较成熟完善的器官捐献的规范制度和经验总结，对我国具有非常重要的参考价值。感谢海军军医大学附属长海医院在参与中欧器官捐献领导力培训与专业技术输送计划（KeTLOD）过程中，组织国内十几位优秀青年学者，在繁忙的工作之余将该指南译成了中文，我相信行业内所有医务工作者、协调员和志愿者都能从其中得到很多启示与收获。

作为世界卫生组织（WHO）的创始成员国，中国一直通过实际行动参与推动全球健康卫生事业的发展。十八大后，以习近平同志为总书记的党中央，把人民身体健康作为全面建成小康社会的重要内涵，提出"使全体人民享有更高水平的医疗卫生服务"。刚刚结束的十九大又发出了"实施健康中国战略"的号召。

近年来，我们在器官捐献与移植领域的改革方向是正确的，行动也是很迅速的。我们按照WHO的指导原则，遵循国际公认的伦理学原则，结合国情推动公民逝世后器官捐献，实现器官公正分配和可溯源管理，充分保障捐献者和接受者的权利，努力走出了一条具有中国特色的道路，建立属于我们自己的"中国模式"。

就目前情况来看，我国的器官捐献与移植体系还很脆弱，这个"新生儿"诞生时间还不长，需要在全社会共同努力下才能健康成长。相信在中央政府及地方政府的支持下，加上国际同行的经验指导及深度合作交流，短时间内我们一定可以迎头赶上，建立一个公开公正、安全高效、符合国情和文化的人体器官捐献与移植体系。

黄洁夫

中国人体器官捐献与移植委员会主任

原卫生部副部长、中央保健委员会副主任

2018年1月26日

郭燕红序

器官捐献与移植关系患者健康和生命挽救，关系生命价值和尊严，关系社会公平正义，体现着人性的光辉。稳妥有序地开展器官捐献与移植，是一个国家医学发展和社会进步的重要标志。近年来，我国成立了中国人体器官捐献与移植委员会；完善了器官捐献体系、器官获取和分配体系；建立了器官转运绿色通道；进一步加强移植服务体系和技术能力建设；搭建了信息化监管平台，实现器官可溯源管理；特别是2015年实现了器官来源成功转型，具有里程碑意义。

截至2018年7月1日，我国已累计完成公民逝世后器官捐献达1.78万例，捐献大器官突破5万个，年捐献与移植数量均位居世界第2位。但是我们仍然要看到，这些成绩与广大人民的需求还有一定的差距。习近平总书记在党的十九大报告中指出："我国社会主要矛盾已经转化为人民日益增长的美好生活需要和不平衡不充分的发展之间的矛盾。"这为做好新形势下器官捐献和移植工作提供了基础。

为了更好地满足人民群众对生命健康和器官移植的需求，必须提高相应医疗服务的供给和质量。器官捐献过程复杂，对于我国而言，还是相对新生的事物。加强国际合作，借鉴先进经验，无疑十分重要。从2002年的首版到2016年的第6版，《移植器官质量与安全指南》积累了欧洲各国多年来在器官捐献全流程中的成熟标准和宝贵经验，旨在为参与人体器官捐献与移植的所有专业人员提供健全的信息和指导，在增加捐献数量和成功率的同时提高捐献器官的质量并降低风险。这正是我们当前的工作重点。

世界卫生组织、国际移植协会、国际器官捐献与获取协会等国际组织参与并见证了中国人体器官捐献体系构建的全过程，在器官获取组织建立、协调员培训、管理与技术标准制定等方面给予了大力支持，开展了广泛深入的交流与合作，取得了丰硕成果。在欧盟健康委员会的支持下，海军军医大学附属长海医院联合国内十几家在捐献工作中有丰富经验的单位翻译了《移植器官质量与安全指南》，这是中外在器官捐献与移植领域合作的又一个代表性成果。

在此，谨希望《移植器官质量与安全指南》（中文版）对我国人体器官捐献与移植事业的健康发展产生积极的影响。

郭燕红

中华人民共和国卫生健康委员会医政医管局副局长

2018年7月10日

译者序

对于终末期器官疾病患者而言，高质量的移植器官是让他们起死回生的生命礼物。对于器官移植医生而言，功能良好、健康安全的移植器官是移植手术成功的基础。而这些都取决于器官捐献工作。在我国，这项环节众多、技术复杂、高度专业的工作才刚刚开始。因此，一方面我们会在刚刚起步的时候因经验不足而遇到许多困难；另一方面，先行的国家已有几十年的工作积累，我们可以通过"拿来主义"少走许多弯路。

近年来许多欧洲和北美的器官捐献专家来国内授课，也有许多国内同行出国学习，迅速提高了我们的器官捐献工作水平。但是因为器官捐献涉及伦理法律、人文关怀、死亡判定、ICU管理、器官保护、生物安全以及质量控制等广泛领域，专业性强，很难通过短期学习就全面掌握所有的内容，因此一本全面的器官捐献操作指南是当下我国器官捐献管理者和实践者的必要参考书。

当朱有华和石炳毅二位老师看到这本欧洲委员会编写的《移植器官质量与安全指南》时，注意到该指南从器官捐献者的识别、转介、评估、选择和维护，到器官捐献的不同类型和授权/同意制度，再到器官的获取、保存和运输及最终的质量管理，都提供了详尽的规范和指导建议，涵盖了捐献过程的所有阶段，就建议和督促我们把它介绍到国内来，并积极鼓励我们克服翻译和出版中遇到的困难。

翻译这样一本横跨众多学科的专业书难度颇高，参加翻译工作的各位同仁尽管都是业内的顶尖高手，但身为医务工作者，每天的医教研工作强度高、压力大，要牺牲本就不多的休息时间，查阅参考文献并完成大量的翻译工作，实属不易。没有你们的鼎力相助，《移植器官质量与安全指南》（中文版）无法面世。

因为译者较多、时间跨度大、专业名词多，本书的文字校对是一项艰巨的工作。上海交通大学英语专业毕业的好友张恂志愿提供了帮助，统一了全书的文字风格，使这本译著有了较高的文字质量。

在此，我对以上的老师、同仁和朋友表示真挚的感谢！也感谢我的妻子和家人一直以来对我工作的支持！

由于内容涉及面广，书中难免有欠妥之处，我谨代表各位译者恳请各位专家和广大读者批评指正，以便我们再版时修正。

张 雷

2018年11月于上海

目　录

第一章　简　介

1.1 本指南的范围和目的

自1954年第一次成功的肾移植以来,器官移植已经拯救了无数患者的生命并改善了其生活质量。直到20世纪80年代器官移植仍在实验中,今天它是治疗终末期器官衰竭的最优疗法,并在世界各地的112个国家开展临床实践[1]。全球器官捐献与移植观察机构数据显示,2013年全球多国进行了118 127例实体器官移植(肾脏、肝脏、心脏、肺、胰腺、小肠),其中大约79 000例是肾移植,其次约2 000例是肝移植[2]。然而,据估计,这只占全球需求的不到10%。在器官等待名单上长期的等待,患者可能在移植前病情恶化或死亡。截至2014年年底,有超过6万名欧盟成员国的患者在等待肾脏、肝脏、心脏、肺、胰腺、肠移植或器官联合移植,其中每天有11名患者因没有器官可用而死亡。

为满足器官移植需求,器官捐献与移植事业得到了大力推进,发展迅猛,但同时也面临着诸多挑战,包括确保有效地组织、协调和控制所有关键的技术活动和服务(器官摘取、运输、处理、保存、质量控制和必要时的存储)及防止非法摘取和滥用[3]。为了克服这些障碍并使所有欧洲公民获得安全、合乎伦理的移植治疗,欧洲委员会于1987年开始在器官移植领域开展工作。1999年,指南编写工作组成立,规定了成员国在人体器官、组织和细胞的捐献、获取和移植服务方面应达到的质量与安全标准。第1版《移植器官质量与安全指南》(下简称《指南》)出版于2002年,其后多次修订。

本《指南》是第6版,有两个主要目标。第一,旨在为参与捐献和移植人体器官的所有专业人员提供健全的信息和指导,优化复杂程序,提高捐献器官的质量并降低风险。所有人体器官组织都必须通过严格的捐献者评估和选择标准及综合系统质量评估来控制风险。编写本指南旨在实践层面为专业人士提供在床边就能获取并易于使用的信息,以提高器官移植的成功率。第二,本指南反映了人体器官捐献和移植所要考虑的伦理原则和准则。

器官捐献和移植领域现在在许多国家受到高度

监管。在欧盟,欧洲议会和理事会的《指令2010/53/EU》规定了移植人体器官的质量和安全的强制性标准,欧盟委员会实施《指令2012/25/EU》规定了欧盟成员国之间移植器官交换的信息流程。这两个指令都应该被运用到28个欧盟成员国的国家立法中。本指南酌情提及这些要求,提供如何实施这些要求的技术实例,但也会超出实例来描述普遍被接受的良好做法。因此,它将作为实用信息来源为欧盟立法框架内的工作人员和所有欧洲委员会成员国及非成员国的国家法律框架内的工作人员提供切实有效的帮助。总而言之,本指南并非提供一个共同的法律框架,而是旨在根据欧洲层面接受的最佳做法提供技术指导。

在本指南中,"卫生当局"一词是指政府授权在国家或地区(甚至有时在超国家层面)承担责任的机构,以确保器官捐献和移植工作在保障患者安全和公开透明的原则下能够得到适当的推广、管理和监督。其他术语如"监管机构"或欧盟"主管当局"和"授权机构"可以被视为具有与其等同作用。

本指南汇集了欧洲器官移植专家委员会(CD-P-TO)成员和观察员的知识与经验,是特设器官专家组(见附录十四和十五)的集体努力和专业知识的结果。除非另有说明,"成员国"适用于欧洲理事会的成员国。

附录一列出了本指南中使用的缩写和缩略语,附录二是一个关键术语词汇表。

关于使用组织和细胞及血液或血液制品的事项,见欧洲委员会关于《人体组织和细胞临床应用质量和安全保障指南》及《血液成分的制备、使用和质量保证指南》[4]。

1.2 欧洲器官移植委员会、欧洲药品质量管理局和欧洲委员会

位于法国斯特拉斯堡的欧洲委员会是一个国际组织,促进所有欧洲国家在人权、民主、法治、文化和公共卫生领域的合作。第三届欧洲器官移植的

伦理、机构和立法的卫生部长会议[5]于1987年在巴黎举行，会议上成立了欧洲委员会器官移植协作组织专家委员会（SP-CTO）。该委员会由不同领域的移植专家组成：免疫学家、外科医生、捐献协调员及器官分享和器官获取机构的代表。2007年，负责器官、组织和细胞捐献事宜的秘书处迁至欧洲委员会下属的欧洲药品质量管理局（EDQM）[6]，新任命CD-P-TO作为指导委员会[7]。这种向EDQM的转变促进了CD-P-TO同欧盟的更紧密的合作与协同，除实现其他目标外也避免了重复劳动。

在欧洲委员会的授权和主持下，本指南才得以精心制作完成。今天，CD-P-TO由一群来自欧洲委员会成员国、观察员国、欧盟委员会和世界卫生组织（WHO）的国际公认专家以及欧洲委员会生物伦理委员会（DH-BIO）和多个非政府组织的代表们组成。CD-P-TO积极促进人体器官的非商业化，打击器官贩运，发展器官、组织和细胞领域的伦理、质量和安全标准及促进成员国与机构之间的知识和技能互补。

1.3 捐献和移植的一般原则

在过去50年中，由于在移植技术领域的医学进步和所有类型的人体器官移植中获得的优异的结果，器官移植已经成为一种稳定的治疗方法。肾移植是终末期肾脏疾病的最具成本效益的治疗方法。与透析肾脏替代疗法相比，肾脏移植可获得更长的寿命（平均来说，肾移植患者通常比只透析患者寿命长10～15年），改善生活质量，减少医疗并发症（如贫血，骨、心脏疾病和透析治疗相关的血管疾病），并降低了医疗保健系统的成本。对于器官如肝脏、肺和心脏的终末期衰竭，移植是唯一可行的治疗。

大多数欧洲国家在最近几十年增加了公民逝世后器官捐献者的数量（图1.1，图1.2）。肾脏活体捐献者的数量也大大增加。然而，等待名单仍然很长，并且由于器官的长期缺乏，一些移植临床医生对于在等待名单上的患者具有极高的选择性。

移植器官缺乏有许多相互交织的原因，包括移植适应证的扩大；未能在重症监护室和其他重症监护病房识别可能的捐献者；不同意进行器官获取；以及更普遍的是，在一些国家对于公民逝世后捐献

的体制，卫生和移植系统的组织管理支持有限。虽然有关的问题可能很复杂，但有一个明显的事实：器官短缺在人口老龄化，高血压、糖尿病和肥胖发病率增加的背景下，是一个日益尖锐的问题。

在这种特定情况下，解决器官短缺问题的必要性使人们考虑了增加器官可用性的不同策略，包括活体捐献、由循环标准确定的心死亡后器官捐献（DCD）和使用来自扩大标准捐献者（ECD）的器官（非标准风险捐献者）。所有这些方面将在本指南的专门章节中详细讨论。

1.3.1 移植的风险和益处

移植并不是没有风险，只有在严格的质量和安全保证下获取的器官才有可能正常工作，并为受者提供最佳的临床结果。移植手术过程本身具有风险，移植受者必须接受的终身免疫抑制治疗可引起不良反应风险，此外，移植还会导致疾病传播风险。影响移植临床结果的因素是复杂的，其复杂性在于受者的免疫系统和捐献者的移植物之间相互作用。因此，评估移植风险时，应考虑捐献者和受者两方面。

对捐献者和受者因素的风险评估必须考虑个体情况。可能有一些因素使来自捐献者特定器官对特定受者绝对不适合，而另一受者则可以有效地使用相同的器官挽救生命。移植团队的职责是通过个体化风险-效益分析，仔细评估捐献者和受者因素。应针对登记在移植等待名单上的每个患者创建捐献者个人档案/器官概况，权衡疾病传播的风险或移植器官的质量情况，防止移植等待名单上的受者在等待过程中死亡或病情恶化。这种方法有利于所有器官的最佳使用。要强调的是，与移植相关的风险永远不能完全消除。

至于活体器官捐献者，应和移植受者一样，对其术后健康情况进行短期及长期评估，以记录活体移植的利弊。不论是逝世后捐献还是活体捐献，移植的潜在优势应该超过风险。必须在捐献前仔细筛选捐献者；不应在临床治疗无望的情况下实施活体捐献，并且必须对捐献者进行长期的随访护理。在捐献过程中各方之间透明地传达这些风险至关重要。

血管化同种异体复合组织移植物（vascularized composite allografts, VCA）的移植是一种修复复合组织缺损的治疗方法，并且在过去的15年中是移植技

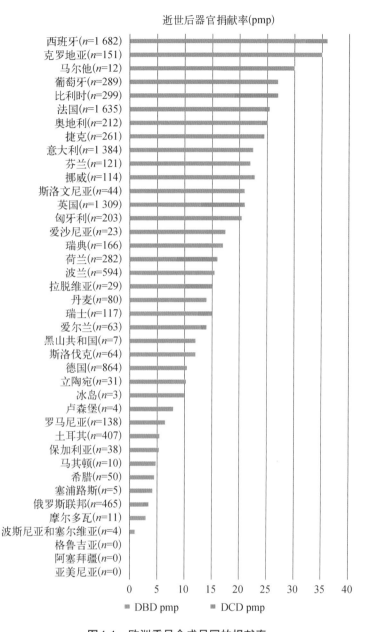

图 1.1 欧洲委员会成员国的捐献率

DBD 为脑死亡后捐献；DCD 为心死亡后捐献；pmp 为每百万人口。括号中的数据：2014 年逝世后器官捐献者总数

资料来源：*Newsletter Transplant*（2014 年数据）

术发展中的新兴领域。迄今为止，这类移植技术主要应用于手部和面部（部分及全部），尽管也报道了其他几种 VCA 病例（喉、膝关节、子宫或腹壁）。VCA 是人体组织的不同部分，包括皮肤、肌肉、骨骼、肌腱和血管，需要通过手术与移植受者的血管及神经连接吻合起来，以实现移植物的功能重建。这些人体组织一旦被移植后，会高度自发维护其组织结构、血管化以及发挥其生理功能的能力。由于 VCA 同样存在缺血问题、缺乏更好的保存方法以及需要免疫抑制治

疗，所以 VCA 移植同器官移植一样受制于缺血时间限制。因此，VCA 可以被认为是器官[8]。

与大多数实体器官移植不同，VCA 移植通常不是救命的，其主要目的是提高患者的生活质量。然而，尽管 VCA 在形态修复和功能重建方面的手术效果超出传统外科技术，患者却必须终身服用免疫抑制剂。单纯为了恢复功能或美观而让患者冒着有损健康甚至生命的风险接受免疫抑制治疗的做法是不能接受的，除非有特殊的手术指征（如腹壁闭合、

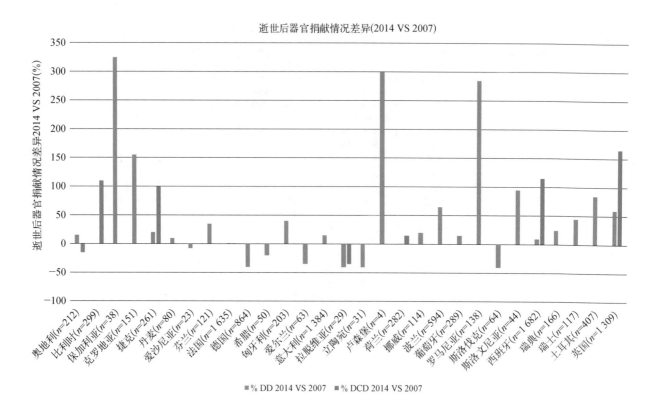

图1.2　2014年逝世后器官捐献活跃情况差异（2014 VS 2007）

DD为逝世后捐献（脑死亡后捐献+心死亡后捐献）；DCD为心死亡后捐献；pmp为每百万人口。括号中的数据：2014年逝世后器官捐献者总数

资料来源：*Newsletter Transplant*

双手截肢而完全依赖外部装备、不能为患有严重面部伤口/缺陷的患者提供适当的营养）。

　　显而易见的是，VCA移植受者必须积极参与强化物理治疗以恢复移植物功能，而如果功能恢复没能达到预期效果，则存在受者感觉受挫和失望的风险。此外，移植物丢失的可能性将导致手部移植患者额外的手术，并且面部移植患者恢复面貌的选择很有限。因此，必须要仔细权衡，评估肢体功能的恢复，如抓取、抬举物体，是否可能更容易通过安装假肢来实现，而不必通过有相关缺陷的VCA移植来实现。由于选择那些能够承受生理及心理挑战的患者很重要，因此要对潜在的VCA移植受者进行全面审核，评估患者的身心状况是否耐受手术。因为选择那些能够承受这些身体和精神挑战的患者很重要，故潜在的VCA移植受者应该进行广泛的筛查，以适应医疗和心理社会的需要。

　　任何医学治疗包括任何外科手术，都需要患者的知情同意。在移植医学领域，有关移植器官质量及个体手术风险的知情同意无法详述，后续章节有

概述其局限性及问题所在。与其他医疗程序相比，移植医学领域没有基于大规模捐献者－受者群体的风险相关的有效科学数据可用。

　　当患者在移植等待名单上注册时，应该被告知一般风险，即与外科移植手术相关的及从捐献者到受者的疾病传播的可能性。应告知他们，有关疾病传播风险的其他信息和检测结果可能在移植术后才能知晓。在这种情况下，应提供适当的移植后检测、预防和（或）治疗以降低疾病传播的风险或减轻疾病对患者的伤害。此外，免疫抑制的使用，可能会使潜在感染性疾病新发，如巨细胞病毒（CMV）的再活化。免疫抑制治疗还会引起并发症的增加，特别是在使用免疫抑制扩展治疗方案（使用单克隆或多克隆抗体作为诱导疗法）时。

　　最好在患者做器官移植登记时向其解释他们可以选择接受或不接受来自非标准风险捐献者的器官，以及相关的潜在风险有哪些。还应该阐明，在器官获取时可能存在不能识别的危险因素，相关风险的附加数据可能在移植术后才能知晓。

　　应使患者放心，参与器官捐献和移植过程的

医生和所有人员都是以最专业的技术水平和丰富的临床经验为患者诊治，并提供适当的筛查和治疗以降低疾病传播的任何可能性。然而，并不是所有捐献者病史的细节都是完备的，因为捐献者的亲属或负责的全科医生由于多种原因未能获悉所有数据。

在进行移植时，应在分配程序中考虑到受者具体的知情同意和受者的意愿。然而，某个指定的移植受者可能因其病情恶化而导致其接受器官的标准随之改变。因此，应当对受者接受非标准风险器官捐献者的意愿定期重新评估，特别是当其病情发生变化时。例如，仅有几天或几周的预期寿命的ICU中的危重心脏受者，其相比稳定状态下的受者，可能更愿意接受高风险。

在过去20年中，移植医学领域的知识已经发展到非常高的水平。鉴于全球已实施多例器官移植手术，而报告的不良事件（adverse events, AE）只有少数，器官移植可能已不再被视为一种高风险的医疗手段。然而，移植医学方面的一些决策与判定，除了要遵循高水平的专家共识，还要依赖临床经验。临床经验基本上是唯一的数据来源，因为随机临床试验并不总是可行的。

有关从捐献者到一个或多个受者的疾病传播风险的判定应基于最专业的科学知识，并且这种风险判定的预期结果应通过移植后随访来验证。

移植等待名单的候选人或者在轮候名单上状态变化的所有患者（或未成年患者的父母/法定监护人）应该知道这些风险。

1.3.2 器官捐献和移植的过程

器官捐献和移植仍然是快速发展的领域，需要控制所有关键的技术和服务，使器官能够从一个人身上移除并移植到另一个人身上，包括捐献者的识别、转介和维护，器官的获取、运输和保存，移植物的质量管理，移植费用和服务费的支付，保护器官免受非法攫取或滥用（如在可能获取器官之前，对潜在捐献者征求知情同意）。

公民逝世后捐献器官的过程在许多方面与活体捐献的过程完全不同。但不管在何种情况下，器官捐献与移植各部门间相互协作所构建的复杂机制是实现人体器官、组织和细胞能以多种方式

从一人惠及多人的基础所在，并且还需要有一系列的中间人或中间机构参与其中。以逝世后器官与组织捐献者为例，图1.3对这些复杂的环节进行了概括总结。

从组织和工作流程来观察整个过程，以逝世后器官捐献为例，只有在训练有素的专业人员能接触到潜在的捐献者家属、配备必要的基础设施和人力资源来获取器官和组织（包括在给定的时间内对移植物进一步处理的步骤）、充分做好器官和组织运输服务保障工作，以及外科医生/主治医生参与整个移植过程的前提下，移植手术才能得以实现。

同样，为了使活体捐献成为可能，专业人员必须仔细选择和评估潜在捐献者，并确保术后跟进。

重要的是，捐献相关的政策必须考虑到复杂的流程和参与其中的多个团队。这种认识突出了组织及组织架构在人体器官、组织和细胞的捐献和后续的使用过程中所必然发挥的核心作用。例如，创造专业角色，如"捐献协调员"，希望其最大限度地促进器官捐献；在整个器官捐献及移植的体系中，加强部门之间的协调与配合；明确各部门职责；以及促进不同领域专家之间的交流与合作。

利用器官和多种形式的人体组织以使更多患者受益的同时，也增加了成员国需要不断满足移植需求的压力。医院要不断识别捐献者才能保证移植物的供给。由于需要根据免疫标准或年龄来匹配移植物，供应短缺可能更多地影响患者的特定亚群。对器官和组织的需求是可变的，因为科学发展可能改变治疗选择：通过移植治疗终末器官衰竭的需求会增加，而替代方案的发展，例如，终末器官损伤的防治策略（如针对丙型肝炎的新型抗病毒药物）又会减少器官移植的需求。公众对医学的期望会进一步对移植需求施加压力。

谈到"供应"和"需求"，可能会与许多专业人员和患者（潜在的受者）的经历产生共鸣，他们深刻体会到供应短缺的影响，尤其在原发性疾病加重，要求捐献者与受者之间高度匹配或表型相似的情况下，就需要在少数民族地区中，甚至通过国际合作，寻找匹配的移植物。然而，这可能意味着对器官的来源缺乏人性化的考虑。重要的是，始终强调当使用这些冰冷的术语时，术语的背后是捐献者和他们的生命。

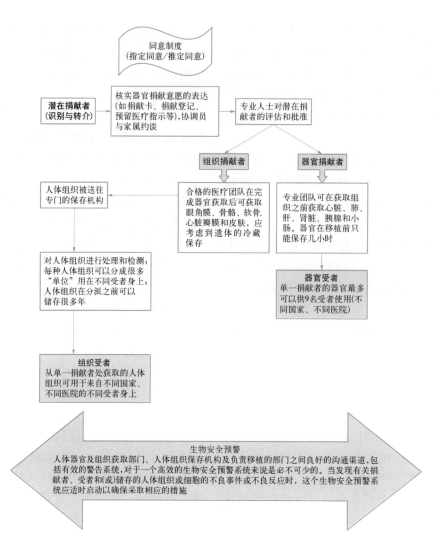

图1.3　捐献者和受者之间的复杂联系（逝世后捐献）

1.3.3　卫生当局和（或）国家移植组织

移植是一个复杂的过程，许多职能部门的运作需要由卫生当局有效管理。优化器官移植的结果需要一个基于规则的程序，包括临床干预和体外程序，从捐献者选择到移植受者的长期随访。理想情况下，这些职能应由单一公共机构负责，这个机构称为国家移植组织（NTO）。然而，如果现有框架能确保各职能部门间责制的贯彻落实，协助各部门间的有效合作以及提升工作效率，那么地方、区域、国家和（或）国际机构可以联合起来共同协调捐献、分配和（或）移植。

卫生当局（或NTO）应负责授权（包括认证、许可和指定）、组织和监测器官、组织、细胞的捐献和移植，并应有一个法定基础，清楚地阐明其结构、权力和责任。

根据《部长委员会建议书（2006）15》[9]，卫生部门应该有能力和机制组织和监督移植的全过程，包括移植的公众教育、器官（和组织）捐献和获取、国家移植受者等待名单、器官（和组织）分配、器官（和组织）运输（包括国际物流）、器官移植小组或机构的授权、器官和组织的可追溯性，并监测移植结果和活体捐献者的捐献结果。其他包括移植研究和向有关当局报告任何违反国家移植法律的行为。

NTO（及其咨询委员会）的主要职能：

1）设立中央办公室，每周7天，每天24 h运作，负责国家或国际范围内的器官分配工作。确保所有捐献者都必须在此登记。

2）确保收集所有相关的捐献者数据，包括筛选结果，并传达给受者的移植团队。

3）根据全国通用、公开透明的移植受者接纳标准（包含受者完备的最新数据），以确保最优匹配，负责具体的全国器官和组织（若适用）移植等待名单。

4）确保所有捐献的器官按照国家立法和透明的分配规则分配给最适当的受者，以确保所有能够从移植中获益的患者平等地获得移植。

5）确保安排将器官从捐献者的医院安全和快速运送到受者医院。

6）确保维护所有捐献者和受者的移植数据库，包括关于活体捐献者和受者的随访数据，以确保可追踪并审计移植预后。

7）负责运行符合国际公认标准的移植质量控制体系。

8）向专业人士提供器官和组织捐献以及移植预后方面的准确信息，并提供移植方面的专业教育，提高公众对器官、组织捐献和移植的认识。

9）确保国家移植程序和过程完全透明，以维持或提高公众和患者的信任度。

10）确保每个移植器官的随访，有适当的生物学危险提示和捐献移植过程的质量分析，必要时调整现有技术水平。

11）承担人体组织捐献和移植的国家/国际责任。

此外，以下职能最好由NTO或其咨询委员会负责。或者，他们可以与其他机构合作：

1）在所有有逝世后器官捐献可能性的主要医院招募、培训和任命捐献协调员。

2）捐献者和（或）其他移植协调员的协调和管理。

3）进行区域/国家潜在的捐献者审核，以评估有多少潜在捐献者可用，并确定无法捐献的原因。

4）管理全国器官捐献者/非捐献登记（同意捐献登记）（如适用）。

5）审查捐献者筛查方法和要求，以确保符合国际标准，并酌情调整，以满足当地需要。

6）确定器官和组织捐献者的特定信息要求。

7）制订捐献者管理标准。

8）制订器官获取程序，特别是多器官获取操作的标准，以使器官质量和保存效果达至最优。

9）组织和协调器官捐献和获取程序。

10）制订器官和组织包装、标签和运输的标准。

11）组织从捐献者的医院到受者的医院的器官和人体组织的运输。

12）设定将患者纳入国家器官或人体组织等待名单的标准。

13）审查和分析国家移植等待名单，即根据受者的人口统计学、所处地理区域、病情危重程度等信息计算出的移植等待时间，作为对器官分配规则提出更改建议的依据，以确保器官分配最优化。

14）通过捐献过程管理和移植数据分析，包括分配分析，以确保规则得到适当应用，防止器官买卖。

15）如果没有合适的受者，根据国际合作协议，向其他NTO提供器官。

16）维护所有捐献者（包括活体捐献者）和所有移植接受者的登记注册和（或）设计并运行一套综合的国家移植信息系统。

17）在疾病传播给受者的情况下，确认使用同一捐献者器官或组织的其他受者有无被传染，和（或）确保任何未使用的器官或人体组织被妥善处理。

18）提议将某些移植项目纳入国家医保范围，建议允许私营部门实施某些移植项目。

19）认证移植团队和（或）允许进行器官移植的机构。

20）管理和监督造血干细胞移植，包括造血干细胞的输入。

21）向移植团队和相关单位收集移植结果和随访数据。

22）审核移植程序、移植手术和结果，以便不断改进器官移植的安全性和质量。

23）将结果数据提交国际移植登记处。

24）组织和管理有关全国移植事宜的公共关系及宣传策略。

25）甄别和揭露可能的器官买卖案件。

26）制订筛查和选择潜在活体捐献者的标准。

27）授权活体捐献者移植。

在欧盟，《指令2010/53/EU》要求成员国指定一个或多个主管当局（和授权机构）执行包括上述许多职能的若干任务，并广泛界定当局和授权机构的任务和职责。

鉴于潜在的利益冲突，根据脑和脑干功能丧失或心死亡（国家法律标准）确定死亡标准的机构不应该是NTO，而应该是一个单独且独立的机构。但这一独立机构必须承担相关责任，确保当达到标准时能够毫不拖延地正确判定死亡。

希望在跨国组织框架内合作的成员国应该考虑到，国际组织间的职能分配仍由NTO决定。

1.3.4 捐献协调员的核心作用

如前所述，器官捐献和移植是一个复杂的过程，需要各种服务，因此需要有效地组织及协调卫生保健的专业人员。在许多成员国，捐献协调员的培训和就业增加了移植器官和组织的捐献率，提高了器官获取效率，改善了地方和国家移植系统的运作。捐献协调员也有其他叫法，如移植协调员或捐献关键人员。在欧洲，不同的组织机构都配有协调员，他们的专业背景也各不相同。

欧洲委员会部长委员会发布的《建议书（2004）19》确定了这些专业人员应发挥的作用和应接受的培训。负责识别可能捐献者的捐献协调员应在每个拥有ICU的医院任命，并应定期接受培训。他们的临床责任可能不仅包括识别可能的器官捐献者，还包括识别可能的组织捐献者。他们还应管理、记录和评价活体捐献程序是否符合透明、自愿的原则，并且其他法律法规、伦理道德也要考虑在内。他们的专业活动应包括：

1）发现和识别可能的捐献者。

2）需要时，协调死亡判定的相关事宜。

3）监督捐献者维护、血清学和器官功能检测，以维持良好的器官灌注，并确保移植器官和组织的质量和安全性。

4）联系潜在捐献者的亲属并获得捐献同意。

5）监督捐献的整个行政和法律程序，包括在需要时获得法院授权。

6）组织安排器官和/或组织的获取和分配。为顺利获取器官与组织，将其分配并运送至最终目的地，要在各职能部门（手术室、麻醉、护理团队、手术团队等）之间协调一切必要的可用资源。

7）将任何潜在的人体组织捐献者转介至该区域中的人体组织库。

捐献协调员应该接受适当的培训，应具有经验，独立于任何移植团队，他们的工作职责明确：基于医院系统建立一套管理审计体制，以识别潜在的逝世后器官捐献者并获取其器官/组织。这些协调员不仅应负责监督捐献和器官获取过程，而且还应确定和实施改进措施。

捐献协调员应适时向相关卫生机构的高级管理层和相关区域的移植组织或NTO报告。捐献协调员可与其他捐献协调员协作，或向上级（地区级/国家级）协调员报告。

捐献协调员应接受国际公认的高标准专业培训，以确保器官捐献和获取的专业性和遵守最高道德标准。成员国应为捐献协调活动/捐献协调员建立正式的国家或国际培训和认证计划。

1.4 伦理思考

人体器官只能从人体获得，因此器官的使用存在相关的伦理挑战。本指南描述了一个人可能捐献的不同的情况。捐献可以是活体捐献或逝世后捐献；在后一种情况下，可以使用神经学或循环标准来确定死亡。无论如何，人体器官的处理必须以尊重人权的方式进行。

器官、组织、细胞捐献和移植各方面的伦理标准必须符合《人权和生物医学公约》（即《奥维耶多公约》）（1997年）[10]和《人权和生物医学公约有关人体器官和组织移植的附加议定书》（2002年）[11]。此外，所有欧盟成员国都必须遵守现行的欧盟指令（见1.5.3）。从伦理角度来看，其他要遵守的重要准则包括：有关成员国人体器官组织的获取和移植的立法和谐化的《部长委员会第29号决议》（1978）[12]，《世界卫生组织人体细胞、组织和器官移植指导原则》[13]和反对器官贩运和器官移植旅游的《伊斯坦布尔宣言》[14]。

1.4.1 知情同意

《人权和生物医学公约》规定，只有在获得个人自主意愿表达的知情同意之后，才可以行医疗干预措施[9]。捐献者必须在没有任何不当影响的情况下做出自由选择，并且必须事先知晓相关信息，包括器官/组织的预期用途、干预的性质以及捐献的后果和风险。捐献当事人可随时无条件撤回同意书。在逝世后捐献器官的情况下，可以由清楚或可以推断死者捐献意愿的家属给予同意。如果死者的意愿未知，家属可以根据自己的判断给予同意。

《人权和生物医学公约有关人体器官和组织移植的附加议定书》进一步扩大了这些条款，丰富了用于捐献和移植的具体情况[10]。这些规定及其他相关信息将在第四章中进一步详细说明。心死亡后捐献和活体捐献的相关具体案例在第十二章和第十三章分别概述。

必须严格遵守"先死亡后捐献的原则"（其中规定在获取任何器官或移植组织之前必须宣告患者死亡）[15]。不得将器官从死者尸体中移除，除非死者有符合国家法律的死亡证明，并且医院获得了捐献知情同意书或授权书。如果死者生前反对，不得进行器官获取。

最后，必须强调，知情同意对于建立和保持公众对卫生专业人员和整个医疗系统的信任十分重要。对医疗服务的不信任或对医疗体系的不信任，是人们不愿捐献器官的原因之一。这种不信任可能与公众对同意制度的担忧有关，他们担心同意条款可能被滥用（例如，以不符合知情同意原则的方式使用他人所捐献的器官/组织），或者未经明确同意获取附加器官。捐献器官、人体组织或细胞时，诚实和信任是维系医患关系的核心。因此，极为重要的是，明确规定知情同意的限度，内容清晰明了并应严格遵守。

受者和必要时提供移植授权的个人或官方机构必须事先被告知程序的目的和性质，移植手术的后果和风险及干预措施的替代方案。

总之，所有捐献和移植计划都基于善心和自愿原则。因此，重要的是，通过良好实践标准维护公众的信心。通过征求知情同意来获取捐献者对捐献工作的信任，并承诺将减少器官恶意交易和潜在身体伤害的风险。

1.4.2 利益冲突

为了避免任何潜在的利益冲突，判定患者死亡的医生不得参与分配程序，不得直接参与死者器官或人体组织的获取，也不得参与随后的移植手术，或者负责照料器官或组织的潜在受者。

卫生当局将制定确定死亡发生的法律标准，并具体说明如何制定和使用确定死亡的标准和程序。

1.4.3 捐献和移植的财务方面

关于如何增加人体器官供应的讨论通常侧重于捐献者动机的问题，即如何最好地鼓励个人捐献。然而，必须回顾《人权和生物医学公约》，该公约在第21条中明确规定，人体及其各个部分器官不得产生经济利益[9]。该公约附加议定书第21条[10]重申了这项动议。

《欧洲委员会打击人体器官贩卖公约》[22]明确指出构成"人体器官买卖"的各类活动，批准国是有义务将其定为刑事犯罪的。中心概念是"非法移除器官"，其中包括在活体捐献者（或第三方）获得经济利益或类似利益的情况下移除器官，或从提供公民逝世后捐献器官的第三方中介获得经济利益或类似好处的情况下移除器官。

对于不构成经济获利或类似好处的付款，规定不会加以限制：

1）对活体捐献者因器官摘取手术或相关体检而造成的收入损失及其他合理的费用进行经济补偿。

2）支付与移植有关的合法的医疗或相关技术服务的合理费用。

3）由于从活体捐献者体内取出器官而造成的不当损害的赔偿。

任何器官捐献，不得以做出非利他主义的决定来消除捐献的障碍。减少捐献障碍的倡议应该仅出于对移植受者权益的关心而帮助想要捐献器官的人实现捐献。在这个意义上，纳菲尔德生物伦理委员会建议区分两种类型的干预，这两种干预都旨在通过改变其成本和收益来增加捐献[15]。第一种类型是"以利他主义为核心的干预"，通常包括消除各种捐献限制因素，这样，可以消除捐献者对于反经济补偿条款的担忧，而这个条款可能会干扰潜在捐献者的利他动机。在本指南中，这些干预措施被称为"补偿"。第二种类型是"以非利他主义为核心的干预"，这种干预所针对的目标人群，他们对于通过捐献器官或组织来救助他人的动机不强，但是如果能给他们一些不同的捐献理由，例如，以支付的形式给予经济补偿或者提供的奖励金远超因捐献而产生的费用报销，他们会愿意捐献的。这些激励机制也包含了让人特别担忧的部分，可能会造成捐献者对于捐献的相关风险和收益的认知转变。捐献并非没有身体伤害和心理影响。因此第二种类型的干预措施主要针对的是贫困人群和弱势群体。

总之，自愿无偿捐献必须继续在任何器官的捐献过程中发挥核心作用。对活体捐献者的补偿应严格限制在与捐献相关的费用和收入损失方面，并且不应以奖励或诱导的形式劝捐（直接或间接）。

如果用于移植的器官是通过非法攫取、胁迫或付款给捐献者或逝世后捐献者家属的方式获取，主治医生和其他专业医护人员不得参与移植，医保或其他理赔商对此类移植手术应不予报销。

可依据本国法规，通过广告或以公开呼吁的方法鼓励人体器官的无偿捐献。然而，必须禁止刊登广告征求器官或企图为捐献器官的个人或第三方（例如逝世后器官捐献者的家属）提供或寻求获利或类似好处。

1.4.4 获得平等的移植机会

一般来说，医疗保健是一项人权，因为它保护人们获得正常生活的机会，并使人类健康发展。鉴于健康对总体福利的重要性，每个人，无论其收入或财力如何，都应该享有最低限度的医疗保健。

在许多情况下，对人体器官的需求超过了可用器官数量。关于如何分配这些有限资源，在效率和公平性方面引发了重要的现实问题和伦理问题。《人权和生物医学公约有关人体器官和组织移植的附加议定书》第3条规定，移植系统必须让患者获得公平的移植服务。

医院应对所有患终末期器官疾病的患者进行评估，以评定其是否适合纳入移植等待名单。逝世后捐献者所捐献的可移植器官，应根据需要进入公共库，不能指定捐献给特定个体。除了直接活体捐献的情况，器官必须根据医疗标准，按照透明、客观、合理的规则分配给患者。由适当的委员会确定分配规则，规则应该是公平、合理、透明的，并接受公众审查，负责器官分配决策的人员或机构必须在委员会的框架内指派。

虽然肾移植现在是常见的临床实践，但并不是所有国家都已经具备开展所有类型器官移植的能力。为了制订移植方案并为其患者提供其他选择（及避免失去现有捐献者的器官），许多国家通过双边（两个国家或当局之间）或多边协议（如欧洲的Eurotransplant、Scandiatransplant或南方移植联盟）进

行器官共享。国家之间共享必须考虑每个国家内部团结的原则，并确保参与国家之间的合理有效分配。

1.4.5 捐献的公平性

个人动机和选择只是捐献的一部分，不应低估相关组织团队、组织流程和专业人员在促进捐献方面的核心作用，也不应低估公众对这些捐献体制信任的重要性。举例来说，团队在捐献方面所起到的作用是，若发现患者逝世后有捐献的可能性，那么捐献团队应向其家属提出。

国家在器官捐献方面的职责应被视为其管理工作的一部分，即，积极推进能够提高大众健康水平（从而减少对某些人体器官和组织的需求）和促进捐献事业发展的举措[15]。这种管理作用应扩展到采取行动以消除影响弱势群体或个人在捐献方面的不公平。捐献公平是指在不同层面有着潜在社会优势/劣势（即不同的社会阶层）社会群体之间，在承担器官捐献的责任方面不存在制度上的差异。捐献的不公平性将会在制度上体现出来，对那些已经是社会弱势群体［例如，贫困人群、女性群体和（或）被剥夺权力的种族、民族或宗教团体的成员］的健康造成更加不利的影响。

如上所述，捐献的经济补偿激励措施使某些社会群体特别容易受到基于社会和经济地位差异的影响。

必须制订保障措施，以保证所有活体捐献者，无论其出身和地位如何，都得到同等程度的照顾和后续护理。为了防止国外捐献者器官被滥用，必须有明确的可追踪性，以确保转介医院对捐献者进行初步评估，得到捐献人自由明确的同意，并可为其长期提供后续护理。

1.4.6 匿名

捐献者和受者的身份（除了亲属间活体捐献以外）应严格保密。这种预防措施将防止捐献者器官被滥用，保护捐献者和受者的家属免受情感牵连、回报义务或内疚带来的焦虑感。

1.4.7 器官捐献与移植的公开透明机制以及对个人权利的保护

捐献和移植活动的组织、执行及其临床结果必须是公开透明的，可接受审查与监督，同时确保捐

献者和受者的个人匿名和隐私始终受到保护。

公开透明机制可以通过保持公众获取定期更新的综合数据来实现,特别是有关器官的分配、移植情况和预后及关于组织、预算和资金的数据。这种公开透明的机制与保护捐献者及受者信息不公开,却同时要保证器官的可追溯性并不矛盾。该机制的目标不仅是最大限度地为学术研究和政府监管提供可用数据,而且还要查明风险(并降低风险),以尽量减少对供、受者的伤害。

1.5 实践建议和规章

1.5.1 欧洲委员会

在通过国际合作分享知识框架的原则内,欧洲委员会在移植领域建立了广泛公认的建议和决议,涉及器官、组织和细胞捐献及移植的伦理学、社会学、科学和培训方面[16]。协议和公约对批准它们的国家具有约束力,是向政府提出的政策声明,要遵循的共同行动方针。

《人权和基本自由欧洲公约》(即《欧洲人权公约》)("欧洲条约汇编",第5期)[17]是一项在欧洲保护人权和基本自由的国际条约。它于1950年由当时新成立的欧洲委员会起草,并于1953年9月3日生效。

1.5.2 世界卫生组织

1987年,第四十届世界卫生大会首次表达了对人体器官商业交易牟利的关切,并开始制定第一版《世界卫生组织人体器官移植指导原则》,该指导原则于1991年在第四十四届世界卫生大会上通过《WHA44.25号决议》获得批准[45]。《世界卫生组织人体器官移植指导原则》极大影响了世界各地近20年的专业守则、措施及立法。经过多年的磋商,第六十三届世界卫生大会于2010年5月21日通过了《WHA63.22号决议》[46],该决议批准了修订后的《世界卫生组织人体细胞、组织和器官移植指导原则》[13],并呼吁WHO各成员国应该要:实施这些指导原则,促进自愿和无偿捐献,反对器官贩运,并促进透明和公平的分配。WHO还敦促其成员国加强对器官捐献和移植的监管、收集和公布活动数据,包括不良事件(AE)和不良反应(AR),并

实施全球标准化编码。这些指导原则旨在为以治疗为目的的人体细胞、组织和器官的获取和移植提供有序、合乎伦理和可接受的框架。

世界卫生大会于2004年通过了《WHA57.18号决议》[47],敦促WHO成员国采取措施,保护最贫困和弱势群体免受移植旅游和出售人体组织、器官的诱骗与胁迫,包括注意国际人体组织和器官贩卖这个更大的问题。强大的"捐献者–受者"双向可追踪性,是在全世界实现有效警惕和监控的先决条件。因此,《WHA63.22号决议》[46]还敦促WHO成员国在实施全球一致的编码系统之外,合作收集数据(包括AE和AR)。NOTIFY项目是一个特别的后续行动,是由WHO牵头的,促进AE信息的共享,提高器官捐献和移植的安全性和有效性[2]。

由于《WHA57.18号决议》和《WHA63.22号决议》(要求在有移植计划的WHO成员国收集关于移植的实践、安全性、质量、疗效和流行病学的全球数据),一个有关器官和组织移植的监督部门成立了,它是WHO和西班牙国家器官移植组织合作创建的机构,被称为捐献和移植全球观察站[48]。这些数据的普遍可用性被认为是表明器官捐献和移植在公开透明、公平公正与合法合规方面得到全球性改善的前提条件,以及监控国家相关制度的先决条件。此外,全球观察站所提供的数据还有助于对不同机构和国家在法律层面和组织层面的器官捐献和移植工作做一个全面概述,使监管机构能够监测移植活动。

WHO还发表了两篇专门关于组织和细胞捐献和移植备忘录[49, 50]。

近年来,WHO一直在推广使用"人类来源医疗产品"(MPHO)一词。MPHO的类别产品包括用于治疗用途,取自人体的血液、器官、组织、骨髓、脐带血、生殖细胞和人乳。使用这些从活体捐献者或逝世后捐献者身上获得的MPHO,需要同时考虑实用性、科学性和伦理性。

1.5.3 欧盟

欧盟是由28个成员国组成的经济和政治联盟,与候选国和联系国一道位于欧洲。欧盟的整个运作依赖于欧洲机构体系(包括欧盟委员会、欧盟理事会和欧洲议会)及成员国谈判产生政府

间决定。在器官及组织、细胞和血液领域，欧洲（EDQM）和欧盟委员会[51]在所有目标中有一个长期合作目标，包括避免工作重复、增加知识传播和经验交流。

认识到器官移植是一个不断扩大的医疗领域，欧盟旨在为治疗器官衰竭创造重要的机会，探索在欧洲范围内实行统一的监管方法。

1.5.4 其他组织和协会

肾移植医生和外科医生于2004年4月在荷兰阿姆斯特丹举行了关于活体肾脏捐献国际论坛。阿姆斯特丹论坛的目标是与器官移植学会（TTS）建立活体捐献有关的国际标准及有关社会对活体肾脏捐献者的责任的立场声明[86, 87]。随后，在加拿大温哥华举行了移植医生、外科医生和专职医护专业人员的国际会议，以解决肺、肝、胰腺和肠捐献者的术后随访问题。温哥华会议在TTS的主持下召开，其目的是为活体的肺、肝、胰腺和肠捐献者制定国际标准[88]。

反对器官贩运和器官移植旅游的《伊斯坦布尔宣言》[14]作为TTS和国际肾脏病学会的倡议于2008年通过。这项宣言强调，应当禁止器官贩运和移植旅游，因为它们违反公平、正义和尊重人类尊严的原则。该宣言宣称，由于移植商业化，对于贫困和其他弱势的捐献者，不可避免地导致不公平和不公正，所以也应该加以禁止。《伊斯坦布尔宣言》定义了器官贩运、器官移植旅游和器官移植商业化，同时还根据这些定义规定了实践原则。《伊斯坦布尔宣言》将移植旅游业与合理的移植人员流动区分开来。移植旅行是器官、捐献者、受者或移植专业人员为了移植目的跨越管辖边境的移动。移植旅行在两种情况下会变成移植旅游，①涉及器官贩运和（或）移植商业化或②专门从国外向患者提供移植的资源［器官、专业人员和移植中心（transplant/transplantation centre, TC）］，那么就破坏了该国为本国人口提供移植服务的能力。

欧洲捐献和移植协调组织（EDTCO）是欧洲器官移植学会（ESOT）中一个活跃组成部分，旨在负责逝世后捐献和活体捐献、临床协调和器官获取的所有方面的工作。EDTCO为捐献协调员和对捐献和器官获取领域感兴趣的所有其他专业人员提供持续的培训和教育。EDTCO推动了欧洲移植协调员（CETC）项目的发展，该项目由欧洲医学专家联合会（UEMS）主持，以确保协调员能够标准化地认识他们的知识和专长。

参考文献

1. International figures on donation and transplantation 2014. *Newsletter Transplant* 2015; 20 (1) [available from: www.edqm.eu/sites/default/files/newsletter_transplant_2015_2.pdf, accessed: 30 January 2016].

2. Global observatory on donation and transplantation [available from: www.transplant-observatory.org, accessed: 30 January 2016].

3. Joint Council of Europe/United Nations Study on trafficking in organs, tissues and cells and trafficking in human beings for the purpose of the removal of organs, available at www.edqm.eu/medias/ fichiers/Joint_Council_of_EuropeUnited_Nations_ Study_on_ tra1.pdf; see also Executive Summary [available from: www.edqm.eu/medias/fichiers/Executive_summary_of_the_Joint_Council_of_Eu-ropeUn.pdf, accessed: 30 January 2016].

4. Council of Europe Organ Transplantation Guides [available from: www.edqm.eu/en/organ-tissues-cells-transplantation-guides-1607.html and Council of Europe Blood Guide [available from: www.edqm.eu/en/blood-transfusion-guides-1608. html, accessed: 9 March 2016].

5. Conclusions of the Third Conference of European Health Ministers (1987), 16−17 November 1987 [available from: wcd.coe.int/com.instranet.InstraServlet?com-mand=com.instranet.CmdBlobGet&InstranetImage=1909381&SecMode=1&DocId=1778468&Usage=2, accessed: 30 January 2016].

6. European Directorate for the Quality of Medicines & HealthCare (EDQM) [available from: www.edqm.eu, accessed: 30 January 2016].

7. European Committee on Organ Transplantation (CD-P-TO) [available from: www.edqm.eu/en/organ-transplantation-work-programme-72.html, accessed: 9 March 2016].

8. Rahmel A. Vascularized composite allografts: procurement, allocation, and implementation. *Curr Transpl Rep* 2014; (1): 173−82.

9. Recommendation Rec (2006) 15 of the Committee of Ministers to member states on the background, functions and responsibilities of a National Transplant Organisation (NTO) [available from: www.edqm.eu/en/recommendations-organ-transplantation-1515.html,

accessed: 30 January 2016].

10. Council of Europe (1997) Convention for the Protection of Human Rights and Dignity of the Human Being with regard to the Application of Biology and Medicine: Convention on Human Rights and Biomedicine [available from: http://conventions.coe.int/Treaty/en/Treaties/Html/164.htm, accessed: 30 January 2016].

11. Council of Europe (2002) Additional Protocol to the Convention on human rights and biomedicine, on transplantation of organs and tissues of human origin [available from: http://conventions.coe.int/Treaty/en/Treaties/Html/186.htm, accessed: 30 January 2016].

12. Resolution (78) 29 on harmonisation of legislations of member states relating to removal, grafting and transplantation of human substances [available from: www.coe.int/t/dg3/healthbioethic/texts_and_documents/Res(78)29E.pdf, accessed: 9 March 2016].

13. World Health Organization (2010), WHO guiding principles on human cell, tissue and organ transplantation [available from: www.who.int/transplantation/ Guiding_PrinciplesTransplantation_WHA63.22en. pdf, accessed: 30 January 2016].

14. Steering Committee of the Istanbul Summit (2008). Organ trafficking and transplant tourism and commercialism: the Declaration of Istanbul. *Lancet* 2008; 372 (9632): 5−6; see also The Declaration of Istanbul Custodian Group (2008), The Declaration of Istanbul on Organ Trafficking and Transplant Tourism [available from: www.declarationofistanbul. org/index.php?option=com_content&view=article&id=73&Itemid=59, accessed: 30 January 2016].

15. Report from the Nuffield Council on Bioethics Human bodies: donation for medicine and research [available from: http://nuffieldbioethics.org/project/donation/, accessed: 30 January 2016].

16. Council of Europe *Conventions, Resolutions, Recommendations and Reports in the field of organs, tissues and cells* [available from: www.edqm.eu/en/organtransplantation-recommendations-resolutions-74.html, accessed: 30 January 2016].

17. Convention for the Protection of Human Rights and Fundamental Freedoms [available from: www. coe.int/en/web/conventions/full-list/-/conventions/treaty/005, accessed: 30 January 2016].

18. European agreement on the exchange of therapeutic substances of human origin [available from: http://conventions.coe.int/Treaty/en/treaties/html/026.htm, accessed: 30 January 2016].

19. European Agreement on the Exchange of Tissue-Typing Reagents [available from: http://conventions.coe.int/Treaty/en/treaties/html/084.htm, accessed: 30 January 2016].

20. Additional Protocol to the European Agreement on the Exchange of Tissue-Typing Reagents [available from: http://conventions. coe.int/Treaty/en/treaties/ html/089.htm, accessed: 30 January 2016].

21. Council of Europe Convention on action against trafficking in human beings and its Explanatory Report [available from: http://conventions.coe.int/treaty/en/ Treaties/Html/197.htm, accessed: 30 January 2016].

22. Council of Europe Convention against Trafficking in Human Organs [available from: http://www.coe.int/en/web/conventions/search-on-treaties/-/conventions/treaty/216, accessed: 31 August 2016].

23. Explanatory Report to the Council of Europe Convention against Trafficking in Human Organs [available from: https://rm.coe.int/CoERMPublicCommonSearchServices/DisplayDCTMContent?documentId=09000016800d3840, accessed: 31 August 2016].

24. Organ shortage: current status and strategies for the improvement of organ donation — a European Consensus Document [available from: www.edqm.eu/medias/fichiers/Organ_shortagecurrent_status_and_ strategies_for_improvement_of_organ_donation_A_ European_consensus_document.pdf, accessed: 30 January 2016].

25. Council of Europe *Resolutions, Recommendations and Reports related to Safety, Quality and Ethical Matters Concerning Procurement, Storage and Transplantation of Organs, Tissues and Cells* [available from: www.edqm.eu/medias/fichiers/organ_tissue_and_cells_free_publication.pdf, accessed: 30 January 2016].

26. Recommendation No. R (97) 15 of the Committee of Ministers to member states on xenotransplantation [available from: www.edqm.eu/medias/fichiers/Recommendation_No_97_15_of_the_Committee_of_Ministers_to_member_states_on_xenotransplantation.pdf, accessed: 30 January 2016].

27. Recommendation No. R (97) 16 of the Committee of Ministers to member states on liver transplantation from living related donors [available from: www.edqm.eu/en/organ-transplantationrecommendations-resolutions-74.html, accessed: 30 January 2016].

28. Recommendation Rec (2001) 5 of the Committee of Ministers to member states on the management of organ transplant waiting lists [available from: www.edqm.eu/sites/default/files/recommendation_no_2001_5_of_the_committee_of_ministers_to_member_states_on_the_management_of_organ_transplant_waiting_lists.pdf, accessed: 9 March 2016].

29. Recommendation Rec (2003) 10 of the Committee of Ministers to member states on xenotransplantation [available from: www.edqm.eu/sites/default/files/recommendation_no_2003_10_of_the_committee_of_ministers_to_member_states_on_xenotransplantation_2.pdf, accessed: 9 March 2016].

30. Explanatory memorandum to Recommendation Rec (2003) 10 [available from: https://wcd.coe.int/ViewDoc.jsp?id=39603, accessed: 9 March 2016].

31. Recommendation Rec (2003) 12 of the Committee of Ministers to member states on organ donor registers [available from: www.edqm.eu/sites/default/files/recommendation_no_2003_12_of_the_committee_of_ministers_to_member_states_on_organ_donor_registers.pdf, accessed: 30 January 2016].

32. Recommendation Rec (2004) 7 of the Committee of Ministers to member states on organ trafficking [available from: www.edqm. eu/sites/default/files/recommendation_no_2004_7_of_the_committee_of_ministers_to_member_states_on_organ_trafficking.pdf, accessed: 30 January 2016].

33. Recommendation Rec (2004) 19 of the Committee of Ministers to member states on criteria for the authorisation of organ transplantation facilities [available from: www.edqm.eu/sites/default/files/recommendation_no_2004_19_of_the_committee_of_ministers_to_member_states_on_criteria_for_the_authorisation_of_organ_transplantation_facilities.pdf, accessed: 30 January 2016].

34. Recommendation Rec (2005) 11 of the Committee of Ministers to member states on the role and training of professionals responsible for organ donation (transplant "donor co-ordinators") [available from: www.edqm.eu/sites/default/files/recommendation_no_2005_11_of_the_committee_of_ministers_to_member_states_on_the_role_and_training_of_professionals_responsible_1.pdf, accessed: 30 January 2016].

35. Recommendation Rec (2006) 15 of the Committee of Ministers to member states on the background, functions and responsibilities of a National Transplant Organisation [available from: www.edqm.eu/sites/default/files/recommendation_no_2006_15_of_the_committee_of_ministers_to_member_states_on_the_background_functions_and_responsibilities_of_a_national_transplant_organisation_nto1.pdf, accessed: 30 January 2016].

36. Recommendation Rec (2006) 16 of the Committee of Ministers to member states on quality improvement programmes for organ donation [available from: www.edqm.eu/sites/default/files/recommendation_no_2006_16_of_the_committee_of_ministers_to_member_states_on_quality_improvement_programmes_for_organ_donation.pdf, accessed: 30 January 2016].

37. Resolution CM/Res (2008) 4 on adult-to-adult living donor liver transplantation [available from: www.edqm.eu/medias/fichiers/Resolution_CMRes20084_on_adult_to_adult_living_donor_liver_transplantation.pdf, accessed: 30 January 2016].

38. Resolution CM/Res (2008) 6 on transplantation of kidneys from living donors who are not genetically related to the recipient [available from: www.edqm.eu/medias/fichiers/Resolution_CMRes20086_on_transplantation_of_kidneys_from_living_donors_who_are_not_genetically_related_to_the_recipient.pdf, accessed: 30 January 2016].

39. Resolution CM/Res (2013) 55 on establishing procedures for the collection and dissemination of data on transplantation activities outside a domestic transplantation system [available from: www.edqm.eu/sites/default/files/medias/fichiers/resolution_cmres201355_on_establishing_procedures_for_the_collection_and_dissemination_of_data_on_tr.pdf, accessed: 30 January 2016].

40. Resolution CM/Res (2013) 56 on the development and optimisation of live kidney donation programmes [available from: www.edqm.eu/sites/default/files/medias/fichiers/resolution_cmres201356_on_the_development_and_optimisation_of_live_kidney_donation_programmes.pdf, accessed: 30 January 2016].

41. Explanatory Memorandum to Resolution CM/Res (2013) 56 [available from: www.edqm.eu/sites/default/files/explanatory_memorandum_cm_2013145.pdf, accessed: 30 January 2016].

42. Resolution CM/Res (2015) 10 on the role and training of critical care professionals in deceased donation [available from: www.edqm.eu/sites/default/files/resolution_cmrs_201510_role_and_training_critical_care_professionals_in_deceased_donation.pdf, accessed: 30 January 2016].

43. Resolution CM/Res (2015) 11 on establishing harmonised national living donor registries with a view to facilitating international data sharing [available from: www.edqm.eu/sites/default/files/resolution_on_establishing_harmonised_national_living_donor_registries_with_a_view_to_facilitating_international_data_sharing_2015_11.pdf, accessed: 30 January 2016].

44. Explanatory Memorandum to Resolution CM/Res (2015) 11 [available from: www.edqm.eu/sites/default/files/explanatory_memorandum_resolution_cm_res201511_on_harmonised_national_living_donor_registries_2015.pdf, accessed: 30 January 2016].

45. World Health Assembly (1991), Human organ transplantation: WHA44.25 [available from: www.transplant-observatory.org/SiteCollectionDocuments/wha44resen.pdf, accessed: 30 January 2016].

46. World Health Assembly (2010), Human organ and tissue transplantation: WHA63.22 [available from: http://apps.who.int/gb/ebwha/pdf_files/WHA63/A63_R22-en.pdf, accessed: 30 January 2016].

47. World Health Assembly (2004), Human organ and tissue transplantation: WHA57.18 [available from: http://apps.who.int/gb/ebwha/pdf_files/WHA57/A57_R18-en.pdf, accessed: 30 January 2016].

48. Notify: Exploring vigilance notification for organs, tissues and cells [available from: www.transplant-observatory.org/SiteCollectionDocuments/glorepnotify.pdf, accessed: 30 January 2016].

49. Access to safe and effective cells and tissues for transplantation [available from: www.who.int/transplantation/cell_tissue/en/, accessed: 30 January 2016].

50. Aide-mémoire on key safety requirements for essential minimally processed human cells and tissues for transplantation [available from: www.who.int/transplantation/cell_tissue/en/, accessed: 30 January 2016].

51. European Union: European Commissioazn General Directorate on Public Health, Organ Transplantation Section [available from: http://ec.europa.eu/health/blood_tissues_organs/organs/index_en.htm, accessed: 30 January 2016].

52. Treaty on the Functioning of the European Union [available from: http://eur-lex.europa.eu/legal-content/EN/TXT/

PDF/?uri=CELEX:12012E/TXT&from=EN, accessed: 30 January 2016].

53. European Parliament and Council of the European Union: Directive 2010/53/EU of the European Parliament and of the Council of 7 July 2010 on standards of quality and safety of human organs intended for transplantation. *Official Journal of the European Union* 2010; (53): 14−29 [available from: http://eur-lex.europa.eu/LexUriServ/LexUriServ.do?uri=CELEX-:32010L0053:EN:NOT, accessed: 30 January 2016].

54. Corrigendum to Directive 2010/45/EU [available from: http://eur-lex.europa.eu/LexUriServ/LexUriServ.do?uri=OJ:L:2010:243:00 68:0068:EN:PDF, accessed: 30 January 2016].

55. Commission Implementing Directive 2012/25/EU of 9 October 2012 laying down information procedures for the exchange, between member states, of human organs intended for transplantation [available from: http://ec.europa.eu/health/blood_tissues_organs/docs/organs_impl_directive_2012_en.pdf, accessed: 30 January 2016].

56. European Commission Campaign 'Europe for Patients' on organ donation and transplantation: Commission Action plan on Organ Donation and Transplantation (2009−2015) [available from: http://ec.europa.eu/health-eu/europe_for_patients/organ_donation_transplantation/index_en.htm, accessed: 30 January 2016].

57. Communication from the Commission: Action plan on Organ Donation and Transplantation (2009−2015): Strengthened Cooperation between Member States [available from: http://ec.europa.eu/health/archive/ph_threats/human_substance/oc_organs/docs/organs_action_en.pdf, accessed: 30 January 2016].

58. Council conclusions on organ donation and transplantation (2012/C 396/03) of EU Member States [available from: http://ec.europa.eu/health/blood_tissues_organs/docs/organs_council_ccl_2012_en.pdf, accessed: 30 January 2016].

59. ACTOR study: Study on the set-up of organ donation and transplantation in the EU Member States, uptake and impact of the EU Action Plan on Organ Donation and Transplantation (2009−2015) [available from: http://ec.europa.eu/health/blood_tissues_organs/docs/organs_actor_study_2013_en.pdf, accessed: 30 January 2016].

60. Commission Staff Working Document on the midterm review of the EU Action Plan on Organ Donation and Transplantation [available from: http://ec.europa.eu/health/blood_tissues_organs/docs/midtermreview_actionplan_organ_en.pdf, accessed: 30 January 2016].

61. EU Programmes of Community Action in the Field of Health. More information available at: http://ec.europa.eu/health/programme/policy/index_en.htm, http://ec.europa.eu/health/programme/policy/2008−2013/index_en.htm and http://ec.europa.eu/eahc/projects/database.html, all accessed: 30 January 2016].

62. ALLIANCE-O (European Group for Co-ordination of National Research Programmes on Organ Donation and Transplantation) [available from: http://ec.europa.eu/research/fp7/pdf/era-net/fact_sheets/fp6/alliance-o_en.pdf, accessed: 30 January 2016].

63. DOPKI (Improving the Knowledge and Practices in Organ Donation) [available from: http://ec.europa.eu/research/fp6/ssp/dopki_en.htm and www.ont.es/internacional/Documents/DOPKI.pdf, accessed: 30 January 2016].

64. EULOD (European Living Organ Donation) [available from: www.eulod.org and www.eulod.eu, accessed: 30 January 2016].

65. Project EDD (European Donation Day) [available from: http://ec.europa.eu/chafea/documents/health/conference_27−28_06_2013/EDD_-_Toolkit_for_European_Donation_Days.pdf, accessed: 9 March 2016].

66. EFRETOS (European Framework for the Evaluation of Organ Transplants) [available from: www.efretos.org, accessed: 30 January 2016].

67. ELPAT Conferences [available from: www.esot.org/ELPAT/home, accessed: 30 January 2016].

68. EULID (European Living Donation and Public Health) [available from: www.eulivingdonor.eu/eulid/whatis-eulid.html, accessed: 30 January 2016].

69. ELIPSY (European Living Donor — Psychosocial Follow-up) [available from: www.eulivingdonor.eu/elipsy, accessed: 30 January 2016].

70. LIDOBS Conference [available from: www.eulivingdonor.eu/lidobs, accessed: 30 January 2016]. ETPOD (European Training Program on Organ Donation) [available from: www.etpod.eu, accessed: 30 January 2016].

71. ETPOD (European Training Program on Organ Donation) available at: www.etpod.eu.

72. Manyalich M, Guasch X, Paez G *et al*. ETPOD (European Training Program on Organ Donation): a successful training program to improve organ donation. Transpl Int 2013; 26 (4): 373−84.

73. 'Transplant co-ordinators train the trainers' course [available from: www2.iavante.es/en, accessed: 7 April 2016].

74. Project ODEQUS (Organ Donation European Quality System) [available from: www.odequs.eu, accessed: 30 January 2016].

75. COORENOR (Coordinating a European initiative among national organisations for organ transplantation) [available from: https://coorenor.ders.cz/,accessed: 30 January 2016].

76. Joint action Mode (Mutual Organ Donation and Transplantation Exchanges) [available from: http://ec.europa.eu/chafea/documents/health/conference_27−28_06_2013/MODE_-_Mutual_Organ_Donation_and_Transplantation_Exchanges.pdf, accessed: 7 April 2016].

77. Joint action Accord (Achieving Comprehensive Coordination in Organ Donation throughout the European Union) [available from:

www.accord-ja.eu, accessed: 30 January 2016].

78. Joint Action FOEDUS (Facilitating Exchange of Organs Donated in EU Member States) [available from: www.foedus-ja.eu, accessed: 30 January 2016].

79. EUSTITE project [available from: http://ec.europa.eu/chafea/documents/health/conference_27-28_06_2013/Projects_presented_at_the_meeting_-_27th_and_28th_of_June_2013_Madrid.pdf, accessed: 30 January 2016].

80. SoHO V&S project [available from: http://ec.europa.eu/chafea/documents/health/conference_27-28_06_2013/Transplantation_and_Blood_Transfussion_in_EU_programme_conference_27-28_06_2013.pdf, accessed: 31 August 2016].

81. BIO-DrIM project [available from: www.biodrim.eu, accessed: 30 January 2016].

82. COPE project [available from: www.cope-eu.org, accessed: 30 January 2016].

83. HepaMAb project [available from: www.hepamab.eu, accessed: 30 January 2016].

84. One Study [available from: www.onestudy.org, accessed: 30 January 2016].

85. Technical Assistance and Information Exchange (TAIEX) [available from: http://ec.europa.eu/enlargement/tenders/taiex/index_en.htm, accessed: 7 April 2016].

86. The Ethics Committee of the Transplantation Society. Consensus Statement of the Amsterdam Forum on the Care of the Live Kidney Donor. *Transplantation* 2004; 78 (4): 491-2, [available from www.tts.org/images/stories/pdfs/ConsensusStatementfinal.pdf, accessed: 30 January 2016].

87. Ethics Committee of The Transplantation Society. A Report of the Amsterdam Forum on the care of the kidney donor: data and medical guidelines — Amsterdam 2004 International Forum on the Care of the Live Kidney Donor. *Transplantation*. 2005; (79): S53-S66 [available from: www.livingdonorsonline.org/ConsensusStatementLong.pdf, accessed: 30 January2016].

88. Report on the Vancouver Forum. *Transplantation* 2006; (81): 1373-85. Barr ML, Belghiti J, Villamil FG *et al*. [available from: www.tts.org/images/stories/pdfs/Vancouver_Forum.pdf, accessed: 30 January 2016].

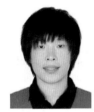

江文诗

英国牛津大学统计学硕士，英国阿尔斯特大学数学理学学士学位。国际器官捐献与移植注册中心高级顾问，英国皇家统计学会资深成员，DTI全球器官捐献社区中国大使，中国医师协会器官移植质量管理委员会副秘书长。2017年起担任欧盟"中欧器官捐献领导力培训及专业技术输送计划"中方秘书长。于2007年获英国数学及其应用研究所年度"IMA"奖，并获得了阿尔斯特大学2006年度安德鲁·扬纪念奖和阿尔斯特大学工程学系2006年Richard Waldron纪念奖。

多年来，一直专注于器官分配政策研究和临床大数据研究，为政策制定者提供了坚实的科学依据。2009～2016年，负责国家器官分配政策研究和效益分析，中国器官分配与共享计算机系统和医院质量监测系统的研发并担任数据总监。《中国器官捐献指南》编委会成员，《中欧器官捐献与获取技术管理手册》编委会成员兼责任编辑。

第二章　潜在器官捐献者的识别和转介

2.1　引言

2010年在马德里（西班牙）举行的第三届WHO关于器官捐献与移植的全球磋商会议上，通过了《马德里决议》，该决议呼吁各国政府和医疗卫生管理人员在器官移植中努力追求器官的自给自足，即全面通过使用本国的人口资源，满足本国患者的移植需求[1]。解决自给自足问题需要结合多种战略，旨在通过移植途径减少受者的疾病负担和最大限度地利用器官，并且优先考虑逝世后捐献。逝世后器官捐献是实现本国器官自给自足的一个重要组成部分。已经实现最高的移植率，并且患者获得移植治疗最佳途径的国家，是那些具有完善的公民逝世后器官捐献项目的国家[2]。

脑死亡后器官捐献（DBD）代表逝世后器官捐献，是主要的、可靠的器官来源。然而，为了满足患者的移植需要，可用器官的持续短缺已促使许多国家重新引入心死亡后器官捐献（DCD）。捐献和移植全球观察站数据（2013年）表明DCD已经占据所有逝世后捐献者的9.3%，但DCD的捐献模式由于在法律、体制和技术方面受到限制，仅在部分国家开展[2, 3]。

DBD和DCD均是一个复杂的过程，虽然可以采用各种途径去实现，但一系列严格程序步骤必须正确执行才能实现成功的器官移植。《马德里决议》提出了实现移植自给自足的实用建议清单。该决议的成果之一是WHO公布《逝世后器官捐献的临床路径》，即根据逝世后器官捐献流程中后续阶段实施的差异对器官捐献者进行分类[4]。

虽然都是逝世后捐献，DBD和DCD有相同之处，但两者之间也存在重要差异，DCD的实施存在一些非常特殊的挑战。然而，这两种捐献模式下，器官捐献者都应在某个特定的时间点被识别出来，而这个时间点标志着器官捐献流程的开始。通常由ICU或急诊部门主治医生进行器官捐献者的识别，并随后将其转介给捐献协调员或相应器官获取组织的工作人员，这是逝世后器官捐献流程中最关键的一步。临床主治医生对器官捐献机会的识别，取决于他们是否将捐献视为临终护理的常规原则，这一原则仍然需要通过适当的监管框架、专业技术与人才，以及公共舆论来支持[1]。未能识别和转介器官捐献者是国家、地区和医院之间逝世后器官捐献率有重大差异的主要原因。

本章从WHO《逝世后器官捐献的临床路径》的角度描述和结构化了逝世后器官捐献的过程，包括DBD和DCD[4]。接着，重点论述器官捐献者识别和转介的步骤。逝世后器官捐献过程的后续步骤成功实施的建议可参考本指南的其他章节。

2.2　根据死亡判定标准确定逝世后捐献者类型

根据器官摘取前的死亡判定标准，逝世后器官捐献者有两种类型：即DBD捐献者和DCD捐献者。

DBD是指神经功能不可逆丧失而宣布死亡患者的捐献。死亡鉴定必须符合国家法律要求。以神经学标准确定死亡的相关立法因国家而异。在任何情况下，必须严格遵守国家规范和指南。

DCD是指根据心死亡标准宣布死亡患者的捐献。根据心脏停搏的具体临床情况，有四种不同类别的DCD，最早于1995年在马斯特里赫特（荷兰）提出，并于2013年在巴黎（法国）修订（表2.1）[5, 6]。类别Ⅰ和Ⅱ描述了非预见性循环骤停［不可控型DCD（uDCD）］后的逝世后捐献，而类别Ⅲ描述了有计划撤除生命维持治疗（WLST）后逝世的患者捐献［可控型DCD（cDCD）］。类别Ⅳ既可以是cDCD，也可以是uDCD，这取决于疑似脑死亡（BD）或脑死亡患者的循环骤停是突发性的还是有计划性的［在脑死亡诊断（BDD）期间或之后，但在器官摘取之前］。

DCD只在有限的国家进行。一些国家仅选定个别类别的DCD捐献者进行捐献。基于心死亡标准的死亡判定也因国家而异，如关于循环和呼吸停止后所需的观察期，长短不一。有关DCD实践的详细信息，请参见第十二章。

表2.1　DCD：捐献者的类别

马斯特里赫特分类和DCD类型	观　　　察
Ⅰ：发现患者死亡（uDCD） ⅠA：院外发生的 ⅠB：院内发生的	非预见性心脏停搏，没有医疗团队实施心肺复苏（CPR）
Ⅱ：目击患者心脏停搏（uDCD） ⅠA：院外发生的 ⅠB：院内发生的	非预见性、不可逆的心脏停搏，医疗团队实施CPR失败
Ⅲ：WLST（cDCD）*	在WLST后，计划中的，可预见的心脏停搏
Ⅳ：脑死亡患者发生心脏停搏（uDCD或cDCD）	突发性或计划性心脏停搏（脑死亡诊断后，器官摘取前）

注：马斯特里赫特分类修订，巴黎，2013年。

*此分类主要适用于决定撤除生命支持治疗的情况。在一些国家，法律允许安乐死（医学辅助心脏停搏），随后的器官捐献被描述为另一类。

2.3　逝世后器官捐献的过程：WHO的临床路径

WHO的《逝世后器官捐献的临床路径》[4]被认为是适用于每个国家（地区或医院）的有用的临床工具，用于评估逝世后器官捐献的潜力，评估逝世后器官捐献流程绩效，并确定需要改进的领域。这个工具的特殊价值是它在描述和评估逝世后器官捐献过程中具有一致性。《逝世后器官捐献的临床路径》建立在DBD和DCD两个基础上，并根据器官捐献实施过程的不同阶段定义捐献者类型：可能的、潜在的、合格的、实际的和（器官）利用的捐献者（图2.1）。

2.3.1　可能的逝世后器官捐献者

可能的逝世后器官捐献者是指严重脑损伤或脑病变患者或循环衰竭的患者，明显符合器官捐献的医学标准。严重脑损伤患者进入ICU并接受机械通气很常见。然而，可能的器官捐献者也可以是严重脑损伤患者，其在急诊或医院病房中进一步的治疗被认为是无效的，并且对于该患者，进入ICU甚至接受机械通气等进一步的治疗不符合患者的最佳利益。在进一步治疗被认为是无效的情况下，考虑插管、使用机械通气（选择性非治疗性通气）和进入ICU，目的是将捐献纳入患者的临终关怀途径[7]。然而，这种做法在欧洲没有被广泛应用。

循环衰竭的患者也是可能的器官捐献者。如果心脏骤停患者的CPR失败，表示这是uDCD（Ⅱ类）

过程的起始点。

可能的逝世后捐献器官捐献者是逝世后器官捐献的两种不同路径［DBD和（或）DCD］的共同起点，这个起点何时被激活取决于患者的预后情况、临终关怀实践和国家法律构架。

WHO《逝世后器官捐献的临床路径》将可能的器官捐献者确定为理想的捐献者，可被主治医生识别并转介给捐献协调员或相应的器官获取组织工作人员。然而，提早转介被认为是不合适的或在司法领域是不合法的，这导致需要延迟转介（特别是DBD案例），直到患者的临床症状符合脑死亡判定标准或根据国家标准患者被宣布脑死亡。

2.3.2　潜在的逝世后器官捐献者

潜在的DBD捐献者是指患者的临床症状符合脑死亡的判定标准。

潜在的DCD捐献者，第一种是指循环和呼吸功能已停止的患者，对其不尝试或终止CPR（潜在的uDCD捐献者）；第二种是指患者的循环和呼吸功能在一定时间内有计划、可预见性停止，以供器官摘取（潜在的cDCD捐献者）；第三种是指严重脑损伤患者，其进一步治疗被认为是无效的，并且已决定WLST[6]。潜在的cDCD捐献者还包括已经决定WLST的患有终末期神经系统疾病或心脏/呼吸系统疾病的患者。尽管大多数实际的cDCD捐献者死于急性脑损伤，但荷兰、西班牙和英国的数据表明高达15%的cDCD捐献者死于其他病症。

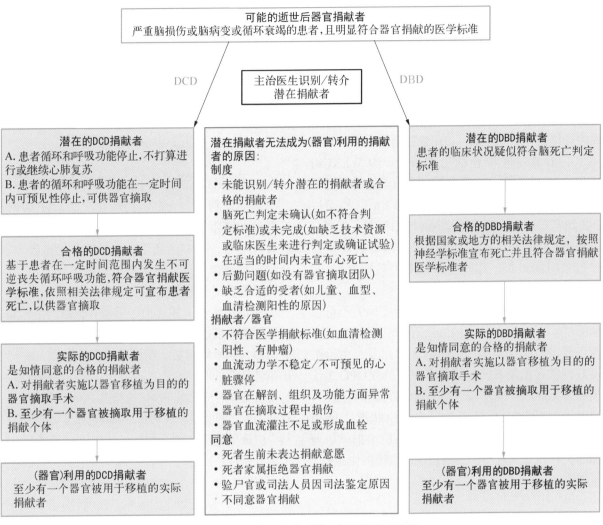

图2.1　WHO关于逝世后器官捐献的临床途径

"逝世后捐献者原则"必须得到尊重。也就是说，患者只能在逝世后才成为捐献者，器官的获取不得造成捐献者的死亡

资料来源：经Transpl *Int* 2011许可重印；24（4）：373-378[4]

可能的逝世后器官捐献者向潜在的逝世后器官捐献者的过渡取决于各种因素，特别是合适的临终关怀实践。由欧洲重症监护医学协会从事的Ethicus研究描述了欧洲ICU患者死亡的情况[8]。研究显示，一方面，与北欧国家相比，南欧国家脑死亡发生率显著更高（12.4% vs 3.2%）。另一方面，与南欧国家相比，在北欧国家WLST后死亡的患者的百分比明显更高（47.4% vs 17.9%）。这些研究结果表明，当进一步治疗被认为是无效时，终止治疗的做法在北欧国家经常发生，而在南欧则相对罕见。在最近举行的ACCORD联合行动中也明确提到了这些临终关怀的不同路径，特别是患者由于重症脑损伤而导致死亡的情况（可能的器官捐献者）。

2.3.3　合格的逝世后器官捐献者

合格的DBD捐献者是根据国家或地方的相关法律规定，按照神经学标准宣布死亡并且符合器官捐献医学标准者。合格的DCD捐献者被定义为符合器官捐献医学标准者，并且根据国家心死亡标准宣布死亡者。死亡应该发生在一个时间范围内，能够确保后续的器官摘取（见第十二章）。

潜在的DBD捐献者可能无法成为合格的器官捐献者，因为根据神经学标准无法确定死亡诊断，或者因特殊情况无法完成脑死亡诊断。例如，缺乏确认死亡所需的技术和人力资源。值得一提的是，在欧洲一些国家，临床症状与脑死亡表现一致的患者中，高达30%的患者未通过检查来明确诊断，这种做法完全丧失了识别DBD的可能性[9, 10]。在未确认或未完全确认脑死亡诊断的情况下，可以启动cDCD流程，但应尽可能避免用cDCD替代DBD。

潜在的cDCD捐献者可能因为没能在一定的时间内达到心死亡标准而无法进行器官摘取，最终无法成为合格的器官捐献者。cDCD只会发生在WLST后不久、心肺呼吸停止的患者身上。从WLST到心搏停止的时间限制通常为2 h内，但这个时间限制在一些国家正在延长（如在英国为3 h），然而从WLST到宣布死亡的时间超过该时间限制并不罕见。

在uDCD中，器官不合格经常是因为启动器官捐献过程时间过长，这使得器官由于热缺血损伤，而不适合移植。

潜在捐献者（DBD或DCD）也可能因为不符合医学标准而不适合捐献。虽然器官捐献绝对禁忌证很少，但患者不符合器官捐献的医学标准是主治医生没有将潜在捐献者转介给器官协调员或OPO工作人员的常见原因。此外，一些国家的外部审计显示，有11%潜在的DBD捐献者是因为健康状况未能捐献[11]。因此，器官捐献者的医学评估应由捐献协调员和相关移植小组进行，而不仅仅由主治医生进行。

2.3.4　实际的逝世后器官捐献者

实际的DBD和实际的DCD捐献者同样被定义为知情同意的合格器官捐献者，并接受了以器官移植为目的的器官获取手术。实际的逝世后器官捐献者被定义为至少有一个器官被获取供移植的个体。

未能从合格的器官捐献者中获取器官的主要原因是个人生前拒绝同意/授权或其家属拒绝同意/授权捐献。器官捐献的同意率受多种因素影响，包括可修改的和不可修改的。根据ACCORD联合行动，在来自15个欧盟成员国的67家医院的专项研究中，分别有24%和33%的被约谈家属在讨论器官捐献时，拒绝给予DBD和DCD过程中器官获取的授权[10]。然而，DBD中器官获取同意率的降低是被低估的，因为这个器官捐献同意率所指的被约谈对象只是那些通过神经学标准确认死亡的患者家属。

2.3.5　（器官）利用的逝世后器官捐献者

（器官）利用的DBD和DCD捐献者被定义为，至少有一个器官被移植的实际的DBD或DCD捐献者。

器官一旦被获取，也未必就能被移植，原因可能有捐献者或器官的解剖学或组织学问题、摘取造成的器官损伤或缺乏合适的受者等。实际捐献者的移植物丢弃在ECD（见第七章）中更常见，并且与DBD相比，DCD的移植物丢弃率更高（见第十二章）。uDCD中的丢弃率也高于cDCD[3]。

2.4　可能的器官捐献者的识别和转介

未能识别和转介器官捐献者，是无法实现逝世后捐献的最重要的原因之一（图2.1）。在ACCORD联合行动中，有35%死于重度脑损伤的患者未被转介给捐献协调员或器官获取组织的工作人员，因此失去了器官捐献的可能性[10]。

主治医生在上述《逝世后器官捐献的临床路径》的不同阶段都能识别逝世后器官捐献机会并将病例转介给器官捐献协调员。在大多数欧洲国家，对于器官捐献者转介的时间没有达成共识，也没有确立统一的标准。转介时机仅在一些国家指南中进行了明确，而且存在国家之间的差异。然而，如果法律上可能，捐献者转介应该尽早启动，也就是一旦识别出可能的器官捐献者即开始转介。一般来说，当患者死亡被认为不可避免和即将发生时，并且治疗从积极治疗转为姑息治疗和临终关怀时[12]就是转介的时机。在预后不良的患者中，即使要继续积极治疗，转介也可以按程序进行。此时的转介被认为是通知捐献协调员了解目标病例并进行工作规划，不必立即采取行动。提早转介有很多优点。对器官捐献的医疗评估可以更早开始，可以减少在ICU和捐献者家属处耽搁的时间。如果需要，专家还可以协助进行脑死亡检测或捐献者的生理功能优化。提早转介还可以让协调员更好地安排与捐献者家属的约谈，快速鉴定和解决潜在的尸检/司法问题。

无论决定何时通知捐献协调员，转介应是一种常规做法。捐献者的识别与转介应通过国家或地方制定的专用方案加以巩固，这些方案规定了转介的临床介入标志、ICU医护人员的教育和培训及质量控制评估。

逝世后器官捐献者识别和转介的临床介入标志

在地方或国家方案中明确规定临床介入标志，

有助于医护人员遵守常规转介政策。一旦患者符合特定的医学标准，就由主治医生实施转介。转介的临床介入标志应是共同协商同意的，并且由跨科室专家小组——治疗重症脑损伤病患的所有医护人员（如重症和急诊科人员，神经内外科人员）共同制订。临床介入标志应该简单、定义明确、易于审核。

临床介入标志应专注于预后因素而不是患者的年龄与伴随疾病，因为根据年龄或明显的医疗禁忌而限制转介的话，可能导致极大数量的器官失去捐献机会。临床介入标志应该让医护人员容易发现并参考，如把包含相关信息的简单的海报置于重症监护室的明显位置（图2.2）。

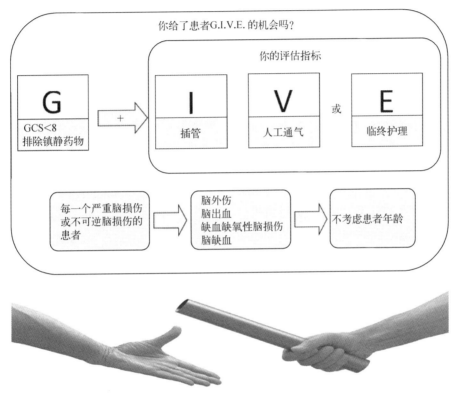

图2.2　海报内容：将可能的器官捐献者从急诊科转介到捐献协调组

GCS为格拉斯哥昏迷评分

海报由EA Feller, San Camilo 医院（意大利罗马）开发，作为欧盟共同资助项目 Accord 联合行动中改善器官捐献整体流程的一部分

以下几节内容提供了DBD和DCD捐献者转介的临床介入标志的实例。应当注意，如果严重脑损伤患者没有进展到脑死亡，并且允许WLST，那么针对DBD捐献者规定的介入标志也可以适用于cDCD捐献者。

用于识别和转介脑死亡后器官捐献的介入标志

格拉斯哥昏迷评分（GCS）量表最常用于定义DBD的临床介入标志（如GCS < 8）。在克罗地亚，建议根据脑损伤的病因，得出不同的神经量表分数，以作为通知捐献协调员的介入时机。

1）对于缺血性脑损伤患者，美国国立卫生研究院卒中严重程度量表（NIHSS）≥ 27[13]。

2）对于脑出血患者，脑内出血量表（ICH）[14]

或 Hunt-Hess 量表[15] ≥ 4。

3）对于继发性脑缺氧，中枢神经系统（CNS）肿瘤、感染或严重脑创伤的患者，GCS ≤ 6。

这一阶段的患者可能仍然接受积极治疗。然而，根据《克罗地亚指南》，应该通知捐献协调员将这些患者看作是潜在捐献者[16]（表2.2）。最重要的是确保监测脑损伤，首选每小时1次记录GCS、瞳孔大小和对光反射、脑干反射和自主呼吸，以上都是ICU基本监护标准。患者将要发展到de Groot等定义的即将死亡情况，则必须报告捐献协调员[16, 17]。临近脑死亡的定义标准是GCS = 3，6个脑干反射中至少有3个逐步消失或者全面无反应性（FOUR）评分为$E_0M_0B_0R_0$（眼部反应、运动反应、脑干反射和呼吸类型的评分）[17, 18]。

表2.2 克罗地亚的DBD捐献者识别和转介的临床介入标志

临床介入标志	缺血性脑损伤	脑内出血	继发性脑缺氧	CNS 肿瘤	CNS 感染	脑创伤
推荐转介	NIHSS ≥ 27	ICH 或 Hunt-Hess 量表 ≥ 4	GCS ≤ 6			
必须转介	GCS = 3，6个脑干反射中至少有3个逐步消失或者全面无反应性（FOUR）评分为 $E_0M_0B_0R_0$（眼部反应、运动反应、脑干反射和呼吸类型的评分）					

注：CNS为中枢神经系统；GCS为格拉斯哥昏迷评分；ICH为脑内出血量表；NIHSS为美国国立卫生研究院卒中严重程度量表。
资料来源：Župan Ž Proposal of the National Strategy for Optimisation of Organ Donation Pathway 2011-2016 [16]。

基于器官捐献应为临终护理计划一部分的原则，英国国家健康和保健医学研究所对识别与转介可能的器官捐献者给出的建议是：[19] 对于重度脑损伤患者，当其出现一个或一个以上脑干反射消失，GCS ≤ 4（排除镇静剂影响）的情况时，推荐转介。除非有明确的原因说明以上临床表现未满足协调员介入的条件（如使用镇静剂）和/或决定进行脑死亡检测。

在美国，所有医院都被要求将所有临终患者通知给当地的器官获取组织。"必要的转介"或"例行通知"在国际上是强制性的[20]。即将BD的患者被定义为使用机械通气、深度昏迷的患者，已进入ICU，具有明确原发的不可逆的严重颅脑损伤（如创伤性脑损伤、蛛网膜下腔出血或颅内出血）。

一个正在研究的项目，将临床与影像技术结合预测因医治无效而决定对其放弃治疗的重度脑损伤患者的脑死亡进展。所得出的患者新的预测评分会成为可能的DBD捐献者转介的临床依据，并且帮助医生对无治疗价值的患者做出停止治疗的决定，以促进器官捐献[21]。

一些ICD-10编码与可导致脑死亡的潜在破坏性脑损伤和脑病变相关联，详见表2.3 [10, 22]。捐献协调员可以通过回顾编码疾病的数据收集（或回顾患者在入院时或出现并发症时的非编码疾病诊断数据收集）而前瞻性地识别出因重度脑损伤而面临死亡的患者。医院应该对患有ICD-10编码关联疾病的患者予以监测。ICD-10疾病编码还可用于评估捐献者是否符合转介条件，这应该成为标准做法。如遇到不符合的情况，应找出根本原因，并加强常规转介政策方面对主治医生的教育。

表2.3 ICD-10：潜在颅脑致死性损伤的疾病编码

颅脑病变种类	ICD-10 编码 *
外伤	S02 颅骨和面骨骨折
	S06.1 创伤性脑水肿
	S06.2 弥漫性脑损伤
	S06.3 局部脑损伤
外伤	S06.4 硬膜外出血
	S06.7 颅内出血伴长期昏迷
	S06.8 其他颅内损伤
	S06.9 未确定的颅内损伤
	I60 蛛网膜下腔出血
	I61 颅内出血
	I62 其他非创伤性颅内出血
脑血管意外	I63 脑梗死
	I64 脑卒中：未确定为脑卒中或梗死
	I65 大脑前动脉阻塞和狭窄
	I66 脑动脉闭塞和狭窄
	G93.1 缺氧性脑损伤
脑损伤	G93.5 脑压增高
	G93.6 脑水肿
脑肿瘤	C71 恶性脑瘤
	D33 良性脑瘤
CNS 感染	G00，G01，G02，G03 脑膜炎

* ICD代码如果含有3个数字，如G93.1，应包括其所有亚组。
资料来源：通过欧盟的ACCORD联合行动所获取的器官捐献的统筹协调数据[10]；由法国洛林的器官获取组织和移植协调组织识别出脑卒中患者脑死亡的预测系数。

识别和转介心死亡捐献者的临床介入指标

cDCD和uDCD临床情况非常不同，需要单独的临床介入指标来识别和转介。

在任何决定WLST的危重患者中都应考虑cDCD的可能性，因为治疗不再符合患者的最佳利益[22]。大多数cDCD捐献者遭受了类似于DBD捐献者的严重脑损伤。重要的是主治医生要考虑如果维持积极治疗并且延迟WLST，也有可能通过神经学标准确定死亡。DBD应该总是优于cDCD，因为DBD产生比DCD更多数量和更好质量的器官。存在一定比例的潜在cDCD捐献者，是因其罹患终末期呼吸疾病和神经肌肉疾病而做出对其WLST的决定。在这种特定情况下，通过cDCD替换DBD是不可能的。

cDCD的可能性是要与WLST的决定区分开来而单独提出。在决定停止治疗之后，应将案例提交给捐献协调员或器官获取组织。这种终止治疗的转介应及时，避免不必要的延误，因为此时的延误可能导致潜在的cDCD捐献者家属的痛苦。在转介后，捐献协调员或器官获取组织应评估DCD的所有明显禁忌证。与主治医生密切联系的协调员应和潜在的cDCD捐献者的家属开始协商。

uDCD捐献者的识别面临另一种挑战，因为有明显的管理和运输上的差异，这种类型的捐献是来自医院内或医院外发生意外的心脏停搏且高级CPR失败的患者[23]。启动uDCD流程需要负责CPR（急救和重症监护）的团队和捐献者协调团队之间密切合作。捐献专用协议还指定了不同的选择标准。潜在的uDCD捐献者临床上必须满足的医学标准应与DBD类似。此外，uDCD捐献者必须满足一些特定的选择标准，且从捐献者心脏骤停到开始实施器官保存的时间是有限制的［热缺血时间（WIT）］。

潜在的DCD捐献者识别和转介的建议已被大多数国家采纳并在这些国家中广泛实施[23-26]。更多详细信息，请参见第十二章。

2.5 培训和教育

实现常规识别和转介器官捐献者的有效运作需要护理危重患者的医护人员（重症监护和急诊科，以及神经内外科）和捐献协调员团队或OPO之间密切合作。持续教育和培训这些专业团队，对识别潜在的器官捐献者和及时转介极为重要，并且有助于传播器官捐献的基本概念。捐献协调员必须通过各种方法积极保证这种持续教育和培训，每年必须进行至少两次专门培训。这些培训的目标应该是所有重症、急诊及其他接触重型颅脑损伤患者的医护人员和非医护人员。这些培训课程的类型和持续时间及出勤频率将在医院/地区/国家层面达成一致。培训课程可以由国家部门根据教育计划来安排，或由国际组织根据教育计划、课程设置、考试计划、认证计划（如移植器官获取管理课程或由欧洲捐献和移植协调组织专为欧洲移植协调员设置的UEMS认证）来安排。已经取得公认的是，通过对逝世后器官捐献的医护相关人员的培训，对逝世后捐献产生了积极的影响，促进了地方和国家移植事业的进步[28]。

2.6 质量控制体系

作为质量控制体系的一部分（见第十五章），必须在国家、地区或地方层面制订积极的器官捐献者转介计划，并在有潜在捐献的每家医院实施。这种质量控制系统制订针对所有参加危重患者治疗的专业人员。

欧盟资助的项目ODEQUS（器官捐献欧洲质量体系）是为了在器官捐献过程中实现质量体系的管控而专门设置的。有来自16个欧洲国家的卫生当局和医院参与了该项目。它描述了两种类型的逝世后器官捐献者（DBD和DCD）的详细的质量标准（QC）和质量指标（QI）[29]。提出这些质量标准和指标是为了评估器官获取医院在逝世后器官捐献过程所有步骤中的绩效。制定这些质量指标，还能在不同医院之间做一个绩效比对。其中一些质量标准和指标特别侧重于捐献者识别和转介的关键步骤。ODEQUS项目中捐献者识别和转介的质量标准如表2.4所示。DBD和DCD的捐献路径都可以通过这些指标来处理，从而发现医院在逝世后器官捐献过程中有哪些具体方面需要改善。

应在所有器官获取医院和国家层面制订捐献流程的质量控制体系。每个捐献医院应进行定期审核。对捐献工作流程的精准审核是改善器官捐献的先决条件。它可评估器官捐献的潜力、逝世后器官捐献过程中的表现及确定需要改进的领域。在地方、地区和国家各级正在进行的数据收集是器官捐献事业进步的一个突出特点。

定期审核应包括内部审核（由内部员工执行）

和外部审核（由外部专家进行的）[11, 30]。这些审核的结果应定期分析，至少每年1次。国家一级的质量控制体系应包括对有器官捐献潜力的所有医院进行绩效分析。这应有助于确定器官捐献过程中最薄弱的部分，并采取适当措施，予以改善。

审核逝世后器官捐献的起点是随实际情况而变的。现有的国家数据收集包含了从回顾器官获取医院ICU死亡的患者病历到识别潜在的DBD捐献者，以及适当情况下，识别潜在的cDCD捐献者的所有数据[11, 30-33]。而病例回顾可以扩展到医院任何病房所发生的死亡病例，而不仅仅是在ICU。可以通过关注由重型颅脑损伤导致死亡的病例等来进行数据收集，特别是已知的导致脑死亡的常见病因。出于管理目的，几乎所有医院都使用ICD-10疾病编码系统与其他住院患者的数据进行关联。利用住院部IT系统提供的既存管理数据对病历进行精简和精准的回顾和（或）质量分析是有帮助的。表2.3包含了一系列ICD-10编码所关联的重度颅脑损伤疾病。

表2.4　ODEQUS项目所提出的关于捐献者识别与转介的质量标准

DBD	DCD
每个医院应该实施系统的方法来评估在每个临终护理病房中器官捐献的可能性	每个医院应该实施系统的方法来评估在每个临终护理病房中器官捐献的可能性
可能的捐献者的定义是明确的，并且接触可能的捐献者的医护人员能够熟练理解其定义	可能的捐献者的定义是明确的，并且接触可能的捐献者的医护人员能够熟练理解其定义
无论医疗情况如何（年龄、既往病史等），可能的捐献者尽量交给捐献团队	无论医疗情况如何（年龄、既往病史等），可能的捐献者尽量交给捐献团队
	在所有潜在捐献者中，除非协调员团队考虑了不同的捐献机会，否则不应撤除治疗
可能的捐献者的识别是每个急诊科和重症监护室医师的临床责任和具体工作目标	可能的捐献者的识别是每个急诊科和重症监护室医师的临床责任和具体工作目标
	每个拥有院外uDCD计划的医院都应该与医院外的急救部门建立更新的协作协议，以便为潜在的DCD捐献者确定标准
所有被确定为可能的捐献者的患者都应该转介给捐献团队，并保持体内内环境的稳定，一旦临床标准完全达到，便可进行早期脑死亡诊断	
捐献团队需要每天监测在ICU中潜在捐献者的病情进展	
	在所有潜在的uDCD捐献者中，在心脏骤停发生之后，由急救部门实施CPR之前的心脏停搏时间应当低于预定时间（在方案中指定）
	所有不可逆循环停止的患者，在没有器官捐献禁忌证并且热缺血时间不长，器官可获取且适合移植的情况下，应被视为潜在的uDCD的捐献者
	每个拥有内部uDCD计划的医院都应该有一个更新的协议，这应该是在医院工作的所有医护人员都知道的，以便为潜在的DCD捐献者的识别确立标准
	每个拥有cDCD计划的医院都应该有一个更新的协议，所有ICU的医护人员和移植团队成员都应该知道这个协议，以便为潜在DCD捐献者的识别确立标准
	所有潜在的DCD捐献者应在决定停止治疗后立即报告给捐献团队

注：DBD为脑死亡后器官捐献；DCD为心死亡后器官捐献；cDCD为可控型心死亡后器官捐献；ED：急诊科；ICU为重症监护室；uDCD为不可控型心死亡后器官捐献。

基于病历中可用的数据识别潜在的DBD捐献者，必须以统一和一致的方式进行，西班牙质量保证计划（QAP）中使用的相应标准在附录三中描述[11]。一旦通过病历审查识别出潜在捐献者，则应收集信息，并把未转介的原因记录在案。在任何情况下，还应找出为什么潜在捐献者不能转变为真正捐献者的其他原因，并加以解决。

2.7　结论

如果不能在器官获取医院建立有效的捐献者识别方案及转介程序，逝世后器官捐献的机会会继续流失。未能识别潜在的器官捐献者是造成不同国家与地区器官捐赠率差异的最重要的原因。每个医院必须建立专门的流程、特定的临床判定标准，以便

于发现捐献者。器官捐献协调员将在器官质量评估和转介方面发挥关键作用。应该加强所有治疗严重颅脑损伤的医护人员的教育和培训，特别是在ICU、急诊科和神经内外科的医护人员。

"器官捐献必须是临终护理的一个组成部分"这一原则应当由急救医生或ICU医生在日常捐献者转介中加以支持巩固。他们在治疗严重颅脑损伤的患者时的主要职责是保护生命。然而，当患者已经进展到脑死亡状态或死亡不可逆转时，医生的职责将从主动治疗转变为姑息治疗和临终护理。将器官捐献作为临终护理的一个组成部分的做法允许医生进行这种治疗方式的转变，而不必担心相互冲突。这种理念的出现会要求大多数国家不断调整现有的法律框架。

参考文献

1. Third WHO Global Consultation on Organ Donation and Transplantation: Striving to achieve self-sufficiency, 23−25 March 2010, Madrid, Spain. *Transplantation* 2011: 91 (Suppl 11): S27−8.

2. Global Observatory on Organ Donation and Transplantation [available from: www.transplant-observatory.org/Pages/home.aspx, accessed: 30 January 2016].

3. Domínguez-Gil B, Haase-Kromwijk B, Van Leiden H *et al*. Current situation of donation after circulatory death in European countries. *Transpl Int* 2011; (24): 676−86.

4. Domínguez-Gil B, Delmonico FL, Shaheen FAM *et al*. The critical pathway for deceased donation: reportable uniformity in the approach to deceased donation. *Transpl Int* 2011; (24): 373−8.

5. Kootstra G, Daemen JH, Oomen A. Categories of non-heart-beating donors. *Transplant Proc* 1995; (27): 2983−94.

6. Thuong M, Ruiz A, Evrard P *et al*. New classification of donation after circulatory death donors, definitions and terminology. *Transplant Int*. 2016 Jul; 29 (7): 749−59.

7. Gillett G. Honouring the donor: in death and in life. *J Med Ethics*. 2013; 39 (3): 149−52.

8. Sprung CL, Cohen SL, Sjokvist P *et al*. End-of-life practices in European intensive care units: the Ethicus Study. *JAMA* 2003; (290): 790−7.

9. Groot YJ, Wijdicks EFM, van der Jagt M *et al*. Donor conversion rates depend on the assessment tools used in the evaluation of potential organ donors. *Intensive Care Med* 2011; (37): 665−70.

10. Achieving Comprehensive Coordination in Organ Donation through the European Union-Accord Joint Action [available from: www.accord-ja.eu, accessed: 30 January 2016].

11. De la Rosa G, Domínguez-Gil B, Matesanz R *et al*. Continuously evaluating performance in deceased donation: the Spanish quality assurance program. *Am J Transpl* 2012; (12): 2507−13.

12. Domínguez-Gil B, Murphy P, Procaccio F. Ten changes that could improve organ donation in the intensive care unit. *Intensive Care Med* 2016; (42): 264−7.

13. Brott T, Adams HP, Olinger CP *et al*. Measurements of acute cerebral infarction: a clinical examination scale. *Stroke* 1989; (20): 864−70.

14. Hemphill JC, Bonovich DC, Besmertis L *et al*. The ICH score: a simple, reliable grading scale for intracerebral hemorrhage. *Stroke* 2001; (32): 891−7.

15. Hunt WE, Hess RM. Surgical risk as related to time of intervention in the repair of intracranial aneurysms. *J Neurosurg* 1968; 28 (1): 14−20.

16. Župan Ž. Proposal of the National Strategy for Optimisation of Organ Donation Pathway 2011−2016; *Medix* 2011; 17 (92): 149−55, [available from http://hrcak.srce.hr/].

17. De Groot YJ, Jansen NE, Bakker J *et al*. Imminent brain death: point of departure for potential heartbeating organ donor

recognition. *Intensive Care Med* 2010; (36): 1488−94.

18. Wijdicks E, Bamlet W, Maramatton B *et al*. Validation of a new coma scale: The FOUR score. *Ann Neurol* 2005; (58): 585−93.

19. Timely identification and referral of potential organ donors. A strategy for implementation of best practice [available from: www. odt.nhs.uk/donation/deceased-donation/professional-resources/reference-documents, accessed: 30 January 2016].

20. Nathan HM, Conrad SL, Held PJ *et al*. Organ donation in the United States. *Am J Transpl* 2003; 3 (Suppl 4): 29−40.

21. Humbertjean L, Mione G, Fay R *et al*. Predictive factors of brain death in severe stroke patients identified by organ procurement and transplant coordination in Lorraine, France. *Transpl Int* 2016 Mar; 29 (3): 299−306.

22. Matesanz R, Coll E, Domínguez-Gil B *et al*. Benchmarking in the process of donation after brain death: a methodology to identify best performer hospitals. *Am J Transpl* 2012; (12): 2498−506.

23. Manara AR, Murphy PG, O'Callaghan G. Donation after circulatory death. *Br J Anaesth* 2012; 108 (51): i108-i121.

24. Donation after circulatory death in Spain: current situation and recommendations. National consensus document 2012 (in Spanish) [available from: www.ont.es/infesp/Paginas/DocumentosdeConsenso.aspx, accessed:30 January 2016].

25. Consensus statement on Donation after Circulatory Death from the British Transplantation Society and Intensive Care Society [available from: www.odt.nhs.uk/donation/deceased-donation/donation-after-circulatory-death, accessed: 30 January 2016].

26. National recommendations for donation after circulatory death in Canada. *CMAJ* 2006; (175): S1-S24.

27. Bernat JL, D'Alessandro AM, Port FK *et al*. Report of a national conference on donation after cardiac death. *Am J Transplant* 2006; (6): 281−91.

28. Manyalich M, Guasch X, Paez G *et al*. Etpod (European Training Program on Organ Donation): a successful training program to improve organ donation. *Transpl Int* 2013; (26): 373−84.

29. Odequs project website [available from: www.odequs.eu, accessed: 30 January 2016].

30. Dopki Guideline for quality programmes in organ donation [available from: www.ont.es/internacional/Documents/DOPKI.pdf, accessed: 30 January 2016].

31. Barber K, Falvey S, Hamilton C *et al*. Potential for organ donation in the United Kingdom: audit of intensive care records. *BMJ* 2006; (332): 1124−7.

32. Wesslau C, Grosse K, Krüger R *et al*. How large is the organ donor potential in Germany? Results of an analysis of data collected on deceased with primary and secondary brain damage in intensive care unit from 2002 to 2005. *Transpl Int* 2007; (20): 147−55.

33. Procaccio F, Ricci A, Ghirardini A *et al*. Deaths with acute cerebral lesions in ICU: does the number of potential organ donors depend on predictable factors? *Minerva Anestesiol* 2015; (81): 636−44.

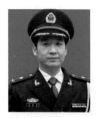

董建辉

　　中国人民解放军第三〇三医院移植医学研究院副院长，中国人民解放军第三〇三医院器官捐献管理中心执行主任，中国医师协会器官移植分会委员，全军医学伦理委员会青年委员，广西医学会器官移植专业委员会副主任委员，广西医师协会器官移植专业委员会常务委员、总干事。

第三章 死亡判定的神经学标准

3.1 引言

1968年8月，随着哈佛医学委员会报告和第22届世界医学大会《悉尼宣言》的刊出，基于神经学标准的人类死亡判定新标准得以推出[1]。在此10年前，即1957年，教皇庇护十二世在训谕《生命的延长》中指出，大脑停止工作后，人有可能通过借助现代人工技术（如机械通气），继续维持"存活"状态。1959年，莫拉雷（Mollaret）和古隆（Goulon）发表了他们对处在昏迷过度或"不可逆昏迷"中的昏迷且无自主呼吸的患者的案例研究。这些患者已经没有了意识、脑干反射消失、无自主呼吸，他们的脑电图（EEG）都是平直的。

器官移植和组织移植的发展，最初发轫于在肾－心－角膜移植领域，但是它也引发了对基于神经学标准的人类死亡或脑死亡判定的讨论。1976年，英国皇家医学院及其教职员工发表了脑死亡的诊断标准，即"完全不可逆的脑干功能丧失"，该定义指出脑干是脑功能的核心结构[2]。如今在欧洲，DBD已经成为器官和组织获取的主要来源，人数超过DCD及活体器官捐献者。

这种"脑干死亡"的概念，代替了"全脑死亡"的概念，解释了为什么在某些国家，对于脑干功能完全丧失的病例，临床脑死亡诊断在法律上不需要经过确认试验的验证，确认试验仅在特定情况下（如服用中枢镇静类药物、合并代谢障碍、存在面部或脑干损伤、婴儿和儿童）辅助临床医生做出判定。

在ICU中进行脑死亡诊断，需要有经过脑死亡诊断培训并具备判定资质的人员及适当的设施和设备。为了确保脑死亡结论确凿无疑，医生应当接受相应的培训，其做出的临床评估也应当彻底、全面。评估应当基于科学的、国家统一的标准，相应的确认试验应遵循严格的流程，而且负责死亡患者的医生应当对死亡判定和死亡宣布的时间承担法律责任。

本章所依据的均为业内最顶尖的实践案例（通常应用于欧洲地区），旨在向读者提供有关脑死亡诊断的一些建议，不过笔者也充分理解，不同的国家在脑死亡诊断标准的法律框架和国家建议方面均存在重要的差异。

3.2 脑死亡的流行病学和病因学

在欧洲的ICU中，高达15%的濒临死亡的患者会表现出与脑死亡相一致的临床状况[3]。笔者在欧洲国家所收集的另一些数据表明，ICU中由急性原发性或继发性脑损伤（ACLD）（脑外伤、出血性和缺血性卒中、蛛网膜下腔出血、脑膜炎、脑炎、CNS肿瘤、缺氧性脑病、中毒性脑损伤）所导致的死亡中，有50%～65%满足脑死亡标准[4]。

只有机械通气的急性脑损伤患者可能最终恶化为脑死亡，所以ICU中的ACLD患者是脑死亡患者中最大的一个组成部分，同时也是DBD最大的一个组成部分。因此，ICU每百万群体中的ACLD数量是评估和比较脑死亡可能性的有效参数。随后，ACLD可以通过病因进行分类，以详细监测不同国家、地区和中心可能的器官捐献者的临床流行病学。

导致死亡的致命性损伤的病因本身，将有可能影响脑死亡发生的可能性。其中，脑外伤和卒中是与脑死亡最常关联的两种急性脑损伤。其他原发性或继发性急性脑损伤（如缺氧、感染和颅内肿瘤）的患者，他们恶化为脑死亡的概率则相对小一些。还有一些被宣布脑死亡并随后成功DBD的病例，其致命脑损伤是由甲醇、三环类抗抑郁药、胰岛素、一氧化碳（CO）、摇头丸等所引发的中毒所致。

年轻患者中，由于脑外伤所致难以控制的颅内高压造成的死亡可能比过去更少[5]。此外，在最近几十年，由于欧洲国家实施了严格的预防措施，与高速道路交通事故相关的严重头外伤的数量在急剧下降。在全球范围内，欧洲过去10年中道路交通事故的死亡人数下降了约50%（从2001年的54 950人下降到2012年的28 000人），但东欧国家仍然表现出较高的创伤死亡率（为80～100人/百万人），而法国、德国、意大利和英国是30～60人/百万人。大约25%的创伤性死者年龄超过65岁。因此，在大多数欧洲国家，脑外伤所致脑死亡不再是器官捐献的黄金标准，在不久的将来，卒中将成为脑死亡和DBD的主要原因。此外，尽管卒中死亡率在下降，但是老龄化的欧洲人口将继续增加病例的绝对数量。与北欧国家和西欧国家相比，东欧国家的死亡率也更高，其中男女性别和年轻人的死亡患者数量都非常庞大。此外，在医疗体系薄弱的低收入国家中，近年来死亡率在持续增加，尤其是当这些国家未能控制住个别疾病危险因素（主要是高血压或糖尿病）时，这一情况就尤为严重。

在实践中，死于ICU的卒中患者的年龄不断增加，由此限制了DBD的可能性。然而，DBD年龄增加强烈地提示这些潜在的捐献者在医学上应该被认为是合适的。

另一方面，在老年人中，由卒中（缺血性或出血性）引起的死亡主要发生在ICU之外。当治疗被认定无效时，入住ICU有助于在脑死亡进展期间维持通气。但是，这么做可能会占用可治疗急性疾病患者的ICU医疗资源。与此同时，对于终末期患者利益的最大化实现和捐献的社会价值，我们也必须加以权衡。对于会进展至脑死亡的脑卒中患者，进行选择性通气是未来几年增加器官捐献的重要领域，也是一种比较合理的措施，并且可以作为ICU入院的指征。

当我们在ICU中给予患者积极的通气支持和循环功能维持时，他们的脑死亡进程往往需要数小时或数天。实际上，由于北欧国家会WLST，它们在DBD和DCD之间的比例和南欧国家相差甚远（脑死亡3.2% vs 12.4%；WLST 47.4% vs 17.9%）[6]。考虑到DCD越来越频繁，应该尽量避免从DBD到DCD的转变。鉴于欧洲现存的不同的临终护理模式，这种模式应当可以做出相应的改变，在达到患者的最佳护理的同时保持器官捐献的可能性[7]。

实际上，DBD捐献的潜在可能性取决于ICU中急性脑损伤的流行病学及毁灭性脑损伤患者的终末期护理。它们不仅在不同欧洲国家之间差距很大甚至在同一国家的不同区域和中心之间，都相差甚远。如今，脑死亡的流行病学很大程度上取决于ICU入院的严重脑损伤和卒中患者的绝对数量和比例，危重监护设施和应急系统的短缺也可能会带来协调方面的限制。不同欧洲国家之间的ICU床位数量差异很大：虽然ICU床位总数为73 500个（11.5个/10万人），但存在很大范围波动，在德国超过29个/10万人，在葡萄牙少于5个/10万人。因此，医疗保健系统对这些资源的利用以及对ICU中致命性脑损伤患者的入院和出院标准具有重要影响。然而，器官捐献与ICU床位的绝对数量没有严格的关系，葡萄牙以位列欧洲前茅的捐献率证明了这一点。因此，考虑到各国在严重头部损伤，预期寿命，重症监护床资源，寿命终止管理的伦理原则和对老年卒中患者的ICU的入院政策之间的差异，欧洲的脑死亡潜力不是均质的，应在每个国家进行监测，并对ICU中ACLD的绝对数量、病因和年龄进行比较。

在全球范围内，目前ICU器官捐献的实际水平还远远未与其潜力相匹配，这主要是因为我们未能识别出可能满足脑死亡标准的所有患者。对患者是否符合脑死亡标准进行分析是许多国家采用质量计划的主要目标；特别是DOPKI项目为了在DBD过程中定义效率指标，而比较了欧洲国家运行的监测系统[3]。规范使用ICD-10编码（表2.3和第二章）是一种获得回顾性但客观数据的简单有效的方法，可以用于识别急性脑损伤；相同的ICD编码可用于检测和监测ICU之外急性脑损伤性死亡病例，这是医院可能的DBD的良好代表参数[8]。前瞻性国家登记注册了ICU内外所有急性脑损伤所致的死亡病例，可用于计算发现脑死亡的潜在可能性及监测潜在DBD的病因和年龄（见第二章）。

在濒死患者中，精确定义能够引起脑死亡的确切病因是使用神经学标准来判定不可逆性的脑损伤，并排除脑死亡诊断中的任何可能的疏漏和可逆的混杂因素的先决条件。因此，应该进行精确定义病因的探究和影像学评估。因此，各国脑死亡诊断指南均应明确要求确定脑损伤病因、脑损伤严重程度及与脑死亡进展的一致性。

3.3 脑死亡的临床诊断

脑死亡诊断首先依赖于临床检查和脑干功能的研究。它是在致死性脑损伤所致无反应性昏迷患者中确定脑死亡的最直接、可靠和简单的方法，这类患者没有也不可能有脑功能，并且不可避免地走向最终的躯体死亡。表3.1总结了脑死亡临床诊断的几个关键方面。

表3.1　脑死亡的临床诊断要点

临床判定脑死亡的先决条件（脑死亡）：
1. 临床病史，符合脑死亡判定的病因明确及病情不可逆
2. 排除可能影响检查的情况（严重的电解质紊乱、酸碱失衡或内分泌代谢紊乱）
3. 排除CNS抑制性药物中毒
4. 体温 > 35 ℃

3个必要的临床体征：
1. GCS=3分，低张力和无反应性昏迷：尽管自发的脊髓反射可能仍然存在，但是由脑神经支配的身体部分（如对颞下颌关节或眶上区域的持续压力）的疼痛刺激缺乏脑运动反应
2. 脑干反射消失（见下文）
3. 无自主呼吸——自主呼吸激发试验（见下文）

脑干反射消失：在进展至脑死亡的期间，脑干反射消失是沿着由头到尾方向，即沿着从中脑到脑桥，最后再到延髓的顺序
1. 瞳孔光反应消失：缺乏光反应性，对强光刺激没有反应，瞳孔固定（瞳孔直径为4 ～ 9 mm）。
2. 眼球运动消失、头眼反射/眼前庭反射消失
   （1）头眼反射：需要在没有脊髓损伤的情况下快速转动头部进行测试
   （2）眼前庭反射：鼓膜完整情况下的冷水试验，每个鼓室注入50 mL冷水（注射后延迟1 min，两耳之间间隔5 min）
3. 角膜反射消失（避免角膜损伤）：使用无菌棉棒轻触角膜周边部时无眼睑运动
4. 咳嗽反射消失：支气管吸痰时，缺乏咽部和气管的咳嗽反射

自主呼吸激发试验：由于呼吸中枢（延髓）功能丧失而缺乏自发呼吸
   （1）预氧合，给予FIO_2 100%-最小PEEP 5 cmH_2O下-充足的潮气量和呼吸频次，达到：PaO_2/FIO_2 > 200 mmHg（> 26.7 kPa），$PaCO_2$ 35 ～ 45 mmHg（4.7 ～ 5.9 kPa）
   在PaO_2/FIO_2 < 200 mmHg（26.7 kPa）的情况下，该过程有心律失常/心动过缓/心搏骤停的风险，自主呼吸激发试验应慎重考虑或放弃（原因记录在脑死亡诊断表中）
   （2）断开患者与呼吸机的时间通常为3 ～ 5 min（最大10 min），SaO_2监测是强制性的，同时通过气管插管输入氧气，流量为6 ～ 12 L/min
   注意吸痰管的直径和呼吸道阻塞的危险性
   （3）重新连接呼吸机后应用肺复张操作以避免肺不张
   （4）不断开呼吸机（CPAP模式）的可能替代方式
   （5）在约5 min的间隔后收集动脉血标本，然后重新连接呼吸机
   相比基线值，如果$PaCO_2$上升超过20 mmHg（2.7 kPa），该试验的检测结果就是阳性的。有些国家要求$PaCO_2$水平≥60 mmHg（8.0 kPa）

注：CPAP为连续气道正压通气；PEEP为呼气末正压；$PaCO_2$为二氧化碳分压；FIO_2为吸入氧浓度。

3.3.1　临床检查的先决条件

脑死亡判定应严格遵循每一步流程，首先是两个绝对强制性标准[9-11]：

1）必须识别昏迷的结构性原因。昏迷原因不明确，就不适合脑死亡诊断。致死性脑损伤（如大量脑干出血）应当支持脑功能不可逆性的结论。

2）必须排除任何可模拟脑死亡的情况。

排除可能导致误诊的外部原因（混杂因素）对于脑死亡诊断是必要的，即在临床检查中检测到的脑功能丧失与上述明确的结构损伤原因相关（而与另一种可模拟脑死亡的情况无关）。脑死亡还可以被神经病学特殊形式的昏迷（如最低意识状态或持续植物状态）模拟。在这种情况下，任何活动包括身体的自发反应性活动或自主呼吸的存在都是排除脑死亡的关键。昏迷的原因通常通过神经影像证实，但在一些情况下，辅助试验如实验室检查或临床发现（如脑膜炎、脑炎和心肺骤停后的早期）也有必要性。涉及所有外周神经和脑神经（存在可逆性）损伤的吉兰-巴雷（Guillain-Barré）综合征的罕见病例可以模拟脑死亡，如果不进行确认试验，可能导致潜在而又危险的误诊。

由于临床检查的解释取决于上述两方面的先决条件，并且脑死亡诊断的最终结论需要脑损伤不可逆的证据，因此推荐由经验丰富的神经重症医生进行脑死亡诊断。许多方案推荐一个由两名医生组成

的团队：一名重症监护医生（主治医师），他可以轻松识别可将脑死亡排除掉的一些情况；一名神经内科医生或神经外科医生或来自另一ICU的其他重症监护医师，他们可以对检测到的结构损伤进行评估并证实其不可逆性[12]。

对脑死亡诊断进行的临床评估需要一组前提条件，其中必须毫无疑问满足以下基本的生理参数，才可能正确解释所观察到的临床症状（见第五章）[13]：

1）血流动力学稳定性：平均动脉压 > 65 mmHg（> 8.7 kPa）。

2）前6 h内的等容或正向体液平衡（避免即刻休克）。

3）没有可能混淆临床评估的复杂代谢情况（没有严重的电解质、酸碱或内分泌紊乱的干扰）。

4）核心体温 > 35 ℃（并 < 38 ℃）。当核心温度降至28 ℃以下时，脑干反射消失。此外，当核心温度为28 ～ 32 ℃时，对光的反应消失。上述功能缺失在不确定的时间窗内都具有潜在的可逆性。长期意外低体温、乙醇、CNS抑制性药物和头部损伤是误诊脑死亡诊断的混杂因素。在缺氧性脑损伤并试图维持神经功能的情况下，最近引入的治疗性低温（32 ～ 34 ℃）也可能是脑死亡的混杂因素。没有CNS抑制药物和神经肌肉阻滞剂：巴比妥类、苯二氮䓬类、三环类抗抑郁药（影响唤醒或运动反应的常见临床使用药物）。毒物筛选可能有帮助，但一些毒物可能无法通过常规检测手段测得（如氰化物、锂和芬太尼）。由维杰迪克斯（Wijdicks）提出的检测未知或疑似药物使用或中毒的合理方法是延长观察期至48 h，以确定是否发生脑干反射的变化；如果没有观察到变化，就必须进行确认试验[9]。如果已知存在的物质无法量化，则观察期应至少为该物质清除半衰期的4倍（不包括其他药物的干扰或器官功能障碍）。如果血清药物水平低于治疗范围，则允许临床评估。

5）当患者接受治疗性低温或在非脉冲性连续机械辅助循环装置的支持下时，应该非常小心，因为这些情况会改变如丙泊酚和巴氯芬等药物的清除率。应当给神经恢复留出适当的时间，或者使用确认试验来增加临床神经功能不可逆性的确定性[14]。

6）脑死亡诊断还有一些其他情况可能存在陷阱。例如，严重的面部或高颈位脊髓损伤，预先存在的瞳孔异常，睡眠呼吸暂停或导致CO_2长期滞留的严重肺部疾病。如存在上述情况，则推荐进行确认试验[13]。

不可逆性的脑功能丧失，并且与已知死亡病因相关，是确立脑死亡诊断的关键。一些情况是显而易见的，如大容积出血，但在许多其他情况下，判定可能是困难的，如心脏骤停后的缺氧性损伤。不可逆性有3个需要进行临床判断的因素：

1）根据医师的判断，死亡原因必须充分，并直接关联到全脑功能的破坏。

2）排除已知抑制脑功能的可逆性疾病。应纠正或排除药物因素、低血压、体温过低、持续缺氧和严重内分泌紊乱。如果尚未排除，在进行脑死亡诊断之前上述情况必须被逆转。在某些情况下，有些病因不能完全逆转，则脑死亡诊断必须完成确认试验。

3）在观察期间应该确认脑功能完全丧失，其观察时间长度取决于医生在特定情况下的判断：如存在明显的脑结构损伤，则所需的观察时间较短（如小于6 h）；当原因不清楚，或在缺氧、代谢、中毒情况下，或在儿童范畴，则需要较长的观察时间（如12 ～ 24 h）。当对脑死亡诊断存在合理怀疑时，应应用确认试验来证实无脑血流的灌注。这些确认试验一旦实施，可能会缩短一些国家的观察时间。在这个问题上，每个国家都有基于特定共识上明确的正式规定，每个判定医生均必须遵守。

3.3.2　临床检查

通过临床检查确认脑死亡需要对符合上述先决条件的昏迷患者做神经系统方面的检查（见3.3.1），并且患者没有自主呼吸、脑干反射消失。

在进行神经系统检查时，需要患者满足最佳生理稳定条件（血流动力学、代谢、呼吸和非低温情况），以便活动神经元反应能够存在。在无效的脑死亡诊断的情况下，这些条件可以降低进一步脑损伤的风险。因此，自主呼吸激发试验应该在最后一步执行，此时必要的$PaCO_2$上升，进一步增加了颅内压力和脑损伤的风险[9, 11]。如果存在任何阳性的脑干反射，或者对脑死亡诊断存在合理的怀疑时，则不应进行自主呼吸激发试验。此外，在罕见情况下，当脑干反射消失，但可以检测到呼吸运动时，自主呼吸激发试验应立即被中止，并重新启动控制性通气。

在开始脑干功能检查前，建议使用100% FIO_2对患者进行通气，并于15～30 min调整呼吸机以获得正常的$PaCO_2$。

床头应该升高到30°。在所有情况下，推荐预先的鼓膜检查以排除可能的损伤或耳垢，后者影响眼前庭反射的敏感性。在创伤性病因的情况下，血凝块的存在具有类似的影响，并且经常与可能的颞骨骨折［其可能与面部解剖完整性的缺失和（或）听觉/前庭神经的缺失相关］相关[9]。在这些情况下，当得出面部运动消失和（或）前庭反射消失的结论时应谨慎，因为它们可能与脑干功能的消失无关。这种陷阱也适用于其他颅骨或躯干（神经）结构错乱，我们在得出最终解释时须加倍谨慎。

所有脑干反射试验（先于自主呼吸激发试验）均应在控制通气模式下进行。推荐在体格检查开始之前获取动脉血气样品，以明确呼吸状态并定量评估自主呼吸激发试验的持续时间。

3.3.2.1 脑干反射

深昏迷（GCS=3）在开始时被确认。患者对言语刺激无反应，并且检查过程中排除了去脑强直、去皮质强直或痫性发作，因为这些都提示存在脑功能的迹象，不可能发生于脑死亡中。脑干反射的体格检查总结见表3.1。

1）对光反射：在合作研究标准中，瞳孔散大固定被认为是强制的，因为在药物中毒情况下可以看到瞳孔固定居中[13]。如今，在任何脑死亡诊断之前获得的详细病史和药物筛查结果，使得在毒理学筛选阴性的情况下，瞳孔固定居中可以与脑死亡结论吻合。通常，脑死亡患者瞳孔直径为4～6 mm，但可以变化为单侧或双侧散大（9 mm）。瞳孔在光刺激下总是固定不变的。光刺激时也观察不到眨眼反射[11]。

2）角膜反射：如果出现脑死亡，角膜刺激时将无眨眼、流泪或变红。刺激是通过拭子在角膜周边部的物理接触获得的；应避免刺激角膜中间（中心）区域，因为它们与中心视觉相关，可能发生潜在危害，此外，也没有证据表明该区域能获得更高的阈刺激。

3）头眼反射和眼前庭反射：观察头眼反射须扒开眼睑，同时将头部从一侧突然转到另一侧；在几秒钟内观察眼睛的位置，脑死亡患者的眼轴没有变化；在正常反应中，眼轴跟随头部运动并有一段延迟。

眼前庭反射是用50 mL冰盐水缓慢灌注到一个外耳道中，并使双眼睁开；在灌注之后观察至少1 min，正常反应是一个或两个眼轴的偏移，然而这种现象不会在脑死亡中发生。刺激对侧的外耳道应该间隔5 min。

需要做其中一个反射，还是两个都做，取决于医生的判断，但是眼前庭反射检查更常用，因为在创伤病例中，快速转动颈部可能加重临床难以检测的颈部损伤。

4）咽（恶心或呕吐）反射和咳嗽反射：如果患者已脑死亡，则其对气管支气管抽吸刺激，对压舌板施加的后咽部刺激都不应有任何反应。过程中也不应观察到呼吸运动。

5）面部感觉和面部运动反应：中枢性疼痛无反应也是脑死亡的一个关键特征。对躯体的疼痛刺激，如按压甲床及刺激面部敏感区域如颞下颌关节区或眶上神经（在眶上沟），不应产生任何反应或出现面部肌肉收缩的现象。

重要的是要记住，任何方式展示的唤醒或意识，均与脑死亡不相符。

6）自主呼吸激发试验：旨在证明脑干呼吸功能的丧失。然而，该试验具有引起低血压、低氧血症和心律失常的高风险。有时，这些并发症导致自主呼吸激发试验不能完成，这时需要额外确认试验。呼吸末CO_2水平经常作为$PaCO_2$的替代。在检查前，患者需要100% FIO_2预氧合至少5 min（达到外周血氧饱和度100%），由此获取一个基线动脉血气样品（目标pH为7.38～7.40；$PaCO_2$为35～45 mmHg，即4.67～5.9 kPa）。患者与呼吸机断开不超过10 min，通过气管置管接受6～12 L/min O_2的被动氧合，同时仔细观察胸部有无任何呼吸运动的迹象。在呼吸暂停测试期间，外径＜70%气管置管内径的导管可以防止不适当的肺压力和容积的发生[15]。在试验结束时，获取第二份动脉血气样品：如果与基线样品相比，$PaCO_2$的增加超过20 mmHg（2.7 kPa），且试验过程中如未观察到呼吸迹象，则提示自主呼吸消失。在一些国家，建议$PaCO_2$上升

超过 ≥ 60 mmHg（≥ 8.0 kPa）。

进行脑死亡诊断的自主呼吸激发试验，如果之后需要获取器官，那么断开呼吸机可能对肺功能有害，可能立即出现肺塌陷，导致肺不张。一种可选方案是在自主呼吸激发试验后立即进行1次肺复张（single recruitment manoeuvre）：可以改善 PaO_2/FIO_2，并防止潜在肺捐献者的浪费[16]。一种方法可以是在没有断开呼吸机的情况下使用连续气道正压通气（CPAP）模式进行自主呼吸激发试验：将呼吸机设置为该模式，并将触发方式改变为压力触发而不是流量触发，呼气末正压（PEEP）为 8 ～ 10 cmH_2O。重要的是将呼吸机的预留通气和警报设置为"关闭"，以避免错误的结论（呼吸机的管路循环可能会与脑干介导的呼吸混淆，被误认为自主呼吸现象）[17]。

3.3.2.2 脊髓反射

脑死亡意味着脑功能的丧失，然而脊髓神经活动可以脱离大脑持续存在并且可以被临床或实验方法检测到。在脑死亡中，源于脊髓的复杂躲避运动是可能存在的，并且必须与痫性发作、去皮质强直和去脑强直区分开，后者是脑干活动的征兆（痫性发作情况下提示皮层活动）。

几个研究证实，在判定脑死亡的情况下，脊髓反射约有50%的发生率，但其存在并不改变脑死亡诊断的可靠性。在一项前瞻性研究中，脑死亡已经通过血管造影得到证实，而深部腱反射和牵张反射尽管在损伤的第一天经常不存在，而在24 h后重新出现[12]。此外，无脊髓反射的脑死亡患者持续地血流动力学不稳定。对于上胸部疼痛刺激的同侧前臂旋前动作可存在于33%病例中（仅单侧，并且无法在非脑死亡的患者中引起），$L_{3/4}$（L为腰椎）皮肤节段刺激的同侧屈肌回缩反射可存在于79%的病例中。维杰迪克斯发现在自主呼吸激发试验期间，呼吸机同步活动或在腹部切开时，可出现脊髓动作：缓慢的身体运动可能包括腰部简单地弯曲，看上去像上抬了。手臂可以独立地或同时抬起。腿很少自发移动。其他表现包括头部缓慢转向一侧和面部抽动[9]。脑死亡临床评估结合EEG或脑血管造影，将给脑死亡诊断提供最终证据。

《美国神经学会操作手册》列出了一些偶发的现象，不应被误认为脑干功能存在的证据[13]：

- 除病理性屈曲或伸展反射之外的肢体自发运动
- 呼吸样运动（肩部抬高和内收、后拱，肋间扩张，无显著的潮气量）
- 出汗、脸红和心动过速
- 没有药物支持的正常血压或血压突然升高
- 尿崩症消失
- 深反射、腹部浅反射或三屈反射
- Babinski 反射

3.3.2.3 阿托品试验

阿托品试验包括静脉注射 0.04 mg/kg 阿托品，非脑死亡患者心率增加超过基线的10%。心率增加是由于延髓下部的迷走神经核团受刺激。在脑死亡患者中，并无此效果，观察到心率不应增加超过10%。

3.3.3 观察期

自最早的哈佛研究以来，所有方案都提到需要一个观察期来确认脑死亡的初步诊断。最初，必要的观察时间为7 h，最近的进展是这一观察时间通常被缩短。然而，最好经过一段时间再次确认脑死亡的判定，尤其在对脑干功能丧失相关不太明显的不可逆性脑损伤情况下，如脑干枪伤具有比缺氧损伤更明显的破坏作用。附加的观察可以帮助得出病变不可逆性的结论。

大多数方案都需要附加的检查，但观察时间不固定，主要取决于医生判断。一些方案建议观察时间为6 ～ 24 h，这取决于每个病例的临床情况。不同国家基于共识基础上的指南推荐，可以在观察期后重复临床评估，观察期的长短取决于破坏性脑损伤类型和患者的其他临床特征，也可以通过合适的确认试验替代观察期。

3.4 脑死亡诊断的确认试验

无论采用"脑干死亡"还是"全脑死亡"，判定脑死亡的第一步是临床评估。在进行任何确认试验之前，在严格验证所有标准（见3.3.1和3.3.2）的基础上，临床评估结果应与临床脑死亡状态一致。确认试验是在诸如当地具备设施、设备或特殊情况（如儿童、非气密性颅骨、镇静剂循环残留）情况下综合考虑选择的。尽管如此，一些国家指南明确指出，能证实不可逆脑循环停止的确认试验，可以作为临床判定脑死亡的神经学检查的适当工具（其不受镇静药物等引起的残余效应影响）。在这种特殊情况下，需要借助上述特定确认试验的结果。

3.4.1 脑血流量检测

3.4.1.1 常规血管造影

经典的四血管动脉造影长期以来是脑死亡患者脑血流量（CBF）检查的金标准。虽然是侵入性的方法，血管造影仍是加拿大和美国推荐诊断脑循环停止的一种方法[18, 19]。循环的停止不是瞬时的，而是渐进的。可以观察到各种渐进模式，从部分或延迟的颅内动脉充盈到无充盈，均与脑死亡一致：

1）动脉-静脉循环时间的极度减慢（延迟 > 15 s，延迟时间与脑功能不匹配）。

2）Willis 环脑动脉循环停止。

3）动脉造影完全停止，缺乏静脉充盈；对比剂逆行消失。

静脉数字减影血管造影术成功地用于验证大脑循环停止，与常规动脉造影原则相同。

3.4.1.2 血管造影

随着亲脂性放射性物质的发展，放射性核素脑血流量检测脑死亡，也具备很有意思的可能性。自第一代 ^{99m} 锝-高锝酸盐显像，使用血管性显像 ^{99m} 锝标记（^{99m}Tc-labelled hexamethylpropyleneaminoxime HMPAO, ^{99m}TcHMPAO）作为示踪剂在加拿大和美国已经成为一个通用检查[18, 19]。

^{99m}TcHMPAO 的血管造影显像包括两个阶段：第一阶段为评估脑血流量，第二阶段为注射后 5 ~ 10 min，获得头端、右侧和左侧投射的静态显影，以评估脑实质的摄取。脑实质中缺乏核素摄取（"空心头骨现象"）证实了脑血流量停止。^{99m}TcHMPAO 的血管造影术易于进行，具有高度灵敏度和特异性，不受患者临床情况或 CNS 抑制药物的干扰。像其他脑血流量检测一样，核素扫描来验证脑死亡诊断的准确性并未达到100%。

不管是否采用放射性核素血管造影术，平面成像仍是脑死亡核素扫描成像的核心。静态平面成像，使用 ^{99m}TcHMPAO 和多重投射技术，可评估幕上（大脑半球、基底节、丘脑）和幕下结构（小脑、脑干）血流情况。单光子发射计算机断层扫描（CT）提供横断面信息，但对血流和代谢检查的可靠性仍

然有待验证。至少采用双平面成像。

一些学者不借助特定的脑示踪剂而使用平面成像，显示脑死亡诊断有98.5%的灵敏度[20]。其他研究支持这一看法，^{99m}TcHMPAO 平面成像的灵敏度非常高，而特异性（临床判定脑死亡，无脑血流灌注）接近100%[21]。

3.4.1.3 经颅多普勒超声

经颅多普勒超声（TCD）是一项借助超声波检测颅底动脉血流速度的技术。除了常规用于脑血管病和创伤性脑损伤外，TCD 对于判定脑死亡颅内大动脉血流停止十分有益。

脑循环停止在大多数情况下是由于颅内压增加：当颅内压水平达到平均动脉压时，脑灌注压力接近零（脑灌注压=平均动脉压-颅内压）。完整的 TCD 检查应包括前循环（包括颈内动脉、大脑中动脉和大脑前动脉）和后循环。TCD 可以验证脑循环丧失的血流动力学（特别是伴颅内高压的幕上病变），随着舒张期血流速度的逐渐减小，舒张波与收缩波分离，舒张血流的反转波（震荡波）、舒张波消失，最后，特别是在 > 24 h 脑循环停止的患者中，没有任何脑血流的征兆。1998年，世界神经病学联合会神经科学研究小组的脑死亡专题小组推出一个共识，其中考虑了与脑死亡相符的几种超声图像：① 震荡波；② 收缩早期尖小收缩波；③ 舒张期-收缩期分离（图3.1）[22]。

在大脑循环停止之前，也可以通过 TCD 检测半球间或幕上/下脑血流的不均衡性。

不同文献报道的 TCD 判定脑死亡的精确性不同：总体来说，根据美国神经病学学会委员会，TCD 灵敏度波动于91% ~ 100%，特异度波动于97% ~ 100%。一些研究报告，颅骨气密性不好（如脑室外引流、大的开颅术）可能会降低 TCD 精度：这些患者不适合做 TCD 评估[23]。颞窗无法穿透、大脑中动脉无法探及的情况也是 TCD 的棘手问题；解决方案之一是通过眼窗检测颈内动脉虹吸段[24]。

TCD 是床旁可反复检测、无创、容易操作的技术，不受 CNS 抑制剂的影响。虽然其具有较高的阳性预测值，但并非所有国家将其作为法律上认可的确认试验。该检查依赖于操作者技术，要求操作者具备良好的专业水平，而且基本上由重症监护室的医生操作（与其他确认试验不同，后者可由 ICU 外

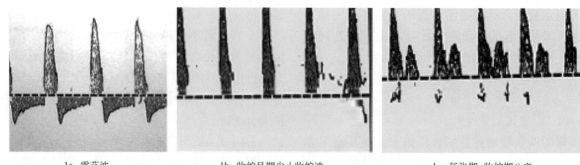

| 1a：震荡波 | 1b：收缩早期尖小收缩波 | 1c：舒张期-收缩期分离 |

图3.1 经颅多普勒波形式的大脑中动脉与脑死亡相适应

的影像科医生或电生理医生操作)。然而，TCD却是检测何时做脑血流量评估或EEG评估的最佳手段。TCD可重复测量，如与 > 30 min 脑循环停止相符合，可以用作确认试验。不言而喻，在低血压时，检测到震荡血流或收缩早期尖小收缩波信号的概率会降低。

3.4.1.4 计算机断层造影

1998年，Dupas等描述了双期螺旋(或螺旋)计算机断层血管造影(CTA)用于证实颅内无血流。这种侵入性较少、实用性更强的检查逐渐取代了经典的血管造影，成为一个有价值的替代品。根据胼周动脉、大脑中动脉的皮层段、大脑内静脉、大脑大静脉是否混浊，定义了一种7点CTA评分[25]。最近，由法国神经放射学会推荐了一种基于大脑中动脉和大脑内静脉的无混浊化的新4点评分。该评分的适用性已被一项研究证实，在105名纳入的患者中，敏感性为85.7%，特异性为100%，并且取得高达98.1%的大脑内静脉未混浊化率[26]。该CT技术需要多层螺旋CT扫描仪及严格的图像采集方法(CT的特定参数、非离子造影剂的注射、对颞浅动脉的不透明度的控制及采集时间)。然而，最近对该技术的综述是现有证据尚不支持CTA作为脑死亡诊断的强制确认试验(证据不足、队列数量少和有假阳性病例，可能原因是该技术的不适当应用)。结论是，假设临床医生了解其总体相对较低敏感性的情况下[27]，CTA可能是脑死亡临床判定之后一项有验证性或附加性的确认试验。

在诸如去骨瓣减压术、颅骨骨折、脑室分流或具有柔韧颅骨的婴儿之类的少见情况下，可以看到CTA脑血流检测的假阴性结果(在临床确诊的脑死亡病例中仍存在混浊化)。在这种情况下，应使用除脑血流检测以外的其他确认试验来证实脑死亡诊断。

当患者的血流动力学条件不稳定时，四血管造影和CTA都需要患者移动到ICU外进行，转运期间有高风险。由于脑灌注缺失是进行性发生的，在临床判定脑死亡后，需要4 ~ 6 h的延迟才能通过脑血流试验确认脑死亡，当使用CTA时，医生还应考虑全身(胸部、腹部和骨盆)CTA评估的可能性，从而对整个血管情况和器官形态的形成一个精确评估；除此之外，还可以检测解剖变异和器官捐献的禁忌证。

3.4.1.5 磁共振血管造影

在不久的将来，磁共振(MRI)血管造影可能是一个有价值的检查。由于需要转移患者到放射科，材料相容性的技术限制和缺乏优越性的证据，限制了其在脑死亡诊断上的使用。

3.4.2 电生理检测

3.4.2.1 脑电图

脑电图(EEG)是根据脑电(大脑皮质)静息的证据判定脑死亡的常规而有价值的检查。标准的EEG评估仅覆盖脑皮质而非脑干的电活动。在检查前，应考虑该项评估的前提条件，如核心体温高于35 ℃、未使用镇静剂等。否则，EEG结果仅供参考。

最广泛采用的脑死亡EEG判定标准是由美国脑电图学会制定的[28]。规定必须在头皮上放置至少8个电极及参考电极(用于检测ICU环境中的电干扰)，至少10 cm的电极间距离，放置在额部、颞部、枕部区域，具有100 Ω以上、10 000 Ω以下的阻抗。EEG描记时间至少30 min；灵敏度必须从 7 μV/mm 增加到 2 μV/mm，包括适当的校准。为了避免低电压快波或慢波活动的衰减，高频滤波不低于 30 Hz，低频滤波不高于 1 Hz。脑死亡患者对强烈的体感、听觉或视觉刺激，不应有脑电反应。应同步描记心电图以检测在 EEG 记录混杂的心电活动（QRS 复合波的波峰）。在记录过程中肌电干扰情况下，必须使用神经肌肉阻滞剂来消除。严格的条件下，如果未记录到脑电活动或脑电静息（或其他同义词，如电平坦波），则可以宣布无脑电活动。如果对无脑电活动有任何疑问，应该间隔 6 h 后再次进行一次 EEG 检测。在一些国家，重复两次 EEG 是法律上对脑死亡诊断的强制性要求。

3.4.2.2　多模诱发电位

使用诱发电位的不同技术，视觉、听觉或体感刺激可以检查在 CNS 不同部位的视觉、听觉和体感神经通路的完整性。多模诱发电位要能够验证神经通路的完整性或延伸到外周神经系统的功能。

诱发电位阳性表明脊髓成为最高水平的神经信号，与脑死亡相符合（假设不存在孤立幕上破坏性脑损伤）。诱发电位的优点之一是其不受 CNS 抑制性药物（如巴比妥类药物）的影响。然而，脑死亡诊断中诱发电位的准确性仍然是开放讨论的话题，原因可能是部分专业中心之外缺乏该检测方法的专业经验。

3.4.3　其他仪器测试

其他仪器测试（测量颅内压和脑灌注压、脑耗氧的减少等）作为脑死亡诊断的有用附加手段。然而，由于缺乏准确性导致其可用性不强，在脑死亡诊断中的作用并没有在合适的研究中得以验证。

3.4.4　特殊情况

用确认试验判定脑死亡时，在以下特殊情况下需要注意：如非气密性颅骨患者，CNS 抑制性药物用药患者、婴儿和儿童（对于婴儿和儿童，参见 3.5）。

3.4.4.1　去骨瓣减压术-颅骨缺损-脑室引流

缺少颅骨气密性可引起颅外／颅内压力平衡的变化。因此，特别是在以下情况下检测到的持续脑血流[29]，其判定脑死亡的准确性会降低：① 头骨柔软的婴儿；② 减压性骨折；③ 脑室分流；④ 无效的深部脑血流；⑤ 再灌注，脑疝；⑥ 颈静脉回流；⑦ 导静脉；⑧ 压力注射伪影。例如，在颅骨缺损（去骨瓣减压、外引流、婴儿等）的情况下，因为颅内压的增加被部分补偿，所以导致脑死亡诊断的脑血流测试出现假阴性结果。为了避免判定的延迟，建议使用其他确认试验，如 EEG（或核素扫描）。

3.4.4.2　中枢神经系统抑制剂

高剂量的巴比妥类药物和其他 CNS 抑制药物的使用可干扰临床评估。EEG 对这种干扰因素非常敏感。

连续输注的硫喷妥钠（Thiopental），因为有效药物浓度的范畴（25 ～ 50 mg/L）和中毒浓度的范畴（30 ～ 70 mg/L）均宽，两者血浆浓度的结果重叠，所以无法给出较好的治疗浓度范畴[30]。长期输注升高了硫喷妥钠水平，用药停止后可在脑脊液和血清中可保持长达 6 d 的较高浓度。单药血清浓度的价值存在高度争议；在许多国家这种情况下必须使用确认试验（脑血流灌注、电生理学）。

但是，在日常实践中，CNS 药物剂量和昏迷深度之间的相关性并不紧密。在这些使用了 CNS 抑制药物的病例中如何实施脑死亡诊断，尚缺乏统一的意见，最佳策略为等待，直到巴比妥酸盐或其他可测量的抑制药物的血浆浓度降低到治疗浓度以下（最合理的），或者等待这些药物浓度达到零。因此，考虑到药物作用引起 EEG 等电位，使用诸如检查脑血流的确认试验可以帮助确认脑死亡诊断，因为它们不受 CNS 抑制药物的影响。

总之，没有一个检查可以 100% 准确地涵盖脑死亡诊断的所有情况。脑血流研究不同于 EEG，后者会受混杂因素如低体温或镇静剂的影响。在颅骨非气密的情况下，最好使用 EEG 来辅助脑死亡诊断。如果可行，四血管造影、放射性核素脑血流试验、TCD、CTA 和 EEG 是目前是最广泛使用和认可的，具有确认脑死亡的法律效力。选择一个确认试验需要很好地了解每个确认试验的优点和局限性及它们的技术要求（表 3.2）。它们应该由有资质的合格放射科医生或电生理医生操作和记录。确认试验的最终结果应记录在医疗报告上，连同判定清单一起，确保脑死亡诊断过程的每个步骤都得到无可置疑的验证。

表3.2　可用于脑死亡诊断确认试验的优点和缺点

	优　点	缺　点
EEG	• 床旁操作	• 检查幕上而非幕下结构 • 受CNS镇静剂影响
经颅多普勒	• 床旁操作 • 可以动态显示脑循环停止过程 • 可重复检测 • 不受CNS镇静剂影响	• 非密闭性颅骨（颅骨严重骨折、去骨瓣减压、脑脊液引流）的假阳性信号 • 部分患者缺乏声窗 • 依赖操作者技术 • 需要适当的血压
血管造影	• 不受CNS抑制剂的影响	• 非密闭性颅骨（颅骨严重骨折、去骨瓣减压、脑脊液引流）的假阳性信号 • 需要移动患者到ICU外
核素血管造影	• 不受CNS抑制剂的影响	• 非密闭性颅骨（颅骨严重骨折、去骨瓣减压、脑脊液引流）的假阳性信号 • 如果对于脑死亡诊断结论阴性，在放射性示踪剂清除前不能被重复检测 • 需要移动患者到ICU外（便携式γ相机除外）
CTA	• 不受CNS抑制剂的影响	• 非密闭性颅骨（颅骨严重骨折、去骨瓣减压、脑脊液引流）的假阳性信号 • 判定脑死亡灵敏度低 • 需要移动患者到ICU外（便携式CT除外）
多模诱发电位	• 床旁操作 • 与EEG比较，不易受CNS的镇静剂影响	• 可检查CNS结构有限

3.5　婴儿和儿童的脑死亡诊断

在新生儿、婴儿和儿童中实施脑死亡诊断是一个非常敏感的领域，不同国家应匹配合适的国家法规。对孕龄低于37周的早产儿，脑死亡的概念和判定缺乏足够的准确性和信心。在一些国家，脑死亡的概念只有在生命个体生存2个月以上才被考虑。可用的建议主要参考最近更新的《2011年婴儿和儿童脑死亡诊断指南》[31]。

新生儿、婴儿和儿童所需的临床判定的先决条件不同于成人，必须根据脑发育的成熟度差异来考虑其特异性。因此需要更加谨慎的观察期。对其的普遍共识是由两位主治医师进行两次临床评估（包括的自主呼吸激发试验），两次检查间隔12～24 h到24～48 h。观察时间的长短是基于患者年龄。

1）24～48 h，用于新生儿（37周孕龄）至1个月（至2个月）龄。

2）12～24 h，用于>1个月（或2个月）的婴儿和儿童。

3）取决于国家，>1个月（美国）或2个月（英国）或1年（法国、意大利、加拿大）或2年（西班牙）的，可以使用成人脑死亡诊断标准。

4）在缺氧缺血性脑病的情况下，观察时间应更长。

5）自主呼吸激发试验需要$PaCO_2$较基线水平增加20 mmHg（2.67 kPa）和末次$PaCO_2 \geqslant 60$ mmHg（$\geqslant 8.00$ kPa）。

对于脑干死亡，当实施法律上并无强制要求的确认试验时，观察期可以缩短，但不能替代第二次的临床评估。EEG和放射性核素脑血流检查是最常用的辅助检查。CTA在婴儿和儿童中并未合法化。

在应用全脑死亡概念的国家，EEG是最常用的辅助检查。通常需要2次EEG评估和2次临床评估。建议在重复EEG或放射性核素脑血流检测（放射性示踪剂清除率）之前，通常有24 h的观察期。EEG应该遵守美国脑电图学会设立的标准[32]。其他辅助检查（CTA、体感诱发电位、MRI血管造影、灌注MRI）尚缺乏足够的数据用于婴儿和儿童脑死亡诊断。

应进行第二次临床评估和自主呼吸激发试验，且可完成的相应评估内容均应与脑死亡标准符合。

虽然脑死亡的概念在全世界得到认可，但在考虑婴儿和儿童的脑死亡诊断时，国家之间（甚至在同一国家的不同区域之间）存在巨大差异。在不久的将来，应努力让相关的儿科学协会参与制订国家/国际的最佳实践指南。

3.6　脑死亡诊断的影响因素

一旦在观察时间结束时做出脑死亡诊断，即可宣布法定死亡。死亡证明是按心死亡标准或神经学标准进行死亡判定的最终一致结果。在大多数国家，强制认证程序是基于特定的法律要求，包括在神经学标准下连续观察的小时数，或在心死亡标准下记录心脏停搏5～20 min。这个观察时间的目的是证明检测到的迹象和脑死亡的不可逆性。在大多数国家，由独立的专家委员会执行脑死亡诊断，并在脑死亡诊断时，需要最终签署证明书。

当确认患者符合神经学死亡标准时，可宣告死亡，而非在呼吸机被移除时或心搏骤停时宣告患者死亡。应该向专业人员和家属表明，在脑死亡诊断宣布之后，可以进行任何法律程序和哀悼程序，包括尸体解剖和丧葬以及遗嘱认证。

由于死亡（即不可逆的全脑功能衰竭）是独特的，但可能取决于两种不同的死亡判定机制（即循环/呼吸停止或直接破坏性脑损伤），应该定义清晰的路径来平衡死亡宣布之后的统一政策，并适当关注家属的感受及宗教和社会的特殊性。

由于这种死亡判定方法对脑死亡宣告的影响是至关重要的，特别是当脑死亡诊断之后无器官捐献时，不能受到欧洲国家死亡判定程序的重大差异的影响[33]。在这种情况下，医生应该采取明智和人道的行动，向家属解释情况，明确说明，撤回机械通气不会使患者死亡，但对于已经死亡的患者，继续通气是不适当的。死亡患者保持短暂通气的唯一原因是在同意捐献情况下的器官维护。ICU人员应该接受适当的教育，并做好准备，面对呼吸机撤除和心脏功能减弱时，解释可能发生的脊髓反射和他们行为的临床、伦理和法律意义。他们应该给适当的答案回应来自家属和专业人员的对脑死亡的任何疑问。同时，要考虑到主要护理人员的个人心理顾虑，澄清脑死亡诊断和验尸程序中的角色和责任。

然而，在脑死亡诊断后，对于满足脑死亡标准但由于绝对禁忌无法用于器官移植或反对器官捐献的患者，通气装置不能及时断开；由此，死亡可能发生于几小时或几天后的自发循环停止。令人惊讶的是，这种混乱的情况仍然可以看到，因为无论是从家属的反对或医生的观点来看，都反映了他们对于将脑死亡视同为死亡的观点持有疑虑[34]。在脑死亡诊断之后拒绝捐献的情况下，WLST（主要是呼吸机支持）是一项绝对权利，应在围绕脑死亡诊断的法律框架中明确说明。在两个美国北部的纽约州和新泽西州，医院在脑死亡诊断后执行上述行动时必须要与家庭宗教或道德观相结合；美国的其他州则没有规定必须征询家属对终止治疗的意见。因此，重要的是提高公众对脑死亡的意识：公众需要充分理解，死亡的判定不能是家属的决定，脑死亡完全等同于传统的不可逆的心死亡。

与此同时，从业人员应该觉察家属突然不得不面对他们亲人死亡的感觉。因此，给家属一些时间来理解事情的发生，并在过程中融合脑死亡的概念，在整个评估、观察和判定死亡过程中，借助诚恳、同情、清楚和容易理解的语气和必要的解释来对待他们。医院的政策和做法应尽可能统一[35]。

孕妇脑死亡是一个例外：在其脑死亡后几天和几周内，在伦理批准和家属要求下，可以延长支持治疗以便在分娩之前胎儿能够发育的足够成熟并且维持孕妇体内器官可捐献的生理状态[36]。在实践中，由于脊髓功能可以从初始的"脊髓休克"中恢复并且原始髓质反射也可以建立循环和身体新陈代谢，重症监护技术可作为脑死亡患者在脑功能丧失的几个月期间的一种补充手段。整个生命维持期间还会伴随着其他非严格脑依赖性机能的运行，如免疫应答和炎症反应，身体和毛发的生长，伤口愈合和最终胎儿的分娩[37]。

只有少数国家（7个欧洲国家）法律表明，一旦达到脑死亡的所有标准，不管是否有潜在的器官捐献，必须根据神经学的死亡标准宣布死亡。在其他国家，根据法律，如果没有预期捐献医院，通过神经学标准的死亡判定不是强制性的。现实中，即使国家法律总是要求根据脑死亡诊断标准判定死亡，在不适合或家属反对情况下，这个程序很少应用。实际上，因为有以下几种情况脑死亡患者的数量可能被显著低估：生命终末期的选择导致WLST之后心脏停搏、个人判断不合适器官捐献或ICU医生对脑死亡诊断的不利态度。在这些情况下，脑干反射或呼吸暂停可能无法检查或记录[38]。对英国ICU中所有死亡病例的审计显示，超过30%的可能脑死亡状态的患者没有进行脑干检查[39]。

器官捐献的公共宣传，可以促进公众对死亡判定的概念有一个明确和独立的认识。国家法规和科学指南里除了对死亡判定坚定的科学支持之外，最好还包括所有与脑死亡诊断相关的明确程序，并明确指出死亡时间（图3.2）。这些建议有助于处理真实情境中医疗实践与家属、伦理和法律之间的微妙关系，可能强烈影响社会对死亡判定和器官捐献可能性的理解程度，两者可以作为ICU的临终关怀的正常部分[40]。

对符合脑死亡标准的所有患者进行脑死亡诊断，将有益于建立社会对脑死亡诊断的信心和家属对逝世后捐献者规则的信任。这种医学实践可以支持并强化公民在死亡面前人人平等的基本思想：潜在捐献者和其他患者之间没有差别。

总之，本章提供了通过神经学标准判定死亡的许多技术指导。每个捐献协调员必须熟悉他/她本国的国家规则，确保在法律文本或官方指南的基础上严格遵守这些规则，根据每个国家的具体情况进行调整。

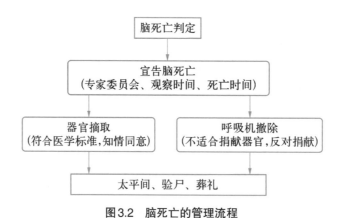

图3.2　脑死亡的管理流程

参考文献

1. Machado C, Korein J, Ferrer Y et al. The Declaration of Sydney on human death. J Med Ethics 2007; (33): 699-703.

2. Diagnosis of brain death: statement issued by the honorary secretary of the Conference of Medical Royal Colleges and their Faculties in the United Kingdom on 11 October 1976. Br Med J 1976; (2): 1187-8.

3. DOPKI Guideline for quality programmes in organ donation [available from: www.ont.es/internacional/Documents/DOPKI.pdf, accessed: 30 January 2016].

4. Wesslau C, Grosse K, Krüger R et al. How large is the organ donor potential in Germany? Results of an analysis of data collected on deceased with primary and secondary brain damage in intensive care unit from 2002 to 2005. Transpl Int 2007;(20):147-55.

5. Kramer AH, Zygun DA, Doig CJ et al. Incidence of neurologic death among patients with brain injury: a cohort study in a Canadian health region. CMAJ 2013; (185): E838-E845.

6. Sprung CL, Cohen SL, Sjokvist P et al. The Ethicus Study. End-of-life practices in European intensive care units. JAMA 2003; (290): 790-7.

7. Achieving Comprehensive Coordination in Organ Donation throughout the European Union-ACCORD Joint Action [project website: www.accord-ja.eu, accessed: 30 January 2016].

8. Matesanz R, Coll E, Domínguez-Gil B et al. Benchmarking in the process of donation after brain death: a methodology to identify

best performer hospitals. *Am J Transplant* 2012; (12): 2498−506.

9. Wijdicks EFM. The diagnosis of brain death. *N Engl J Med* 2001; 344 (16): 1215−21.

10. Gardiner D, Shemie S, Manara A *et al.* International perspective on the diagnosis of death. *Br J Anaesth* 2012; 108 (S1): i14-i28.

11. Domínguez-Roldán JM, Procaccio F, Villar-Gallardo J *et al.* Diagnosis of death by neurologic criteria (brain death). In: Valero R, editor, *Transplant coordination manual*. Barcelona: TPM-DTI Foundation; 2014: 155−80.

12. Setzer N. Brain death: physiologic definitions. *Crit Care Clin* 1985; (1): 375−96.

13. Practice parameters: determining brain death in adults (summary statement). The Quality Standards Subcommittee of the American Academy of Neurology. *Neurology* 1995; (45): 1012−14.

14. Rady MY, Verheijde JL. Determining brain death after therapeutic hypothermia on nonpulsatile continuous-flow mechanical circulatory support devices. *J Cardiothorac Vasc Anesth* 2013; (27): e8-e9.

15. Henry NR, Marshall SG. Apnea testing: the effects of insufflation catheter size and flow on pressure and volume in a test lung. *Respir Care* 2014; (59): 406−10.

16. Paries M, Boccheciampe N, Raux M *et al.* Benefit of a single recruitment maneuver after an apnea test for the diagnosis of brain death. *Crit Care* 2012; (16): R116.

17. Dodd-Sullivan R, Quirin J, Newhart J. Ventilator autotriggering: a caution in brain death diagnosis. Prog *Transplant* 2011; (21): 152−5.

18. Practice parameters: determining brain death in adults (summary statement). The Quality Standards Subcommittee of the American Academy of Neurology. *Neurology* 1995; (45): 1012−14.

19. Canadian Neurocritical Care Group. Guidelines for the diagnosis of brain death. *Can J Neurol Sci* 1999; (26): 64−6.

20. Flowers WM Jr, Patel BR. Radionuclide angiography as a confirmatory test for brain death: a review of 229 studies in 219 patients. *South Med J* 1997; (90): 1091−6.

21. Sinha P, Conrad GR. Scintigraphic confirmation of brain death. *Semin Nucl Med* 2012; (42): 27−32.

22. Ducrocq X, Hassler W, Moritake K *et al.* Consensus opinion on diagnosis of cerebral circulatory arrest using Doppler-sonography: Task Force Group on cerebral death of the Neurosonology Research Group of the World Federation of Neurology. *J Neurol Sci* 1998; (159): 145−50.

23. Poularas J, Karakitsos D, Kouraklis G *et al.* Comparison between transcranial color Doppler ultrasonography and angiography in the confirmation of brain death. *Transplant Proc* 2006; (38): 1213−17.

24. Domínguez-Roldán JM, Jiménez-González PI, García-Alfaro C *et al.* Diagnosis of brain death by transcranial Doppler sonography: solutions for cases of difficult sonic windows. *Transplant Proc* 2004; (36): 2896−7.

25. Dupas B, Gayet-Delacroix M, Villers D *et al.* Diagnosis of brain death using two-phase spiral CT. AJNR *Am J Neuroradiol* 1998; (19): 641−7.

26. Frampas E, Videcoq M, de Kerviler E *et al.* CT angiography for brain death diagnosis. *AJNR Am J Neuroradiol* 2009; (30): 1566−70.

27. Taylor T, Dineen RA, Gardiner DC *et al.* Computed tomography (CT) angiography for confirmation of the clinical diagnosis of brain death. *Cochrane Database Syst Rev* 2014; (3): CD009694.

28. American Electroencephalographic Society. Minimum technical standards for EEG recording in suspected cerebral death. Guidelines in EEG. *J Clin Neurophysiol* 1994; (11): 10.

29. Flowers WM Jr, Patel BR. Persistence of cerebral blood flow after brain death. *South Med J* 2000; (93): 364−70.

30. Huynh F, Mabasa VH, Ensom MH. A critical review: does thiopental continuous infusion warrant therapeutic drug monitoring in the critical care population? *Ther Drug Monit* 2009; (31): 153−69.

31. Nakagawa TA, Ashwal S, Mathur M *et al*; Society of Critical Care Medicine, Section on Critical Care and Section on Neurology of American Academy of Pediatrics, Child Neurology Society. Clinical report — Guidelines for the determination of brain death in infants and children: an update of the 1987 task force recommendations. *Pediatrics* 2011; (128): e720-e740.

32. American Electroencephalographic Society. Minimum technical standards for pediatric electroencephalography. Guidelines in EEG. *J Clin Neurophysiol* 1986; 3 (2): 139−43.

33. Haupt WF, Rudolf J. European brain death codes: a comparison of national guidelines. *J Neurol* 1999; (246): 432−7.

34. Escudero D, Valentin M, Escalante JL *et al.* Intensive care practices in brain death diagnosis and organ donation. *Anaesthesia* 2015; (70): 1130−9.

35. Magnus DC, Wilfond BS, Caplan AL. Accepting brain death. *N Engl J Med* 2014; (370): 891−4.

36. Shewmon DA. The brain and somatic integration: insights into the standard biological rationale for equating 'brain death' with death. *J Med Philos* 2001; (26): 457−78.

37. Lane A, Westbrook A, Grady D *et al.* Maternal brain death: medical, ethical and legal issues. *Intensive Care Med* 2004; (30): 1484−6.

38. Murphy PG, Smith M. Towards a framework for organ donation in the UK. *Br J Anaesth* 2012; 108 (Suppl 1): i56-i67.

39. Barber K, Falvey S, Hamilton C *et al*. Potential for organ donation in the UK: audit of intensive care records. *Br Med J* 2006; (332): 1124—7.

40. Sprung CL, Truog RD, Curtis JR *et al*. Seeking worldwide professional consensus on the principles of end-of-life care in critical ill (WELPICUS Study). *Am J Respir Crit Med* 2014; (190): 855—66.

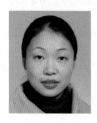

陈卫碧

　　神经病学博士，首都医科大学宣武医院神内监护室主治医师，"国家卫计委脑损伤质控评价中心（BQCC）"秘书、BQCC技术委员会脑电图判定技术组组长及BQCC脑死亡判定培训师资。擅长神经危重疾病的诊治及重症脑损伤脑功能评估和保护。2016年入选北京市医管局第二批青年人才培养"青苗"计划，作为项目负责人主持北京自然科学基金1项和北京市医管局课题1项。发表SCI论文2篇。

第四章 逝世后器官捐献的同意/授权

4.1 引言

逝世后器官和组织的捐献挽救了移植等待名单上患者的生命，显著提高了患者的生活质量。然而，在器官获取进行之前，需要捐献者本人在世时（通过如器官捐献者登记、器官捐献卡、预先指示）或潜在的捐献者家属同意或授权器官捐献[1,2]。本章重点探讨不同法律制度下逝世后器官和组织捐献的同意或授权。虽然本章通篇使用"同意"一词，但本指南认为，在一些国家，为了合法获取器官与组织，应使用"授权"而不是"同意"一词。

本章还解释了不同类型的器官捐献者如何影响家属支持捐献的约谈方式。本指南认为，与失去亲人的家属的沟通程序或方案要清楚易懂、体恤抚慰，并得到在器官捐献方面受过正规培训的专家同意。关于与死亡家属的沟通技巧，本指南还提出了一些建议。

4.2 器官和组织捐献的同意或授权

4.2.1 法律"同意"制度

逝世后捐献者同意捐献器官和组织，须遵守各国的法律法规。

一般来说，有两种主要的法律"同意"制度来表达个人意愿：一种是"指定同意"制度，要求捐献者本人或被授权人（通常是近亲）明确表示同意捐献器官；另一种是"推定同意"制度，若潜在捐献者在世时未登记表示反对，即视为同意捐献器官。实际上，两种制度在执行时都存在变化，因为家属在决策过程中仍然发挥着重要作用。

表4.1概述了欧洲不同国家的同意制度。资料转载自欧洲委员会于2014年8月进行的一项调查（《指令2010/53/欧盟实施情况调查》）。29个参与调查的国家中，大多数（18个国家）采用"推定同意"制度，7个国家采用"指定同意"制度，4个国家采用混合制度。"混合制度"通常意味着一个有自治区的国家在制度执行上存在区域差异。例如，在英国4个行政区中有3个（英格兰、苏格兰和北爱尔兰）采用"指定同意"制度，而威尔士从2015年12月开始实行"推定同意"制度。其他国家把"指定同意"和"推定同意"两种制度结合起来。

表4.1 欧盟成员国（及挪威）关于逝世后器官捐献同意制度的法律规定

国　　家	同意制度	捐献者登记	非捐献者登记
奥地利	推定同意		√
比利时	推定同意	√	√
保加利亚	推定同意		√
克罗地亚	推定同意		√
塞浦路斯	指定同意	√	
捷克共和国	推定同意		√
丹　麦	指定同意	√	√
德　国	指定同意，其他*		
爱沙尼亚	混合制度	√	√
芬　兰	推定同意		

（续表）

国　　家	同意制度	捐献者登记	非捐献者登记
法　国	推定同意		√
希　腊	推定同意		√
匈牙利	推定同意		√
爱尔兰	指定同意		
意大利	混合制度	√	√
拉脱维亚	推定同意	√	√
立陶宛	指定同意	√	
卢森堡	推定同意		
马耳他	推定同意		
荷　兰	指定同意	√	√
挪　威	推定同意		
波　兰	推定同意		√
葡萄牙	推定同意		√
罗马尼亚	指定同意	√	
斯洛伐克	推定同意		√
斯洛文尼亚	推定同意	√	√
西班牙	推定同意	√**	√**
瑞　典	混合制度	√	√
英　国	混合制度	√	√

*调查中存在"其他"同意制度；根据个人信息选择"指定同意"制度。**事先声明登记机构可登记逝世后是否愿意捐献器官的意愿。
资料来源：欧洲委员会关于《指令2010/53/EU》的实施情况调查，2015年10月。

　　无论采取何种同意制度，许多国家都有程序帮助居民表达他们捐献器官的意愿[3]。程序包括器官捐献卡和器官捐献者登记，以帮助他们表明愿意或拒绝逝世后捐献器官。有捐献卡的人通常也同时在国家的同意器官捐献登记处有记录。例如，在荷兰，最新的有效"遗嘱"是写在捐献卡上或登记在器官捐献者登记处。在一些国家，捐献卡上包含详细的信息，如同意各种类型的捐献——DBD或DCD，或同意捐献特定器官或组织。在一些国家，流行"预留遗嘱文件"。人们可以预先声明，在何种身体状况下，他们不想接受生命支持治疗。这与成为潜在器官捐献者并无冲突。预留遗嘱登记处还能记录下人们逝世后想要捐献器官的意愿。

　　没有用于记录反对捐献的捐献卡。因此，国家立法或执行政策需要明确指出，在本国哪些证据是能够确认公民同意或不同意捐献器官和组织的有效证据（如书面或口头表达意愿）。然而，同意捐献可以采取多种形式，许多国家允许多种方式表达与器官捐献有关的愿望。所有国家制度都应使个人能够随时撤销其同意或不同意捐献。这样能够确保以某些方式记录下个人的最新意愿，并且如果收到来自参与捐献过程的医生或捐献协调员的询问，信息24/7可用。

4.2.2 在其他情况下确定捐献同意

在没有建立"同意捐献"法律制度的国家，或潜在捐献者在世时不能表达其捐献意向（如未成年人）的情况下，则一般由潜在捐献者的家属做决定（假设家属会尊重并代表潜在捐献者的意愿）。或者根据国家法规，同意权可以转给捐献者指定的法定代理人代为行使。

在一些特例中，需由验尸官、法官或家事法庭同意或授权器官的获取，如当死因可疑或由于非法行为致死的情况下。

在其他情况下，如果有人表达过成为器官捐献者的意愿，但是该潜在捐献者的家属不在或联系不上，如果可能，在充分提供其健康情况、社会信息和行为信息的情况下，启动国家法律规定的程序实施器官和组织的获取，从而辅助实现安全的器官捐献和移植工作。

4.2.3 明确同意逝世后组织捐献

应根据适用的国家法律和医院内部程序获得逝者的组织捐献同意，并且应符合器官捐献条例（见《人体组织和细胞临床应用质量和安全保障指南》）。当逝世后捐献者身份不明时，不能捐献，因为无法

获得其同意书和病史。

4.2.4 实际捐献前的知情同意书

器官捐献前应该有同意捐献的书面证明[4]。记录方法和文档保存应根据国家条例在医院质量体系中描述（见第十五章）。

4.2.5 同意非居民的逝世后捐献

随着全球流动性的增加，非永久性居民或暂住居民的死亡人数可能有所增加。这些非居民有可能成为器官和组织捐献者。

潜在的非居民捐献者的死亡诊断和捐献评估（健康情况、社会关系和行为史）必须遵循所在国的法律、法规和要求。捐献同意的确定应根据本章所述的一般规则及所在国的法律规定进行。然而，在可能的情况下，应通过如主管部门或大使馆咨询潜在捐献者的原籍国，以便适当遵守那里适用的规则，并确定该逝者对器官捐献的意愿（如在国家器官捐献登记处的记录）。由所在国和原籍国填写的问询表（表4.2）可能有助于明确潜在捐献者对器官捐献是同意或反对。关于其器官捐献问题，应通知潜在捐献者所在国大使馆或其他国家代理人。

表4.2 非居民捐献器官可能性的必要信息问询表

潜在捐献者的身份证明

- 姓名

- 地址

- 出生日期和地点

- 护照号码或身份证号码

- 其他有用的信息

申请机构（所在国）的详细信息提供给捐献者原籍国

- 机构名称

- 地址

- 联络人

- 联系方式详细日期／时间

潜在捐献者原籍国的反馈记录

- 确定同意捐献——捐献是可能的

（续表）

• 确定反对捐献——捐献是不可能的
• 联络人
• 联系人详细信息
• 日期/时间

4.3 与潜在器官捐献者的家属约谈

4.3.1 理解家属对噩耗的情绪反应

潜在捐献者的死亡（或不良预后）通常是突然和意想不到的。临床医务人员在提出器官捐献问题的同时也要照顾到家属悲痛的情绪，体现人文关怀。以下章节阐述了约谈家属的一些比较好的做法，使谈话人能够以良好的沟通技巧，在恰当的时机和地点与家属讨论器官捐献问题[5-7]。

4.3.2 安排约谈

多学科综合团队负责安排与家属约谈并与其讨论器官捐献问题。团队的所有成员可以清楚了解讨论是如何进行的：何时、何地、与谁？团队应包括参与潜在捐献者救治的临床医护人员、捐献协调员，必要时包括当地权威可信的人物[7]。

团队应确定：① 解释清楚临床问题（下面进一步详细讨论）；② 有无同意捐献的证据，如在国家登记处登记；③ 参与约谈的近亲或主要家庭成员；④ 具体的家庭或信仰问题。

4.3.3 确认家属理解

大多数重症监护室的临床医生在约谈潜在捐献者家属方面没有接受过专门培训。虽然现有的证据是相互矛盾的，但当捐献协调员参与家属约谈时，同意率可能更高[8]。

捐献协调员应首先确保家属能够理解根据神经学标准或心死亡标准判定的死亡是什么意思。在适当情况下，捐献协调员需要确保家属充分理解进一步治疗无效时撤除治疗的做法。

只有捐献协调员确定家属明白亲人已逝或死亡是不可避免的，才应该讨论器官捐献事宜。

4.3.3.1 患者脑死亡后的家属约谈

不论是何种器官捐献同意制度及国家间在实践上的差异[9]，与潜在DBD捐献者家属之间的谈话必须要传达有关脑死亡和器官捐献可能性的信息[5]。

与潜在DBD捐献者家属对话旨在：

1）告知家属患者的死亡。

2）通过关注他们的情绪和当前的需要来支持家属。

3）以适合的方式解释目前的情况（"脑死亡"的概念和死亡及捐献的其他方面内容）。

4）告知家属关于捐献的可能性。

5）确定逝者关于器官捐献的意愿。

6）从家属处获取逝者的疾病史和社会经历（如有无做过手术、有无吸毒史或药物成瘾史等）和有无危险行为史。

7）获得家属同意或支持器官捐献。

4.3.3.2 与可控型心死亡后器官捐献者家属约谈

撤除生命支持治疗的决定与考虑cDCD捐献的可能性应完全无关（见第十二章）。该指导原则是，决定停止无用的治疗应以透明、一致的方式进行，并与器官捐献的意图和计划无关[10-13]。这样可以消除任何利益冲突。在做出停止治疗的决定之前，不得进行关于器官捐献（包括同意）的调查。然而，当家属自己提出捐献问题时，不可能做到将放弃治疗与器官捐献完全分开讨论。在这种情况下，一定要解释清楚，必须先讨论患者的治疗方案和WLST的决定，才能讨论器官捐献事宜。

尽管cDCD病例必须符合同样的同意捐献的一般原则，但是在死亡发生之前，捐献存在一些差异性和特异性。例如，一些国家允许特殊干预来充分利用潜在的器官捐献资源（核实潜在捐献者是否在国家器官捐献登记处登记过或带有捐献卡）。其他国家则认为如果生命维持治疗（循环通气机）并未给患者带来伤害和痛苦，那么视其为符合患者最佳利益的做法，暂不撤除，即使他希望成为捐献者[11]。

出于同样的理由，有些国家允许捐献者死前干预来提高器官活性（血管插管、注射肝素），前提是家属明确表示知情同意，同时此做法不会给潜在捐献者及其家属带来伤害和痛苦[10]。通常在患者无意识且靠人工辅助系统维持生命的情况下才会这么做。许多情况下，患者的意愿无从得知。一些相关信息，如患者是否表达过逝世后捐献器官的想法，应该从登记处或从近亲处获得。

至关重要的是，家属要充分参与cDCD捐献过程的讨论，包括以下内容。

1）生命支持治疗撤除的地点。

2）撤除机械通气和（或）末梢拔管后，心脏停搏后如何获取器官。

3）预期的死亡时间（家属需要知道死亡过程可能会延长）。

4）患者有可能不在器官获取所允许的时间窗口内宣布死亡，无法进行器官摘取（可以向家属保证的是，如果发生这种情况，医院将提供临终护理，患者逝世后仍然可以进行组织捐献）。

5）家属可以陪同临终患者，会给予隐私保护。

4.3.3.3　与不可控型心死亡后器官捐献者家属约谈

uDCD的一般知情同意规则与DBD类似，可根据国家法规（见第十二章）来应用。然而，就不可逆的心脏骤停后的器官捐献来说，可以预料到家属会有更多的负面情绪反应，但是他们对死亡可能更容易接受，因为根据对死亡（心跳停止）的传统认知，相比DBD来说[14]，死亡是显而易见。

可以通过一些干预措施来充分利用潜在的uDCD资源，前提是必须遵循不同国家的法律法规、医疗技术规范和伦理道德。这些措施包括大血管置管和建立器官原位灌注所需的通道，可能需要在征得捐献同意之前启动。在一些国家，允许启动这一程序的前提是在器官捐献者登记处（荷兰）存有个人同意器官捐献的记录或没有找到其反对器官捐献的记录——如果这种登记是表达反对的唯一方式（法国）。在其他国家制度中，在同意逝世后捐献之前就开始对患者插管和身体灌注被认为是合法的（波兰、西班牙、英国）。显然，如果已知个体登记过反对器官捐献，不可以对其插管。只有获得同意，才可对其进行器官获取。

4.3.4　与人体组织捐献者家属约谈

一般来说，与家属谈论计划好的器官和组织捐献（DBD和DCD）与上述有关器官捐献的约谈内容是一样的（特定组织捐献参见《人体组织和细胞临床应用质量和安全保障指南》）。因此，最好的做法是在一次约谈时间内就与家属讨论器官和组织的捐献事宜。

与家属约谈的经验表明，想要从捐献者身体可见部位，如皮肤、骨骼尤其是眼睛部位获取组织，会遇到一些困难甚至可能是反对，因为家属担心亲人身体损毁。在这些情况下，应特别强调法定义务，医院有义务尊重捐献者的遗体、遗容。如果需要，应向家属解释器官与组织获取过程中会运用一些技术手段。例如，使用特别的手术切口和缝合技术，或安装合适的假体、义眼或人造骨。

可以通过电话与家属沟通组织捐献事宜。这样的电话约谈需要确保谈话发生在家属的私人空间，而不是在"陌生的"医院。电话交谈难以让家属感到安心和被支持，因为约谈者无法展示感同身受，并且电话也拉远了情感上的距离。

用于研究的人体组织获取授权要严格遵守研究协议。这些考虑不应与器官或组织捐献方面的家属约谈发生冲突，且必须与用于移植目的的捐献讨论无关。

4.4　与家属沟通

与逝者家属的沟通可能需要专业人员进行多次对话。策略是必须避免不必要的伤害或痛苦。最佳做法是在提出器官捐献这个话题之前，先在家属和医务人员之间建立稳定的关系。

SPIKES沟通模式将告知家属坏消息分为六个步骤，从普通内科到器官捐献前的家属约谈，都可适用[15]。该模式把告知坏消息的过程分成几个步骤，而不是全盘托出，让家属不知道如何面对。每个步骤代表一个单项、可以习得的熟练技能，然后再将所有步骤组合起来（表4.3）。

与许多家属讨论器官捐献往往是不切实际的，建议参与的家属应限于那些关键决策人，同时考虑到法律制度和文化习惯或宗教习俗。应该向其他家

表4.3　告知坏消息分六个步骤

分步告知坏消息	
S	setting，设定沟通场景。选择一个隐私的地点
P	perception，评估家属的认知。了解家属如何看待（脑）死亡和器官捐献计划
I	invitation，邀请谈话。询问家属是否想知道病情，想知道多少
K	knowledge，告知医学专业知识。在披露坏消息前让家属做好准备
E	emotion，共情。以同理心回应家属的情绪反应
S	strategy/summary，策略/总结。确保家属知晓情况并做出决定，包括是否接受器官捐献

资料来源：SPIKES（改编）[15]。

庭成员做好解释。

当存在社会、文化或语言障碍或困难时，来自口语翻译或潜在捐献者的亲密朋友或宗教信仰的支持对家属可能会很有帮助。应该事先告知这些人有关捐献的事宜，这样他们能够以一种支持的态度帮助家属，而不仅限于做一些简单的翻译。谈话应安排好，然后在合适的时间、适当的地方由合适的人来进行对话。适当的准备有助于减少临场发挥的需要，减少出错的可能性[16-18]。谈话的地方应该有助于推进会谈，也许可以靠近他们亲友去世的地方，让家属有机会说再见。重要的是为家属提供一个安静的房间，他们可以在那里自由地说话。同时建议为他们准备些东西（如电话、手帕、水、一些食物）。

与家属谈话的人会遇到不同的情绪反应，这是处于悲痛中的人的特征（表4.4）。了解与哀悼有关的可能反应是非常重要的。想要讨论潜在的器官捐献，必须与逝者的家属建立良好的联系。捐献协调员负责根据家属的需要和期望调整对话。这可以归纳为术语"建立治疗关系"。

表4.4　捐献者家属及亲属面对坏消息时的悲伤反应

悲伤反应	备　　注
基本要素	悲伤是一种个人独特的体验。医护人员应当尊重家属及亲属各种悲伤的表现，并考虑到一些意想不到的情绪和行为。一个表面上健康的人猝死（常可以成为一个潜在捐献者），对于家属而言是措手不及的。这种极端情况会引发他们各种各样的反应。他们所有人都会有不同程度上的情绪表达。这需要对每个人的情绪反应都给予适当的反馈，以避免伤害
震　惊	震惊是人收到坏消息后的第一反应。人会不能反应，变得情绪瘫痪。人们对环境不回应其实是在面对无法控制的情感时企图自我保护。震惊可能表现为情绪混乱（不能接受信息和做出决定）
否认和转移	这些反应与无法接受永失亲人有关。我们观察到家属会说："这是不可能的"，"这不是真的"，"他怎么会死，他还在呼吸"或"你弄错了"。家属因不愿面对现实而拒绝相信。这时医护人员需要有耐心，强迫家属接受现实只会增强他们的心理防御机制，使得他们更难适应新情况，或者因误解可能引起双方的争论和负面情绪升级。这点应该避免。无法接受失去亲人往往伴随着超现实主义情感。这种感觉在亲人因意外死亡或猝死的情况下更强。这样的情绪使家属难以接受亲人已逝的消息，更加拒绝接受事实
愤怒和反抗	当有人意识到亲人死了，可能会产生一种不应被如此伤害和极大的不公正感。典型的反应是愤怒和反抗，典型反应就是会问"为什么？""他为什么会死？""为什么会发生在我们身上？"在哀痛的早期阶段，家属会强烈寻求亲人的死因，并可能指责医务人员。家属的这些反应，特别是对医生的索赔或指控，很难处理。如果医生将其视为威胁，并设法为自己辩护，可能看上去反倒像是承认自己的过失。这不应该由医生个人或临床医疗团队来承受，但是家属表达悲痛时必然会这么做，可能接下来家属就会接受死亡并及时同意器官捐献

（续表）

悲伤反应	备　　　注
极度愤怒和责备	极度愤怒和责备是人在面对不可能改变已经发生的事情时，由于沮丧而自然流露的情感。因此，应该允许这种情绪"雷暴"，同时确保家属和医务人员的安全。家属可能会将情绪发泄在逝者、医护人员身上，可能会埋怨上天不公甚至发泄在正在承受丧亲之痛的亲人身上。当这种极度愤怒和责备指向医务人员时，让人很难接受，同时也会引起情绪对抗。责备与愤怒密切相关。对于失去亲人的家属来说，必须找到相关负责人
交　涉	另一个反应是与医院方商议延长逝者的生命。这在文献中被描述为"交涉"。家属会试图否认不可避免和无法逆转的事实来回应亲人的死讯。他们有时会妄图找出扭转事实的方法。例如，"如果大脑不工作，是不是可能移植大脑?"或者"我必须付钱给谁，付多少钱，才能让他活着?"虽然有时家属的问题会引起医护人员的不耐烦或愤慨，但是这不过说明家属愿意付出任何代价来挽回亲人
沮丧消沉	沮丧是一种短暂或持久的幻灭、绝望、悲哀的情绪，悲伤是对死亡的常见反应。沮丧消沉是指"家属陷入悲痛"。逝者的家属往往在与医务人员的谈话时沉默寡言或顺从。他们只问几个问题。与否认或愤怒的反应相比，来自家属的这种柔和的行为或反应似乎是接受死亡和器官捐献。然而，当观察到这种反应时，临床医生应该谨慎地与家属交谈，因为这种反应可能表示脆弱的感受将会变为长期的心理创伤
接　受	一段时间后，家属会表现出接受亲人死亡。通常一番斗争之后，家属才会说服自己接受事实，家属开始认为这是一个"比……更好的解决方案"。他们还需要找出死亡更深层次的意义，如宗教理由或其他原因，如"幸亏有器官捐献，从积极角度来看，等于象征性地延长了我们亲人的生命"或"虽然他死了，但他的心脏可以拯救别人的生命"，"虽然她承受了如此多的痛苦，但是却让别人能够享受生命"，"虽然我失去了我的儿子，但是他让另一个母亲通过器官移植仍然可以拥有她的儿子"。如果潜在捐献者的家属想知道是谁接受捐献的器官，可以说，器官会被移植给在生物学意义上与捐献者"相似"的人。这种信息可能转化为对馈赠的有意义的信念

与家属进行对话的医生或捐献协调员应尊重他们的悲伤。这种类型的对话需要人际关系技巧、体恤心和同理心。在医务人员面临巨大压力的情况下，与家属的交谈可能变得困难、仓促或缺乏同情心。

有关器官捐献的谈话旨在实现逝世后捐献者的意愿，并获得家属的同意或支持。无论法律立场如何，谈话必须旨在实现家属接受器官捐献。这种接受不能是强制或有条件的，也不应该通过施加压力或提供任何经济利益或其他物质利益来实现。

即使有证据表明患者希望成为器官捐献者，当家属强烈反对时，也很难进行捐献。家属有权表达他们对器官捐献的意见，临床医生需要做出平衡的决定，在没有家属支持的情况下，是冒着可能伤到家属的情感，导致可能的不良宣传，失去器官捐献计划的公信力的风险继续进行器官摘取，还是遵循逝者的意愿继续捐献。

与家属讨论被拒绝时使用以下内容可能会有所帮助：

1）如果家属声称逝者（或临终患者）不同意器官捐献或改变主意，探讨一下家属声明的依据从何而来。

2）当家属不知道逝者对器官捐献的态度时，讨论一下逝者通常是否会帮助别人（例如，身为献血者或慈善捐赠人）及告知家属捐献如何帮助许多人从移植中受益。

3）如果家属担心身体损毁，向他们保证逝者的遗体将得到充分尊重。

4）若家属考虑宗教因素，向其提供宗教领袖或代表咨询。

5）如果家属对所提供的医疗服务不满意，记录投诉内容，但要解释，这与器官捐献事宜无关。

6）确定拒绝捐献的人及其在家庭中的地位，尝试与他们分别沟通，以了解并设法解决他们的担忧。

7）确定个别家属不同意捐献是否因为亲人去世后所暴露出的家庭成员之间的冲突。在这种情况下，尝试将冲突与器官捐献问题分开。

确保在器官捐献后，捐献者家属能够得到他们需要的适当关怀是有帮助的。在许多国家，医院有专门的团队为丧亲的家属提供心理疏导，家属可以获得社会服务、行政支持或宗教咨询，临床小组应确定家属是否有任何特定的宗教或精神要求及家属是否希望保留"纪念品"，如几缕头发或手印。最后，确定家属是否希望帮助捐献遗体做最后准备，如擦洗或穿衣。图4.1提供了Swisstransplant改编的有关家属关怀和与家属沟通的建议序列[19]。

表4.5总结了与捐献者家属沟通时要考虑的一些关键方面。

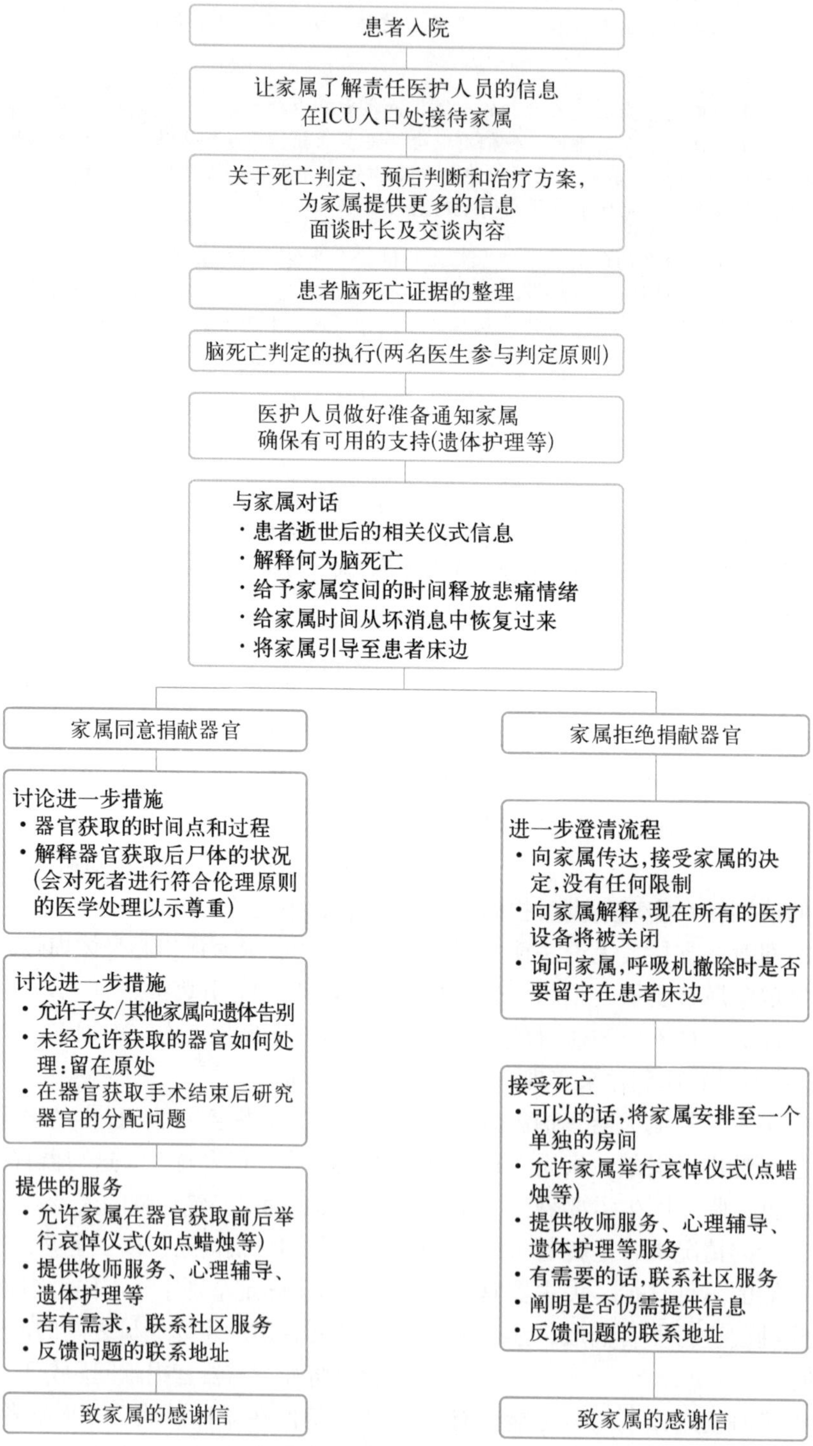

图4.1 与患者家属对话的标准化顺序

资料来源：改编自参考文献［19］

表4.5　与捐献者家属沟通的考虑因素

参与人	限定参与讨论的家属人数。参与者应为法律允许有权做决定的人，要向其他家属解释清楚，这样做是为了与重点家属先讨论，以简化沟通流程，如果这样符合捐献者家庭的社会文化背景，只要明确告知他们，多数人会接受 当存在社会、文化或语言障碍或困难时，考虑寻求口语翻译或可能捐献者朋友的帮助，他们对宗教文献有更多更深的理解，他们的参与能够更好地帮助到家属。应该事先告知这些人有关捐献事宜，这样他们能够以一种支持的态度帮助家属，而不仅限于做一些简单的翻译
会谈地点	谈话应该在适当的时间、合适的地方、由合适的人来进行。适当的准备可以降低错误的风险，特别是当重要信息不可用时。谈话的地方应该提供方便，应该位于捐献者离世地方的附近，以使他们再次看见逝者和与逝者告别。重要的是要为家属提供一个安静的房间，在那里他们可以自由说话和不被观察。为他们准备一些东西（如电话、手帕、水和食物）
建立良好的联系	与家属约谈的人会遭受各种情绪反应（表4.4）。重要的是要理解这种哀痛反应。关于潜在器官捐献的进一步谈话需要与家属有良好的治疗关系
体恤及同理心	每个人都应该尊重家属的哀痛。应根据国家法规核实器官捐献是否符合逝者的意愿。这需要医护人员具备人际交往技能、体恤心和同理心、没有心理压力，以免节外生枝
家属接受捐献	关于器官捐献的谈话旨在实现逝世后捐献者的意愿，并获得家属的赞同。无论法律立场如何，家属必须同意接受器官捐献，而且不能在有压力的情况下接受。不能提供金钱或任何物质利益，也不可以有条件地指定捐献给某一个或某一群特定的受者
家属拒绝	家属有权表达其对器官捐献的意见，但如果可能，应该尊重逝者在世时表达的意愿。然而，在某些情况下，最好停止捐献流程而不要引起与家属之间的冲突

4.5　专业人员沟通培训

专业人员的培训——对所有参与家属约谈、沟通坏消息和器官捐献的医生、护士、捐献协调员和ICU工作人员进行培训是必不可少的。他们的语言和非语言沟通技巧对与家属建立关系至关重要。对于参与的专业人员来说，其本身也需要接受特定训练，以避免长期从事此类工作可能诱发的情绪负担。建议医院的器官捐献质量体系应通过持续的专业教育促进对ICU专业人员的特别培训（见第十五章）。

必须在培训期间通过实践练习提供约谈的基础和技巧，包括模拟练习，如告知坏消息，应对家属担忧和悲伤的情绪及处理临终患者、逝世后患者及器官捐献的相关事宜。请专业演员在特定情境下扮演家属，对培训是有帮助的。扮演家属的演员、医生和护士的反馈将提供有效和基本的学习经验，以克服器官捐献过程中的任何冲突。

4.6　结论

患者逝世会给家属带来深重的悲伤、不安和焦虑。这样会导致医生和护士难以与家属沟通。除了医学专业知识外，医护人员还需要具备社交和情感沟通技能。本章阐述了如何签署器官和组织捐献知情同意书及与家属沟通的关键机制，还提供了解决家属提出的问题所需的具体技能。

参考文献

1. WHO Guiding Principles On Human Cell, Tissue and Organ Transplantation. Available at: www.who.int/transplantation/Guiding_PrinciplesTransplantation_WHA63.22en.pdf. Accessed: 24 February 2016.
2. Additional Protocol to the Convention on Human Rights and Biomedicine concerning Transplantation of Organs and Tissues of Human Origin. Available at: http://conventions.coe.int/treaty/en/Treaties/Html/186.htm. Accessed: 30 January 2016.
3. Rosenblum AM, Li AH, Roels L, Stewart B, Prakash V, Beitel J, et al. Worldwide variability in deceased organ donation registries. *Transpl Int* 2012; 25: 801−811.
4. ODEQUS. Project website: www.odequs.eu. Accessed: 30 January 2016.

5. Valero R, ed. Transplant Coordination Manual. 3rd edition. Aguiló grafic. Barcelona 2014. ISBN: 978−84−616−8840−1.

6. Good Practice Guidelines in the process of Organ Donation. Organización Nacional de Trasplantes. Madrid, 2011. Available at: www.ont.es/publicaciones/Paginas/Publicaciones.aspx. Accessed: 30 January 2016.

7. NICE. Organ donation for transplantation. Improving donor identification and consent rates for deceased organ donation. 2011. Available at: www.bts.org.uk/Documents/Publications. Accessed: 30 January 2016.

8. Danbury C, Barber V, Collett D, Jenkins B, Morgan K, Morgan L, et al. Effect of "collaborative requesting" on consent rate for organ donation: randomised controlled trial (ACRE trial). BMJ 2009; 339: 899−901.

9. Jansen NE, Mc Donald M, Haase-Kromwijk B, Sque M, Long-Sutehall T. When are bereaved family members approached for consent to donation? Commentary from ten European member states. Organs, Tissues & Cells 2014; 17: 101−112.

10. Donation after circulatory death in Spain: current situation and recommendations. National consensus document 2012 (in Spanish). Available at: www.ont.es/infesp/Paginas/DocumentosdeConsenso.aspx. Accessed: 30 January 2016.

11. Donation after Circulatory Death. British Transplant Society. Available at: www.bts.org.uk/Documents/Guidelines. Accessed: 30 January 2016.

12. National recommendations for donation after circulatory death in Canada. CMAJ 2006; 175: S1−S24.

13. Bernat JL, D'Alessandro AM, Port FK, Bleck TP, Heard SO, Medina J, et al. Report of a National Conference on Donation after cardiac death. Am J Transplant. 2006; 6: 281−291.

14. Andrés A, Morales E, Vázquez S, Cebrian MP, Nuño E, Ortuño T, et al. Lower rate of family refusal for organ donation in non-heart-beating versus brain-dead donors. Transplant Proc 2009; 41: 2304−2305.

15. Baile WF, Buckman R, Lenzi R, Glober G, Beale EA, Kudelka AP. SPIKES — A Six-Step Protocol for Delivering Bad News. Oncologist 2000; 5: 302−311.

16. Haddow G. Donor and nondonor families' accounts of communication and relations with healthcare professionals. Prog Transplant 2004; 14: 41−48.

17. Jacoby LH, Breitkopf CR, Pease EA. A qualitative examination of the needs of families faced with the option of organ donation. Dimens Crit Care Nurs 2005; 24: 183−189.

18. Sanner MA. Two perspectives on organ donation: experiences of potential donor families and intensive care physicians of the same event. J Crit Care 2007; 22: 296−304.

19. Swisstransplant and Comité National du don d'organes: The Swiss Donation Pathway, Modul V, Familienbetreuung und Kommunikation. Swisstransplant and Comité National du don d'organes, Berne, 2014. Available at www.swisstransplant.org/fileadmin/user_upload/Infos_und_Material/Swiss_Donation_Pathway/SDP_modul_5_Familie_Kommunikation_DE_2014.pdf (in German). Accessed: 24 February 2016.

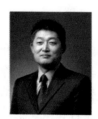

高新谱

医学博士，中国人体器官捐献管理中心捐献服务部副部长，中华医学会器官移植学分会第六届委员会青年委员会委员。曾任国家卫生和计划生育委员会医政医管局综合评价处（原卫生部医疗服务监管司评价处）项目官员。

参与制定了中国红十字会总会与国家卫生计生委关于器官捐献与移植工作一系列政策；作为主要负责人，经过几年努力，组织培训建立了一支由约 2 000 人组成的全国协调员队伍；作为新闻发言人，近年来接受了新华社、《人民日报》、中央电视台、中央人民广播电台等媒体的多次采访，宣传器官捐献事业；参与策划组织了近年来一系列器官捐献移植相关的大型会议或活动。

第五章 脑死亡后潜在捐献者的管理

5.1 引言

脑死亡状态，是大脑毁灭性损伤的致命后果，其引发的病理生理变化和临床病症需要得到及时识别和处理。

积极捐献者管理（aggressive donor management，ADM）方案包括及早识别潜在捐献者、由专职人员在 ICU 进行管理、早期积极的液体复苏治疗、应用血管加压药物和激素治疗。实施标准化 ADM 方案要优先管理所有认定为潜在器官捐献者的严重脑损伤患者，以及时确定脑死亡诊断。ADM 方案使得从每个捐献者获取器官的比例增加[1]。因此，ADM 是 DBD 过程的重要组成部分。器官保护性重症监护治疗是保证成功移植和移植物长期存活的第一步。为保护移植器官免受损伤并在获取时维护器官功能和质量，最佳治疗应基于具体、明确的捐献者管理目标，特别是在管理扩大标准捐献者（ECD）方面（见第七章）[2-8]。旨在挽救患者生命的重症监护医学和治疗的基本标准已经包括了 ADM 方案和器官保护性重症监护治疗的所有方面，为所有移植的组织或器官提供持续的保护。

5.2 脑死亡诱发的病理生理变化

脑死亡发生之前，任何病因导致的严重脑损伤都会引起全身炎症反应综合征（SIRS），如白细胞迁移和炎症介质释放、活性氧产生、血管通透性增加和器官功能障碍。脑死亡发生之后还导致多种炎症、血流动力学和内分泌效应，在器官获取之前可以导致显著的器官损伤。

由于 CNS 对心血管系统、呼吸中枢、压力感受器、化学感受器及下丘脑-垂体轴的传入信号丧失，脑死亡会导致典型的血流动力学持续失调。该病理生理变化包括两个连续的阶段：

第一阶段：濒死期出现在脑死亡之前，其特征是儿茶酚胺激增（自主神经风暴）导致短暂发作的心动过速-快速性心律失常和高血压，这是维持脑和冠状动脉灌注的生理反应，导致区域血流再分布，

后负荷增加，但是内脏器官则发生缺血损伤。

第二阶段：中枢交感神经肾上腺素能调节逐渐停止，当残余脑干功能消失时，中枢调节机制停止。

作为脑功能不可逆性丧失的结果，脑死亡患者最常见的临床模式是[9]：

1）中枢性交感神经肾上腺素能的心血管调节逐渐停止，引起血流动力学不稳定和心血管功能障碍，这种现象经常与脓毒症样或心脏停搏性休克复苏后的炎症反应（促炎细胞因子上调）比较；还有缺血再灌注现象。

2）下丘脑体温调节中枢功能丧失引起的低体温。

3）下丘脑-垂体轴功能丧失引起的中枢性尿崩症。

4）总体代谢减慢，CO_2 产生减少。

上述并发症应该及早和积极处理，优化管理脑死亡患者可以增加获取器官数量。心血管、肺和代谢管理是潜在器官捐献者管理的基石。器官保护策略需要严格维护和持续监测，以实现既定的目标。应定期分析患者病情，根据捐献者维护期间可能发生的许多变化进行调整治疗。

潜在 DBD 捐献者的治疗方案旨在避免并发症对器官功能可能的负面影响，应考虑以下因素导致的病理生理变化：

1）儿茶酚胺激增（自主神经风暴），发生在脑死亡之前的短时间内，特征：① 高血压；② 快速性心律失常；③ 肺水肿；④ 血管阻力升高；⑤ 弥散性血管内凝血；⑥ 毛细血管损伤；⑦ 心肌功能障碍。

在少数情况下，高血压危象需要首先用乌拉地尔或硝苯地平静脉注射来控制血压；其次，如果必须降低心率，可使用短效 β 受体阻滞剂如艾司洛尔。必须注意的是，β 受体阻滞剂的使用可能导致外周阻力增加和左心室功能不全，并且在高血压危象之后，可能发生严重的低血压。

2）中枢调节机制停止，在残留脑干功能消失时立即发生，特征：① 心输出量减少；② 低血容量；③ 低血压；④ 低钾血症；⑤ 高钠血症；

⑥ 低体温；⑦ 低碳酸血症；⑧ 弥漫性炎症反应；⑨ 尿崩症。

因此，重要的是：① 发现并纠正休克症状，如低血压、心功能障碍和血管麻痹，这些可以导致低血容量、少尿和高乳酸血症；② 发现和纠正代谢和内分泌异常，如血钠异常、血钾异常、血糖异常、

钙–磷代谢异常；③ 预防低体温。

5.3 监测和目标参数

器官保护性重症监护治疗以标准化的危重监护终点为基石（表5.1），旨在改善获取器官的质量和增加其数量[9]。

表5.1 成人基本监测参数和目标范围

基 本 参 数	目标范围（成人）
中心体温	35～38 ℃
平均动脉压（MAP）	60～110 mmHg
心率*	70～100次/min*
尿量	＞0.5～1 mL/（kg·h）
中心静脉压（CVP）	4～12 mmHg（潜在肺供体4～8 mmHg）
外周动脉氧饱和度（SaO2）	＞95%
动脉血气pH	7.3～7.5
Na^+	135～145 mmol/L
K^+	3.5～5 mmol/L
血糖	＜150 mg/dL（8.3 mmol/L）
Ca^{2+}	2.1～2.7 mmol/L
血红蛋白/血细胞比容	≥7～9 g/dL（≥4.4～5.6 mmol/L）/≥20%～30%（≥0.2～0.3）
血小板	＞50×10⁹/L
凝血酶原时间（PT）/活化部分凝血活酶时间（APTT）	在可接受的范围内避免出血†

*由于迷走神经节功能丧失，将观察到窦性心动过速；如果没有实际或预期的心脏病并发症，可以接受高达120次/min的心率，特别是应用强心剂或儿茶酚胺时。
†参考范围取决于测量方法及凝血参数的文献类型；这在不同国家可能有所不同，因此必须在目标值确定时进行本土化的检查。

需要定期评估液体平衡（入量–出量），动态监测尿液比重和电解质（血浆和尿液样本），以确保电解质平衡。

基本监测应包括：① 超声心动图；② 动脉血氧饱和度；③ 有创动脉压；④ 中心静脉压；⑤ 中心温度监测；⑥ 尿量。

对于血流动力学不稳定的捐献者和胸部器官捐献者，还应使用超声心动图、微创心输出监测或肺动脉导管术中的任何一种，监测其他参数（表5.2），以便改善获取器官的质量和数量。

表5.2 血流动力学不稳定捐献者和胸部器官捐献者的附加监测参数

附 加 参 数	目 标 范 围
心脏指数	3.0～5.0 L/（min·m²）
休克容积指数	40～60 mL/m²

（续表）

附 加 参 数	目 标 范 围
肺动脉楔压	< 12 mmHg
全身血管阻力指数	$2\,000 \pm 500 \text{ dyn} \times s \times cm^{-5}/m^2$
胸腔内血容量指数	$850 \sim 1\,000 \text{ mL}/m^2$
血管外肺水指数	$3 \sim 7 \text{ mL/kg}$

5.4　重要并发症

5.4.1　低血容量引起的低血压和补液治疗

由于中枢对血管床的刺激停止和促炎细胞因子的上调，脑死亡患者经常出现绝对或相对的血容量不足。大量补液可能是稳定循环系统和维持器官功能所必需的。静脉输注液体的选择和输液速度应考虑容量限制或之前治疗脑水肿或心脏并发症所采用的脱水治疗措施及未控制的尿崩症。应评估液体复苏的反应，避免液体超载对呼吸系统的影响；采用监测系统指导，确保精确的血流动力学监测和左心室充盈压力。

采用晶体或胶体溶液纠正血管内体液缺乏。如果给予大量晶体溶液、平衡盐溶液可避免高氯性酸中毒和采用碱剩余作为评估复苏充分性指标时所引发的混乱。

在分布性休克的情况下使用羟乙基淀粉类仍存在争议。根据一些文献，低替代程度的新一代可快速降解的羟乙基淀粉溶液似乎具有较小的肾毒性（渗透性肾病）风险，首日可以按33 mL/（kg·d）的最大剂量使用，随后按20 mL/（kg·d）的剂量使用。渗透性肾病最早在使用第一代羟乙基淀粉的脑死亡肾脏捐献者中描述。欧洲重症医学学会建议不要在头部损伤患者中使用胶体，而明胶和羟乙基淀粉则不可在器官捐献者中使用[10-12]。这个问题目前仍是争论的焦点，几个正在进行的临床试验可能在不久的将来提供新的证据。

不同器官灌注的竞争性需求可能导致对抗性的策略，如补液或高水平的PEEP值。周到的床边多器官捐献者管理，即使中心静脉压（CVP）< 6 mmHg，也可以保证重要器官系统得到充分的血液灌注。严格的液体平衡可以避免容量负荷过重，增

加可用的供肺比例，而不影响移植肾存活或移植肾功能延迟恢复的发生[13]。因此，实施加强的旨在增加供肺获取的捐献者治疗方案不会对其他器官的获取率有不良影响，对心脏、肝脏、胰腺或肾脏受者的早期存活也没有负面影响。

5.4.2　中枢性尿崩症和内分泌管理

5.4.2.1　中枢性尿崩症

中枢性尿崩症很常见（约占所有捐献者的70%）。其处理措施应及时启动，如图5.1[14]所示。尿崩症是由下丘脑–垂体轴产生的抗利尿激素（ADH）缺乏引起。尿崩症的特征在于多尿［尿量 > 2 mL/（kg·h）］和尿比重 < 1.005。高钠血症可快速发展，表现为高渗性脱水；低钾血症也可发生。如果不进行治疗，会导致快速和显著的肾脏液体丢失（水缺乏）及严重的电解质紊乱，尤其是高钠血症[2, 4, 5, 7, 15, 16]。

中枢性尿崩症的治疗（图5.1）包括以下步骤[15]：

1）ADH替代：一线药物是去氨加压素（0.5 ～ 4 μg静脉注射，30 min后评估）：① 如果尿量急剧下降（可能无尿），有液体容量缺乏症状，必须尽快恢复液体平衡。没有使用利尿剂的指征；② 如果发生持续性多尿，在进一步使用去氨加压素之前，必须检查血糖水平以排除渗透性利尿（必要时纠正）；③ 如果尿崩症症状复发，需要重复使用调整剂量的去氨加压素。

作为去氨加压素的替代物，血管加压素可以按0.8 ～ 1 U/h的剂量持续注射（抗利尿作用）。

2）足够的补液，密切监测电解质和血糖水平：① 在血容量不足的高钠血症情况下，通过鼻胃管和静脉输注补充水。用5%葡萄糖溶液与胰岛素组合纠正水缺乏之前（同时监测血糖水平），应首先使用等渗氯化钠溶液恢复血管内容量。② 在没有液体缺乏

的高钠血症情况下，应避免单独使用无电解质溶液，因为存在过度水化的风险。在这些情况下，应当使用呋塞米，每小时排出的尿量应该使用5%葡萄糖溶液替代（或者可以考虑血液透析或血液灌注）。

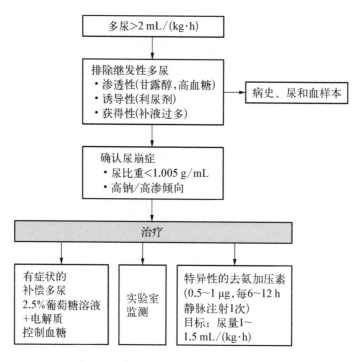

图 5.1　脑死亡后潜在捐献者多尿的处理
资料来源：Cheisson G, Duranteau J, Modalités de la prise en charge hémodynamique[14]

5.4.2.2　进一步内分泌替代治疗

补充外源性激素的益处是有争议的，证据相互矛盾。在没有确定性结果之前，激素替代疗法应该保留给不稳定的患者，即使是正在接受最佳血流动力学处理的患者[2, 3, 16]。

甲泼尼龙应在脑死亡引起脓毒性休克样症状时立即使用，尤其是血流动力学不稳定的捐献者。应对预期的促炎细胞因子上调，甲泼尼龙可以增加内源性肾上腺素的产生，并对肺和肝移植物产生积极影响。在脑死亡时，推荐使用甲泼尼龙（静脉注射15 mg/kg）来改善血流动力学和保护肺，可改善捐献者肺部氧合和提高供肺使用率，尽管仍需进一步的研究以评估激素在肺捐献者中的作用。

另一种方法是早期给予氢化可的松替代治疗（首剂100 mg静脉注射，200 mg/d连续给药维持）[17-20]。在循环衰竭的潜在DBD捐献者中早期替代性使用糖皮质激素可以使血管加压药物的总剂量和使用持续时间显著降低。

由于缺乏来自前瞻性随机研究的信息，三碘甲腺原氨酸（T3）常规给药的益处仍不清楚，因此目前不推荐该治疗。然而，在不稳定的潜在捐献者，当捐献者对血管加压素和甲泼尼龙联合治疗以增加容量负荷和恢复血管张力无反应时，T3治疗可能是有用的[21]。在补充类固醇的情况下，葡萄糖代谢异常应通过胰岛素（目标血糖 < 150 mg/dL）调整，以避免由于糖尿引起的多尿。除了良好的血糖控制之外，胰岛素输注有抗炎和减少细胞因子的益处。

5.4.3　持续性低血压和血管加压药物的使用

成人应达到70 ～ 100 mmHg的目标平均动脉压，尿量 > 0.5 mL/（kg·h）。可以通过以下方式实现：

1）停止具有降压作用或副反应的所有药物。

2）用晶体或胶体溶液补液直到CVP达到7 ～ 10 mmHg。

使用新鲜冷冻血浆扩容仅限于合并凝血功能障碍的情况下。使用浓缩红细胞维持红细胞比容在20% ～ 30%（见下文）。如果通过补液不能获得足够的平均动脉压，则提示需要使用血管加压药物。

5.4.3.1　血管加压药物

尽管有了补液，血管加压药物的使用通常是必需的。在不受控制的心脏-循环衰竭或持续性低血压的情况下，强烈建议采取措施（如超声心动图、PiCCO® 或肺动脉导管）加强血流动力学监测，这将有利于明确低血压原因，判断是否存在血容量不足、血管麻痹或心源性成分（图5.2）[22-24]：

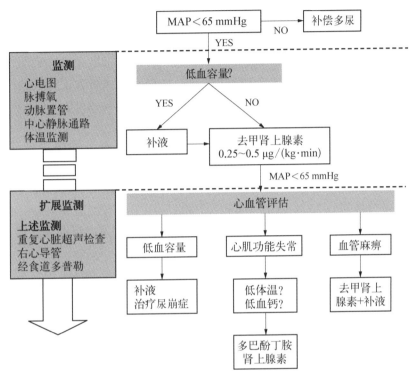

图5.2　血流动力学目标和脑死亡后潜在捐献者的管理

MAP=平均动脉压

资料来源：Charpentier J, Cariou A Objectifs et moyens de la prise en charge hémo-dynamique [24]

1）去甲肾上腺素在这种情况下通常是首选药物，并且应当持续使用直到达到目标平均动脉压；如果使用剂量超过 0.2 μg/（kg·min）应警惕下面提到的可能并发症。

2）心肌功能障碍通过多普勒超声心动图可以容易被评估和量化；在这种情况下，推荐使用强心药物，如多巴酚丁胺与去甲肾上腺素合用。

3）血管加压素（推荐剂量 1 U 静脉注射，0.5～4 U/h 维持）在 DBD 捐献者中的应用仍在评估中，可以用来逐步减少血管加压药物的剂量，同时在适当纠正其他所有问题之后保持目标参数，降低血管加压药物的剂量。血管加压素没有心脏毒性，可以使全身血管阻力正常化，心脏功能得到改善。在一项研究中，血管加压素使可移植心脏（其中大部分最初被评估为不适合移植）的数量增加 35%[22, 23]。

4）使用低剂量多巴胺 [<4 μg/（kg·min）] 预处理捐献者可减少肾移植术后对透析的需要，且对移植物或患者的存活没有显著影响；与此同时，可以减轻心脏移植物中心肌细胞的冷保存损伤[24-26]。多巴胺与细胞膜直接相互作用并且能够在冷保存期间保护内皮细胞免受氧化应激损伤，应用低剂量多巴胺可以保护移植肾避免受到延长缺血时间带来的损伤（而不是作为血管加压药物）。Schnülle 等的随机试验证实了此结果，在长缺血时间的移植物亚群中，多巴胺可以降低移植肾功能延迟恢复的发生率[27]。与此相反，应该避免使用高剂量的多巴胺 [（>10 μg/（kg·min）]；由于对 α-肾上腺素能受体的作用，其可以导致进行性肾和全身性血管收缩，消耗储存在器官中的内源性去甲肾上腺素和 ATP，并且影响移植后的器官功能，特别是心脏移植。

5.4.4 低钾血症/高钠血症

低钾血症可以通过补钾来纠正。纠正高钠血症可能困难。当高钠血症合并容量不足（CVP < 7 mmHg）时，可输注5%葡萄糖溶液（常规加入胰岛素），并监测血糖和血钾水平。由于捐献体的代谢率急剧下降，如果没有适当的监测，输注大量5%葡萄糖溶液可能导致严重的高血糖，发生渗透性利尿。在高钠血症合并正常血容量或高血容量（CVP > 10 mmHg）的情况下，单独输注无电解质的溶液将导致过度水化。在这种情况下，应给予呋塞米，每小时排出的尿量应用5%葡萄糖溶液补充。

5.4.5 低体温和体温调节异常

DBD捐献者中应保持体温在35 ℃以上。可以通过以下方式实现：

1）金属箔覆盖捐献者以减少被动热损失。

2）使用电热毯和鼓风机。

3）热水浴或专用加热器加热输液。未治疗和（或）不受控制的低体温（< 35 ℃）引起影响器官移植成功的许多并发症。例如，① 一般来说，器官代谢活动、能量和氧消耗在较低体温时会降低。这导致器官功能（心脏、肝脏和肾脏）的适应性损伤，对器官功能的诊断可能具有负面影响。同时，随着胰岛素产生减少和胰岛素功效降低，葡萄糖代谢速率降低，高血糖发生率增加。② 心脏收缩力下降和心律失常风险增加，导致器官的灌注不足。③ 红细胞顺应性下降，导致其在微循环中破裂和组织中氧释放减少。④ 低温增加凝血障碍。

在某些情况下，由于中枢性温度调节失败、无合并感染的SIRS或合并相关的有关感染的SIRS（在这种情况下应寻找原因并开始适当的治疗），可能发生高热（> 38 ℃）。

5.4.6 脊髓自主神经失调和活动

典型的指示性参数是高血压、心动过速和大量的躯体反射活动。在器官获取期间，可以使用阿片类药物和肌肉松弛剂以避免由手术刺激引起的脊髓反射和高血压并减少出血。

5.4.7 肺保护治疗和通气

所有多器官捐献者中仅有15% ~ 20%获取了供肺。肺容易受到多种因素的损害。例如，复苏操作，神经源性肺水肿，肺炎，胃内容物的吸入，在脑死亡发生之前、期间和之后发生的SIRS及不理想的机械通气。肺复张措施应该定期在所有潜在捐献者中进行，而不仅仅是为了逆转肺部功能恶化，即使在PaO_2/FIO_2 > 300 mmHg（40.0 kPa）或胸部X线检查正常的案例中，也应该作为预防性的管理措施。

目前在捐献者通气中推荐肺保护策略[28, 29]，这相当于标准的患者治疗，其目的是增加合格的能用于移植的供肺数量。已经表明，这种肺保护方案容易应用于所有类型的中心，而不需要任何特定的培训[30]，因此可以帮助缓解器官短缺。肺保护策略基于：

1）低潮气量的保护性通气、呼吸机肺复张操作、高PEEP值、液体限制以减少血管外肺水（表5.3）。

2）有创血流动力学监测以优化血流动力学参数。

3）使用糖皮质激素。

该策略包括通过持续化痰、呼吸气体湿化、分泌物吸出、体位变化和床头抬高（如果没有禁忌证）来预防肺不张和感染。

目标参数（特别是计划获取供肺时）：

1）$PaCO_2$为35 ~ 40 mmHg（4.6 ~ 5.3 kPa）。

2）PaO_2为80 ~ 100 mmHg（10.6 ~ 13.3 kPa）。

3）最小PEEP为5 cmH$_2$O，即使在氧合水平足够的情况下。

4）pH为7.3 ~ 7.5。

如果为降低脑血容量和颅内压使用了过度通气，捐献者未纠正的低碳酸血症可引起严重的呼吸性碱中毒。这对循环和氧合曲线有影响，因为在脑死亡后捐献者的代谢速度减慢。

旨在改善肺功能和保护肺以实现肺捐献的肺保护策略总结于表5.3[28-31]。

表5.3 肺保护干预策略

干 预 措 施	评论 / 建议
自主呼吸激发试验	应在呼吸机持续性正压通气模式下进行。建议在测试后立即进行单次肺复张，注意血流动力学不稳定
机械通气	最低的氧分压 最大吸气平台期压力 < 300 mmHg（< 40.0 kPa） 潮气量6 ～ 8 mL/kg PEEP 8 ～ 10 cmH$_2$O（高 PEEP 预防肺水肿，有助于防止肺不张）
肺复张	每小时1次，并且发生在每次与呼吸机断开后
支气管镜检查	行双侧 BAL，脑死亡后立即开始
密切监测血流动力学[25-26]	脉搏轮廓分析连续心输出量监测（PICCO） EVLW < 10 mL/kg（必要时使用利尿剂） CVP < 8 mmHg
甲泼尼龙	在宣布脑死亡后使用 15 mg/kg
半侧卧位	肺供体 PaO$_2$/FIO$_2$ < 300 mmHg 时
闭路气管抽吸	必须避免由于管路断开造成的任何压力损失，以降低肺不张风险
避免发生氧合下降	确保适当的通气，在 ICU 住院期间，医院内任何转运期间和手术室器官获取手术期间，目标 PaO$_2$/FIO$_2$ > 300 mmHg（> 40.0 kPa）

注：CPAP 为连续气道正压通气；CVP 为中心静脉压；EVLW 为血管外肺水；FIO$_2$ 为吸入氧气浓度；ICU 为重症监护病房；PEEP 为呼气末正压；BAL 为支气管肺泡灌洗。
资料来源：参考文献［28 ～ 31］。

5.4.8 器官移植期间的凝血功能

DBD 捐献者经常发生凝血功能异常，这与脑组织破坏（弥散性血管内凝血，纤维蛋白溶解）有关。

应监测血小板和凝血因子，并维持在以下水平：

1）血小板 > 50 g/L。

2）纤维蛋白原 > 1 g/L（> 100 mg/dL）。

3）PT > 40% 和（或）TCA 比率 < 1.5。

应该有计划地输注浓缩红细胞悬液以维持足够的携氧能力。脑死亡后捐献者红细胞比容的临界值取决于捐献者的年龄、既往病史和疾病进展。国际指南和其他共识建议采取其他参数评估（中心静脉血氧饱和度 > 70%，血清乳酸值正常范围）。在循环稳定的捐献者中，红细胞比容的目标值是大于20%，在循环不稳定的捐献者，目标值是大于30%。

5.5 结论

总之，从脑死亡到器官获取期间，器官功能可能迅速恶化。在此期间脑死亡捐献者的最佳管理仍然是成功移植的关键。捐献者管理目标的完成[8]包括正常的心血管、肺、肾和内分泌的治疗终点，与移植物数量和质量的改善相关。强烈建议实施捐献者管理预设目标方案以改善结果。在捐献者管理目标实现并得到持续良好维护的情况下，器官获取的最佳时机仍然是一个有争议的问题，如存在随着时间延后而出现的"不自主"心脏获取[32]。

器官移植技术的进步和离体器官灌注系统的发展是非常有前景的，其模拟生理条件，使器官保存时间更长，移植物存活率更高，并且可以被整合到捐献者器官的植入前离体修复中。

随着时间的推移和更成功干预措施的出现，

目前的器官短缺问题有望得到进一步解决。了解分子层面的炎症反应并采取措施减少血流动力学　不稳定、炎症和SIRS是进一步推进捐献者管理的关键。

参考文献

1. DuBose J, Salim A. Aggressive organ donor management protocol. *J Intensive Care Med* 2008; (23): 367–75.

2. Wood KE, Becker BN, McCartney JG et al. Care of the potential donor. *N Engl J Med* 2004; (351): 2730–9.

3. Kutsogiannis DJ, Pagliarello G, Doig C et al. Medical management to optimize donor organ potential: review of the literature. *Can J Anaesth* 2006; (53): 820–30.

4. Bugge JF. Brain death and its implications for management of the potential organ donor. *Acta Anaesthesiol Scand* 2009; (53): 1239–50.

5. Mascia L, Mastromauro I, Viberti S et al. Management to optimize organ procurement in brain-dead donors. *Minerva Anestesiol* 2009; (75): 125–33.

6. Reye JW, Ott T, Bösebeck D et al. Organ-protektive Intensivtherapie und Simulatortraining. *Anaesthesist* 2012; (61): 242–8.

7. McKeown DW, Bonser RS, Kellum JA. Management of the heartbeating brain-dead organ donor. *British J Anaesthesia* 2012; 108 (S1): i96-i107.

8. Patel MS, Zatarain J, De La Cruz S et al. The impact of meeting donor management goals on the number of organs transplanted per expanded criteria donor. A prospective study from the UNOS Region 5, Donor Management Goals Workgroup. *JAMA Surg* 2014; (149): 969–75.

9. Watts PR, Thom O, Fraser J. Inflammatory signalling associated with brain-dead organ donation: from brain injury to brain stem death and posttransplant ischaemia reperfusion injury. *J Transpl* 2013; DOI: 10.1155/521369.

10. Cittanova ML, Leblanc I, Legendre C et al. Effect of hydroxyethylstarch in brain-dead kidney donors on renal function in kidney-transplant recipients. *Lancet* 1996; (348): 1620–2.

11. Brunkhorst FM, Engel C, Bloos F et al. Intensive insulin therapy and pentastarch resuscitation in severe sepsis. *N Eng J Med* 2008; (358): 125–39.

12. Reinhart K, Perner A, Sprung CL et al. Consensus statement of the ESICM task force on colloid volume therapy in critically ill patients. *Intensive Care Med* 2012; (38): 368–83.

13. Miñambres E, Pérez-Villares JM, Terceros-Almanza L et al. An intensive lung donor treatment protocol does not have negative influence on other grafts: a multicentre study. *Eur J Cardiothorac Surg.* 2016 June; 49(6): 1719–24. DOI: 10.1093/ejcts/ezv454 [epub 19 January 2016, pii: ezv454].

14. Cheisson G, Duranteau J. Modalités de la prise en charge hémodynamique. In: G Boulard, P Guiot, T Pottecher, A Tenaillon, editors. *Prise en charge des sujets en état de mort encéphalique dans l'optique du prélèvement d'organes et de tissus.* Paris: Elsevier, 2005; 135–48.

15. Benck U, Gottmann U, Hoeger S et al. Donor desmopressin is associated with superior graft survival after kidney transplantation. *Transplantation* 2011; (92): 1252–8.

16. Venkateswaran RV, Steeds RP, Quinn DW et al. The haemodynamic effects of adjunctive hormone therapy in potential heart donors: a prospective randomized double-blind factorially designed controlled trial. *Eur Heart J* 2009; (30): 1771–80.

17. Follette DM, Rudich SM, Babcock WD. Improved oxygenation and increased lung donor recovery with high-dose steroid administration after brain death. *J Heart Lung Transplant* 1998; (17): 423–9.

18. Kotsch K, Ulrich F, Reutzel-Selke A et al. Methylprednisolone therapy in deceased donors reduces inflammation in the donor liver and improves outcome after liver transplantation: a prospective randomized controlled trial. *Ann Surg* 2008; (248): 1042–50.

19. Pinsard M, Ragot S, Mertes JM et al. Interest of lowdose hydrocortisone therapy during brain-dead organ donor resuscitation: the CORTICOME study. *Crit Care* 2014; (18): R158.

20. Dupuis S, Amiel JA, Desgroseilliers M et al. Corticosteroids in the management of brain-dead potential organ donors: a systematic review. *Br J Anaesth* 2014; (113): 346–59.

21. Novitzky D, Mi Z, Sun Q et al. Thyroid hormone in the management of 63,593 brain-dead organ donors: a retrospective analysis. *Transplantation* 2014; (98): 1119–27.

22. Pennefather SH, Bullock RE, Mantle D et al. Use of low dose arginine vasopressin to support brain-dead organ donors. *Transplantation* 1995; (59): 58–62.

23. Rosendale JD, Kaufmann HM, McBride M et al. Aggressive pharmacologic donor management results in more transplanted organs. *Transplantation* 2003; (75): 482–7.

24. Charpentier J, Cariou A. Objectifs et moyens de la prise en charge hémo-dynamique. In: G Boulard, P Guiot, T Pottecher, A

Tenaillon, editors. *Prise en charge des sujets en état de mort encéphalique dans l'optique du prélèvement d'organes et de tissus.* Paris: Elsevier, 2005; 125−35.

25. Vetel Ch, Hottenrott MC, Spindler R *et al*. Dopamin and lipophilic derivates protect cardiomyocytes against cold preservation injury. *J Pharmacol Exp Ther* 2014; (348): 77−85.

26. Schnuelle P, Gottmann U, Hoeger S *et al*. Effects of donor pretreatment with dopamine on graft function after kidney transplantation: a randomized controlled trial. *JAMA* 2009; (302): 1067−75.

27. Benck U, Hoeger S, Brinkkoetter PT *et al*. Effects of donor pre-treatment with dopamine on survival after heart transplantation: a cohort study of heart transplant recipients nested in a randomized controlled multicenter trial. *J Am Coll Cardiol* 2011; (58): 1768−77.

28. Mascia L, Pasero D, Slutsky A *et al*. Effect of a lung-protective strategy for organ donors on eligibility and availability of lungs for transplantation: a randomized controlled trial. *JAMA* 2010; 304 (23): 2620−7.

29. Miñambres E, Coll E, Duerto J *et al*. Effect of an intensive lung donor management protocol on lung transplantation. *J Heart Lung Transplant* 2014; (33): 178−84.

30. Miñambres E, Pérez-Villares JM, Chico M *et al*. Lung donor treatment protocol in brain-dead-donor: a multicentre study. *J Heart Lung Transplant* 2015; (34): 773−80.

31. Venkateswaran RV, Dronavalli V, Patchell V *et al*. Measurement of extravascular lung water following human brain death; implications for lung donor assessment and transplantation. *Eur J Cardiothorac Surg* 2013; (43): 1227−32.

32. Borbely XI, Krishnamoorthy V, Modi S *et al*. Temporal changes in left ventricular systolic function and use of echocardiography in adult heart donors. *Neurocrit Care* 2015; (23): 66−71.

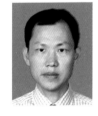

袁小鹏

　　医学博士，副教授，中山大学附属第一医院器官移植三区副主任，中国医院协会器官获取与分配管理工作委员会委员，中国医师协会移植管理专业委员会委员，国际移植学会（TTS）会员，美国移植学会（AST）会员。1999年开始从事器官移植工作，主刀完成肾移植手术800余例，其中公民器官捐献供体肾移植术500余例。2011年开始从事器官捐献工作，参与完成公民器官捐献500余例，有丰富的捐献者维护经验。主编专著2部，发表SCI论文10余篇。

第六章 逝世后器官捐献者及器官的鉴定

6.1 引言

对逝世后器官捐献者做出准确的评估非常重要，可使器官捐献者器官利用最大化，并把器官移植的风险降到最低。为了对器官捐献者做出准确的评估，首先我们需要通过多种途径收集捐献者的信息，包括社会信息，尽可能全面地在移植前了解捐献者及其器官的情况。其次，在信息收集的过程中一定要根据获取的数据得出结论，即是否存在疾病传播风险及捐献的器官质量如何。第二个步骤将在第七章中介绍，本章的内容侧重于对器官捐献者整体的评估。捐献者及其器官的情况决定了特定的受者是否能从某个具体的器官移植中获益，此外，还能降低任何潜在的疾病传播风险并且优化器官的分配。

对器官捐献者评估首要的一点是确定该患者是否属于潜在捐献者，他/她可能捐献的器官有哪些。这是整个逝世后器官捐献过程中最关键的步骤之一，掌握这点能够避免由于主治医生标准不当而遗漏一些潜在的器官捐献者。我们建议，任何可能达到潜在捐献状态的患者，如GCS昏迷评分≤6[1]或全面无反应性（FOUR）评分为$E_0M_0B_0R_0$（眼部反应、运动反应、脑干反射和呼吸类型的评分）[2]的患者，都应早期启动器官捐献评估程序，由主治医师联系器官捐献协调员，按照WHO提出的《逝世后器官捐献的临床路径》（见第二章），考虑DBD[3]的可能，这条建议也同样适用于因不再符合最佳利益而计划摘除生命支持治疗的患者。在这种情况下，应在法律允许范围内考虑cDCD捐献。此外，在终止不成功CPR的情况下，可在本国法律允许范围内考虑uDCD捐献。这两种类型的DCD捐献，在捐献者评估方面有一些不同之处，关于这点在第十二章有详细描述。

本章主要讲述逝世后器官捐献者的鉴定原则。活体器官捐献者评估相关内容见第十三章，人体组织和细胞捐献相关内容在《人体组织和细胞临床应用质量和安全保障指南》中介绍。为了避免重复，器官捐献相关疾病传播风险在本指南第八至十章介绍。

6.2 逝世后器官捐献者的综合评估

一旦确定了潜在器官捐献者，首要任务就是通过适当的捐献者评估确定其是否适合捐献。评估需要通过以下途径：

1）与家属和（或）与其他相关人员面谈。

2）与主治医师及护士面谈，也可以与医疗保健机构、全科医生等面谈。

3）仔细查看医疗病历记录。

4）评估潜在器官捐献者的病史和行为史。

5）患者的全面体格检查。

6）尸检（在器官捐献后进行），如果尸检，必须要告知家属尸检结果。

7）实验室检查，包括所有微生物检测（应该由DICU医生或器官获取组织列出检查项目、等待检查结果、获取检查单；未出结果在器官获取后继续跟踪）。

8）其他检查（如腹部超声波检查、超声波心动描记术、心电图等）在下面概述。

器官捐献者的"病史"非常重要，应该排除所有可能传播到器官受者的疾病及可能会影响器官功能的疾病。器官捐献协调员应亲自与捐献者家属交谈，并询问病史。在家属情绪紧张或悲伤的情况下，他们或许会忘掉一些细节，在沟通时应该把握尊重原则，避免给悲痛的家属增加任何压力。与捐献者的全科医生沟通会很有帮助，同时回顾一下医院档案里的历史数据或其他来源的信息（如肿瘤登记信息等）。

需要收集捐献者的信息包括一般信息，如年龄、性别、体重和身高（这些都应是测量得之而非估值），以及死因或进入ICU的原因、明显的医疗干预迹象、既往史、原发病、查体发现的针痕、伤瘢和皮肤或黏膜损伤。对于器官捐献者的临床评估应该包括他们的血流动力学状态，尤其是低血压发作史、CPR史、肌力药物、血管活性药用药史、机械通气时间及在ICU的天数（见6.2.3）。

评估逝世患者是否适合做器官捐献者及其器官质量与功能如何，需要了解其病史、临床、血流动力学、生化和药理学参数（见第七章）。根据捐献器官的需要，进行的相关诊断检查包括胸片、CT扫描

（尤其头部、胸腹部）、超声检查（尤其腹部）、超声心动图、冠状动脉造影术、支气管镜检查等（见6.2.1～6.2.5.9）。

执行器官获取的人员有责任记录获取过程中发现的任何可疑的解剖结果（见6.3）。

在完成患者的死亡认定后，应在取得获取知情同意的同时尽快开始器官捐献者维护，最大限度地提高器官成功获取的机会（见第五章）。由于器官质量的好坏与捐献者维护有着很大的关系，表6.1里的数据以及6.2.3节的内容对此有精确的描述。

相关人员或部门应准备好潜在捐献者的所有临床数据及相关信息，便于第三方（如对所提供器官进行风险-效益评估的移植中心）理解。信息表模板参见附录七，若有异常发现，要进一步调查捐献者情况，并根据6.2.1至6.2.5.9里的内容在捐献者档案中予以记录。相反，若调查中没有异常发现，难以记录，至少证明我们做了相关处理，可排除捐献者的这种异常情况。

在评估结束的最后应再次核对血型并确定捐献者的传染病状况。下列的要点有助于准确评估捐献者，需要牢记三个误区：

1）任何不确定的脑炎或神经性/精神的病变、发烧、皮疹、不适等，都提示传染性疾病的风险（见第八章），而不能局限于有国外旅行史的捐献者。

2）所有脑出血的患者应该排除颅内转移肿瘤，尤其是不伴有高血压或动静脉畸形的患者。颅内肿瘤和实质器官肿瘤或血液恶性肿瘤相比，具有不同的生物学行为（见第八章）。当不能确定是否存在颅内转移肿瘤时，可以进行脑组织活检或在器官捐献之后行尸检进一步排除。

3）在按照第七章中概述的特定的器官选择标准完成对捐献者信息的收集及反复核查之后，必须制订计划以安排器官获取并且决定在器官获取中或获取后要进行何种补充检查来确保器官的安全和质量（如肾脏占位性病变应通过整个肿瘤的组织病理学检查来确认；而有些器官，例如心脏，则因其耐受的缺血时间短，必须尽快移植；其他器官，如肝脏或肾脏，在检查结果出来前必须隔离保存）。

6.2.1 病史和行为史

评估人员应使用包含以下信息的标准化问卷

（详见附录四、五和七）获得捐献者或特定器官的特征信息。

1）年龄：虽然器官捐献者没有最大年龄限制，但随着捐献年龄的增长，并发症的增多可能使器官捐献的安全性降低。

2）病历中确定的死因必须记录在捐献者档案，以确定是否有传染性疾病或肿瘤疾病。如果可能的话，尸检结果是首选信息。

3）既往史和现病史：特别是恶性疾病、多系统自身免疫疾病、传染病、神经变性或神经精神疾病、中毒或未知病因的疾病。

既往史或手术史可能提示潜在的疾病传播风险（感染、恶性肿瘤等）及院内感染的风险。医院就诊记录、护理记录或者健康体检医生都有可能是获得这些疾病信息来源。

如果有条件可以检查既往诊断或手术的病历记录，有无明确诊断的登记。重点关注所有关于恶性肿瘤的信息：第一次诊断的日期、详细的组织学报告、分期、分级、手术类型和日期、化疗和放疗、最近的随访结果，包括完全缓解和肿瘤有无复发。女性应收集怀孕后的月经异常史（排除转移性绒毛膜癌）或老年人的贫血和直肠出血史（排除结肠癌）等。这些信息即便是阴性的，也应通知移植团队以进一步评估风险。应该获取器官捐献者的家族病史。

4）个人史：可能损害器官功能或提示传染病高危。有必要询问性接触史（如性交易、经常变化的伴侣、同性恋等），静脉用药或吸毒史，不良生活方式或入狱史。需要注意，即使捐献者家属信任器官获取组织人员，他们也可能忽略或不披露这些信息。

5）旅行史或在国外/海外居住史：应评估器官捐献者的旅行史，以排除热带或地方性感染的风险，如疟疾或锥虫病和垂直传播的风险。新出现的非热带病也存在于一些欧洲地区，如西尼罗河病毒（WNV）、基孔肯雅病毒。① 全球气候变化影响传染病的发生和传播，特别是其从地方/区域层面到大陆甚至洲际暴发疾病。有关具体信息，请参见第八章，特别参考欧洲疾病预防控制中心（ECDC）（www.ecdc.europa.eu）、WHO（www.who.int/en/）和疾病控制和预防中心（黄皮书www.nc.cdc.gov/

travel）。② 关于潜在接触外来疾病的信息对完善个别病例的特殊检查具有指导意义。在大多数国家，只有少数机构有检查热带或其他罕见疾病的测试，很少有机构每天24 h运作。及时送检这些额外的检查是必要的。③ 国外旅行或居留的病史信息必须完整，包括生活条件、移民背景、难民情况和工作地点（如污水处理厂、林地、农场、机场、医院、国外），这些信息有助于确定卫生标准较差或某些感染的流行率高的地方/国家相关的风险。关于个人爱好（如家庭、花园、动物、林地）的信息也应该引起注意。④ 与动物的接触史。特别是宠物、家畜或野生动物、鸟类等的啮咬史是非常重要的，但没有家禽活动物接触史不排除所有的感染风险。

6 ）最近免疫接种史：活疫苗可能从捐献者传播到受者，在免疫抑制状态下受者可能会危及生命（见8.4.1.4）。

7 ）输血或移植手术史：在器官捐献者逝世前180 d内的输血或移植手术史会增加血源性感染的发生。

8 ）穿孔或文身：这些是非常常见的。如果穿孔或文身没有在无菌条件下操作，且发生在器官捐献者逝世前180 d内，那么它们也会增加血源性感染的发生（见8.2）。

9 ）朊病毒传播疾病的风险：如果捐献者有确诊或高度怀疑的任何传染性海绵状脑病，如克雅病（Creutzfeldt-Jakob disease，CJD）的家族史及捐献者是角膜、巩膜、硬脑膜移植的受者，则需要考虑到朊病毒传播疾病的风险。

10 ）化疗药物应用史和（或）辐射暴露史，药物应用和（或）免疫抑制剂的应用病史：用以评价器官的损伤程度，发生感染或恶性肿瘤的传播风险。

11 ）仔细考虑CNS感染的风险：潜在捐献者中的CNS感染可能会被其他死因或影像学中的颅脑的重叠部分所掩盖。如果遗漏了CNS感染的诊断，那么可能会发生致命的病原体传播[5]。以下情况应该引起关注：① 没有卒中等危险因素的捐献者的脑血管意外；② 发热或精神状态改变，并且入院时没有明确的解释；③ 脑脊液异常（如低糖、高蛋白脑脊液）；④ 免疫抑制的器官捐献者（如自身免疫疾病、肝硬化）。

6.2.2　体检

体检包括对于捐献者的检查及尸检，是器官捐献者个人史的有益补充。不明原因的黄疸、肝肿大都是可能存在肝炎或其他感染的证据，肿瘤性疾病或创伤（如检查老/新伤瘢、愈合/脓性伤口、外伤、皮疹、注射、可触及的占位病变）需要重视。文身和穿孔是否在无菌条件下进行是值得注意的问题。组织捐献中物理检查的国际操作指南（附录六）[6]提出，为保证组织和细胞应用于人体的质量和安全性，在器官获取之前和（或）获取期间的额外检查是强制性的（见6.2.3～6.4），一旦发现异常结果，应进行进一步的检查，所有特殊检查检验的灵敏度和特异性程度也应考虑在内。这条原则也可以应用于器官捐献。

6.2.3　临床数据

为了更好地评估捐献者及其器官的功能与质量，应收集表6.1所示的临床数据，包括按照6.2.1和6.2.2中所列内容已获得的数据，以及按照6.2.4和6.2.5所描述的内容获得的扩展数据。只要充分提供这些信息，就能获取器官，从而对其进行适当的评估和分配。若无法提供正确信息，则必须做出说明；当进行捐献者评估时发现没有风险因素也应记录在案，这些数据应该持续追踪及更新。

表6.1　捐献者和器官的全面鉴定数据

数　　据		注解、信息值和背景
一般数据（对于分配很重要）	捐献者类型*	DBD、cDCD或uDCD捐献者
	器官获取地点和其他一般数据* 负责的器官获取组织或机构的联系方式**	负责器官从捐献者到受者过程中的协调、分配和追踪，反之亦然；负责器官获取过程中与捐献者或其家属的进一步接触、再次确认以及追踪来自不同移植团队的问题 其他的一般数据可以对负责的器官获取团队起到指示性作用

（续表）

数　　据		注解、信息值和背景
	年龄*，性别*，身高*，体重*和个人背景和人体测量数据**	捐献者的个人情况是用来评估其身体状况的（例如肥胖是心血管疾病的危险因素） 高龄患者意味着其他患病率也高；数据会决定器官的分配（身高体重-匹配，年龄-匹配），捐献者和受者之间的组织相容性不会影响捐献者的评估程序；有关心脏、肺脏、肝脏和小肠方面的移植，捐献者和受者之间在身高/体重方面的匹配很重要； 这些个人背景资料和测量数据是用来支持捐献者/器官和受者之间的配型
	血型*、HLA分型	血型和HLA分型与器官分配相关（如血型相容） 捐献者和受者之间的相容性测试不影响捐献者的评估程序（例如，HLA虚拟交叉配型或直接交叉配型），测试结果一定要确保血型的正确性，每次数据传输时也一定要确保数据的真实准确 应当要确保测定样本的结论正确且及时
	病毒学/微生物学	全面了解捐献者携带传染性病原体的风险情况（详见第7章），这些因素会进一步明确器官的分配（例如感染HCV的捐献者要做D+/R配型），6.2.4详述了捐献者筛查的基本原则 在移植物被移植前，必须要明确抗HIV1/2（包括HIV-1-Ag）*、抗HCV*、抗HBc*和HBsAg*的化验结果。此外，抗CMV、抗EBV、抗弓形虫，TPHA或抗梅毒螺旋体测试结果要尽快可用（详见6.2.4和8.4.1） 测试结果一定要确保捐献者感染状况是准确的，并且每次数据传输时也要确保数据的真实准确 应当要确保测定样本的结论正确且及时
一般资料，现病史	死因 死亡日期/时间*	死亡的确切原因有助于识别和排除额外的风险[创伤性或非创伤性和原发性或继发性脑损伤（ACLD）]
	入院，入住ICU，开始通气和死亡认证的时间表	用于评估从入院时到恢复的情况和（或）获得医院感染的风险程度
	心脏骤停/复苏事件	对于每次心脏骤停，应收集其持续时间，CPR持续时间和接受治疗的信息，以及关于之后的血流动力学状态。应提及采用的医疗技术手段（如机械通气、除颤、药物治疗）
	低血压期/休克	记录低血压和休克发生的时间、记录收缩压和平均动脉压以及用药情况
	基本信息/备注*	总结实际捐献者检查数据和病史的关键信息，应包含以下列出的所有信息以及重点备注或进一步安排捐献程序要考虑到的实际情况
一般资料，住院前病史	高血压病史	持续时间和类型及治疗的质量/成功可以提示或排除器官损伤（肾，心脏，胰腺，动脉硬化的风险）。超声心动图诊断左心室肥大表明了长期治疗的质量如何。可联系家庭医生或家属或从其他信息源获取有用的信息
	糖尿病史	糖尿病类型（胰岛素依赖型/非胰岛素依赖型），持续时间、类型及治疗的质量/成功可以提示或排除器官损伤（肾脏、心脏、动脉硬化的风险、肝脏脂肪变性的风险，肥胖、胰腺、肠道）。有价值的信息可从医院获得，尤其是实验室化验结果，包括HbA1c、葡萄糖耐量、肾功能（蛋白尿）和糖尿病的其他干预治疗。2型糖尿病多见于老年人，但因患者未及时就医而导致病情未被检测到 ICU里需要胰岛素的捐献者未必表明其糖尿病活跃

（续表）

数　据		注解、信息值和背景
	吸烟史	吸烟的持续时间和数量（包-年）可以提示器官损伤（心脏、冠状动脉疾病、动脉硬化的风险）和与吸烟相关的恶性肿瘤的风险
	酗酒史	酗酒的持续时间和饮酒量可以提示器官损伤程度（肝脏、肾脏、心脏、胰腺、肠、动脉硬化的风险）；长期无节制饮酒加上营养不良和（或）吸烟是引发其他疾病的危险因素
	药物滥用史* （Ⅳ-药物滥用）	应涵盖过于和现在的用药史；对滥用药物（如静脉药物滥用、共用针头、鼻吸可卡因、口服用药或吸食消遣性毒品）和因药物后遗症导致生活混乱（如多性伴侣）的患者要扩大病毒检测范围；滥用药物会造成器官损伤
	恶性肿瘤史*	涵盖过去及现在的肿瘤病史；涵盖过去及现在详细的恶性肿瘤病史（详见8.2和8.4.1.4）
	传染病病史*、HIV*、 HCV*、HBV*	对于传染性疾病，目前的病史尤为相关。捐献者的基本筛查选择，详见6.2.4和8.4.1。HBV/HCV：有关传染类型、治疗用药和治疗过程中的病毒学应答（NAT病毒载量、基因分型）等信息，与捐献者病史一致
	其他疾病的病史或器官潜在功能障碍的危险因素*	这些信息是用来评估疾病带来的不良反应：持续时长、治疗方案、治疗质量；同时检测结果也会对评估有所帮助
	用药史	长期使用一些慢性药物可能提示器官损伤
	生活条件、社会接触、工作描述、旅行、移民、居住在国外、私人爱好、宠物、监禁、性工作者、性接触	有关社会环境和行为历史的信息有助于评估可能的风险；然而，有时很难获得，因为最近的家属可能也并不知道所有情况
	具体器官的基本情况	这些信息要在器官获取之前准备好
	统一的捐献者健康问卷	这是一个补充的清单，可以帮助避免错过重要细节
血流动力学参数和进一步监测	体温	低体温在DBD中是常见的。有时，发热是由于SIRS而发生，但是需要排除感染导致的体温升高。低体温会给脑死亡判定带来障碍，必要时考虑血培养
	心率	在DBD中，迷走神经刺激丧失，心脏的自主窦房结接管心率（成人约100次/分的心动过速）；心律失常常发生在脑干死亡期间或之后不久
	动脉血压	被视为器官灌注压的替代指标，是影响器官灌注质量的根本，被认为与血管加压药和利尿需求相关；根据儿童年龄考虑调整治疗方案，在其已患有高血压却未得到适当治疗的情况下，考虑器官灌注加压的需要
	最近24～72 h的尿量	如果捐献者血流动力学稳定并且维持着适当的液体平衡，尿量的多少反映了肾功能的好坏；多尿可能是由于尿崩症、血糖升高或刚从急性肾损伤中恢复；少尿或无尿可能是由于捐献者血流动力学不稳定、液体容量不足或急性肾损伤

（续表）

数 据		注解、信息值和背景
	中心静脉压	纠正PEEP（呼气末正压通气）是强制性的；中心静脉压（CVP）是静脉充盈和右心功能的替代指标；在得出结论之前，要确保CVP的测定质量，在遇到患者维护问题的情况下，首选有创血流动力学监测，其提供的信息量更多（PICCO*、超声心动图、肺动脉导管）
	肺动脉压	当无有创测定法可用时，可通过超声心动图估测
	物理和临床数据**	临床检查数据对评估潜在的捐献者的生理维护状况以及发现捐献者病史检查中未被检测到的情况是必要的信息；这些数据会影响供移植器官的适配度或可能暗示是否有疾病传播风险；有关器官获取过程中或获取后的检查内容，详见6.3和6.5
在ICU**期间的药物治疗（种类、时间、剂量）	肾上腺素、去甲肾上腺素、多巴胺、多巴酚丁胺、血管升压素、其他血管加压药或肌力药物**	提示血流动力学情况；按照血流动力学参数确定用药时间和剂量；心脏复苏期间使用的药物应单独记录
	输血**	指输入浓缩红细胞、新鲜冷冻血浆和血小板浓缩物；参照血流动力学参数、凝血及异常出血情况确定一定时间内的输血量；检查所使用的血液制品中是否感染了CMV有助于解释CMV的筛查结果；然而筛查流程复查，非常用手段
	血浆增溶剂	血浆代用品的分类、用量和持续时间对于提示血流动力学的稳定及肾脏损伤是很有用的
	其他血液制品**	用于纠正凝血状态的药物
	抗生素**	抗生素或抗真菌或抗病毒药物的治疗指征、类型和持续时间及治疗感染是否成功；应根据抗菌谱和耐药情况进行治疗
	抗利尿剂**	在利尿和血清钠水平保证的前提下治疗尿崩症
	利尿**	应记录开始利尿或纠正由于容量过载引起的液体失衡；应该在了解利尿和肾脏功能参数情况后使用
	胰岛素**	葡萄糖代谢在进入ICU后经常发生紊乱
	类固醇**	治疗SIRS
	其他药物**	其他相关用药记录
通气和肺功能	呼吸器设置、血气分析	确保保护性通气和实现气体交换；标准解释血气分析，有关肺脏捐献推荐以下流程：吸入呼吸道、实施肺复张，通气参数设定为 $PEEP \geq 5\ cm\ H_2O$，$FIO_2 = 1.0$（10分钟）
	胸片（胸部CT）、支气管镜检查、BAL	要考虑是否怀疑肺部感染，并评估肺的急性或慢性结构性损伤；BAL样本应被送检，做微生物检测
其他	实验室参数**、影像检查**和其他补充检查	这些信息是对临床数据的补充并且可以详细解释、阐明、核实所收集的数据（详见6.2.4和6.2.5）；评估器官功能、发现器官捐献过程中潜在的传播疾病和潜在的禁忌证需要用到这些实验室参数；同时还要通过影像研究来评估器官解剖状况
最终记录捐献者维护的成功	血流动力学	监测和预防低血压，高血压，心律失常和心脏骤停，并保持动脉压，补液等，旨在保持心脏输出量和纠正肾脏和其他器官的灌注不足

（续表）

数　　据		注解、信息值和背景
	电解质	监测和纠正低钾血症、高钾血症、低钠血症和高钠血症
	体温	保持在生理范围内（＞34℃）
	内分泌	监测下丘脑–垂体–甲状腺和下丘脑–垂体轴（尿崩症）和葡萄糖代谢变化的临床效果和预防变化
	凝血	主要凝血紊乱的监测和矫正
uDCD提供的特定数据	详细描述从患者发生心脏骤停，到心肺复苏失败，到确定患者死亡，再到器官摘取（适当保存器官）的整个过程	必须如第12章中概述的那样详述细节，必须在捐献者心脏骤停前提供所有可用数据；特别需要提供的数据的是：捐献者被发现心脏骤停的具体时间和非专业人士及专业人士开始实施CPR的时间（包括CPR细节）、到达医院的时间、结束CPR的时间、不动期长度开始和结束的时间，装置导管，器官保存和器官获取的时间
cDCD提供的特定数据	详细描述捐献者的临终状态：从撤除生命支持治疗到确定患者死亡，再到器官摘取（适当保存器官）的整个过程	必须如第12章中概述的那样详述细节，必须在终止捐献者的生命支持治疗前提供所有可用数据。在一些国家允许安乐死后捐献器官，执行相同的捐献原则 特别需要提供的数据是：撤除生命支持治疗的具体时间、临终状态的不同时期和持续时长、最后心脏骤停的时间、不动期长度开始和结束的时间、装置导管、器官保存和器官获取的时间

*《指南2010/53/EU》的附件A部分中所要求的必备数据。
**《指南2010/53/EU》的附件B部分中所要求的补充数据。
注：抗HBc为乙型肝炎核心抗体；BAL为支气管肺泡灌洗；CMV为巨细胞病毒；CPR为心肺复苏；DCD为心死亡后捐献；D/R为捐献者/受者；EBV为EB病毒；HbA1c为血红蛋白A1c；HBsAg为乙型肝炎表面抗原；HBV为乙型肝炎病毒；HCV为丙型肝炎病毒；HIV为人类免疫缺陷病毒；HLA为人白细胞抗原；ICU为重症监护病房；NAT为核酸检测；PEEP为呼气末正压；SIRS为全身炎症反应综合征；TPHA为梅毒螺旋体血细胞凝集。

根据欧盟颁布的《指令2010/53/EU》中第7条（"器官和捐献者鉴定"），欧盟成员国应在移植前通过指令附录中所列内容进行信息收集，以确保所有获取的器官及捐献者得到充分鉴定。附录A部分包含器官捐献必须收集的基本的数据。附录B部分包括补充数据，补充数据根据医疗小组的决定是否收集。

6.2.4　实验室检查

所有实验室检验应在DBD捐献者循环停止之前进行，并报告标本采集的时间及给予的医学干预和临床数据。实验室检验参数改变的解读，请参见6.2.3。

自患者进入ICU之后到循环停止之前的所有临床数据均应详细记录并连续报告。评估器官功能应在不同时间点（如入院、每隔一天、最近的值等）采集有代表性的一组数据以便于充分地再现疾病过程。对于器官功能的评估，不同时间点的一组代表性的数据足够再现疾病过程（如入院、每隔一天、

最近的值）。出于认知方面的原因，记录所有临床化学检验的数据及其为了更好地描述器官功能而从更多的单一值扩展来的数据不应超过4或5列。若能获得捐献者入院前处于稳定状态下的实验室检验数据将有助于描述/确定进展至脑死亡过程中暂时性的器官功能障碍（如确定/描述合并糖尿病的老年捐献者肾功能正常、无蛋白尿，而在延长CPR过程中出现急性肾损伤）。

实验室参数的计量单位以及特定捐献者医院里健康个体的实验室指标参考值范围应表达得清晰明了。尽管在各医院均进行了检验的标准化，但即使在同一地区的不同医院，设定的普通人群参考值范围也可能存在偏差，不同国家的参考值范围更是如此。此外，应用于器官捐献者的参考值范围与没有进入ICU治疗的健康个体的设定范围有显著不同。

有价值的实验室检验临床参考值范围总结在表6.2中，用于筛查捐献者感染性疾病和其他必要的实验室检验项目备注如下：

1）如果逝世后器官捐献者临终前接受过输血（全血或成分血液制品）及在死亡前48 h内应用了胶体或晶体液，应留取未经稀释的合格标本用于检测感染性疾病。

（1）应注意一些创伤患者在入院时已经存在血液稀释或处于失血状态，在接下来的ICU治疗过程中予以晶体或胶体液进行标准的治疗必然会稀释血液。由于急性失血的置换对血液稀释的影响，（计算血液稀释时）应对其加以考虑。尽管如此，除非存在第八章所述的其他危险因素，否则不应将血液稀释作为排除捐献者的理由。

（2）如果无法获得在合理稀释范围的合格（血液）标本，则可以通过一个算法来可靠地评估处理标本的血浆稀释程度，该算法结合液体输注时间、性质和用量及捐献者自身血容量和血管内空间任何血液损失（见8.10.2），以便在器官分配过程捐献者-受者配对期间为风险-利益评估提供一些更进一步的信息。

（3）如果已经使用血液稀释标本进行检测，则必须根据所使用方法的灵敏度来评估血液稀释的程度是否可能导致假阴性结果，并应将这些详细信息通知所有潜在受者中心。如果用于检测的合格血液标本有限，则应该优先检测人类免疫缺陷病毒（HIV）、丙型肝炎病毒（HCV）和乙型肝炎病毒（HBV），然后再进行其他检测。

（4）在某些情况下，用核酸检测（NAT）技术检测HIV、HCV和HBV是有帮助的（见8.4.1），但应注意在稀释标本中通过NAT检测到病原体的概率也降低。

（5）通过输血或血液制品可以获得抗体反应性，因为捐献者应用的筛查检测并非都应用于献血者，因此某些捐献的血液中可能存在血清反应性（如抗CMV、抗EBV、抗弓形虫抗体等，若未经筛查还可能存在抗HBc抗体），出于安全考虑，这些抗体反应性均应假设是与捐献者相关的。

（6）对于其他实验室血液检测，也应考虑血液稀释的影响。微生物检验的筛查和确认应在国家认证的实验室进行并使用合理的确认性检测技术。换言之，（检测结果）应由授权认证单位负责。这些测试可以使捐献者源性感染性疾病的风险最小化。

2）如果用于微生物培养的标本是获取器官时获得的，那么涉及的组织标本均应在暴露于抗生素或抗寄生虫药物之前取得，应用的培养方法应允许需氧性和厌氧性细菌和真菌的生长，结果应记录在捐献者的记录中，并应在得到结果后立即通知相关的器官获取组织和受者所在移植中心。如果是逝世后的捐献者，血液培养有助于评估捐献者和解释个体移植物的培养结果，尤其是出现发热的捐献者，那么来自各个部位的培养结果有助于解释或排除细菌和真菌感染的可能性。

3）每个捐献者均应筛查HIV、HBV和HCV感染，结果应在器官获取前或者器官分配用于移植之前获得（见8.3），每例捐献者应采用最新一代的检测方法：

（1）HIV-1/2型抗体（可以联合最新一代的检测方法中的HIV-1 p24抗原检测）。

（2）HBsAg和抗HBc。

（3）HCV抗体（未来可以联合抗原检测）。

根据国家的规定和移植类型可能还有其他强制的额外检测。如果条件允许和可行时，推荐使用NAT方法。在很多研究所，还有"第四代"血清学检测方法可以采用。与NAT相比，其额外的价值或安全性尚不清楚。重要的是，即使使用现有的最佳筛查方法，也不可能将任何感染的诊断窗口期降为零。

为了最大限度地提高捐献者的可用性，同时确保其安全水平在可接受的范围，应当彻底评估对HBV/HCV标志物有反应性的捐献者，并使用适当的算法匹配捐献者和受者。

在特殊情况下或根据国家的规定可能还需要其他的一些检测。基于目前的经验，对捐献者的检验项目至少应扩大到：

（4）梅毒（见8.3，进一步评估传染性风险的副反应）。

（5）免疫抑制患者应检测CMV、弓形虫、EBV抗体，可以尽早在受者中给予足够的预防措施。这些检测若不能提前进行也可以在事后进行。

（6）当应用血清阴性的受者时，单纯疱疹病毒1型和2型（HSV-1/2）或水痘带状疱疹病毒（VZV）或人类疱疹病毒-8（HHV-8）可以在受者中心回顾性地检测，可以尽早在受者中给予足够的预防措施。

（7）如果为生活在或从高发地区来的捐献者，则应检测人类T淋巴细胞白血病病毒1型抗体、美洲锥形虫病、疟疾、HHV-8、WNV等（见8.3、8.4.2和8.4.2.12进一步细节）。

4）第八章列有详细的可以通过器官传播的疾病，另外，存在传染性的疾病不能成为唯一的或自动的排除潜在捐献者的原因。一旦诊断明确，即成为器官分配过程中的一个要素，该要素应由移植团队决定是否进行移植，且使用同一捐献者不同器官的不同受者应当在相互联系的预警系统之内小心监测。不管移植物在保存过程中灌洗有多充分，都没有理由相信疾病不可能通过器官和组织传播。关于捐献者筛查的最佳实践的更多细节详见第八章。

5）其他检测、其他试验取决于要移植的器官或移植物。这些可能包括一些非微生物检测，如：

（1）ABO血型，恒河猴Rh（D）组和人白细胞抗原（HLA）分型检测。HLA分型检测，应该使用分子生物学技术，其可以为虚拟交叉配对提供适当信息所需的高、低分辨率的HLA-Loci的检测。

（2）其他实验室参数如表6.2所示。

6）不推荐常规行肿瘤标志物检测（见第九章），因为假阳性测定可能导致不必要地拒绝合适的器官。然而，如果捐献者病史中确认有既往恶性肿瘤史，应当检测特异性肿瘤标志物以便了解当前肿瘤状态的信息。对于育龄女性有不能解释的颅内出血，可以通过测定月经不正常或流产史患者的人绒毛膜促性腺激素 β（β-HCG）水平以检测绒毛膜癌。

表6.2 实验室参数在捐献者和器官鉴定方面的信息价值和临床相关性

只有在对器官功能做出充分临床评估的基础上，实验室检验结果才具有提示意义（+++ 重要，+ 有帮助，R 见评论）。如果没有特殊说明，检测样本均为血液								医院依据当地实验室条件，调整参考值范围。必须考虑年龄和性别因素。DBD 和 DCD 的可接受参考范围尚未发表
参数	基本	肾	肝	胰腺	肠	心	肺	检测的提示意义及不足
血红蛋白	+++							在ICU中，根据年龄和心脏状态，输血指征可低至7～9 g/dL（4.4～8.6 mmol/L），在该范围内，血液稀释是可接受的
红细胞压积	+++							在ICU中，根据年龄和心脏状态，输血指征可低至20%～30%（0.2～0.3）。在该范围内，血液稀释是可接受的
白细胞	+++							脑疝时升高（因此不能监测感染）；炎症状态下（多种原因）升高
血小板	+++							脑损伤后升高，出血、凝血障碍或脓毒症时降低。仅在血小板减少导致出血才需要补充
红细胞								
Na^+*	+++							考虑尿崩症
K^+*	+++							考虑肾功能改变
Ca^{2+}								
Cl^-								
葡萄糖	+++							ICU治疗期间血糖异常不能代表住院前状态
肌酐	+++	+++	+					取决于液体负荷。在肾衰、肌肉损伤或慢性心力衰竭时升高
尿素	+++	+++						参见肌酐

（续表）

参数	基本	肾	肝	胰腺	肠	心	肺	检测的提示意义及不足
LDH（IFCC 37 ℃）	+++	+	+	+	+	+		组织损伤
CPK（IFCC 37 ℃）	+++	+++						CPK由肌肉损伤释放，可继发肾脏损害
CKMB		+				+		肌钙蛋白对心肌损伤更敏感/特异；CKMB升高也可由脑损伤引起，并非心脏质量的评价指标
肌钙蛋白						+++		
AST（IFCC 37 ℃）			+++	+++	+++	+++		心肌损伤或肝损伤（ALT）
ALT（IFCC 37 ℃）			+++	+++	+++			肝损伤，也可以提示胰腺或肠损伤
γ-GT（IFCC 37 ℃）			+++	+++	+++			肝损伤
总胆红素			+++					出血、肝损伤或频繁输血时升高
直接胆红素			+					
碱性磷酸酶（IFCC 37 ℃）	+							肝或骨损伤，生长期的儿童生理性升高
淀粉酶								非特异性（输液、头部创伤）。由于测量非标准化，参考范围因医院而异。只有胰腺淀粉酶是特异性的
脂肪酶				+++	+++			参考范围因医院而异，因为测量非标准化，特异性比淀粉酶更高
糖化血红蛋白				+				并不是24 h/365 d都可以做
总蛋白	+							考虑血液稀释
白蛋白	+							考虑血液稀释
纤维蛋白原	+							脑损伤或炎症时升高

（续表）

参数	基本	肾	肝	胰腺	肠	心	肺	检测的提示意义及不足
快速/PT	+++							脑损伤或抗凝治疗导致的出血和凝血异常，输新鲜冰冻血浆可以纠正
INR	+							测量结果未根据肝功能做出调整。用于肝功能正常人群抗凝治疗期间的监测
APTT	+++							脑损伤或抗凝治疗导致的出血和凝血异常，输新鲜冰冻血浆可以纠正
AT Ⅲ	+		+					在出血性疾病及肝功能异常时需要考虑的指标
CRP	+++					+	+	脑疝时升高，用于监测感染
FiO_2	+++						+	在呼吸治疗时需关注
PEEP	+++					+	+++	在呼吸治疗时需关注
pH	+++							在呼吸治疗及其他急性病情时需关注
$PaCO_2$	+++						+	在呼吸治疗时需关注
PaO_2	+++	+	+	+	+	+	+	在呼吸治疗时需关注
PaO_2/FiO_2							+++	氧合指数，代表肺的质量
HCO_3^-	+++							在呼吸治疗及其他急性病情下需关注
BE	+++							在呼吸治疗及其他急症时需关注
血氧饱和度	+++							在呼吸治疗时需关注
乳酸	+++		+	+	+	+		代表无氧代谢、脓毒症、二甲双胍、休克、急性肝肾衰竭时的组织损伤
胆碱酯酶			+++					肝脏合成功能
降钙素原	+							脑疝时升高，不用于监测感染
Pro-BNP	+							无须在DBD群体中评估。可以提示右心衰竭，但在容量负荷过高或急性肾损伤时亦可升高
血培养	+	+	+	+	+	+	+	细菌和真菌：抗菌药物药敏
尿培养	+	+						细菌和真菌：抗菌药物药敏
BAL培养	+						+	细菌和真菌：抗菌药物药敏
其他培养	+							细菌和真菌：抗菌药物药敏

（续表）

参数	基本	肾	肝	胰腺	肠	心	肺	检测的提示意义及不足
多药耐药菌	+	+	+	+	+	+	+	用于筛查
尿糖								与血糖相关；肾损伤
尿蛋白		+						轻微的蛋白尿可能由于导尿管刺激引起；肾损伤。只有在住院前稳定状态的数据才有价值。根据KDIGO指南，应该检查尿白蛋白而不是尿总蛋白[7]
尿蛋白/尿肌酐		+						正常尿液中，尿蛋白（mg）/尿肌酐（g）< 500，如果在ICU以外的稳定状态下，该比值 > 1 000 则提示肾损伤[7]
尿白蛋白		+++						用于评估肾小球功能，比尿蛋白更具提示意义（KDIGO指南）[7]
尿白蛋白/尿肌酐		+++						正常尿液中，尿白蛋白（mg）/尿肌酐（g）< 30，如果在ICU以外的稳定状态下，该比值 > 300 则提示肾损伤[7]
尿血红蛋白		+						轻微的血尿可能由导尿管刺激引起
尿沉渣		+						排除相关的血尿、菌尿、肾小球或小管损伤
尿亚硝酸盐		+						尿道细菌感染可能
肌酐清除率估算值或eGFR		R						现有的肌酐清除率或肾小球滤过率（GFR）估算方法适用于血流动力学稳定的院外患者，因此估算方法不是用于捐献者（根据KDIGO指南，只有生理状态稳定时的估算结果才可靠）[7]
肌酐清除率测量值或eGFR		R						在捐献者的血流动力学稳定之后，可以通过该方法（1 h后）评估肾功能的恢复程度
抗HIV-1/2	+++							测试应涵盖所有HIV病毒亚型，包括HIV-1p24 Ag。在真阳性时，HIV病毒可通过任一器官传播
HIV-NAT								参见第八章
抗HCV	+++							真阳性时，如存在病毒血症（HCV-RNA高），HCV可通过任一器官传播。在HCV流行的国家阳性率高
HCV-NAT								参见第八章

（续表）

参数	基本	肾	肝	胰腺	肠	心	肺	检测的提示意义及不足
HBsAg	+++							真阳性时，如存在病毒血症（HBV-DNA高），HBV可通过任一器官传播
抗HBc	+++							真阳性时，HBV随肝脏传播。很少存在病毒血症（HBV-DNA高）。HBV流行的国家阳性率高
抗CMV、抗EBV、弓形虫抗体	+++							在病毒流行的国家阳性率高。IgG测定适合于CMV。测试结果决定器官分配及受者是否需要预防性药物治疗
梅毒试验	+++							考虑其他性传播疾病的合并感染。筛查试验阳性时（如TPHA测试）应做确认试验
进一步的感染测试	+							根据人群中发病率来决定是否需要，可能包括疟疾等
微生物培养	+							只要能检测到病原体，就要进行药敏试验（血液、尿液、BAL、其他部位或伤口）

注：IFCC 37 ℃为根据国际临床化学和实验室医学联合会的方法在37 ℃下测量；BAL为支气管肺泡灌洗；KDIGO为改善肾脏病预后的全球大行动；TPHA为梅毒螺旋体血细胞凝集。

6.2.5 其他补充测试

当使用以下的标准化问卷时，补充检查将有助于进一步评估捐献者。使用通用的表达方式有利于器官接收中心在相关风险-效益评估中解释结果。

对于腹部器官捐献，胸部器官的检查是次要的，但为了排除其他疾病（如恶性肿瘤）或者共发病（如动脉高血压），胸部器官的检查是有帮助的。

对于胸部器官的捐献，应检查具体的适应证（如在有冠状动脉疾病相关风险的捐献者中行冠脉造影）。对于任何器官获取，强烈建议做一个最简单的腹部成像。如果在某个医院检查不能做（如冠状动脉血管造影术），必须在丢弃器官之前做出个体化的决定。考虑到安全方面，不能只为做补充检查就把捐献者转移到另一家医院。有时超出标准的额外的检查是很有价值的。例如，捐献者中的占位性病变的全身CT，用于排除恶性肿瘤病史。

下面几节内容对每项检查以及需要通过特定补充检查来查明的病情作了基本概述，并列出了一个通用语言解释检查的目的。

如果这些检查是无创性的，不会对患者造成伤害，并且是高品质重症监护治疗的一部分，则可以在cDCD和DBD捐献者生前进行。根据急诊诊疗的规范与标准，uDCD捐献者，在急诊室只能进行有限的检查。在这种情况下，检测结果的准确性决定了cDCD或DBD捐献者是否需要进一步治疗，不代表这两种捐献者需要更详细和合格的检查。

6.2.5.1 胸部X线检查

胸部X线可以在ICU的床边进行，检查的灵敏度和特异性有限（表6.3）。至于全身CT或胸部CT检查，应以同样的方式提供结构化信息。捐献者检查的标准化数据集传递建议见图6.1；一个示例问卷可以在附录八中找到。

6.2.5.2 支气管镜检查

任何捐献者可在床边进行支气管镜检查，特别是用于评估支气管系统的状态（表6.4）。捐献者检查的标准化数据集传递建议见图6.2，示例检查问卷可在附录八中找到。如果进行肺部质量评估，检查不应超过8 h。许多肺部获取团队在获取期间重新进行支气管镜检查。

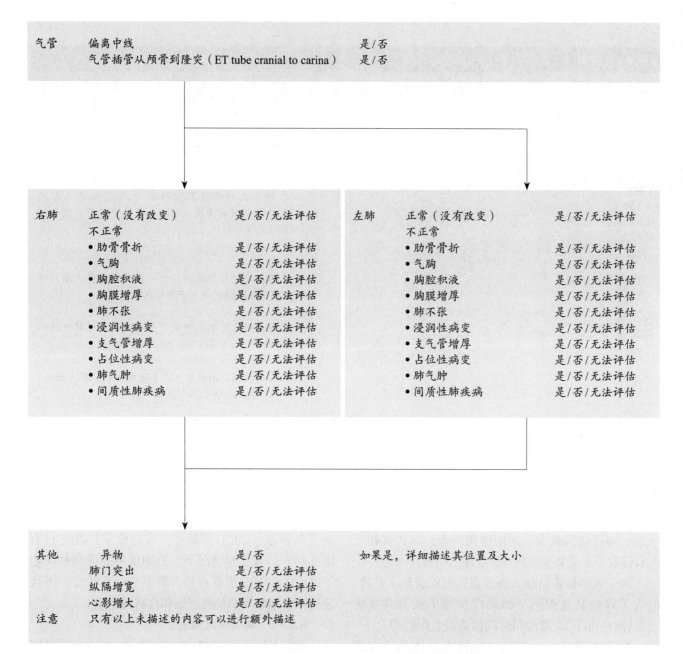

图6.1 胸片或胸部CT平扫最小数据集传递的报告流程

表6.3 需要检查的X线胸部参数和标准数据列表

胸部 X 线	评论，信息值
提示	肺和胸部的粗略评估
安全警告	床边测量可能不排除小病变或占位性病变及实质结构的微小变化
标准评估	床旁X线不能排除小肿瘤或肺实质的微小变化
肺尺寸测量	对于捐献者和受者的标准匹配不是必需的，但是对胸腔畸形的潜在受者或极度肥胖的捐献者（与体重相比肺偏小）来说有帮助

表6.4　要研究的支气管镜参数和标准数据列表

支气管镜检查	评论，信息值，背景
提示	在获取前的肺捐献者中排除支气管恶性肿瘤，如果怀疑
安全警告	确保适当的氧合
支气管和气管的状态	阻塞的外周孔或脓性分泌物可以提示感染。出血或溃疡可能有多种原因；考虑吸烟史导致的额外慢性炎症。任何肿瘤检测需要移植任何器官之前的组织学
呼吸或肺炎的迹象	吸入是肺炎的主要原因。不受控制的意识丧失或任何紧急插管与吸入的风险（胃内容物）有关。这证明探索性支气管镜检查是合理的。清洁气道可以给肺恢复机会
局部分泌物及其描述	源自外周支气管孔的分泌物提示肺的外周组织中的感染（脓性、血液、清洁）
分泌物或BAL送至微生物检验室	鉴定定殖或感染（如细菌或真菌及其对抗微生物剂的抗性模式）

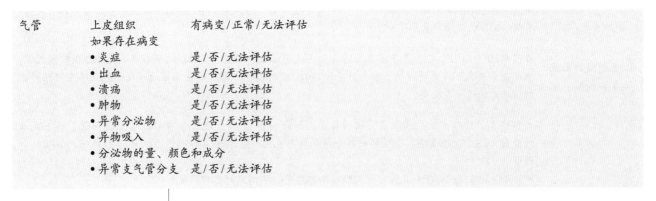

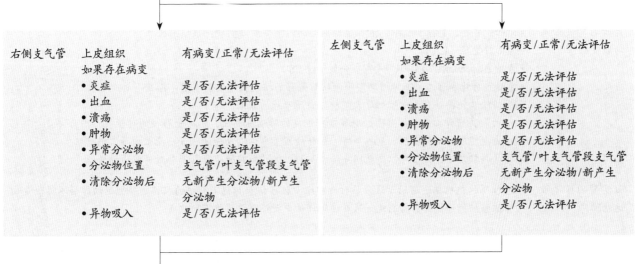

图6.2　支气管镜检查最小数据集传递的报告流程

6.2.5.3 超声心动图

除了对心脏本身和心脏功能的基本评估（见表6.5），这种床旁检测方法可作为血流动力学监测的补充项目。通过超声心动图来确定捐献者是否处于最佳血流动力学状态是非常重要的，这项检查也是决定该捐献者的心脏是否适合于移植的一项重要依据。如果用暂时性的神经-心脏损伤来解释心脏功能受损，必须要连续监测心功能的恢复。捐献者检查的标准化数据集传递建议见图6.3，示例检查问卷如附录八所示。

表6.5　需要分析的超声心动图参数及标准数据列表

超声心动图	信 息 价 值
捐献者的评估指征	捐献者的心脏临床上适合于移植（或适合于评估捐献者的动脉高血压史及血流动力学状态）。TTE可行性高，如确有需要，可行TEE检查
安全性	超声心动图适用于评估血流动力学不稳定的捐献者的当前即刻状态。只有在适当的血流动力学维持稳定之后，才可以评估心脏是否适于移植。特别是在脑血管事件或脑疝发生后，由于神经-心脏传导系统受损出现心输出量暂时性降低，室壁运动障碍，因此需要更多的时间和连续评估才能够得到最终结论。在患有心动过速的捐献者中，不应为了诊断目的而降低心率，这样会使某些参数计算结果失真。有时，ICU的床旁测量条件有限
检查期间的血流动力学参数	要明确HF、MAP、CVP等参数及治疗方法（使用血管加压素、正性肌力药物）。在DBD捐献模式下，机体由于丧失了迷走神经的支配，每分钟约100次的窦性心动过速是正常的情况，并且不应因此停止对捐献者的进一步检查
左右心室及心房功能及形态	应描述左、右心室的功能状态（收缩功能、舒张功能）。除此之外，准确测量射出分数（EF）或收缩分数（FS）也很重要，心脏的四部分结构状态也应进行描述（如肥大、扩张）。应对下列各项进行计量： • 室间隔（厚度，舒张和收缩：室间隔收缩期厚度，室间隔舒张期厚度） • 左心室后壁（厚度，舒张和收缩） • 左心室直径（舒张和收缩：左室收缩末期内径，左室舒张末期内径） • 右心室直径（舒张和收缩：右心室舒张末期内径、右心室舒张末期内径） • 左心房直径（LA） • 左心室射血分数（LVEF）或缩短分数（LVFS） • 右心室功能和形态：三尖瓣环形平面收缩偏移的描述和（或）测量（TAPSE） 如果排除其他疾病，左心室肥厚表明动脉高压治疗的效果 右心功能良好伴心肌肥厚是由于肺部疾病继发的肺动脉高压，不排除移植的可能性，因为许多心脏移植受者也继发肺动脉高压。急性事件（如肺栓塞）中右心功能的恢复功能必须再次进行证实 在老年捐献者中，经常可以发现因年龄相关的心肌"顺应性下降"而导致舒张力的降低
心室壁的区域性运动障碍	运动障碍的精确描述有助于区分临时性神经心脏损伤和其他不可逆的损伤。轻微运动障碍不排除是由于心脏移植所造成的，特别是如果在连续评估中观察到该现象有所改善
肺动脉瓣	在DBD捐献模式下，急性神经-心脏损伤恢复的过程中心脏经常出现1度功能不全。这并不能排除是移植所造成的。任何超过1度的心功能不全、狭窄、钙化或其他形态变化（如增加瓣膜小叶厚度）都至关重要，均须正确描述（尽管瓣膜压力或流速测量对此有帮助，但通常不能很好地执行）
主动脉根和升主动脉	应测量直径。扩张的主动脉是动脉瘤潜在的危险因素。升主动脉中的斑块是冠状动脉硬化的重要危险因素
肺动脉高压	如果有指征，估计（升高）收缩期肺动脉压力应通过其他方法进行验证

（续表）

超声心动图	信　息　价　值
心包积液	准确的描述有助于解释血流动力学情况
复查	在达到血流动力学稳定后应进行重新评估。神经–心脏系统的功能恢复后需要进行重新评估以防止异常室壁运动的发生

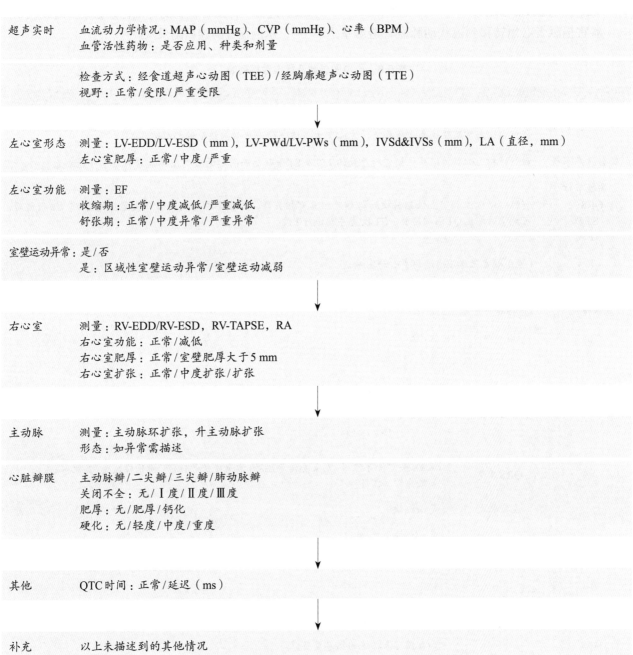

超声实时	血流动力学情况：MAP（mmHg）、CVP（mmHg）、心率（BPM） 血管活性药物：是否应用、种类和剂量 检查方式：经食道超声心动图（TEE）/经胸廓超声心动图（TTE） 视野：正常/受限/严重受限
左心室形态	测量：LV-EDD/LV-ESD（mm），LV-PWd/LV-PWs（mm），IVSd&IVSs（mm），LA（直径，mm） 左心室肥厚：正常/中度/严重
左心室功能	测量：EF 收缩期：正常/中度减低/严重减低 舒张期：正常/中度异常/严重异常
室壁运动异常	是/否 是：区域性室壁运动异常/室壁运动减弱
右心室	测量：RV-EDD/RV-ESD，RV-TAPSE，RA 右心室功能：正常/减低 右心室肥厚：正常/室壁肥厚大于5 mm 右心室扩张：正常/中度扩张/扩张
主动脉	测量：主动脉环扩张，升主动脉扩张 形态：如异常需描述
心脏瓣膜	主动脉瓣/二尖瓣/三尖瓣/肺动脉瓣 关闭不全：无/Ⅰ度/Ⅱ度/Ⅲ度 肥厚：无/肥厚/钙化 硬化：无/轻度/中度/重度
其他	QTC时间：正常/延迟（ms）
补充	以上未描述到的其他情况

图6.3　超声心动图最小数据集传递的报告流程

瓣膜狭窄时应提供进一步的检测数据。由于大多数捐献者都会存在心动过速，这会对超声数据检测带来困难，因此不要求确定E/E'或E/A。

6.2.5.4　心电图

床旁12导联心电图有助于排除严重的心脏损伤、心律失常或心脏肥大（表6.6）。捐献者检查的标准化数据集传递建议见图6.4，示例检查问卷见于附录八中。

6.2.5.5　冠状动脉造影

器官捐献者必须转移到冠状动脉血管造影室进行检查，这种有创性检查应在确认捐献者死亡及心脏获取得到同意之后才能进行。此外，超声心动图并不能确诊心脏的重大损伤，还需要指征来确证检查结果（表6.6）。同时，不应假设冠状动脉血管造影可以减轻捐献者的老年性心脏病风险[10]。这项检查评估冠状动脉血管的腔内状态（表6.6），并帮助器官获取外科医生排除可触知的斑块。经皮腔内冠状动脉成形术或支架植入术等对于捐献者的干预应在与受者达成协议后进行。捐献者检查的标准化数据集传递建议见图6.5，示例检查问卷见附录八。

表6.6　心电图参数及标准数据列表

心电图	评论及信息价值
指征	任何心律失常及既往高血压病史（左心肥大）适合于进行心脏捐献的捐献者
安全注意事项	由短时相的心脏神经系统损伤所导致的T波及ST段改变而引起的心电图错误分析应尽可能避免
窦性节律 QRS段 ST段 T波	窦性心动过速和室上性期前收缩与脑死亡具有相关性。与脑卒中无关的心律失常应被排除。脑损伤后，可能暂时发生QT间期延长、ST段变异或逆行T波
肥大	（左）心室肥厚应通过超声心动图确认

基本情况	心电图是否可用	是/否
	心　率	次/分
节律	窦性节律	是/否　如果不是　房室传导阻滞还是房性心律失常
	室性心律失常	是/否
心室	QRS改变	正常/房室传导阻滞/左束支传导阻滞/右束支传导阻滞/梗死样改变/其他/缺失 如果异常，需备注
	左室肥大	是/否/缺失
	STT段改变	是/否/缺失 如果异常需备注
其他	QTC间期	正常/延长/缺失 如果延长：QTC时间（单位：ms）
备注		如有任何未描述的信息需备注

图6.4　心电图检查最小数据集传递的报告流程
资料来源：参考文献［8］

右冠及分支
　　狭窄程度：正常/管腔不正常或者狭窄＜25%/26%–50%/51%–75%/76%–90%/91%–99%/闭塞/不存在/无法评估
　　→如果不正常：
　　狭窄类型：无/管腔不正常/A（＜1 cm，向心型）/B（1～2 cm，偏心型）/C（＞2 cm，弥漫性狭窄）/无法评估
　　右冠近段（1）：正常/管腔不正常或者狭窄＜25%/26%–50%/51%–75%/76%–90%/91%–99%/闭塞/不存在/无法评估
　　右冠中段（2）：正常/管腔不正常或者狭窄＜25%/26%–50%/51%–75%/76%–90%/91%–99%/闭塞/不存在/无法评估
　　右冠远段（3）：正常/管腔不正常或者狭窄＜25%/26%–50%/51%–75%/76%–90%/91%–99%/闭塞/不存在/无法评估
　　右冠后降支（4）：正常/管腔不正常或者狭窄＜25%/26%–50%/51%–75%/76%–90%/91%–99%/闭塞/不存在/无法评估

左冠（5）
　　狭窄程度：正常/管腔不正常或者狭窄＜25%/26%–50%/51%–75%/76%–90%/91%–99%/闭塞/不存在/无法评估
　　→如果不正常
　　狭窄类型：无/管腔不正常/A（≤1 cm，向心型）/B（1～2 cm，偏心型）/C（＞2 cm，弥漫性狭窄）/无法评估

前室间支和其分支：
　　狭窄程度：正常/管腔不正常或者狭窄＜25%/26%–50%/51%–75%/76%–90%/91%–99%/闭塞/不存在/无法评估
　　→如果不正常
　　狭窄类型：无/管腔不正常/A（≤1 cm，向心型）/B（1～2 cm，偏心型）/C（＞2 cm，弥漫性狭窄）/无法评估
　　前室间支近段（6）：正常/管腔不正常或者狭窄＜25%/26%–50%/51%–75%/76%–90%/91%–99%/闭塞/不存在/无法评估
　　前室间支中段（7）：正常/管腔不正常或者狭窄＜25%/26%–50%/51%–75%/76%–90%/91%–99%/闭塞/不存在/无法评估
　　前室间支远段（8）：正常/管腔不正常或者狭窄＜25%/26%–50%/51%–75%/76%–90%/91%–99%/闭塞/不存在/无法评估
　　第一对角支/D1（9）：正常/管腔不正常或者狭窄＜25%/26%–50%/51%–75%/76%–90%/91%–99%/闭塞/不存在/无法评估
　　第二对角支/D2（10）：正常/管腔不正常或者狭窄＜25%/26%–50%/51%–75%/76%–90%/91%–99%/闭塞/不存在/无法评估

回旋支及其分支：
　　狭窄程度：正常/管腔不正常或者狭窄＜25%/26%–50%/51%–75%/76%–90%/91%–99%/闭塞/不存在/无法评估
　　→如果不正常
　　狭窄类型：无/管腔不正常/A（≤1 cm，向心型）/B（1～2 cm，偏心型）/C（＞2 cm，弥漫性狭窄）/无法评估
　　左/右回旋支近段（11）：正常/管腔不正常或者狭窄＜25%/26%–50%/51%–75%/76%–90%/91%–99%/闭塞/不存在/无
法评估
　　第一边缘支（12）：正常/管腔不正常或者狭窄＜25%/26%–50%/51%–75%/76%–90%/91%–99%/闭塞/不存在/无法评估
　　左/右回旋支远段（13）：正常/管腔不正常或者狭窄＜25%/26%–50%/51%–75%/76%–90%/91%–99%/闭塞/不存在/无
法评估
　　后外侧边缘支（14）：正常/管腔不正常或者狭窄＜25%/26%–50%/51%–75%/76%–90%/91%–99%/闭塞/不存在/无法评估
　　后降支（15）：正常/管腔不正常或者狭窄＜25%/26%–50%/51%–75%/76%–90%/91%–99%/闭塞/不存在/无法评估

其他　　　　　主要血供　　　　　左侧/右侧/无法评估
　　　　　　　血管变异性　　　　正常/变异
注意事项　　　应该添加以上尚未提及的资料
　　　　　　　如果有左室造影的结果应该列出

图6.5　冠状动脉造影最小数据集传递的报告流程

资料来源：参考文献［8］

冠状动脉可以根据美国心脏病学会/美国心脏协会分类的15血管模型分级[11]。这被许多机构使用并且也与CT血管造影兼容。

6.2.5.6 腹部超声

由于诊断的敏感性和特异性限制，腹部超声可在ICU的床边进行（见表6.7）。在进行全身CT扫描或腹部CT扫描或MRI时，应以同样的方式提供结构化信息。捐献者检查的标准化数据集传递建议如图6.6，示例检查问卷见附录八。

表6.7　冠状动脉造影参数和标准数据

冠状动脉造影	信　息
捐献者评估指征	在临床上适合移植但有冠心病风险的捐献者（见7.3.5）：捐献者年龄在45岁以上，并且有显著冠状动脉疾病（CAD）风险，如55岁以上的所有男性捐献者（有或没有冠状动脉疾病的危险因素）或55岁以上的女性捐献者（有一个或多个冠状动脉疾病的风险因素）及存在多于一种冠状动脉疾病的危险因素，在45～55岁的任一性别的捐献者。然而，缺乏冠状动脉造影数据并不是排除潜在捐献者的必然原因
安全警告	这是专门为了解捐献者的特性所做的侵入性检查：需要死亡证明和同意书。注意在转移和检查过程中可能发生典型的并发症（如捐献者不稳定、肺功能恶化、血管痉挛、心脏骤停、血管破裂） 在检查期间发现的狭窄病例中，可以行介入治疗如PTCA或支架，但是需要与受者中心达成一致
冠状动脉硬化和狭窄	应描述狭窄（直径和长度）情况和形状，其位置和血管的影响及血管内结构（RCX、LCX、LCA、RIVA及其分支）的形状
功能参数（Laevo心动图）	只有在没有适当的超声心动图检查并且确实存在冠状动脉血管检查的指征时（如主动脉瓣、LVEF、LVEDV、LVEDP、LV-壁运动异常、LV-肥大）时，才获取此参数

肝脏	在脐中线大小	如果无法测量：和脐中线（MCL）的大小关系：正常/小/大/变大/无法评估
	肝实质	正常/轻度强回声/重度强回声/肝硬化/无法评估
	占位性病变	无/有/无法评估
	有	病变类型　肿瘤/脓肿/血管瘤/挫伤/　位置　大小 囊肿/无法评估/无特异性
	进一步描述	
	肝脏边缘	锐性/顿性/无法评估
	肝内胆管	正常/扩张/无法评估
	门静脉	通畅/血栓或梗阻/无法评估
	评估	以上未提到的信息补充
胆囊	状态	正常/胆囊切除/胆囊炎/胆囊结石/胆结石性胆囊炎/无法评估
	占位性病变	无/有/无法评估
	有	病变类型　肿瘤/脓肿/血管瘤/挫伤/囊肿/无法评估/无特异性
	进一步描述	
	肝外胆管	正常/扩张/胆总管结石

胰腺	实质	正常/脂肪过多/水肿/纤维化/无法评估
	钙化	无/有/无法评估
	胰腺炎症状	无/有/无法评估
	占位性病变	无/有/无法评估
	有	病变类型　肿瘤/脓肿/血管瘤/挫伤/囊肿/无法评估/无特异性 胰头/体/尾/多发占位/无法评估
	进一步描述	
	评估	以上未提到的信息补充

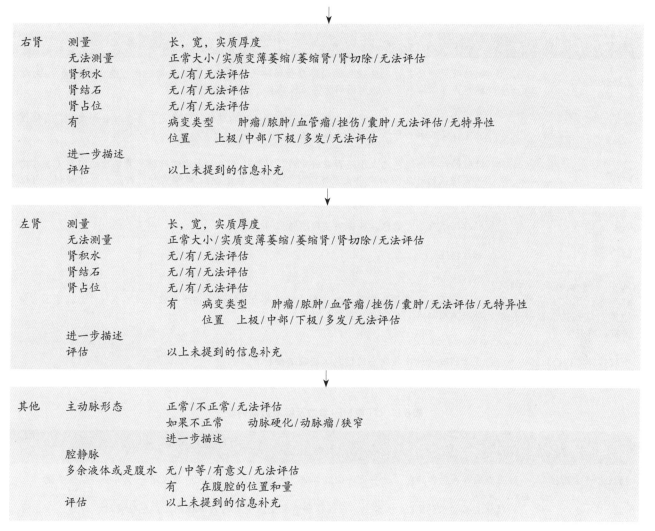

右肾	测量	长，宽，实质厚度
	无法测量	正常大小/实质变薄萎缩/萎缩肾/肾切除/无法评估
	肾积水	无/有/无法评估
	肾结石	无/有/无法评估
	肾占位	无/有/无法评估
	有	病变类型　肿瘤/脓肿/血管瘤/挫伤/囊肿/无法评估/无特异性
		位置　上极/中部/下极/多发/无法评估
	进一步描述	
	评估	以上未提到的信息补充

左肾	测量	长，宽，实质厚度
	无法测量	正常大小/实质变薄萎缩/萎缩肾/肾切除/无法评估
	肾积水	无/有/无法评估
	肾结石	无/有/无法评估
	肾占位	无/有/无法评估
	有	病变类型　肿瘤/脓肿/血管瘤/挫伤/囊肿/无法评估/无特异性
		位置　上极/中部/下极/多发/无法评估
	进一步描述	
	评估	以上未提到的信息补充

其他	主动脉形态	正常/不正常/无法评估
		如果不正常　动脉硬化/动脉瘤/狭窄
		进一步描述
	腔静脉	
	多余液体或是腹水	无/中等/有意义/无法评估
		有　在腹腔的位置和量
	评估	以上未提到的信息补充

图6.6　腹部超声检查最小数据集传递的报告流程，也可用于腹部CT或MRI

资料来源：参考文献［8］

6.2.5.7　胸部，腹部，全身或头部的计算机断层扫描或磁共振成像

尽管受到敏感性和特异性的限制，腹部超声和胸部X线片仍作为ICU的床旁检查的首选（表6.8）。在进行全身CT扫描或腹部CT扫描或MRI时，应以同样的方式（见6.2.5.1和6.2.5.6）提供结构化信息。

在适当的情况下，这些结构化信息可以代替检查。

不论何时进行全身CT扫描，都应对捐献者重新评估。特别是既往有恶性肿瘤史的捐献者，强烈建议根据第九章的建议进行全身CT。要传递的数据集参考超声腹部和（或）胸部X线片（见6.2.5.1和6.2.5.6）。

表6.8　腹部超声检查的参数和标准数据

腹 部 超 声	信 息
捐献者评估指征	筛查腹部疾病和粗略评估腹部器官的状况
注意	因为肥胖、肠胀气或无法正确调整检查体位，检查的准确性可能会受到影响。对于空间占位性病变，可以评估其是否是囊肿、肿瘤、血管瘤、创伤性病变、血肿等。必要时可以通过手术和组织病理学来明确。CT一定程度上有助于进一步明确占位病变的性质和严重性

（续表）

腹部超声	信　　息
主动脉	此结果提示全身性动脉硬化的动脉瘤和动脉硬化斑块（即冠状动脉也可能受到影响）。主动脉超声可以检查主动脉周围间隙占位性病变（如淋巴瘤）
肾	肾的标准描述包括测量肾的长度、宽度和肾实质的厚度。注意是否存在肿瘤和囊肿、占位性病变、肾积水、肾结石、实质性瘢痕
肝脏	肝脏的标准描述包括大小是否在脐中线，肝脏边缘，加上比较肝脏与肾实质的回声（在非均质或增强的肝实质回声中大泡性脂肪变性的概率升高）。观察囊肿、肿瘤、胆汁淤积、占位性病变、门静脉流量、腔静脉状况、胆囊和胆管状况
胰腺	标准描述应尽可能包括胰腺实质内脂肪化的说明
肠	标准描述
腹水、胸腔积液、血肿、淋巴瘤、下骨盆异常（如卵巢、前列腺、膀胱）的异常、脾异常	这些脏器也是应该检查的。此信息与捐献者的一般评估相关性强，但不直接作为描述器官特异性选择标准（如肝脏、胰腺和肾脏）
下腔静脉（IVC）	关于捐献者的体液状态的信息（捐献者维护）

表6.9　CT或MRI参数及标准数据列表

CT-胸/腹/头颅	信　　息
捐献者评估指征	筛查胸部和腹部病变，进一步评估腹部脏器的质量、排除恶性肿瘤或进一步明确占位性病变
安全警告	捐献者必须来到CT室机器上，应注意转运安全。所有的占位性病变，包括囊肿、肿瘤、血管瘤、创伤性病变、血肿等，都可以应用CT或MRI进行评估，但最终应该以术中检查和组织病理学结果为准。CT可能有助于进一步明确占位性病变的性质，但仍不能得出最终的结论
心脏/血管	如果无法进行冠状动脉造影，可以通过血管CT识别外伤或血肿及对冠状血管进行描述
肺	检查较小的肿瘤和淋巴结异常以排除恶性肿瘤和肺炎。对渗出、肺炎、肺不张、气胸、栓塞和血管改变及结构的异常高度敏感。肺挫伤：长时间间隔后可能恢复（数天）
器官描述	检查较小的肿瘤和异常淋巴结排除恶性肿瘤，创伤病变，描述肠系膜根和主动脉钙化。腹部CT在此方面的作用与腹部超声相当
占位性病变	提示性恶性肿瘤、脓肿、血肿等
头颅	描述严重的大脑损伤

注：CT为计算机断层扫描。

6.2.5.8　肝、肾活检

通常，器官存在形态学变化，需要组织病理学检查以最终确定移植的适合性（表6.10）。应向病理学家告知所有器官捐献者的资料及器官的大体形态。在死亡已经被证实并且同意捐献、没有凝血障碍，并且进行活检的医生有丰富的经验（避免出血风险）的情况下，可以在取器官之前进行活检[12]。

6.2.5.9　任何其他可疑肿块的组织病理学检查

任何可疑的肿块（如淋巴结、实体器官的囊壁）均应进行组织病理学检查（表6.11）。注意，由于活检结果仅代表样品，而不能代表器官整体的情况。病理学家应该被告知所有捐献者数据和可疑肿块边缘的大体形态（见第九章）。如果高度疑似肿瘤，具有周围安全边缘（根据R0切除）的整个肿瘤块都必须进行病理学检查。分离或分段的活检可能不具有代表性。

表6.10　肝或肾活检中要考虑的参数

肝、肾活检	评论，信息值
指　征	器官疑似异常
肝	区分大泡脂肪变性（原发性功能障碍的危险因素）和微囊泡脂肪变性。应记录受影响的细胞的百分比。应报告纤维化、炎症、胆汁淤积程度及其他发现 注意考虑抽样误差（如结节性肝硬化），以及从包囊下肝边缘活检的非代表性的结果
肾	仅根据活检结果丢弃肾移植物是不合适的。在进行活检时，应该报告所检查的肾小球的数量。至少，应记录肾小球硬化，间质性纤维化，动脉/动脉硬化和肾小管萎缩/坏死的程度。目前，没有关于活检的预后相关性的共识。建议遵循Banff分类，以便在需要时可以在移植后评估受者时比较结果[13]
标本运输方式	应该与病理学家讨论

表6.11　在其他检查情况下提供的数据

病理检查	信息值
指征	器官疑似异常
任何器官（全肿瘤切除）	排除恶性肿瘤，明确其他可疑病变
标本运输介质	应该与进行检查的病理学家讨论

一个常见的问题是，怀疑脑肿瘤时，影像学或活检是否足以进行适当的诊断，允许器官在获取后就可以用于移植（只有在紧急或极端情况下可以这么做）。建议最佳做法是用组织病理学检查进行脑尸检（如可以在器官获取期间或之后立即采集脑组织进行尸检）。

6.2.5.10　其他补充检查

除了以上提到的各种检查，还要根据诊疗情况在必要时采取进一步检查。由于医院的资源有限，根据诊断路径，有明确指征的患者才应进行这些检查。

6.3　器官获取期间的检查

在从潜在捐献者获取任何移植物之前，应进行详细的体检并记录。执行器官获取的专业人员有责任记录器官获取程序中发现的任何可疑的解剖结果。

在获取器官获取过程中，必须检查捐献者的整个腹腔是否有任何可疑的病变，同样胸腔也要全面检查。

对移植器官有影响的系统性疾病（如胶原病或系统性血管炎）需要进行额外检查。是否使用移植物，最终还取决于获取器官的外科医生对该器官的宏观评估及必要时器官活检的组织学检查结果。

根据6.2.3～6.2.5.9的规定，至少应该为那些发现腹部异常结果的捐献者提供进一步检查，并将相关检查结果记录入捐献者档案当中。

不管是在器官获取之前或是在器官获取过程中检测到捐献者体内任何占位病变都应予以核实。对整个病变组织进行病理学检查是最佳做法。

对于既往有恶性肿瘤史的捐献者，必须提前

计划对任何偶然检测到的占位性病变进行检测及对使用任何摘取的器官可能产生的后果进行评估（见6.2）。

6.4 获取后检测

在器官获取后进行尸检可能对最终排除未检测到的疾病有所帮助。然而，经验表明，获得尸体解剖的许可可能比获得器官捐献许可更困难，除非存在可以说服捐献者家属坚持尸体解剖的医学证据。因此，建议至少在器官获取时进行一次检查（见6.3）。

在器官获取前或器官获取期间进行而没有产生最终结果的任何检查都必须纳入最终捐献者鉴定报告中（如占位病变的冰冻病理切片必须通过标准方法进行检查），必须立即转给所有相关机构（如器官获取组织、移植中心、组织库，如第十四章所述）。这些检查结果可能改变捐献者鉴定的最终结论，并且它们可能导致严重不良事件（SAE）的报告，以防止对一个或多个潜在受者造成进一步损害。如果检查结果尚未得出，可将移植物提供给那些愿意接受存在未知风险的中心和受者。事实上，移植团队可以评估到不移植的相关风险超过了未知数据相关的风险，并且可能选择在结果可用之前和之后监测相关情况。

在移植物尚未被移植时，最好能对其进行一次组织病理学检查以排除其他未检测到的疾病并帮助判断不移植该移植物的决定是否正确。

捐献者和器官的鉴定是一个连续变化的过程，在获取器官之前、期间及获取器官之后收集到的数据应在其可用后立即通过其他方式（如实验室测试）收集完成。不能忽视器官获取组织与涉及的不同移植中心之间及不同移植中心本身之间的沟通渠道，它们在跨境器官交换中同样至关重要。出于可追溯性和警示性的目的，在一个完善的捐献与移植系统中正确定义这些沟通渠道及其对医疗团队的可用性是必不可少的。

此外，所有针对器官移植物的随访研究也都被推荐应用于警示和保证捐献者质量。

本章所总结的原则得到了欧洲FOEDUS项目[14]的佐证，该项目正在对捐献者和器官鉴定的实操方面进行评估，从而为在欧洲各国数量繁多的

各个器官移植机构之间进行有效器官交换建立完善的数据库。该项目有一个主要的额外收益，就是为在欧洲如何收集捐献者评估数据，供今后分析捐献者特征提供了有价值的信息。

6.5 有助于受者分配的检查

诸如HLA分型或ABO血型测定之类的检查和人体测量或人口统计的数据本身并不能反映捐献者或器官的质量。这些检查是为了将特定的移植物分配给能够获得最大移植受益同时又能排除可避免的严重并发症（如在肾移植中抗体介导的排斥）的受者。尽管这些数据是作为捐献者和器官鉴定的一部分被收集，它们的目的却是受者导向的（但数据是关于捐献者及其器官的）。为了避免器官获取后不必要的时间延误（见第十一章），必须仔细考虑好哪些检查是可以在从获得捐献者的死亡证明和最终同意到开始获取器官的时间间隔内进行的。

适当的识别和监测受者体内针对HLA抗原或抗原决定簇的免疫状况，这一点非常重要。通过分子生物学等方法——即低或高分辨率的聚合酶链反应（PCR-SSO或PCR-SSP），至少提示在致敏肾受者HLA-A、HLA-B、HLA-C、HLA-DR、HLA-DQ、HLA-DP等位基因的前瞻性HLA分型[13]，从而使移植中心能够在没有器官流失的风险条件下进行虚拟交叉匹配和兼容性评估。由于已有检测方法的持续变化改进了检测的质量，因此建议根据最新的变化而采用新的检测技术。

6.6 结论

适当的捐献者鉴定有助于提高移植器官的安全性和质量。必须牢记，某些医学发现可以帮助提示使用或不使用该器官进行移植。例如，肝的严重大泡性脂肪变性是初始移植物衰竭的已知危险因素，因此可以通过适当的捐献者鉴定来避免使用这样的器官进行移植[15]。某些其他固定因素不能通过捐献者鉴定消除，故而可以持续作为移植后预后的风险因素（如捐献者年龄）。但所有获得的信息都需要对捐献者和器官进行评估（见第七章）。目的是在对捐献者评估及鉴定中获得相应的数据，以便能够将器官分配给那些能够通过器官移植获得最大收益的受者。

参考文献

1. Teasdale G, Jennet B. Assessment of coma and impaired consciousness. *Lancet*, 1974; (304): 81−4.

2. Wijdicks E, Bamlet W, Maramatton B *et al*. Validation of a new coma scale. *Ann Neurol* 2005 (58): 585−93.

3. Valero R, editor. *Transplant coordination manual*. 3rd edition. Also: Escalant Cobo JL, Fernández García A. Chapter 2: Donor detection, clinical assessment and expanded criteria: 31−74; and Andrés Belmonte A, Fischer-Fröhlich CL. Chapter 4: Organ viability: 99−154; In: Valero R, editor. *Transplant coordination manual*. 3rd edition. Barcelona: Aguilógrafic, 2014. ISBN: 978−84−616−8840−1.

4. Li J, Kaiser G, Schaffer R *et al*. Inaccurate estimation of donor body weight, height and consequent assessment of body mass index may affect allocation of liver grafts from deceased donors. *Transpl Int* 2009; (22): 356−7.

5. Kaul DR, Covington S, Taranto S *et al*. Solid organ transplant donors with central nervous system infection. *Transplantation* 2014; (98): 666−70. DOI: 10.1097/TP.0000000000000117.

6. American Association of Tissue Banks. AATB Guidance Document No. 1, v.2. Tissue donor physical assessment form (27 June 2005). American Association of Tissue Banks: McLean, Virginia, USA, 2005 [available from: www.aatb.org].

7. CKD Work Group. Kidney disease: improving global outcomes. KDIGO 2012 Clinical practice guideline for the evaluation and management of chronic kidney disease. *Kidney Inter*. 2013; (3) Suppl: 1−150.

8. Technical Working Group of Organ Procurement Committee of Eurotransplant: The ET-future of donor characterization: Step 1: Structured documentation of technical investigations for improved quality and safety. Annual Meeting of Eurotransplant Foundation, Leiden, The Netherlands, 2015. Available at https://members.eurotransplant.org/cms/index.php?page=meeting_2015 (restricted access).

9. Zaroff JG, Babcock WD, Shiboski SC *et al*. Temporal changes in left ventricular systolic function in heart donors: results of serial echocardiography. *J Heart Lung Transplant*. 2003; (22): 383−8.

10. Kutschmann M, Fischer-Fröhlich CL, Schmidtmann I *et al*. Outcome of heart transplantation in Germany: details to be considered beyond multivariate analysis to improve the quality of graft allocation. Organs, *Tissues and Cells* 2014; (17): 53−61.

11. Smith SC Jr, Feldman TE, Hirshfeld JW Jr *et al*. Guidelines for percutaneous transluminal coronary angioplasty. A report of the American College of Cardiology/American Heart Association Task Force on Assessment of Diagnostic and Therapeutic Cardiovascular Procedures (Subcommittee on Percutaneous Transluminal Coronary Angioplasty). *Circulation* 1988; (78): 486−502.

12. Clinicaltrials.gov NCT01810640: Rutgers, The State University of New Jersey, March 2013: Pre-recovery bedside liver biopsy in brain death organ donors (PPB). Biopsy liver pretransplantation [available from: http://clinicaltrials.gov/show/NCT01810640, accessed 10 July 2014].

13. Abramowicz D, Cochat P, Claas F *et al*. European renal best practice guideline in kidney donor and recipient evaluation and perioperative care. *Nephrol Dial Transplant* 2013; (28): ii1-ii71.

14. Foedus (Facilitating Exchange of Organs Donated in EU Member States, EU-funded project). [project website: www.foedus-ja.eu, accessed: 30 January 2016].

15. Fischer-Fröhlich CL, Frühauf NR, Schleicher C *et al*. Analysis of competing failure risks reveals proper liver assessment at recovery excluding severe steatosis as crucial compared to other cumulative extended donor criteria. *Organs, Tissues and Cells* 2012; (15): 115−21.

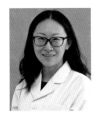

王　璐

博士，副主任医师。首都医科大学附属北京佑安医院医务处副处长，北京医学会器官移植分会委员，北京医师协会器官移植专家委员会委员，中华医学会器官移植分会器官捐献学组副组长，北京市委宣讲团团员，2015 年中国人体器官捐献优秀协调员。

第七章　捐献者及器官的评估和选择标准

7.1　引言

捐献者和器官评估是为了排除影响受者预后的不利因素，判断捐献者的哪些器官可以用于移植而不会引起对受者不必要的伤害。为此，在捐献者和器官的鉴定过程中，需记录相关指标，其中包括体检、实验室检查、器官形态和功能数据（见第六章），这些有助于全面预测移植物的移植风险。只有完成类似的风险–收益评估后，才能考虑移植特定器官。另外，由于移植等待名单中患者的健康状态和紧急程度不一，且不断变化，接受器官移植的具体标准还因不同患者的具体情况而有所变化。

在过去几十年中，捐献者和移植器官的选择标准已经发生了很大改变。随着经验的积累，人们发现缺乏弹性的选择标准，一方面难以满足某些特定受者的需要，另一方面又浪费了一些受者拯救生命的希望。因此，很难确定捐献者和移植器官选择的绝对标准。然而，器官评估仍然可以设定一个底线。

目前，大部分移植器官是从符合神经学死亡标准——DBD 捐献者体内获取。本章节将回顾 DBD 捐献者的评估标准。DCD 捐献者评估详情参见第十二章。活体捐献者（living donor, LD）评估详情参见第十三章。组织或细胞捐献相关标准，请参阅《人体组织和细胞临床应用质量和安全保障指南》。捐献者疾病传播风险的相关问题将在第八至十章中阐述。

影响移植预后的风险因素有两大类：

1）捐献者疾病（如感染、恶性肿瘤）传播给受者的风险。若捐献者确定有此类风险，则应归类为非标准风险捐献者。与此相反的是标准风险捐献者，后者经过仔细评估未发现有疾病传播风险证据，尽管可能存在一些意想不到的、未检测到的疾病（见 7.1.1）。

2）对移植物存活有负面影响的捐献者或器官特征。与一般标准的捐献者（SCD）不同，这些影响器官质量的风险因素推动了扩大标准的捐献者（ECD）这一概念的产生（见 7.1.2）。

7.1.1　捐献者疾病传播风险的等级评估

基于 7 个国家的数据，并受意大利经验的启发，

欧盟资助的 ALLIANCE-O 项目将“非标准风险捐献者”定义为具有疾病传播（给受者）风险的捐献者。传播风险分为 4 类：不可接受风险、可接受风险、预料到的风险、不可评估风险。另一个欧盟资助的 DOPKI 项目，则基于 11 个欧洲国家的研究数据表明，“非标准风险捐献者”目前尚未有统一标准[2]。一些成员国通过法律或技术规定禁止了来自这些捐献者的器官移植，而另一些成员国则遵循特定规程谨慎地使用此类器官。根据现有经验得出的结论，似乎越来越多的“非标准风险捐献者”器官适合移植，而这对日益增加的器官移植需求至关重要。

目前，绝大多数逝世后器官捐献者死于因脑血管疾病引发的重度脑损伤，而非颅脑外伤（如交通事故导致的颅脑外伤）。在许多国家，超过 50% 的逝世后器官捐献者年龄大于 55 岁。在这些老年捐献者中，未检出/未治疗恶性肿瘤的传播风险会有增加。

随着气候变化、全球人口和货物流动性增加，罕见疾病传播的风险也随之增加。例如，一些感染可从局部区域快速传播到全世界，如西尼罗河病毒。

必需仔细评估捐献者以使感染或恶性肿瘤传播给受者的风险最小化。移植医生必须权衡利弊，在疾病传播风险与移植等待名单上患者的死亡风险两者中找到平衡点。如果拒绝分配的器官，移植医生需考虑患者是否会在得到下次机会前死亡，或者说需考虑其临床状况是否可能进一步恶化以至于丧失移植的机会。

如果缺乏对捐献者的充分了解，这种风险–收益分析是不可能的。需要仔细评估捐献者的病史、旅行史、行为方式风险和恶性肿瘤病史。当然，每个捐献者都需要仔细的医学评估。

以下 ALLIANCE-O 关于疾病传播风险水平（RL）的分类被广泛接受（不包括恶性肿瘤）[3]。请注意该评估不涉及器官功能，只考虑捐献者情况。

1）标准风险捐献者或标准风险（RL 5）：评估过程未发现传染性疾病。

2）“不可评估风险”的非标准风险捐献者（RL

4）：评估过程无法对传染性疾病进行适当的风险评估。

3）"预料到风险"的非标准风险捐献者（RL 3）：该风险标准可应用于有选择性的移植方案，适合此类方案的捐献者包括患有传染性疾病的捐献者，其器官可移植给患有相同疾病或具有保护性血清学状态的受者；接受有24 h以上广谱抗生素治疗的捐献者；已经开始靶向抗生素治疗的菌血症捐献者。

4）"可接受风险"的非标准风险捐献者（RL 2）：捐献者评估过程中发现了传播性病原体或疾病，但由于受者病情紧急或其临床状况危重，这种情况下器官移植仍是可以实施的。

5）具有"不可接受风险"的非标准风险捐献者（RL 1）：该风险等级是器官捐献的绝对禁忌证。在没有其他治疗选择的情况下，某些拯救生命的移植手术方可使用此类捐献者器官。

既往患有恶性肿瘤的捐献者，建议使用以下分类以保持与国际研究的一致性：

1）最小风险：捐献者所有器官可移植给任何受者。

2）低-中等风险：根据风险-收益分析，捐献者器官可移植给部分病情特殊或紧急的受者。

3）高风险：经过仔细、合理的风险-收益评估及受者的知情同意，可在无其他治疗选择等特殊情况下，选择此类器官进行移植以挽救受者生命。

4）不可接受的风险：活动性恶性肿瘤和（或）转移性恶性肿瘤捐献者，视为绝对禁忌证。

7.1.2 移植物质量下降的风险评估

因为并非所有的捐献者器官移植给受者后都能得到理想的结果，美国器官共享联合网络（United Network for Organ Sharing, UNOS）提出了ECD的概念。然而迄今因缺乏完善的随访数据，欧洲范围内ECD的定义尚未确定。

由于先决条件的不同，美国的数据可能不适合直接转移到欧洲范围内，如捐献者风险指数计算[4, 5]。然而，最近一项关于扩大捐献者标准的德国研究得出结论，捐献者年龄是肝移植中影响移植物存活唯一的危险因素[6]。

在欧洲，一项由65岁以上捐献者匹配65岁以上受者（欧洲移植老年项目）的肾移植项目已经成功实施[7, 8]。正如DOPKI项目所指出的，意大利、法国或西班牙所有逝世后捐献者中，60岁或60岁以上高龄者占30%以上；即使在其他一些国家这个比例还不到10%，但发展趋势都是捐献者年龄在逐渐增长[9]。

7.1.3 与捐献者或器官评估无关的风险

移植受者还有些风险因素是与移植手术过程（如器官保存和缺血时间）、受者术前身体状况、手术本身和随后的重症护理期相关。此外，还可能发生器官的急性或慢性排斥。接受免疫抑制治疗的受者还存在潜伏性传染病新暴发的风险，如巨细胞病毒（CMV）的再活化。免疫抑制治疗会导致并发症发生率增高，特别是如果使用较强的免疫抑制方案（使用单克隆或多克隆抗体作为诱导治疗），如CMV再活化或已存在（也可能是已治愈的）恶性肿瘤的复发。

很难判断导致受者器官衰竭原发病复发的具体概率和原因。众所周知，一些原发病如原发性局灶性节段性肾小球硬化易在移植肾中复发。然而，具体哪些捐献者或受者因素影响原发病的复发，尚无定论。

7.2 一般捐献者选择标准

目前的逝世后器官捐献，医学上绝对的排除标准非常少。因此，越来越多所谓的"限制性捐献者"实现了捐献。基于这些经验，对于捐献者疾病传播风险的认识也逐渐扩大。根据国家法规，个别病例需要当地专家的意见来评估捐献者的适用性，如感染或患有恶性肿瘤的捐献者（见第八至九章）。应仔细考虑以下一般排除标准（相关风险级别根据7.1.1标注在括号中）：

1）狂犬病（RL 1）。

2）活动性结核病，除非受者也患有相同感染（RL 1-2）。

3）有症状的HIV病，如AIDS（RL 1）。

4）HIV阳性或肝炎阳性捐献者在实验条件下或特定条件下是合适的。HIV和HBV/HCV的检测流程图参见8.4.1.1，针对的是标准风险捐献者以及通过高危行为，尤其是在空窗期内（RL 1或4，取决于特殊病例的实验方案，参见8.4.2.11）有较大风险感染某种病毒的捐献者。

5）病毒性肝炎（RL 2）：根据国家规定，来自HBsAg或HCV阳性捐献者的器官可分别用于HBsAg或HCV阳性受者。此外，HBsAg阴性但HBc抗体阳性捐献者是可接受的捐献者（RL 2-3），因为此种情况下HBV可能仅隐藏在肝脏内，而未累及其他器官。对于抗HCV抗体阳性而无病毒血症的捐献者，则可以考虑将器官移植给同样没有HCV病毒血症的受者（见8.4.2.7）。

6）第八章列出了可与器官移植一起传播的疾病。无论移植物灌注程度如何，都不能排除疾病随器官传播的可能性。主要传染性疾病随器官移植传染给受者的发病率，请参阅WHO（www.who.int/ith）、欧洲疾病预防控制中心（www.ecdc.europa.eu）或美国疾病控制与预防中心（www.nc.cdc.gov/travel）网站（见第八章）。

7）活动性恶性肿瘤（也有些例外，参见9.4）。

8）严重的全身感染，未经治疗或病原体不明（RL 1）。这包括任何不明原因的脑炎，特别是病毒起源或未知来源的热性脑膜脑炎（见8.9）及脓毒症或播散性、未受控制的感染［细菌、病毒、真菌、寄生虫、活动性结核病、急性查加斯病（南美锥虫病）］或者无法治疗的感染（如狂犬病）。

9）朊病毒风险：应慎重考虑使用过人类垂体腺提取物（如生长激素等）（RL 1-2）的捐献者；有克雅病（CJD）或其他传染性海绵状脑病（RL 1）家族史的捐献者；接受过人类硬脑膜（RL 1）、角膜或巩膜移植物（RL 1-2）的捐献者。朊病毒疾病传染的风险需要根据病例具体情况具体分析（见8.8）。

10）捐献前（包括活体捐献）4周内使用过活疫苗（如水痘带状疱疹病毒），不是绝对禁忌证，但其仍有传播风险（RL 1-5）。

11）根据死亡的神经学判断标准，在一些国家，无脑畸形不能作为DBD捐献者进行捐献，而其他国家则可按照控制性的DCD方案进行捐献。

当受者已经感染了传染性疾病时，必须对个体风险等级进行相关修正。

HIV、HCV、HBV和其他传染性疾病的行为风险（见8.2）应根据移植器官种类和病情紧急程度进行评估。

应根据具体的器官选择标准评估捐献者的年龄因素及与年龄相关的共病。

对其他系统性疾病，表7.1提示的操作流程可用于处理第八至十章未涵盖的罕见疾病。

表7.1　捐献者患有罕见疾病，可用数据不足的情况下，评估捐献者及移植物是否适合移植的实用路径清单

问题1：既往患有此疾病捐献者的器官是否成功移植过？受者预后如何，其他器官有无不良影响（如www.notifylibrary.org）？
问题2：是否核实了所有其他资源/信息来源（如www.orpha.net检索罕见病）？
问题3：免疫抑制治疗对此疾病影响如何？免疫抑制剂是否对受者和移植物有害？免疫抑制治疗是否会干扰针对捐献者来源疾病传播的抗感染治疗？
问题4：器官本身是否有损伤？血管是否完好，并适合吻合？在可接受的时间范围内，器官恢复正常工作的概率高吗？
回答完上述问题后，做出最终决定前，必须对每个捐献者-移植物-受者组合的风险-收益做出个体化评估。决策过程应该记录，以供日后效仿及经验积累

感染、恶性肿瘤和其他随移植物一起传播的疾病有可能给受者带来意想不到的并发症。为了感染或其他风险因素放弃器官/移植物之前，必须考虑是否可以将器官/移植物移植给风险可控的合适受者。特别是对于逝世后的器官捐献者，很多时候没有足够的时间进行详尽调查，检查结果也无法在几个小时内得到，因此必须应用策略以降低风险。任何不符合"正常"的情况，都应警惕存在未知风险的可能性。更多细节在第八至十章中概述。表7.2列出了影响成功捐献的诸多危险因素。应考虑这些因素，以便对捐献者的适宜性做出最后结论。

表7.2　影响移植预后的捐献者风险因素

因　　素	影响捐献的不利因素
急性病变	不利的但可避免的：缺血时间过长＋低血压（除去休克、CPR），获取前长时间使用大剂量的儿茶酚胺药物，未治疗的尿崩症 不可逆的：急性的多器官功能衰竭及慢性器官功能损害导致组织结构破坏或者不可逆的器官功能衰竭
感　　染	细菌感染：48 h有效的抗生素治疗就足够了（培养结果阴性者）。已存在的局部感染或者定植并不能作为器官的弃用标准（如肺炎、泌尿系感染） 真菌、病毒、寄生虫：若血培养阳性需尤其谨慎。通常捐献前，这些感染需要治愈。但在某些案例中，因捐献者治疗和受者预防双管齐下，受者也取得了良好的预后（乙肝／丙肝捐献者可移植给相应感染的受者） CMV、EBV、弓形虫病：如果捐献者阳性而受者阴性需常规预防 HIV：将来，在HIV高发国家，若捐献者不存在病毒血症，可考虑HIV阳性捐献者移植给阳性受者。目前，绝大多数国家规定HIV阳性（血清学或PCR）是器官捐献的禁忌证 若潜在捐献者有疫区接触史或者垂直传播的风险，需警惕无症状的HIV、HBV、HCV、HTLV 1/2型、克氏锥虫等感染。HCV或者HIV感染高危人群，除了血清学检测以外，还建议行NAT排除窗口期感染 某些感染（如HCV），可以考虑阳性捐献者移植给阳性受者 详情参见第八章
（既往）恶性肿瘤	取决于肿瘤的具体情况，需个案分析 • 根据WHO分级的原发性颅内肿瘤［因切除、分流、化疗和（或）放疗破坏血脑屏障，会导致风险增加］ • 其他恶性肿瘤，根据肿瘤类型、分期、分级、确诊和开始治疗的时间 • 详情参见第九章
中　　毒	脑死亡诊断前，需先行解毒治疗。恢复后，每个器官需分别评估是否适合捐献 详情参见第十章
遗传或罕见疾病	需个案分析：尚无系统性方案。详情可访问www.orpha.net，该网站为每种罕见疾病列出了诊疗指南。可能会影响器官质量的系统性疾病（如胶原病、系统性血管炎），需要尤其谨慎 详情参见第十章

注：CMV为巨细胞病毒；D/R为供/受者；EBV为EB病毒；HBV为乙型肝炎病毒；HCV为丙型肝炎病毒；HIV为人类免疫缺陷病毒；HTLV为人T淋巴细胞病毒；NAT为核酸检测。

资料来源：Andrés A, Fischer-Fröhlich CL Oran Viability[10]；Fischer-Fröhlich CL, Königsrainer A, Nadalin S Spenderselektion und neues Transplantationsgesetz[11]。

7.3　器官选择标准

即器官的接受标准，主要基于捐献者器官功能和形态的评估。这些标准可能在不同移植团队之间存在差异，并且还可能受受者状态所影响。

器官活力标准包括各项体检、化验、器官形态和功能指标，这些指标是用来：

1）选择哪些器官可用。

2）确保捐献者器官移植后能发挥功能。

3）避免疾病传播给受者。

理论上，如果器官保存、获取和移植过程得当，任何在捐献者体内运作良好的器官应在植入受者后发挥功能。但是，有时并非如此，如移植物功能恢复延迟（DGF）或原发性无功能（PNF）。捐献者选择和管理的第一要务是避免这种"无功能"状况的发生，尽管这并不一定是捐献者相关的。第二要务是避免移植受损的器官，从而避免给受者带来长期的危害。日常临床工作中经常发现，许多并不满足之前捐献者选择标准[10]的器官，移植后功能良好。因此，器官活力标准必须依据当前临床实践经验及捐献者人群构成的变化不断调整。但是，伦理等原因使大规模随机研究缺失[10]，这样的调整不易实施。

虽然关于传染性疾病、恶性肿瘤、毒物或遗传性疾病风险的资料已经比较完备（见第八至十章），但是欧洲并没有基于证据的研究来定义ECD。在美国，捐献者肝脏/肾脏相关的风险系数由全国移植登记处（UNOS/SRTR）制定[4, 5]。这些系数是否适用于欧洲尚有待明确。一项德国多中心研究证实捐献者风险系数与肝移植术后移植物丢失并无线性关系[6]。此外，风险因素如高血压或糖尿病的影响也随捐献者人群构成而不同，特别是在调整年龄后。因此，这就需要仔细分析大量的研究成果，以确定ECD移植物的纳入标准。表7.3～表7.8总结了ECD相关的危险因素，并将这些危险因素定义为"可能影响捐献成功的任何情况"。

除了7.2中概述的一般接受标准外，以下部分将讨论DBD捐献者不同器官各自的接受标准。除去器官保存前心脏停搏过程和（或）WIT引起的额外风险（见第十二章），这些也适用于DCD捐献。对于活体捐献者的选择标准，这里仅讨论一小部分，其余详情将在第十三章进一步阐述。

对于公民逝世后捐献的器官，一般优先选择ABO血型相容受者。而在某些（儿科）中心，ABO不相容移植可在批准的方案下施行。ABO不相容的活体器官移植，则需评估脱敏方案确实有效后方可施行[12]。

当移植物患病时，必须小心考虑它的使用：根据功能数据推测，疾病进展可能性小或者器官预期存活期长于受者预期寿命时，移植物可在受者知情同意之后考虑使用[10, 13-15]。虽有周围组织粘连或者慢性/亚临床排斥反应等不利因素存在，但具体情况具体分析[17]，移植物再次移植是有可能的[10, 16-18]。

捐献者既往若有手术史，组织粘连可能会给器官获取带来困难，但不应被视为禁忌。这同样适用于有外伤史的捐献者，只有在获取过程中方能做出最终评估。

在中央血管（如主动脉、腔静脉）受损的情况下，获取手术需如同活体器官获取那样精细，仔细保护器官所有的血管。

7.3.1 供肾相关选择标准

1）年龄：一般无严格限制[19]，但因移植肾预计带功时间有限，高龄捐献者器官多移植给高龄受者（如Eurostransplant老年移植项目）[7, 8]。许多研究指出，随着捐献者年龄的增加，移植物失功

的风险也相应增加，特别是捐献者年龄超过70岁时[19, 20-23]。在一些国家，器官移植讲究年龄匹配，若是年轻的捐献者移植给年轻受者，移植物存活期更长[24-25]。通常，各移植单位有各自的操作流程，根据受者具体情况来处理这类匹配的问题。

2）临床病史：慢性高血压、糖尿病、蛋白尿和慢性肾脏疾病通常被认为是影响肾移植预后的不利因素[26-29]。

3）肾脏的功能和形态：考虑因素包括尿量、当前和既往血清肌酐水平、估算GFR或肌酐清除率、住院前基础水平的尿素氮、尿常规、泌尿系超声结果。

若怀疑肾脏慢性疾病，可行活检以确定。晚期、不可逆的慢性肾衰竭是供肾捐献的禁忌证。根据改善肾脏疾病预后的全球大行动（KDIGO）指南[30]，在前3个月内，若肾功能出现显著损害或蛋白尿明显加重，或肾功能中度损害合并蛋白尿中度升高，应该考虑肾脏慢性病变的可能性。不幸的是，大多数捐献者很难获得类似信息。

供肾急性损伤并不一定是禁忌证，因为它是可逆的（RL 2-3）。在急性肾小管坏死而没有皮质坏死的情况下，供肾预后还不错[31-33]。

4）肾脏肉眼观和灌注情况：考虑因素包括供肾肉眼观（表面是否光滑，是否有瘢痕或囊肿，肾周脂肪与肾包膜是否有粘连），灌注后的肾脏颜色，有无血管解剖变异和供肾动脉是否有粥样硬化等。肾脏可接受一定的WIT。肾脏占位若排除了正常肾实质或囊肿，应考虑恶性肿瘤的可能性；占位需完整切除（R0切除，即病检提示切缘阴性），并保留足够的残余肾单位，以供移植及组织病理学检查。

5）活检：有助于评估老年捐献者，或者高血压、糖尿病或不明原因脑出血捐献者的供肾质量。轻度肾小球硬化、轻度间质纤维化、轻度动脉硬化或轻度肾小管萎缩都是可以接受的。一些移植组选取Remuzzi等描述的组织学评分标准，将供肾分类为不适合或适合作为单肾移植或双肾移植[22]。其他移植组则采用供肾再灌注后活检的Banff分级，为日后活检结果提供基准参考。并非所有欧洲国家在再灌注前进行供肾活检，因为大家普遍认为，对于预测供肾移植后的中、长期预后，常规活检的价值有限。因此，供肾不应仅仅根据活检结果而轻易丢弃。

儿童捐献者（体重 < 10 kg）双肾和单肾移植已

被证实是可行并且成功的[34-37]。这样的肾脏可以分配给两个不同的合适受者。两个供肾可以整块或单独获取，获取/移植团队应熟悉小儿移植及显微外科技术。整块切除肾脏，然后使用其中之一的血管袢给对侧的移植物，是不合适的。

表7.3总结了影响移植肾预后的捐献者条件。

表7.3　影响肾移植预后的捐献者风险因素

肾	影响捐献的不利因素
急性病变	腹部外伤，急性肾损伤（由于灌注不足、休克或其他原因导致，可逆性/不可逆性，无尿/非少尿） 急性肾损伤发生时可无慢性病变的基础，因而大多数急性肾损伤是可逆的。此类供肾需要获取后方能判断是否适合移植
既往史	高血压＋动脉硬化、合并白蛋白尿（尿白蛋白/肌酐比值＞30 mg/g）或蛋白尿（尿蛋白/肌酐比值＞1 g/g）的系统性疾病或慢性肾脏病患者，糖尿病或老年常见病患者（其治疗效果决定了肾脏是否受累及或累及程度，后者只有在获取后通过肉眼观配合活检结果方可确定） 对于糖尿病捐献者，联系其家庭医生有助于了解肾脏损伤的情况，如肾功能、是否有白蛋白尿等（因为在重症监护室住院期间获得的参数可能会有误导）。没有蛋白尿的供肾适合移植 捐献者体重＞2.7 kg，可以整块（双肾）移植给受者 捐献者体重＞5～10 kg，可以单肾移植给受者 捐献者年龄超过80岁，供肾功能不足可通过双肾移植来补偿 高龄捐献者（＞70～80岁），其有效肾单位减少，后者通过测量血清肌酐并不能如实反映 因捐献者维护过程中可能存在血流动力学不稳定或者血容量不足，所以血清肌酐并不能准确反映其供肾功能
术中决策	肾脏形态，肾动脉有无硬化（腹主动脉开口处、肾动脉分支） 急性肾损伤时，供肾有无明显坏死或梗死表现
有帮助的诊断	常规＋肾功能相关指标，尿常规 可选：排除白蛋白/蛋白尿，尿培养 准确描述肾脏形态（长×宽×厚＋结构）
非肾脏疾病	应该检查这些疾病是否累及肾脏 对于传染性疾病，请参见第八至十章。此类供肾移植给透析患者具体带来多大益处，各中心观点不尽相同
备注	风险评分：其他国家（如美国）制定了扩大捐献者标准的评分制度，但使用时要求对捐献者所在国人群的具体情况进行调整。许多国家规定65岁以上捐献者肾脏应移植给65岁以上受者（因为在许多研究中，随着捐献者年龄的增加，移植肾失功的中期风险增加）
DCD	在cDCD和uDCD中，尽管缺血时间延长，有发生DGF或PNF的风险，但大部分供肾功能仍可以恢复且远期功能不受影响[38-43]

注：DCD为心死亡后器官捐献；DGF为移植物功能恢复延迟；PNF为原发无功能。
资料来源：Andrés A, Fischer-Fröhlich CL Oran Viability[10]；Fischer-Fröhlich CL, Königsrainer A, Nadalin S Spenderselektion und neues Transplantationsgesetz[11]。

7.3.2　肝脏选择标准

1）年龄：一般来说，没有年龄限制，虽然随着年龄的增加，失败的风险可能因胆道小血管动脉硬化而升高[44-60]。

2）临床病史：既往有病毒性、酒精性或脂肪性肝病，既往有肝胆外科手术，不受控制的腹腔感染，酗酒史及肝脏外伤通常被认为是肝移植预后不良的危险因素。

3）肝功能：包括转氨酶［丙氨酸氨基转移酶（AST）或天冬氨酸氨基转移酶（ALT）］、血清胆红素、碱性磷酸酶、LDH、白蛋白和凝血试验。评估肝酶时应根据临床病史排除非肝脏来源因素。

4）肝脏形态：肝脏超声检查可排除明显的脂肪肝、肝硬化、纤维化或其他形态学异常。这些均可在术中进一步确认。

5）肉眼外观和灌注：主要是观察肝脏的颜色及灌注前后肝脏的变化情况。明显的肝纤维化、肝硬化或脂肪肝不可移植。脂肪变性的程度可通过术中活检评估[44, 46-48, 59, 61-65]。可接受的脂肪变性程度取决于捐献者和受者的一般条件，会因受者病情的紧迫性、是否患有丙型肝炎及移植小组的经验多少而各不相同[66, 67]。

不幸的是，国际上对于确定肝脏的脂肪变性程度没有公认的标准。大多数移植医生更多是依赖获取过程中的主观印象做出判断，而不是组织学。大泡性脂肪变性引起移植后原发性肝脏无功能或功能障碍的风险增加，但微泡性脂肪变性则不会。此外，合并脂肪变性的供肝分配给终末期肝病模型（Model for end-stage liver disease, MELD）评分高的终末期肝病受者是不可取的，而分配给某些受者（如临床状况较好或肝脏恶性肿瘤的患者）则可能是有帮助的（虽然有术后移植肝功能不全或再次移植的风险）。边缘供肝如何与不同MELD评分受者进行匹配尚无共识。许多移植医生弃用肝细胞大泡性脂肪变性超过60%的供肝。而超过30%即被认为是原发性无功能的高危因素[68-72]。小泡性脂肪变性程度则不影响肝移植预后[64-65, 72]。

对于肉眼观正常的供肝，需根据解剖结构考虑是否能将肝脏劈离用于两位受者。

表7.4总结了影响肝移植预后的捐献者条件。

表7.4　影响肝移植预后的捐献者风险因素

肝	影响捐献的不利因素
急性病变	创伤、合成减少、凝血、CVP升高、急性/慢性右心衰竭 心脏停搏或低血压、ICU住院时间＞7 d、使用过升压药物、急性肾损伤等不利因素，不能排除捐肝的可能性
既往疾病或服用肝毒性药物史	病毒感染、营养不良（如酒精肝）、经证实的大泡样脂肪变性（高BMI）、纤维化、肝硬化、无脂肪变性，捐肝则无年龄限制（0～100岁均可）
术中决策	在形态学正常的肝脏中，肝脏劈离的唯一限制是血管解剖 评价脂肪肝或者肝纤维化需要活检结果（见附录九）。包膜下活检结果因局部差异，可能不能如实反映整个肝脏的情况 评价脂肪肝，仅需注意大泡样脂肪变性（累积30%～60%肝细胞：肝脏PNF风险增加；累积超过60%肝细胞：极可能出现PNF） 严重的动脉硬化也许并不影响肝细胞，但是可能会导致胆管供血小动脉受损。这种情况下，获取过程中适当的灌注非常重要
有帮助的诊断	一般情况+肝肾功能指标、凝血、蛋白质，腹部超声应描述出肝脏的大小（锁骨中线）、实质边缘及与肾实质相比回声情况。若捐献者凝血功能正常且维护团队经验丰富，可考虑获取前穿刺活检
备注	风险评分：在其他国家制定的ECD评分系统（如美国的捐献者风险系数）需要根据捐献者所在国人群进行调整。许多研究证实，ECD不会对肝移植的预后产生不良影响，特别是在选择适当的受者后[10, 44]严格的风险/效益评估，对于匹配合适的捐献者和受者非常重要
DCD	在uDCD及cDCD中，肝脏都可能获取并移植。但是，DCD供肝移植的DGF、PNF或缺血性胆道损伤风险，或多或少高于DBD[10, 73-77]

注：BMI为体重指数；CVP为中心静脉压；DBD为脑死亡后器官捐献；DCD为心死亡后器官捐献；DGF为移植物功能恢复延迟；ECD为扩大标准捐献者；ICU为重症监护病房；PNF为原发性无功能。

资料来源：Andrés A, Fischer-Fröhlich CL Oran Viability[10]；Fischer-Fröhlich CL, Königsrainer A, Nadalin S Spenderselektion und neues Transplantationsgesetz[11]。

捐献者及其器官的初步评估 由于复杂的肝脏病理生理作用[78]，ECD供肝对缺血/再灌注损伤（IRI）耐受性更差[79]，因此通常认为原发性无功能或移植物功能恢复延迟的风险更高[80, 81]。根据临床经验，ECD标准中导致移植物失功率增加的主要是，捐献者年龄 > 65岁、血钠 > 155 mmol/L、大泡性脂肪变性 > 40%、冷缺血时间（CIT）> 12 h[82]、劈离式肝移植[83]、DCD供肝[84]或血流动力学不稳定的捐献者。然而，某些经验丰富的移植中心克服了部分限制，成功地使用了住院时间 > 7 d、体重指数（BMI）> 34.9 kg/m^2、最大AST或ALT > 500 U/L、最大胆红素 > 2.0 mg/dL的供肝[85]。

如果捐献者没有代谢性疾病（如糖尿病或高脂血症），由于肝脏具有双重供血系统（动脉和门静脉），高龄捐献者常见的动脉粥样硬化对肝细胞功能影响较小。若供肝活检可排除肝纤维化、大泡性脂肪变性等病变，文献支持捐献者不设年龄上限[86, 87]。随着年龄的增长，肥胖风险增加[88]，同时大泡性脂肪变性（见于9% ~ 26%的获取供肝）的风险也会相应增加[89]。当活检提示大泡性脂肪变性比率 > 30% ~ 60%时，细胞内过多的脂肪酸可能导致过氧化脂质增加，后者产生更多的自由基，从而导致细胞结构的损伤、库普弗（Kupffer）细胞的非正常激活及促炎症反应上调[90, 91]。本身中度或严重脂肪变性的供肝，再加上缺血/再灌注损伤的打击，预后自然不会理想[92]。因此，判断供肝质量时，结合肉眼观与组织学检查非常重要。若想明确肝脏的缺血损伤程度、肝细胞坏死、炎症、纤维化和脂肪变性的百分比，行供肝活检很有必要。

尿崩症并发的高钠血症将显著增加原发性无功能风险。其主要原因是供肝IRI期间，高钠血症会提高渗透压引起严重的细胞肿胀。另外，不仅仅是器官获取前那一刻的浓度水平，捐献者在ICU住院期间既往的血清钠浓度同样是原发性无功能的高危因素[93]。

不能仅依据肝脏生化指标异常而做出弃用判断。心脏呼吸停止的患者，因脏器灌注不足或缺氧，可显著升高转氨酶水平。复苏时恢复足够的循环和氧合将有助于这类功能障碍的恢复，特别是体现在较年轻的捐献者身上[94]。肝脏生化指标异常时若合并代谢性酸中毒则对预后不利。目前，尚无指南对肝脏生化指标的可接受上限做出明确规定，但肝酶若表现出下降趋势，则说明肝脏恢复中。建议间隔至少12 h进行连续监测。现今一些新的保存技术，能够帮助获取前功能严重损害的移植物，在体外进行修复。

7.3.3 心脏选择标准

1）年龄：取决于本地法规及受者条件。捐献者冠状动脉疾病及其他心脏病的发病率随着年龄增长（特别是在年龄超过70岁后）而升高。因此，尽管有一些成功案例的报道[95, 98-100]，高龄心脏捐献者仍较少[95-105]。

2）临床病史：既往心脏病史（如心脏瓣膜病变、缺血性心脏病）、左心室肥大（如高血压引起的）、存在冠心病或心肌病的高危因素（如糖尿病、吸烟史、酗酒、动脉硬化、高脂血症、药瘾）、胸部外伤、颅脑损伤后患者在ICU中神经性心脏损伤恢复的时间、呼吸心跳暂停和体表面积测量通常被认为是影响心脏移植预后的危险因素。

3）急性心肌缺血相关检查：包括一系列酶的水平变化，如肌钙蛋白（I或T），磷酸肌酸激酶（CPK）和CPK-MB同工酶（应充分考虑非心脏组织损伤引起的非特异性升高[104, 105]），并结合病史和病情进展做出综合判断。心电图应该（或曾经）正常。非典型复极在某些条件下是可接受的，特别是当其与脑部并发症显著相关时。心律失常或潜在心律失常（如长QT间期综合征）限制了供心的使用。

4）形态学检查：超声心动图应评估心收缩力、射血分数（测量射血分数或短轴缩短率）、室壁运动有无异常、瓣膜形态及心室和心房的功能。肥厚的程度应定量测量（如舒张期心室隔膜厚度）。超声心动图检查时应确保捐献者的血流动力学处于稳定状态[4, 106, 107]。捐献者还需胸部X线检查。55岁以上男性捐献者，55岁以上女性捐献者合并1个或1个以上冠状动脉疾病高危因素，45 ~ 55岁无论男女合并1个以上冠状动脉疾病高危因素[103, 106, 107-111]，均建议行冠脉造影。然而，不能仅仅因为缺失冠脉造影结果，而轻易排除潜在的心脏捐献者。行冠脉造影前，还须考虑到造影相关并发症及转运风险。

5）复苏和捐献者维护期间的血流动力学：包括测量血压、氧饱和度、血红蛋白，低血压、心脏停搏持续时间及次数、正性肌力和血管活性药物的剂量、中心静脉压和必要的有创血流动力学测量。

6）肉眼观和灌注：包括心脏外观、收缩力、冠状动脉触诊情况及瓣膜或主动脉的解剖形态等。

表7.5总结了可能影响心脏移植预后的捐献者条件。

表7.5　影响心脏移植预后的捐献者风险因素

心	影响捐献的不利因素
急性病变	心脏创伤修复期、CPR、一过性心律失常或者神经性心脏损伤（左室功能下降、室壁运动障碍）导致的"心碎综合征" 心输出量减少患者使用正性肌力作用的儿茶酚胺 神经性心脏疾病导致的一过性心肌顿挫，需要等待其恢复，恢复后可用于移植 一过性损伤的右室功能也需等待其恢复，恢复后可移植给无肺动脉高压的受者 CO或其他原因导致中毒的捐献者，需要严格评估是否已成功脱毒
既往史	排除梗死、严重的瓣膜疾病（狭窄、关闭不全 > Ⅰ度）、冠状动脉疾病合并弥漫性硬皮病或多支血管严重狭窄或主要血管狭窄、扩张型心肌病、未干预的心内膜炎等、慢性左/右室功能不全 轻微的解剖异常（如卵圆孔未闭、非典型冠状静脉异常引流、心脏矫正手术史等）需要具体情况具体分析。通过对捐献者的观察发现，年龄超过44～55岁者，若合并高血压、糖尿病、吸烟、酗酒、高脂血症、吸毒史等风险因素，其冠脉硬化的风险已开始逐渐升高；必要时根据捐献者情况，可选择冠脉造影以发现轻度的血管硬化或狭窄 严重的左室肥大是一个危险因素（成人IVSd > 16 mm），而中度肥大风险较小（成人IVSd为12～16 mm）。Ⅰ级以上（不包括Ⅰ级）的瓣膜病变只有经过经验丰富的心脏移植中心确认后，方能做出排除判断。Ⅰ级瓣膜病变常见于DBD捐献者 心律失常的心脏并不适用于每个受者，因为即使器质性病变能被排除，"心律失常传播"的风险仍然存在。所以，可考虑植入自动心律复律除颤器（ICD）
术中所见	泵功能和室壁运动、冠脉硬化、主动脉和心脏瓣膜形态、有无挫伤表现、解剖变异
辅助诊断	一般情况+血电解质+肌钙蛋白（CPK/CPK-MB已过时）、超声心动图、冠脉造影（若有指征和可操作性）。重要：精确描述心脏的形态和功能
DCD	目前欧洲尚未开展

注：DCD为心死亡后器官捐献；CPK为肌酸磷酸激酶。
资料来源：Andrés A, Fischer-Fröhlich CL.Oran Viability[10]；Fischer-Fröhlich CL，Königsrainer A, Nadalin S Spenderselektion und neues Transplantationsgesetz[11]。

初步的捐献者和器官评估　严重颅脑损伤后无论是否有心脏停搏，合并的一过性神经性心脏损伤，都可能引起暂时的心肌酶水平升高。因为CPK-MB水平与患者存活无显著相关性，所以通过测定CPK-MB判断供心质量已经过时。脑组织坏死或实验室误差均可能导致CPK-MB值偏高。虽然存在一些心脏特异性指标如肌钙蛋白[112]，但其水平升高并不能作为供心弃用的标准，因为有经验的移植中心可在选择适当受者并缩短缺血时间后，取得可接受的预后[105]。

交感风暴可引起心肌氧需求与供应失衡，从而导致代谢功能改变甚至心脏器质性损伤（肌溶解和微坏死）[113]。在此期间大量的儿茶酚胺释放，常见

一过性心肌缺血、传导异常和心律失常的心电图表现，后者无须干预[114-116]。脑死亡后ADH分泌不足可导致循环不稳定和器官功能受损。小剂量精氨酸加压素可减少正性肌力药物的使用，并有助于保持良好的器官功能[117]。静脉输注甲泼尼龙同样是有益的[118]。

许多心脏仅因暂时性的左室功能不佳而丢弃。实际上经过恰当处理后，部分捐献者左室功能可完全恢复并用于移植[95]。超声心动图是快速评估心脏功能的有效手段，同样，侵入性血流动力学检测方法（表5.1和表5.2）也可用于评估。矛盾的是，如果能够正确地评估和管理捐献者，低血压持续时间、心肺复苏史、使用去甲肾上腺素或其他儿茶酚胺、

CMV 感染状态等诸多因素，并不与移植物/受者预后不良有关[104]。

受者需根据捐献者情况仔细甄选，特别是对于有循环不稳定史的捐献者[119]。移植中心需根据受者的具体病情，决定该受者接受心脏移植是否确实有益。

7.3.4 供肺选择标准

1）年龄：取决于个体化的捐献者/受者评估和移植团队评估。有经验的移植中心可将肺捐献者的年龄上限提至 80 岁[10, 120]。

2）临床病史：肺部疾病或吸烟史、活动性肺部感染、误吸、脓性分泌物、胸部创伤和既往胸部手术史，通常认为是肺移植预后不良的高危因素。

3）肺功能：目的是排除换气不足的供肺。气体交换的功能指标应统一在最小 PEEP=5.0 cmH$_2$O，FIO$_2$=1.0（10 min）时测量，以方便移植医生间交流。测量前，需行支气管灌洗和肺复张。80 岁以下捐献者，PaO$_2$/FIO$_2$ > 250 mmHg，并经适当评估和肺复张后，方可考虑肺捐献。测量肺功能不达标者，仍可考虑单肺移植，见附录八。

4）形态学检查：胸片是必需的，若有必要，还可进一步行 CT。为明确诊断并更好地清洗支气管，大多数获取团队会选择支气管镜检查。肺挫伤患者可在有效的呼吸机治疗几天后恢复。

5）肉眼观和灌注情况：包括肺的颜色、有无肺不张、肿瘤、组织含水量和充气程度。若肺仅有一侧可用，合适受者可接受单肺移植。某些肺炎病例可能直到获取时方能发现。

表 7.6 总结了可能不利于肺移植预后的捐献者因素。

表7.6 影响肺移植预后的捐献者风险因素

肺	影响捐献的不利因素
急性病变	换气功能减退：PEEP=5.0 cmH$_2$O 时 PaO$_2$/FIO$_2$ < 250 mmHg（< 33.3 kPa） 胸部创伤/肺挫伤恢复期、误吸、通气障碍、发热、体液过多、输血相关肺损伤 排除绝对标准：急性肺炎，肺挫伤引起的肺实质出血
既往史	排除相对标准：哮喘、其他肺实质病变（如微小肺气肿） 排除绝对标准：COPD、肺实质的不可逆结构损伤
术中所见	炎症（注意有无早期肺炎）、实质（含水量：注意神经源性肺水肿）、挫伤、肺复张、胸膜粘连
辅助诊断	成功肺复张后的呼吸机参数+血气分析（< 4 h）及胸片（< 8 h），BAL 支气管镜检查（病原体培养、染色）
备注	当一侧肺被认为不适合捐献时，应考虑单肺移植 80 岁以下捐献者，PaO$_2$/FIO$_2$ > 250 mmHg（> 33.3 kPa），且无肺炎证据，应考虑使用供肺 若捐献者 PaO$_2$/FIO$_2$ < 250 mmHg（< 33.3 kPa），获取术中需从肺静脉中抽血行血气分析，以确定具体哪个肺叶/肺段存在换气功能障碍。这有助于决定选择单肺或者肺叶移植 捐献者/受者体重比过大，可通过肺叶移植克服
DCD	uDCD 和 cDCD 捐献者均可捐献供肺[10, 121, 122]。见第十二章

注：BAL 为支气管肺泡灌洗；COPD 为慢性阻塞性肺病；DCD 为心死亡后捐献；PEEP 为呼气末正压。
资料来源：Andrés A, Fischer-Fröhlich CL Oran Viablity[10]；Fischer-Fröhlich CL, Königsrainer A, Nadalin S Spenderselektion und neues Transplantationsgesetz[11]。

7.3.4.1 捐献者和器官的初步评估备注

众所周知，从严重颅脑损伤、脑干死亡、死亡判定、器官保存和移植手术直到再灌注之前的各个环节，均存在着供肺的损伤，后者可能导致原发性移植物功能障碍甚至受者死亡[123-125]。为最大限度

减少此类风险，必须正确合理地选择和管理捐献者。

之所以对有吸烟史的肺捐献者有所顾虑，主要是因为有合并阻塞性肺病和隐匿性原发或转移癌的风险[126, 127]。一些研究提示，肺捐献者的吸烟史与受者生存率降低相关[128]，但后者仍高于等待名单

上的患者生存率[129]。另外，一些研究则未能证实捐献者吸烟史对受者长期生存有影响[125, 130-132]。因此，当没有其他客观风险因素存在时，捐献者吸烟史不应成为供肺的禁忌。

捐献者进入ICU后到器官获取前，需行多次胸片检查。一项回顾性研究发现，1/3的捐献者胸片中存在炎性浸润，这其中超过50%的病例会自发改善或消散[133]。接受此类炎性浸润供肺的受者，术后一年存活率100%。床边胸片灵敏度低，只有CT可以准确地发现并评估轻微挫伤或浸润等结构异常。仅单侧肺明显异常者不应弃用对侧肺[134]。依据胸片评估供肺是非常主观的，因此其价值有限[135]。同样，也没有研究发现捐献者胸片结果与受者感染有何相关性。

移植后需重视肺炎和败血症。捐献者呼吸道培养和支气管组织培养的前瞻研究发现，病原体传播给受者的概率不足1.5%[136-138]。捐献者革兰阳性菌感染与移植后肺炎、血氧或受者机械通气维持时间无关[139-141]。纽卡斯尔大学（Newcastle University）团队报告捐献者BAL若培养阳性，其肺移植受者存活率较低，该结果提示下呼吸道微生物定植可能会导致术后感染和肺功能障碍的风险增加[142]。所以，捐献者微生物定植或亚临床感染的临床意义虽尚有争论但仍重要。频繁的术后气道微生物取样和针对性的抗生素治疗，对成功的移植是有必要的。

长期机械通气的潜在捐献者，其呼吸机相关性肺炎风险大大增加。已发现捐献者机械通气持续时间与捐献者感染显著相关。一项研究提示，90.5%机械通气超过48 h的捐献者合并感染[143]。但捐献者感染是否过继给受者尚无定论。另一项研究中，捐献者机械通气即使长达15 d，并未发现受者感染供肺来源微生物的发病率增加[144]。因此，并不能仅根据机械通气的持续时间排除潜在捐献者。

动脉氧分压（PaO_2）可用于评估肺功能。PaO_2/FIO_2比值容易受到一些可逆因素的干扰，如分泌物堵塞、肺水肿和肺不张。捐献者管理中，如何改善气体交换非常重要（表5.3）。给脑死亡患者使用激素有助于升高PaO_2/FIO_2比值[117, 118]。

7.3.5 胰腺选择标准

1）年龄：这取决于当地规范。尽管部分高龄捐献者经仔细挑选后仍有好的移植预后，很多中心一般都不愿意使用50岁以上捐献者的胰腺[145-147]。一些国家规定55岁以下且BMI < 30 kg/m^2的捐献者应首选用于胰腺而非胰岛移植[145]。

2）临床病史：既往胰腺疾病、酒精中毒、糖尿病、高血压、活动性腹部感染、腹部创伤（特别是肠系膜根部的减速伤）、ICU住院时间过长（可能导致胰腺水肿）、呼吸心跳停止/复苏，通常认为是胰腺移植预后不良的危险因素。

3）胰腺功能：通过血糖、胰岛素用量、胰酶和血钙水平等指标评估。胰酶的评价应参考临床病史和创伤史。一些捐献者维护方案推荐使用胰岛素。许多严重头部创伤的患者，尽管胰腺功能正常且无糖尿病史，仍然合并高血糖而需要胰岛素治疗。

4）形态学评估：可通过胰腺超声、MRI或其他影像学检查手段（如创伤患者入院时的CT）评估。

5）血流动力学：除DCD以外，难以控制的严重低血压和心跳/呼吸停止也会严重影响胰腺的质量。

6）肉眼外观和灌注：包括胰腺的肉眼外观、血管和解剖学变化、灌注是否充分。肉眼外观应注意胰腺有无明显的水肿或出血。胰腺包膜撕裂或周围血肿是移植后胰腺炎的危险因素。而包膜下脂肪浸润是另一个危险因素。

表7.7总结了可能不利于胰腺移植预后的捐献者因素。

表7.7 影响胰腺移植预后的捐献者风险因素

胰　　腺	影响捐献的不利因素
急性病变	参见肝脏：ICU住院期间，患者葡萄糖代谢易出现失调。更严重的是腹部创伤（如肠系膜根部的减速伤）
既往史	门脉高压、高血压、动脉硬化、胰腺炎相关风险、胰腺脂肪瘤风险（年龄超过50～65岁且BMI超标同时合并2型糖尿病）、酗酒（独立于年龄的慢性胰腺炎危险因素）

（续表）

胰 腺	影响捐献的不利因素
术中决策	需由经验丰富的胰腺外科医生评估：实质内/包膜下脂肪、纤维化、硬结、创伤、胰腺炎（尽管原因不明且无影像学或实验室指标证据）、硬结。动静脉解剖常存在异常。如果同时获取肠管和肝脏（用于移植给非胰腺受者），会大大增加胰腺获取难度（肠系膜上动/静脉和腹腔干的分/属支）
辅助诊断	参见肝脏，淀粉酶=非特异性（建议仅使用胰腺特异性淀粉酶或脂肪酶）、糖尿病史、高血压史或饮酒史，急性创伤患者的影像学检查
备注	通过风险评分预测移植质量，如P-PASS，与获取术中所见无关。因此，有经验的胰腺外科医生还需额外检查移植物
DCD	尚不成熟。某些cDCD捐献者有报道成功捐献胰腺并移植

注：BMI为体重指数；DCD为心死亡后器官捐献。

资料来源：Andrés A, Fischer-Fröhlich CL Oran Viablity [10]；Fischer-Fröhlich CL, Königsrainer A, Nadalin S Spenderselektion und neues Transplantationsgesetz [11]。

7.3.6 肠选择标准

ICU患者若无禁忌证应尽早开始肠内营养。潜在肠捐献者，应使用无菌液体清洗肠道，其中脑死亡者因缺乏迷走神经刺激而多能很好耐受。

1）年龄：取决于当地方案。有些医疗机构曾成功移植年龄超过50岁捐献者的肠管 [148-151]。一般认为0～50岁者均可考虑捐献肠管 [10, 148, 149]。

2）体重和捐献者体型：捐献者体重建议低于受者。肠移植的主要障碍是尺寸（供受者体重和肠管长度）匹配。通常，受者腹腔体积有缩小 [149]。

3）临床病史：标准与捐献肝脏和（或）胰腺相似。捐献者不应肥胖，也不应有酗酒史或难以控制的腹部感染，服毒史会影响小肠功能，腹部创伤（特别是肠系膜根部的减速伤），既往肠道疾病或不明原因的腹泻。肠内营养对于保持肠功能非常关键（如果可能，在脑死亡患者丧失迷走神经功能后）。

无其他特殊要求 [149]。

4）胃肠和肝脏评估：包括血清电解质、肝功能测试和肝酶。应进行肠动力的评估，并检查有无使用血管活性药物而导致血管收缩。

长时间的低血压和心脏停搏可能严重危及小肠移植物的质量，但恢复后其捐献者肠管仍可成功移植 [149-151]。

5）小肠形态：腹部超声检查有助于排除腹水、肿瘤和其他病损。必要时，还可使用腹部X线或CT检查。

6）肉眼观和灌注情况：应检查小肠的肉眼观、蠕动、血管和解剖学变化和灌注有无异常。必须记住，大多数肠移植物需要为受者"定制"，因此在获取手术中应连带获取相关的解剖结构，如升-横结肠和所有肠系膜血管。建议肠移植医生参加器官获取全程。

表7.8总结了可能不利于肠移植预后的捐献者因素。

表7.8　影响肠移植预后的捐献者风险因素

肠	影响捐献的不利因素
急性病变	参见肝脏和胰腺。住院时间>5～7 d且无肠内营养者
既往史	参见肝脏和胰腺。高血压、酗酒、动脉硬化、BMI>28 kg/m^2、年龄>50～65岁
术中决策	获取手术全程由经验丰富的小肠移植胰腺外科医生进行评估（如果结肠需和移植物一起获取，手术流程会有不同）。住院时间过长（>1周）增加小肠水肿发病率
辅助诊断	参见肝脏和胰腺。病史，关于腹部创伤或既往手术的所有细节

（续表）

肠	影响捐献的不利因素
备注	通常将肠移植物"打包"移植，其包括小肠+/−结肠（及肝、胰腺、胃、十二指肠）。因此，无论捐献者的年龄和其他情况如何（除非存在法律问题，如捐献意愿仅包括特定器官），所有这些组织器官都必须包括在分配过程中
DCD	目前，没有关于DCD和肠捐献的报道。DCD捐献者肠管在获取之前存在急性灌注不足和低氧合，故难以成功移植

注：DCD为心死亡后器官捐献。

资料来源：Andrés A, Fischer-Fröhlich CL Oran Viablity[10]；Fischer-Fröhlich CL, Königsrainer A, Nadalin S Spenderselektion und neues Transplantationsgesetz[11]。

捐献者和器官的初始评估备注

对于什么是理想的肠捐献者存在广泛的困惑[149]。目前的"理想捐献标准"为[149-151]：年龄为50～60岁，CPR低于10分，ICU住院时间＜2周，低剂量升压药，肝功能检查正常和血钠低于155～165 mmol/L。也有很多不符合这套理想标准的肠管成功移植。遗憾的是，受者因素如体型、ABO血型和HLA匹配限制了他们的移植机会。肠管获取手术需要一个高度互动的多学科团队[149]。对于捐献者管理，重要的是尽可能选择肠内营养。缺点是由于缺乏迷走神经刺激，捐献者常见肠麻痹。

7.3.7　血管复合同种异体移植物

血管复合同种异体移植物（VCA）定义为包括皮肤、肌肉、骨骼、肌腱和血管的同种异体组织，为发挥移植物功能，需外科技术吻合血管和神经。

值得注意的是，与组织移植不同，VCA存在血管化过程。因此，VCA的捐献和移植过程与大器官有很多共同点。VCA同样需要免疫抑制治疗，因易受缺血损伤同样有保存时间限制。

在VCA中，手、前臂和面部移植进展较快。目前，其经验仅限于少数几个移植中心。形态匹配、皮肤类型和理想的捐献者条件是重要因素。因为上述移植物获取过程非典型，术后必须行捐献者身体重建。因此，建议将这些特别程序充分告知并取得相关各方同意，尤其是超出国家规定的部分。

由于目前经验有限，遇到潜在病例时，建议与经验丰富的VCA移植中心讨论。

7.3.8　组织和细胞特异性选择标准

请参阅欧洲委员会关于《人体组织和细胞临床应用质量和安全保障指南》。这些标准与移植器官标准不同，因为在捐献者和受者之间不存在一对一关系（分配体系不同），而且组织和细胞被进一步加工。

7.4　捐献者和器官文件记录

维护捐献者信息数据库时，需保持其匿名性。在欧盟，《指令2010/53/EU》在其第16条中规定，成员国应确保所有器官捐献和移植活动中相关个人资料得到充分和有效保护。必须采取一切必要措施，确保"数据处理保密和安全……"和"捐献者和受者信息处理后……无法识别……的。任何未经授权识别捐献者和受者数据或系统的行为，都应受到惩罚"。

捐献者和受者相关信息应全程保密。但是出于医疗目的，为保证可追溯性和警惕性，关于器官捐献过程的数据必须以标准形式记录。建议使用以下表格（见7.4.1和7.4.2）。根据成员国立法，数据至少应保存30年（见7.4.3）。《指令2010/53/EU》规定："为保证数据的可追溯性，成员国应确保数据在捐献后至少保存30年。该数据可以电子形式存储。"实际上，必须确保所有器官的获取、分配和移植可以从捐献者追溯到受者，反之亦然，以保护（活体）捐献者和受者的健康（同样适用于国际交流）。

7.4.1　捐献者信息表

捐献者信息表应包含捐献者相关详细信息，以便评估捐献器官的资格并支持分配过程。转介器官到受者所在医院的人负责填写该表格。后者应随同器官，并保存在捐献者而非受者文件中。实际工作中，捐献者信息应保留在器官获取组织的捐献者记录中。捐献者记录应包括捐献者信息表格及第六章中提议的文件及同意/授权记录和死亡证明。若有适当的电子数据库，不建议采用纸质形式进行保存。

欧盟资助项目FOEDUS[152]旨在促进欧盟成员国之间的器官交流，特别是跨境分配（为避免器官难以在来源国找到合适受体，而导致弃用的风险）。为方便跨境器官交换以利于器官分配，FOEDUS项目不仅阐述了器官交换的障碍，开发出一种IT工具（发布快速报告），还提出一个包括捐献者和器官信息的简表，使潜在感兴趣的国家能够在等待名单中检查，从而确认（或否认）对捐献者器官的需求。

7.4.2 器官报告表

此表格应包含获取时有关捐献器官的数据。它应由获取人员填写，并由获取负责人或其指定人员核实。应详细描述主动脉阻断时间、冷灌注开始时间、灌注效果、术中所见和器官切取时间。每个待移植的器官应填写单独的表格。

7.4.3 捐献者样本档案

根据当地法规，捐献者样本为保证可追溯性应适当保存。建议保存期为10年。样本必须能与捐献者关联上。保存样本建议包括血清及DNA或RNA，以用作进一步分析。

当引入新的或改进的测试方法时，应对存档样本做出重新测试的决定和记录。当无归档样本可用时，必须进行风险评估。

7.5 结论

器官捐献和移植程序需在有限时间内完成，特别是在逝世后器官捐献中，其中大多数程序快速进行以保持尽可能短的缺血时间。

捐献者和受者因素的风险评估必须根据个体情况具体分析。有一些因素使得捐献者的某个器官不适合特定受者，而同一器官却可能是另一受者的救命符。移植医生有责任仔细评估捐献者和受者因素，做出个体化的风险-收益分析。而负责当局和医疗界的共同责任则是组织移植体系（包括分配计划），防止器官损失，宣传器官捐献使其得到社会更大的尊重。同样重要的是，记录和评估什么时候和为什么获取的器官最终没有使用，从这些教训中学习，确保未来器官的使用更加优化。

应为移植等待名单上登记的每个患者制作"个体化的"捐献者/器官档案。这种方法有助于规划充分的捐献者/受者风险评估和有效利用所有合适的器官。

不管根据上述分级系统评估风险如何，器官移植手术医生对器官的使用负整体责任。

参考文献

1. ALLIANCE-O (European Group for Co-ordination of National Research Programmes on Organ Donation and Transplantation) [available from: http://ec.europa.eu/research/fp7/pdf/era-net/fact_sheets/fp6/alliance-o_en.pdf, accessed: 30 January 2016].

2. Project DOPKI (Improving the knowledge and practices in organ donation): Guide of recommendations for quality assurance programmes in the deceased donation process [available from: www.ont.es/publicaciones/Documents/DOPKI%20GUIA.pdf, accessed: 30 January 2016].

3. Nanni Costa A, Grossi P, Gianelli Castiglione A et al. Quality and safety in the Italian donor evaluation process. *Transplantation* 2008; (85): S52-S56.

4. Feng S, Goodrich NP, Bragg-Gresham JL et al. Characteristics associated with liver graft failure: the concept of a donor risk index. *Am J Transplant* 2006; (6): 783−90.

5. Rao PS, Schaubel DE, Guidinger MK et al. A comprehensive risk quantification score for deceased donor kidneys: the kidney donor risk index. *Transplantation* 2009; (88): 231−6.

6. Frühauf NR, Fischer-Fröhlich CL, Kutschmann M et al. Joint impact of donor and recipient parameters on the outcome of liver transplantation in Germany. *Transplantation* 2011; (92): 1378−84.

7. Giessing M. Ten years of the Eurotransplant senior program: are there still age limits for kidney transplantation? *Urologe A* 2009; (48): 1429−37.

8. Giessing M, Fuller TF, Friedersdorff F et al. Outcomes of transplanting deceased-donor kidneys between elderly donors and recipients. *J Am SocNephrol* 2009; (20): 37−40.

9. DOPKI (Improving the knowledge and practices in organ donation) [available from: http://ec.europa.eu/research/fp6/ssp/dopki_en.htm, accessed: 30 January 2016; and from www.ont.es/internacional/Documents/DOPKI.pdf, accessed: 30 January 2016].

10. Andrés A, Fischer-Fröhlich CL. Chapter 4: Oran Viability: 99−154. In: Valero R, editor. *Transplant coordination manual*. 3ʳᵈ edition. Barcelona: Aguilógrafic, 2014. ISBN: 978−84−616−8840−1.

11. Fischer-Fröhlich CL, Königsrainer A, Nadalin S. Spenderselektion und neues Transplantationsgesetz. *Allgemein und Viszeralchirurgie up2date* 2012; (5): 339−56.

12. Shin M, Kim SJ. ABO incompatible kidney transplantation — current status and uncertainties. *J Transplant* 2011; 970421.

13. Panis Y, Massault P, Sarfati P *et al*. Emergency liver retransplantation using a polycystic donor liver. *Transplantation* 1994; (57): 1672−3.

14. Jiménez C, Moreno E, García I *et al*. Successful transplantation of a liver graft with a calcified hydatid cyst after back-table resection. *Transplantation* 1995; (60): 883−4.

15. Mor E, Bozzagni P, Thung SN *et al*. Backtable resection of a giant cavernous hemangioma in a donor liver. *Transplantation* 1995; (60): 616−17.

16. Moreno E, García I, González-Pinto I *et al*. Succesful reuse of a liver graft. *Br J Surg* 1991; (78): 813−14.

17. Rentsch M, Meyer J, Andrassy J *et al*. Late reuse of liver allografts from brain-dead graft recipients: the Munich experience and a review of the literature. *Liver Transpl* 2010; (16): 701−4.

18. Pasic M, Gallino A, Carrel T *et al*. Reuse of a transplanted heart. *N Engl J Med* 1993; (328): 319−20.

19. Andrés A, Morales JM, Herrero JC *et al*. Double versus single renal allograft from aged donors. *Transplantation* 2000; (69): 2060−6.

20. Cecka JM, Terasaki PI. Optimal use for older donor kidneys: older recipients. *Transplant* Proc 1995; (27): 801−2.

21. Herrero JC, Gutiérrez E, Martínez A *et al*. Results of kidney transplantation in recipients over 70 years of age: experience at a single center. *Transplant Proc* 2003; (35): 1675−6.

22. Remuzzi G, Cravedi P, Perna A *et al*. Long-term outcome of renal transplantation from older donors. *N Engl J Med* 2006; (354): 343−52.

23. Andrés A, Hernandez A, Herrero JC *et al*. Kidney transplant in extremely aged recipients using extremely aged deceased donors [abstract] *Am J Transplant* 2008; 8 (Suppl 2): 455.

24. Lim WH, Chang S, Chadban S *et al*. Donor-recipient age matching improves years of graft function in deceased-donor kidney transplantation. *Nephrol Dial Transplant* 2010; (25): 3082−9.

25. The Canadian Council for Donation and Transplantation: *Kidney allocation in Canada: A Canadian Forum, Report and Recommendations (Toronto, ONT, Canada, 2006)*. Edmonton, AB, Canada: The Canadian Council for Donation and Transplantation, 2007 [available from: www.organsandtissues.ca/s/wp-content/uploads/2011/11/Kidney_Allocation_FINAL.pdf, accessed 30 January 2016].

26. Port FK, Bragg-Gresham JL, Metzger RA *et al*. Donor characteristics associated with reduced graft survival: an approach to expanding the pool of kidney donors. Transplantation 2002; (74): 1281−6.

27. Metzger RA, Delmonico FL, Feng S *et al*. Expanded criteria donors for kidney transplantation. *Am J Transplant* 2003; 3(Suppl 4): 114−25.

28. Becker YT, Leverson GE, D'Alessandro AM *et al*. Diabetic kidneys can safely expand the donor pool. *Transplantation* 2002; (74): 141−5.

29. Ojo AO, Leichtman AB, Punch JD *et al*. Impact of pre-existing donor hypertension and diabetes mellitus on cadaveric renal transplant outcomes. *Am J Kidney Dis* 2000; (36): 153−9.

30. CKD Work Group. Kidney disease: improving global outcomes. KDIGO 2012 Clinical practice guideline for the evaluation and management of chronic kidney disease. *Kidney Inter*. 2013; (3) Suppl: 1−150.

31. Gutiérrez E, González E, Martínez A *et al*. Resultados del trasplanterenal con riñones de donantes en muertecerebral y deterioroagudo de función renal [abstract] *Nefrología* 2002; 22 (Suppl 6): 83.

32. Anil Kumar MS, Khan SM, Jaglan S *et al*. Successful transplantation of kidneys from deceased donors with acute renal failure: three-year results. *Transplantation* 2006; (82): 1640−5.

33. Rodrigo E, Miñambres E, Piñeera C *et al*. Using RIFLE criteria to evaluate acute kidney injury in brain-deceased kidney donors. *Nephrol Dial Transplant*. 2010; (25): 1531−7.

34. Portolés J, Marañes A, Marrón B *et al*. Double renal transplant from infant donor. *Transplantation* 1996; (61): 37−40.

35. Kirste G, Blumke M, Krumme B. A new operative technique of paratopic positioning of paediatric *en bloc* kidneys for transplantation. *Clin Transplant* 1914; (8): 139−43.

36. Kayler LK, Magliocca J, Kim RD *et al*. Single kidney transplantation from young paediatric donors in the United States. *Am J Transplant* 2009; (9): 2745−51.

37. Gallinat A, Sotiropoulos GC, Witzke O *et al*. Kidney grafts from donors ⩽ 5 yrs of age: single kidney transplantation for paediatric recipients or *en bloc* transplantation for adults? *Pediatr Transplant* 2013; (17): 179−84.

38. Booster MH, Wijnem RM, Vroemen AM *et al*. In situ preservation of kidneys from non-heart-beating donors — a proposal for a

standardized protocol. *Transplantation* 1993; (56): 613–17.

39. Weber M, Dindo D, Demartines N *et al*. Kidney transplantation from donors without a heartbeat. *N Engl J Med* 2002; (347): 248–55.

40. Alonso A, Fernández-Rivera C, Villaverde P *et al*. Renal transplantation from non-heart-beating donors: a single-center 10-year experience. *Transplant Proc* 2005; (37): 3658–60.

41. Valero R, Cabrer C, Oppenheimer F *et al*. Normothermic recirculation reduces primary graft dysfunction of kidneys obtained from non-heartbeating donors. *Transpl Int* 2000; (13): 303–10.

42. Sánchez-Fructuoso AI, Prats D, Torrente J *et al*. Renal transplantation from non-heart-beating donors: a promising alternative to enlarge the donor pool. *J Am Soc Nephrol* 2000; (11): 350–8.

43. Andrés A, Gutiérrez E, Dipalma T *et al*. Successful kidney transplantation from helicopter transported deceased after cardiac death (DCD) donors with irreversible cardiac arrest in the street or at home far from the hospital [abstract] *Am J Transplant* 2011; 11 (Suppl 2): 224.

44. Frühauf NR, Fischer-Fröhlich CL, Kutschmann M *et al*. Joint impact of donor and recipient parameters on the outcome of liver transplantation in Germany. *Transplantation* 2011; (92): 1378–84.

45. Cuende N, Grande L, Sanjuan F *et al*. Liver transplant with organs from elderly donors: Spanish experience with more than 300 liver donors over 70 years of age. *Transplantation* 2002; (73): 1360.

46. Cescon M, Grazi GL, Cucchetti A *et al*. Improving the outcome of liver transplantation with very old donors with updated selection and management criteria. *Liver Transpl* 2008; (14): 672–9.

47. Yersiz H, Shaked A, Olthoff K *et al*. Correlation between donor age and the pattern of liver graft recovery after transplantation. *Transplantation* 1995; (60): 790–4.

48. Emre S, Schwartz ME, Altaca G *et al*. Safe use of hepatic allografts from donors older than 70 years. *Transplantation* 1996; (62): 62–5.

49. Jiménez C, Moreno E, Colina F *et al*. Use of octogenarian livers safely expands the donor pool. *Transplantation* 1999; (68): 572–5.

50. Cescon M, Grazi GL, Ercolani G *et al*. Long-term survival of recipients of liver grafts from donors older than 80 years: is it achievable? *Liver Transpl* 2003; (9): 1174–80.

51. Nardo B, Masetti M, Urbani L *et al*. Liver transplantation from donors aged 80 years and over: pushing the limit. *Am J Transplant* 2004; (4): 1139–47.

52. Kim DY, Cauduro SP, Bohorquez HE *et al*. Routine use of livers from deceased donors older than 70: is it justified? *Transpl Int* 2005; (18): 73–7.

53. Singhal A, Sezginsoy B, Ghuloom AE *et al*. Orthotopic liver transplant using allografts from geriatric population in the United States: is there any age limit? *Exp Clin Transplant* 2010; (8): 196–201.

54. Faber W, Seehofer D, Puhl G *et al*. Donor age does not influence 12-month outcome after orthotopic liver transplantation. *Transplant Proc* 2011; (43): 3789–95.

55. Kim DY, Moon J, Island ER *et al*. Liver transplantation using elderly donors: a risk factor analysis. *Clin Transplant* 2011; (25): 270–6.

56. Lai Q, Melandro F, Levi Sandri GB *et al*. Use of elderly donors for liver transplantation: has the limit been reached? *J Gastrointestin Liver Dis* 2011; (20): 383–7.

57. Sampedro B, Cabezas J, Fábrega E *et al*. Liver transplantation with donors older than 75 years. *Transplant Proc* 2011; (43): 679–82.

58. Akkina SK, Asrani SK, Peng Y *et al*. Development of organ-specific donor risk indices. *Liver Transpl* 2012; (18): 395–404.

59. Ploeg R, D'Alessandro A, Knechtle SJ *et al*. Risk factors for primary dysfunction after liver transplantation — a multivariate analysis. *Transplantation* 1993; (55): 807–13.

60. Cescon M, Grazi GL, Cucchetti A *et al*. Improving the outcome of liver transplantation with very old donors with updated selection and management criteria. *Liver Transpl* 2008; (14): 672–9.

61. Fischer-Fröhlich CL, Frühauf NR *et al*. Analysis of competing failure risks reveals proper liver assessment at recovery excluding severe steatosis as crucial compared to other cumulative extended donor criteria. *Organs, Tissues and Cells* 2012; (15): 115–21.

62. Rey JW, Wirges U, Dienes HP *et al*. Hepatic steatosis in organ donors: disparity between surgery and histology? *Transplant Proc* 2009; (41): 2557–60.

63. D'Alessandro A, Kalayoglu M, Sollinguer H *et al*. The predictive value of donor liver biopsies for the development of primary nonfunction after orthotopic liver transplantation. *Transplantation* 1991; (51): 157–63.

64. Urena MA, Moreno E, Romero CJ *et al*. An approach to the rational use of steatotic donor livers in liver transplantation. *Hepatogastroenterology* 1999; (46): 1164–73.

65. de Graaf EL, Kench J, Dilworth P *et al*. Grade of deceased donor liver macrovesicular steatosis impacts graft and recipient outcomes more than the donor risk index. *J Gastroenterol Hepatol* 2012; (27): 422–4.

66. Avolio AW, Frongillo F, Nicolotti N *et al*. Successful use of extended criteria donor grafts with low to moderate steatosis in patients with model for end-stage liver disease scores below 27. *Transplant Proc* 2009 Jan-Feb; 41 (1): 208−12.

67. Briceño J, Ciria R, Pleguezuelo M *et al*. Impact of donor graft steatosis on overall outcome and viral recurrence after liver transplantation for hepatitis C virus cirrhosis. Liver Transpl 2009; (15): 37−48.

68. Cucchetti A, Vivarelli M, Ravaioli M *et al*. Assessment of donor steatosis in liver transplantation: is it possible without liver biopsy? *Clin Transplant* 2009; (23): 519−24.

69. de Graaf EL, Kench J, Dilworth P *et al*. Grade of deceased donor liver macrovesicularsteatosis impacts graft and recipient outcomes more than the donor risk index. *J Gastroenterol Hepatol* 2012; (27): 422−4.

70. Noujaim HM, de Ville de Goyet J, Montero EF *et al*. Expanding post mortem donor pool using steatotic liver grafts: a new look. *Transplantation* 2009; (87): 919−25.

71. Verran D, Kusyk T, Painter D *et al*. Use of 120 steatotic donor livers for orthotopic liver transplantation. *Liver Transpl* 2003; (9): 500−5.

72. Sharkey FE, Lytvak I, Prihoda TJ *et al*. High-grade microsteatosis and delay in hepatic function after orthotopic liver transplantation. *Hum Pathol* 2011; (42): 1337−42.

73. Foley DP, Fernández LA, Leverson G *et al*. Biliary complications after liver transplantation from donation after cardiac death donors: an analysis of risk factors and long-term outcomes from a single center. *Ann Surg* 2011; (253): 817−25.

74. Taner CB, Bulatao IG, Perry DK *et al*. Asystole to cross-clamp period predicts development of biliary complications in liver transplantation using donation after cardiac death donors. *Transpl Int* 2012; (25): 838−46.

75. Taner CB, Bulatao IG, Willingham DL *et al*. Events in procurement as risk factors for ischemic cholangiopathy in liver transplantation using donation after cardiac death donors. *Liver Transpl* 2012; (18): 100−11.

76. Abt P, Crawford M, Desai N *et al*. Liver transplantation from controlled non-heart-beating donors: an increased incidence of biliary complications. *Transplantation* 2003; (75): 1659−63.

77. Fondevila C, Hessheimer AJ, Flores E *et al*. Applicability and results of Maastricht type 2 donation after cardiac death liver transplantation. *Am J Transplant* 2012; (12): 162−70.

78. Van Golen RF, van Gulik TM, Heger M. The sterile immune response during hepatic ischemia/reperfusion. *Cytokine Growth Factor Rev* 2012; (23): 69−84.

79. Peralta C, Jiménez-Castro MB, Gracia-Sancho J. Hepatic ischemia and reperfusion injury: effects on the liver sinusoidal milieu. *J Hepatol* 2013; (59): 1094−1106.

80. Thuluvath PJ, Guidinger MK, Fung JJ *et al*. Liver transplantation in the United States, 1999−2008. *Am J Transplant* 2010; (10): 1003−19.

81. Kim WR, Therneau TM, Benson JT *et al*. Deaths on the liver transplant waiting list: an analysis of competing risks. *Hepatology* 2006; (43): 345−51.

82. Adam R, Sanchez C, Astarcioglu I *et al*. Deleterious effect of extended cold ischemia time on the posttransplant outcome of aged livers. *Transplant Proc* 1995; (27): 1181−3.

83. Yersiz H, Renz JF, Farmer DG *et al*. One hundred *in situ* split-liver transplantations: a single-center experience. *Ann Surg* 2003; (238): 496−505.

84. Reich DJ, Muñoz SJ, Rothstein KD *et al*. Controlled non-heart-beating donor liver transplantation: a successful single center experience, with topic update. *Transplantation* 2000; (70): 1159−66.

85. Cameron A, Busuttil RW. AASLD/ILTS transplant course: is there an extended donor suitable for everyone? *Liver Transpl* 2005 November: 11 (Suppl 2): S2−5.

86. Rauchfuss F, Voigt R, Dittmar Y *et al*. Liver transplantation utilizing old donor organs: a German single-center experience. *Transplant Proc* 2010; (42): 175−7.

87. Fouzas I, Sgourakis G, Nowak KM *et al*. Liver transplantation with grafts from septuagenarians. *Transplant Proc* 2008; (40): 3198−200.

88. Saidi RF. Change in pattern of organ donation and utilization in US. *Int J Organ Transplant Med* 2012; (3): 149−56.

89. Loinaz C, González EM. Marginal donors in liver transplantation. *Hepatogastroenterology* 2000; (47): 256−63.

90. Verran D, Kusyk T, Painter D *et al*. Clinical experience gained from the use of 120 steatotic donor livers for orthotopic liver transplantation. *Liver Transpl* 2003; (9): 500−5.

91. George J, Pera N, Phung N *et al*. Lipid peroxidation, stellate cell activation and hepatic fibrogenesis in a rat model of chronic steatohepatitis. *J Hepatol* 2003; (39): 756−64.

92. Gabrielli M, Moisan F, Vidal M *et al*. Steatotic livers. Can we use them in OLTX? Outcome data from a prospective baseline liver biopsy study. *Ann Hepatol* 2012; (11): 891−8.

93. Cywinski JB, Mascha E, Miller C *et al*. Association between donor-recipient serum sodium differences and orthotopic liver transplant graft function. *Liver Transpl* 2008; (14): 59−85.

94. Powner DJ. Factors during donor care that may affect liver transplantation outcome. *Prog Transplant* 2004; (14): 241−7; quiz 248−9.

95. Forni A, Luciani GB, Chiominto B *et al*. Results with expanded donor acceptance criteria in heart transplantation. *Transplant Proc* 2011; (43): 953−9.

96. Forni A, Luciani GB, Chiominto B *et al*. Impact of donor quality on outcome of heart transplantation. *Eur J Cardiothorac Surg* 2010; (38): 788−94.

97. Shöler S, Matsahke K, Loebe M *et al*. Coronary artery disease in patients with hearts from older donors: morphologic features and therapeutics implications. *J Heart Lung Transplant* 1993; (12): 100−9.

98. Luciani G, Levi H, Faggian G *et al*. Clinical results of heart transplantation in recipients over 55 years of age with donors over 40 years of age. *J Heart Lung Transplant* 1992; (11): 1177−83.

99. Potapov EV, Loebe M, Hubler M *et al*. Medium-term results of heart transplantation using donors over 63 years of age. Transplantation 1999; (68): 1834−8.

100. Lietz K, John R, Mancini DM *et al*. Outcomes in cardiac transplant recipients using allografts from older donors versus mortality on the transplant waiting list; implications for donor selection criteria. *J Am Coll* Cardiol 2004; (43): 1553−61.

101. Bruschi G, Colombo T, Oliva F *et al*. Orthotopic heart transplantation with donors greater than or equal to 60 years of age: a single-center experience. Eur *J Cardiothorac Surg* 2011; (40): 55−61.

102. Mancini DM, Schulze PC, Jiang J *et al*. Cardiac transplantation in over 2000 patients: a single-institution experience from Columbia University. *Clin Transpl* 2011; (25): 157−75.

103. Zeissig SR, Fischer-Froehlich CL, Polster F *et al*. Current practice of heart donor evaluation in Germany: multivariable risk factor analysis confirms practicability of guidelines. *J Transplant*. 2013; 2013: 701854. Published online 30 September 2013. DOI: 10.1155/2013/701854.

104. Kutschmann M, Fischer-Fröhlich CL, Schmidtmann I *et al*. The joint impact of donor and recipient parameters on the outcome of heart transplantation in Germany after graft allocation. *Transpl Int* 2014; (27): 152−61.

105. Kutschmann M, Fischer-Fröhlich CL, Schmidtmann I. Outcome of heart transplantation in Germany: details to be considered beyond multivariate analysis to improve the quality of graft allocation. *Organs, Tissues and Cells* 2014; (17): 53−61.

106. Simion D, Casartelli ML, Procaccio F. Early targeted treatment may facilitate complete weaning from vasopressors and recovery of stunned hearts in unstable potential donors: a new golden time for organ retrieval? *Organs, Tissues and Cells* 2014; (17): 49−52.

107. Fischer-Fröhlich CL, Lauchart W. Evaluation of heart function in organ donors. *Organs Tissues and Cells* 2008; (11): 101.

108. Grauhan O, Siniawski H, Dandel M *et al*. Coronary atherosclerosis of the donor heart — impact on early graft failure. *Eur J Cardiothorac Surg* 2007; (32): 634−8.

109. Grauhan O, Wesslau C, Hetzer R. Routine screening of donor hearts by coronary angiography is feasible. *Transplant Proc* 2006; (38): 666−7.

110. Bombardini T, Gherardi S, Arpesella G *et al*. Favorable short-term outcome of transplanted hearts selected from marginal donors by pharmacological stress echocardiography. *J Am Soc Echocardiogr* 2011; (24): 353−62.

111. Costanzo MR, Dipchand A, Starling R *et al*. The International Society of Heart and Lung Transplantation (ISHLT) guidelines for the care of heart transplant recipients. *J Heart Lung Transplant* 2010; (29): 914−56.

112. Shemie SD, Ross H, Pagliarello J *et al*. Organ donor management in Canada: recommendations of the forum on medical management to optimize donor organ potential. *CMAJ* 2006; (174): S13−32.

113. Wood KE, Becker BN, McCartney JG *et al*. Current concepts: care of potential organ donor. *N Engl J Med* 2004; (351): 2730−9.

114. Audibert G, Charpentier C, Seguin-Devaux C *et al*. Improvement of donor myocardial function after treatment of autonomic storm during brain death. *Transplantation* 2006; (82): 1031−6.

115. Ryan JB, Hicks M, Cropper JR *et al*. Functional evidence of reversible ischemic injury immediately after the sympathetic storm associated with experimental brain death. *J Heart Lung Transplant* 2003; (22): 922−8.

116. Rosendale JD, Kauffman HM, McBride MA *et al*. Hormonal resuscitation yields more transplanted hearts, with improved early function. *Transplantation* 2003; 5 (8): 1336−1441.

117. Novitzky D, Cooper DK, Rosendale JD *et al*. Hormonal therapy of the brain-dead organ donor: experimental and clinical studies. *Transplantation* 2006; 82 (11): 1396−1401.

118. Rosendale JD, Kauffman HM, McBride MA *et al*. Hormonal resuscitation yields more transplanted hearts, with improved early function. *Transplantation* 2003; 5 (8): 1336−41.

119. Wittwer T, Wahlers T. Marginal donor grafts in heart transplantation: lessons learned from 25 years of experience. *Transpl Int* 2008; (21): 113−25.

120. Warnecke G, Moradiellos J, Tudorache I *et al*. Normothermic perfusion of donor lungs for preservation and assessment with the Organ Care System Lung before bilateral transplantation: a pilot study of 12 patients. *Lancet* 2012; (380): 1851−8.

121. Núñez JR, Varela A, del Rio F *et al*. Bipulmonary transplants with lungs obtained from two non-heartbeating donors who died out of hospital. *J Thorac Cardiovasc Surg* 2004; (127): 297−9.

122. Gómez-de-Antonio D, Campo-Cañaveral JL, Crowley S *et al*. Clinical lung transplantation from uncontrolled non-heart-beating donors revisited. *J Heart Lung Transplant* 2012; (31): 349−53.

123. de Perrot M, Liu M, Waddell TK *et al*. Ischemia-reperfusion induced lung injury. *Am J Respir Crit Care Med* 2003; (167): 490−511.

124. Christie JD, Van Raemdonck D, de Perrot M *et al*; Working Group on Primary Lung Graft Dysfunction. Report of the ISHLT Working Group on primary lung graft dysfunction, Part I: introduction and methods. *J Heart Lung Transplant* 2005; (24): 1451−3.

125. Bhorade S, Vigneswaran W, McCabe M *et al*. Liberalization of donor criteria may expand the donor pool without adverse consequence in lung transplantation. *J Heart Lung Transplant* 2000; (19): 1200−4.

126. De Soyza AG, Dark JH, Parums DV *et al*. Donor acquired small cell lung cancer following pulmonary transplantation. *Chest* 2001; (120): 1030−1.

127. de Perrot M, Wigle DA, Pierre AF *et al*. Bronchogenic carcinoma after solid organ transplantation. *Ann Thorac Surg* 2003; (75): 367−71.

128. Diamond JM, Lee JC, Kawut SM *et al*. Clinical risk factors for primary graft dysfunction after lung transplantation. *Am J Respir Crit Care Med* 2013; (187): 527−34.

129. Bonser RS, Taylor R, Collett D *et al*; Cardiothoracic Advisory Group to NHS Blood and Transplant and the Association of Lung Transplant Physicians (UK). Effect of donor smoking on survival after lung transplantation: a cohort study of a prospective registry. *Lancet* 2012; (380): 747−55.

130. Taghavi S, Jayarajan S, Komaroff E *et al*. Double-lung transplantation can be safely performed using donors with heavy smoking history. *Ann Thorac Surg* 2013; (95): 1912−17.

131. Berman M, Goldsmith K, Jenkins D *et al*. Comparison of outcomes from smoking and nonsmoking donors: thirteen-year experience. *Ann Thorac Surg* 2010; (90): 1786−92.

132. Oto T, Griffiths AP, Levvey B *et al*. A donor history of smoking affects early but not late outcome in lung transplantation. *Transplantation* 2004; (78): 599−606.

133. McCowin MJ, Hall TS, Babcock WD *et al*. Changes in radiographic abnormalities in organ donors: associations with lung transplantation. *J Heart Lung Transplant* 2005; (24): 323−30.

134. Puskas JD, Winton TL, Miller DJ *et al*. Unilateral donor lung dysfunction does not preclude successful contralateral single-lung transplantation. *J Thorac Cardiovasc Surg* 1992; (103): 1015−17.

135. Bolton JS, Padia SA, Borja MC *et al*. The predictive value and inter-observer variability of donor chest radiograph interpretation in lung transplantation. *Eur J Cardiothorac Surg* 2003; (23): 484−7.

136. Mattner F, Kola A, Fischer S *et al*. Impact of bacterial and fungal donor organ contamination in lung, heartlung, heart and liver transplantation. *Infection* 2008; (36): 207−12.

137. Campos S, Caramori M, Teixeira R *et al*. Bacterial and fungal pneumonias after lung transplantation. *Transplant Proc* 2008; (40): 822−4.

138. Bonde PN, Patel ND, Borja MC *et al*. Impact of donor lung organisms on post-lung transplant pneumonia. *J Heart Lung Transplant* 2006; (25): 99−105.

139. Weill D, Dey GC, Young KR *et al*. A positive donor Gram stain does not predict the development of pneumonia, oxygenation or duration of mechanical ventilation following lung transplantation [abstract]. *J Heart Lung Transplant* 2001; (20): 255.

140. Zenati M, Dowling RD, Dummer JS *et al*. Influence of the donor lung on development of early infections in lung transplant recipients. *J Heart Lung Transplant* 1990; (9): 502−9.

141. Avlonitis VS, Krause A, Luzzi L *et al*. Bacterial colonization of the donor lower airways is a predictor of poor outcome in lung transplantation. *Eur J Cardiothorac Surg* 2003; (24): 601−7.

142. Zafar F, Khan MS, Heinle JS *et al*. Does donor arterial partial pressure of oxygen affect outcomes after lung transplantation? A review of more than 12 000 lung transplants. *J Thorac Cardiovasc Surg* 2012; (143): 919−25.

143. Ruiz I, Gavaldá J, Monforte V *et al*. Donor-to-host transmission of bacterial and fungal infections in lung transplantation. *Am J Transplant* 2006; (6): 178−82.

144. Ciulli F, Tamm M, Dennis CM *et al*. Donor-transmitted bacterial infection in heart-lung transplantation. *Transplant Proc* 1993; (25): 1155−6.

145. Eurotransplant Foundation: *Eurotransplant manual*, chapter 7: ET-Pancreas allocation system (EPAS). Leiden, Netherlands: Eurotransplant Foundation, 2013 [available from: www.eurotransplant.org/cms/mediaobject.php?file=H7+EPAS+september+2013+v2.pdf, accessed: 24 February 2016].

146. Neidlinger NA, Odorico JS, Sollinger HW *et al*. Can 'extreme' pancreas donors expand the donor pool? *Curr Opin Organ Transplant* 2008; (13): 67−71.

147. Singh RP, Rogers J, Farney AC *et al*. Outcomes of extended donors in pancreatic transplantation with portal-enteric drainage. *Transplant Proc* 2008; (40): 502–5.

148. Vianna RM, Mangus RS, Tector AJ. Current status of small bowel and multivisceral transplantation. *Adv Surg* 2008; (42): 129–50.

149. Fischer-Fröhlich CL, Königsrainer A, Schaffer R *et al*. Organ donation: when should we consider intestinal donation. *Transpl Int* 2012; (25): 1229–40.

150. Rushton SN, Hudson AJ, Collett D *et al*. Strategies for expanding the UK pool of potential intestinal transplant donors. *Transplantation* 2013; (95): 234–9.

151. Matsumoto CS, Kaufman SS, Girlanda R *et al*. Utilization of donors who have suffered cardiopulmonary arrest and resuscitation in intestinal transplantation. *Transplantation* 2008; (86): 941–6.

152. FOEDUS (Facilitating Exchange of Organs Donated in EU Member States, EU-funded project) [project website: www.foedus-ja.eu, accessed: 30 January 2016].

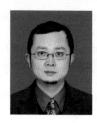

王振迪

医学博士，华中科技大学附属协和医院泌尿外科肾移植副教授、副主任医师。中国医师协会器官移植医师分会器官捐献专业委员会委员，中国医院协会器官获取与分配管理工作委员会委员，中国医师协会器官移植医师分会移植外科技术专业委员会委员，中华医学会器官移植分会异种移植小组委员，中国医疗保健国际交流促进会肾脏移植分会青年委员会委员。曾在德国纽伦堡-爱尔兰根大学工作三年。主持国家自然科学基金项目1项，国内外期刊发表文章十余篇，参编著作2本，参编译著2本。

第八章　感染性疾病传播的风险

8.1　引言

急性或潜伏期感染可通过移植物传播给受者，导致并发症或死亡[1]。对于可预见的感染，如CMV、HBV或HCV捐献者，可以选择特定受者，通过监测或预防性干预等措施使这些受者的发病率和死亡率降至可接受的范围[1-3]。

第七章7.1.1所述的风险等级（RL）对疾病传播的分类可能有所帮助，但只能视为指南。最终，每个捐献者和受者必须根据感染风险和在等待名单时间的长短进行单独评估。目前，可获得的捐献者来源性感染信息除了死亡或成功治愈的病例报告外，还包括由国家机构或专家的严格审查[1, 4-7]。

在逝世后捐献的情况下，除了能在几个小时内获得结果的几项检查，没有足够的时间进行详尽的流行病学调查[3, 5]。在没有时间限制的捐献中，应采用更加全面的诊断方法用于安全风险评估。例如，需要耗时1周以上处理并储存组织移植物的NAT检测。

除了国家指南，应考虑到传染病的流行病学现状及最新的流行病学[8, 9]。最近，对新发的地方性传染病和大流行性传染病的经验更加突出风险的变化，这最好通过国家或国际层面的特别行动来解决。例如，基孔肯雅病毒、西尼罗河病毒和2009年大流行的H1N1流感病毒等[10-14]。

器官或组织可传播的感染原包括5种病原体 ① 病毒：有或无病毒血症的捐献者组织感染。DNA病毒可能潜伏在组织中而不能检测到病毒血症；RNA病毒通常直接引起感染和疾病。② 细菌：菌血症或器官和组织的定植或感染。③ 真菌：真菌血症或器官和组织的定植或感染。④ 寄生虫：潜伏感染或急性感染。⑤ 朊病毒：感染。

捐献者中原发感染的时间表可以分类如下：

1）感染在入院前很长时间已经获得，如CMV、结核分枝杆菌或类圆线虫等。这些对捐献者既往感染的诊断一般通过检测免疫应答（如血清学检测）或通过捐献者的临床症状或体征。血清学检测往往不能明确鉴别捐献者感染是已经清除，还是组织或器官仍处于潜伏感染状态。而捐献者的潜伏感染可以通过移植物传播，并且可以在免疫抑制的受者体内被重新激活。如果受者之前没有针对该病原体的保护性免疫，则疾病的发病率和严重性可能更高。

2）感染可能在入院前不久获得，如HIV、HBV、HCV或WNV，并且捐献者尚无感染的临床症状和血清学反应。

从人体暴露于病原体到能够检测到针对病原体的抗体的时间段称为窗口期。窗口期包括两个阶段。在第一阶段，病原体会感染特异性靶组织，如淋巴结或肝，但尚未发生全身性扩散，并且在血液中检测不到病原体。在这种情况下，使用感染的器官可将感染从捐献者传播给受者。因为不能证实血液中存在病原体，这个阶段的窗口期称为隐蔽期。第二阶段，即病原体存在于血液中，但由于免疫系统尚未发生适当的反应，还检测不到抗体。

由于血清学检测可能在窗口期无应答，并且可能无临床症状，通过NAT检测血液中的病原体可以缩短初始感染和可能检测出病原体之间的时间。例如，使用NAT检测HCV的窗口期要比使用血清学明显缩短，约从70 d缩短至5 ~ 7 d。然而，NAT检测也不够灵敏到足以检测早期血液或血浆中的病原体（HIV和HCV为5 ~ 7 d，HBV约为20 d），即便NAT检测阴性，感染还是可能传播。

来自具有感染但筛查实验阴性的捐献者的疾病传播的风险被称为疾病传播的残留风险。如果发现最近感染的任何风险，必须报告此信息。NAT检测捐献者的血液或病原体靶组织，有助于缩短诊断的窗口期，直到血清学转化，但这并不总可行。此外，即使使用NAT检测，风险也不能完全消除[15]。

3）感染可能是在末次住院期间或在器官获取和运输过程中获得的。医院内的细菌和真菌感染的风险是最大的，尽管也有其他感染，如WNV通过血液制品的传播。诊断手段对于检测这些类型的感染更加有限。例如，在细菌/真菌培养结果出来之前，器官可能已经移植。在器官获取时需要仔细记录所有检测项目，并且需要强制性跟踪所有检测结果（如微生物检测）。任何感染或最新诊断信息应尽快传达至接受捐献者器官的所有移植中心。

应对可用信息回顾（如既往史、旅行史、现病史、接触和感染迹象）来指导决策过程，确定哪些病原体需要筛查。然而，不可能完全排除疾病传播的所有风险。器官捐献者感染性疾病的筛查中存在一些缺陷或局限性。

1）由于流行病学的变化和非典型感染的全球化，实验室不可能检测到所有潜在的感染。对于一些罕见病原体，尚无被批准或未被适当评估的检测方法。因此，国家当局应确保建立一个国家咨询中心，提供关于潜在疾病传播风险的专家建议。有关流行病学和捐献者来源感染危险因素的信息应与器官获取组织和移植中心共享。还应定期审核筛查方法的适当性、灵敏性和特异性。因为筛查结果的假阳性或不能筛查所有可疑病原体而导致器官废弃率必须最小，以避免器官弃用[8]。

2）基本筛查结果必须在器官获取前3～6h提供（见8.3）。这种紧张的时间表可能会妨碍某些病原体的确认结果，如人T淋巴细胞病毒-1（HTLV-

1）筛查的假阳性结果[16]。

3）在逝世后捐献中，脑损伤可以表现为类全身炎症表现。所有脑干反射消失，可以观察到免疫系统的崩溃，表现为"败血症样"综合征。需要仔细分析和辨别这种"脑衰竭综合征"。

4）在活体捐献者中，可能在初始筛查和实际捐献器官期间获得感染[17]。需确保筛查或重新筛查尽量接近器官获取时间，需教育潜在活体捐献者如何避免从筛查到捐献期间发生感染[18]。传递筛查结果时应考虑以下两个原则：① 任何"有反应性"的测试结果表明当前或过去有感染暴露。医学上定义为"阳性"。任何"无反应性"测试结果仅表明未检测到样品中病原体的证据。医学上将此定义为"阴性"，而不知道病原体是否有遗漏或是否存在。为了避免误解，测试结果仅报告为"无反应性"和"反应性"。然后适当考虑上述筛查实验的局限（见8.10.3）。② 病毒筛查及结果解释中使用的缩写应标准化，如表8.1所示。在整个章节中将使用这种形式。

表8.1　用于报告病毒筛查结果的缩写词

首字母缩略词（标准化）	其他仍在使用的缩写	注　　释
抗HBs	HBs-Ab	乙型肝炎病毒表面抗原抗体
抗HBe		乙型肝炎病毒E抗原抗体
抗HCV	HCV-Ab	抗丙型肝炎病毒抗体
HBeAg		E抗原
HBsAg		乙型肝炎病毒表面抗原
抗HBc	HBc-Ab	乙型肝炎病毒核心抗原抗体
抗HBc-IgM	HBc-Ab IgM	乙型肝炎病毒的核心抗原抗体IgM
抗HIV	HIV-Ab	抗HIV抗体，没有定义亚型
抗HIV-1/2	HIV-1/2-Ab	针对HIV-1或HIV-2的抗体
抗HIV-1	HIV-1-Ab	仅针对HIV-1亚型的抗体
抗HIV-2	HIV-2-Ab	仅针对HIV-2亚型的抗体
HIV-1-p24-Ag	HIV-p24-Ag	人免疫缺陷病毒-1亚型p24抗原
抗CMV	CMV-Ab	巨细胞病毒抗体（IgG和IgM的总抗体）
抗EBV	EBV-Ab	EB病毒抗体（通常在捐献者中检测抗EBV-VCA-IgG）
D^+/R^-		捐献者被病原体感染，受者未感染

（续表）

首字母缩略词（标准化）	其他仍在使用的缩写	注　　　释
D⁺/R⁺		捐献者和受者均被病原体感染
D⁻/R⁺		捐献者未感染，受者被病原体感染
D⁻/R⁻		捐献者和受者均未受病原体感染

8.2　病史和行为风险评估

在不同国家和地区之间，各指南中纳入或排除某些风险行为捐献者有所不同，由当地疾病流行和风险评估决定。由于流行病学的变化及诊断技术的发展，应定期审查这一风险标准目录。

先前已经在第六章6.2.1中概述了用于检测潜在传染病传播风险的数据。一个主要的关注点是HIV、HCV或HBV感染意外传播的风险[19]。HIV和HCV感染的发病率和流行率的不同取决于不同的风险因素[20, 21]，而新发感染的病因在欧洲各地均不同[22]。遗憾的是，只有少数的研究具有明确窗口期感染风险的充足证据[15, 19]。

尽管有这些局限，由美国公共卫生署（PHS）和美国疾病控制与预防中心（CDC）发布的于2013年更新的循证指南，被推荐用于评估有较高风险或非标准风险感染HIV、HCV或HBV的捐献者[19]。根据这些指南，如果存在以下情况之一，应认为捐献者存在HIV、HCV或HBV感染的高风险：

1）在过去12个月中与已知或怀疑患有HIV、HBV或HCV感染的人发生性行为的人。

2）在过去12个月中曾与男性发生性行为的男性。

3）在过去12个月中曾与一名有男性性行为史的男性发生性行为的妇女。

4）在过去12个月中曾为钱或药物而性交的人。

5）在过去12个月中与为换取钱或药物发生过性交的人发生性行为的人。

6）在过去12个月中由于非医疗原因通过静脉内、肌肉或皮下途径注射药物的人发生性行为的人（鼻内药物使用应解释为类似于皮下途径）。

7）年龄在18个月以下，由已知HIV、HBV或HCV感染或有高风险的母亲所生的孩子。

8）在过去12个月内母乳喂养的孩子，由感染HIV或感染HIV的风险增加的母亲。

9）在过去12个月中因非医疗原因通过静脉内、肌肉或皮下途径注射药物的人。

10）在过去12个月内被监禁或在少年惩教所连续72 h以上的人。

11）在过去12个月内新诊断患有梅毒、淋病、衣原体或生殖器溃疡的患者，或已接受治疗的患者。

12）在过去12个月中一直在进行血液透析的人（只有HCV感染的危险因素）。

这些高风险的捐献者，强烈建议NAT筛查HIV和HCV，以缩短诊断窗口期[3, 19]（见8.4.1.1）。

在欧洲环境中，应考虑与PHS指南的一些差异：

1）在过去12个月中曾接受过血液透析的人，在某些欧洲国家的HBV感染风险也会增加。

2）欧洲疾病预防控制中心[20]的年度流行病学报告称，在每个地理区域或移民和少数民族亚群中，通过异性性接触、男性同性恋性行为、注射药物滥用、医疗操作或垂直传播引起的急性HBV、HCV或HIV感染，发生了明显的变化。这些数据的结论也应该仔细考虑，如频繁更改性伴侣或生活方式（在青年期间）可能会改变某些人群的风险。

3）文身、耳朵穿孔、身体穿孔和（或）针灸在一些欧洲国家非常流行。通常，它们通过无菌方法操作，但在可疑的情况下，相关风险应被认为与非医疗注射相似。

4）根据PHS指南定义高风险捐献者的时间间隔可以缩短为两个潜伏期的持续时间。

任何受者，特别是那些接受高风险捐献者器官的受者，应定期接受后续捐献者来源性感染的早期检测[4]。应对受者进行移植后血清学和NAT检测，因为病原体可能还没有完全血清转化。

根据传染病在该区域或在捐献者特定亚群中的流行程度，应该考虑筛查某些寄生虫和细菌感染

器官获取或移植前（1～3h）	尽快（不一定在器官移植之前）	如在受者移植中心有指征，进行移植后回顾性检测
• 抗HIV–1/2（包括HIV–1–p24–Ag） • HBsAg和抗HBc • 抗HCV	• 抗CMV • 抗EBV-VCA-IgG • 抗梅毒螺旋体ELISA • 抗弓形虫	可以根据特定的受者概况进行额外的检测，以便进行特异性预防

（特别是查加斯病、疟疾、弓形体病等）。卫生恶劣的生活条件（特别是与水有关的条件）和户外条件可能使人们在不同情况下暴露于病原体，如查加斯病、蜱媒脑炎（TBE）和狂犬病。与野生动物及居住或靠近家庭的动物（如鸟类、大鼠、爬行动物）接触可能是感染的来源。动物传染病也可以通过食物传播。动物中流行性疾病的发生应该与人类的流行病进行交叉检查，因为这将有助于在早期阶段（如动物中的WNV流行）进行预防性干预。

旅行到或来自或有亲属在有地方性传播疾病如疟疾、锥虫病、狂犬病、WNV等地区的捐献者均需进一步评估。还应回顾最近用活疫苗接种的病史（见8.4.1.4）。如果捐献者被推迟献血，那么应当评估其推迟的原因。

8.3 器官捐献者感染的基本筛查

对逝世后器官捐献者的传染病基本筛查必须包括以下血清学检测，并且需要在上表中规定的时间内得到结果：

根据传染病的区域流行性或地方病的具体情况，可对捐献者行进一步检查。捐献者居住在疫区的情况下，捐献者筛查中应考虑表8.2中所列的其他检查[23]。此外，还应考虑母婴的垂直传播风险。

表8.2 对于居住在地理限制区域或由于祖先居住在那里而存在垂直传播风险的捐献者，应该考虑附加的筛查

检 测	中南美洲	北 非	撒哈拉以南非洲	印度次大陆	东南亚
HTLV血清学	总是	总是	总是	总是	总是
疟原虫属NAT*	中美洲和亚马孙河流域	没有	总是	总是	总是
大便检查**	总是	总是	总是	总是	总是
尿检查***	没有	埃及	总是	没有	没有
粪小杆线虫血清学	总是	总是	总是	总是	总是
血吸虫属血清学	加勒比、委内瑞拉和巴西	总是	总是	没有	总是
克氏锥虫血清学筛查；NAT或Strout实验排除寄生虫血症	总是（不是加勒比）	没有	没有	没有	没有
利什曼原虫血清学	总是	总是	总是	总是	总是
巴西副球孢子菌血清学	巴西	没有	没有	没有	没有
组织胞质菌和球孢子菌血清学	总是	没有	西非（组织胞质菌病）	没有	没有

*NAT作为排除寄生虫血症的检测方法较其他方法更敏感的。
**溶组织内阿米巴、华支睾吸虫属、血吸虫属、类圆线虫属。
***埃及血吸虫、皮肤芽生菌。
资料来源：根据参考文献［23］修改。

风险行为导致的HIV、HCV或HBV感染风险增加的捐献者在8.2中讨论。这些病原体应该根据8.4.1.1中所述的流程进行筛查。

在HCV抗体筛查阳性反应的情况下，应进行HCV-NAT补充检测，以评估捐献者的病毒血液是否被清除（自发的或由于治疗后的持续病毒学应答）。即使HCV-NAT结果阴性，HCV仍可存在于肝组织中。

应通过补充检测来验证反应性抗梅毒螺旋体筛查的最终结论，并区别是既往的还是急性感染。最好在器官获取之前获得抗梅毒螺旋体筛查的结果，以检测血源性病毒相关的额外感染风险。

需要指出，用于进一步微生物检测的样品应在获取时采集。应始终对以下章节中列出的所有病原体和目前能查到（包括血培养、BAL、尿培养等）的所有结果进行严格评价。

8.4 病毒感染

8.4.1 器官捐献者病毒感染的基本筛查

对逝世后器官捐献者病毒感染的基本筛查必须至少包括8.3中推荐的血清学检查。NAT筛查应该扩展到HIV-1、HBV或HCV高感染风险的捐献者[24]（见8.2和8.4.1.1）。这些测试的结果必须在器官获取或移植前提供。然而，即使NAT结果显示阴性，这些捐献者仍应被视为有较高感染风险，因为病毒在隐蔽期间存在残余风险。

应该按照病毒检测试剂的说明书和国家卫生当局的许可下，使用最新一代的检测进行病毒筛查[9]。每个中心应该有一个如何处理阳性反应或意外结果的预案（见8.4.1.1和8.10.1）[9]。对于基本筛查，血清学测试应检测IgG抗体。只有在特殊情况下才需要检测IgM。捐献者血清或血浆样品应由器官获取组织根据现有方法和国家建议[8]储存至少10年。因为检测手段的快速发展，必须定期审查筛查方案。本指南的建议是基于大多数成员国2015年的技术，并根据逝世后器官捐献的需要，365 d 24 h可检测。在一些国家，依据当地认证，可采用多种不同的技术进行NAT检测。在器官捐献的特殊情况下，如在标准工作时间之外使用单探针，且没有专业人员在场，进行NAT检测时，必须确保适当的灵敏度、特异性和检测周期。

血清标志物可能需要数周才能达到检测界限，并且不总是存在病毒血症。除非从适当的组织中获取了病毒样本，如来自脑部特定区域的狂犬病毒，来自心肌层的嗜心性病毒，否则通过NAT检测不到病毒性疾病。因此，如果有力的临床证据提示或强烈怀疑捐献者有感染，特别是当受者没有治疗选择时，不应该移植此类捐献者的器官。

由于病毒性疾病的特异性/地方流行率的差异，欧洲国家对捐献者血清学检测的要求不同[9]。例如，由于不同的病区、移民模式及环境差异，各地的人T淋巴细胞病毒（HTLV）、HBV、丁型肝炎及戊型肝炎的流行程度各不相同。欧洲国家之间及各欧洲国家内，各地戊型肝炎感染的流行率的多样性可能归因于人口的文化背景和饮食习惯。在某些地区，某些病毒的（如WNV）季节性流行，需要在特定时段扩大筛查[4, 5]。关于新的和新发的季节性或地区性病毒感染（如WNV、Usutu病毒、基孔肯雅病毒、登革热、流感等）的最新信息可以从下面列出的参考文献获得。成员国之间应讨论这些数据的相关性，以制定改进地方病毒筛查算法的区域性战略。

有关感染的更具体信息可以从以下网站获取：

- 世界卫生组织（WHO）:"国际旅行和健康"手册，网址：http：//www.who.int/ithen/
- 美国疾病控制与预防中心（CDC）：黄皮书 wwwnc.cdc.gov/travel
- 欧洲疾病预防控制中心（ECDC），网址：www.ecdc.europa.eu/en
- 成员国内的其他参考中心（如德国，见www.rki.de）

8.4.1.1 器官捐献者的筛查流程

8.2讨论了定义捐献者因风险行为而导致HIV、HCV或HBV感染风险增加的标准。对HIV、HCV或HBV感染风险增加的捐献者，需要制订筛查流程，以缩短诊断窗口期。与此相反，对于标准感染风险的捐献者，存在着因假阳性结果导致器官废弃与通过进一步的检测以提高安全性、缩短诊断窗口期的好处之间的争议[25, 26]。因此，应根据捐献者已知风险选用合适的筛查流程（图8.1～图8.3）。

在不久的将来，感染HCV但没有病毒血症（由于有效治疗后持续的病毒学应答或自发清除）的捐献者比例将增加。当NAT排除了病毒血症时，HCV传播则为低风险（见8.4.2.7）[27]。

对于HIV、HCV和HBV筛查，必须考虑到任何器官捐献者的初始反应结果阳性的可能。由于该初始反应结果可能是真阳性或假阳性，但器官捐献时间限制，因此必须使用验证初始结果的相应流程（图8.1～图8.3）。在没有时间限制时，捐献者组织或细胞中的任何初始反应的阳性结果都应当明确验证。

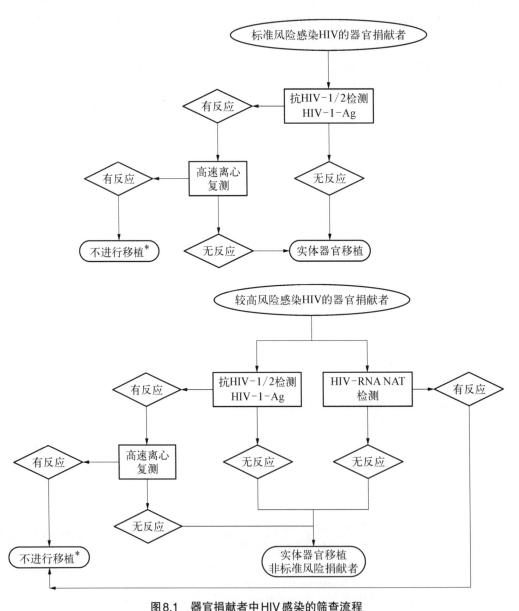

图8.1　器官捐献者中HIV感染的筛查流程
*只有在批准过的研究方案的许可下才可对感染HIV的受者进行器官移植

在抗HIV有反应性的情况下，在根据筛查结果拒绝接受捐献者或丢弃器官之前，建议确认检测结果。由于这个过程是耗时的，捐献医院、捐献协调员和器官获取组织以及路径中未提及的研究实验室应讨论所有选择方案。有关抗HIV捐献者阳性和受者阳性方案的进一步审议，见8.4.2.11。

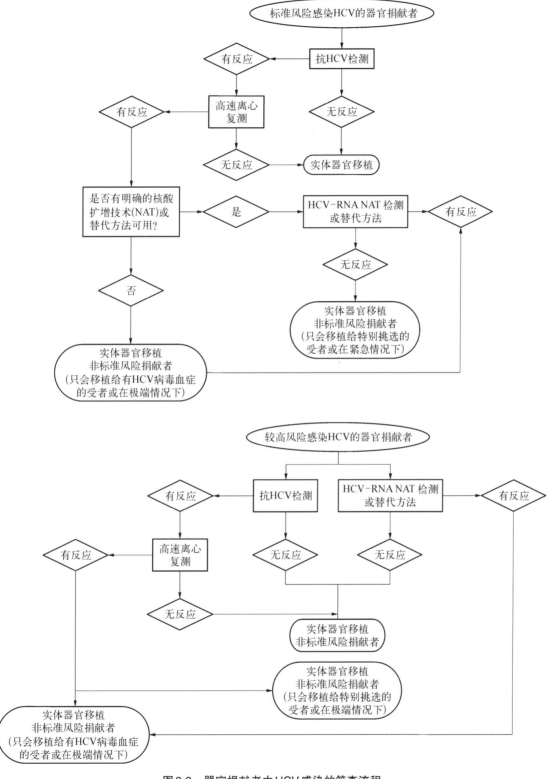

图8.2　器官捐献者中HCV感染的筛查流程

　　抗HCV有反应性的情况下，在根据筛查结果拒绝接受捐献者或丢弃器官之前，最好确认检测结果。由于这个过程是耗时的，捐献医院、捐献协调员和器官获取组织以及在路径中未提及的研究实验室应讨论所有选择方案。

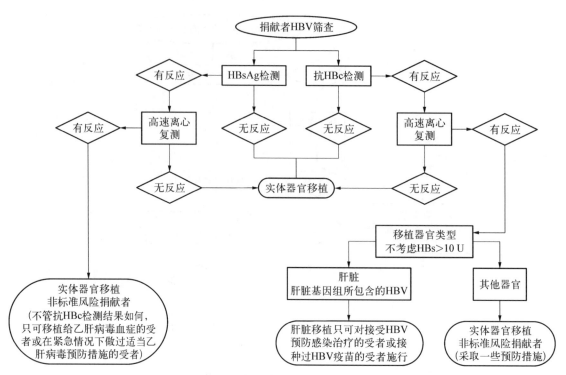

图 8.3　器官捐献者 HBV 感染的筛查流程

对于上面所示的风险路径，使用 > 10 U/L 抗 HBs 的阈值，因为这是大多数实验室将结果定义为阳性的较低阈值。应该考虑，由于 HBV 突变体，检测流程可能在一些国家无效

不考虑捐献者中的抗 HBs 滴度，当捐献者被测出 HBsAg 阴性和抗 HBc 阳性，可以移植器官，只要在受者中采取安全预防措施（参见 8.4.2.6）。如果 HBV-NAT 可用，则肝组织和血液的测量可以提供更具体的信息

乙型肝炎：增加感染的风险

1. 按照标准风险处理流程

2. 准确传达感染的高风险，包括所有捐献者的信息

在 HBsAg 或抗 HBc 有反应性的情况下，在根据筛查结果拒绝接受捐献者或丢弃器官之前，最好确认检测结果。由于这个过程是耗时的，捐献医院、捐献协调员和器官获取组织以及在路径中未提及的研究实验室应讨论所有选择方案

图 8.1 ～图 8.3 的左侧显示了 HIV、HCV 和 HBV 感染的标准风险捐献者的筛查流程。

图 8.1 ～图 8.3 的右侧显示了用于这种感染风险增加捐献者的筛查流程。

使用 NAT 同时筛查 HCV 和 HIV 可使诊断窗口期缩短至几天（仅用 HIV-1 NAT 筛查，除非另有要求）。除了隐匿性 HBV 感染外，HBV 的 NAT 不是必需的。

在缺乏明确风险因素的捐献者中，NAT 筛查的目的是进一步缩短诊断窗口期，但受限的是，许多欧洲国家对单个捐献者的 NAT 筛查很难进行，因为传播风险被假定为可忽略。

不存在感染风险升高的捐献者如 8.2 所述，但 HBsAg 阴性和抗 HBc 阳性的捐献者应评估肝移植 HBV 传播的风险（见 8.4.2.6）。

对于抗 HCV 阳性捐献者，HCV-NAT 或类似检查可以明确捐献者是否有病毒血症，以及使用器官的相关后果（见 8.4.2.7）。

8.4.1.2　活体捐献者病毒感染的基本筛查

基本筛查应在活体器官捐献者的初次咨询时及最终咨询和（或）器官获取之前进行，并且在获取移植器官之前必须得到结果。还需询问供、受者从初次到最后筛查及直至移植当天这期间可能获得的感染[18]。因此，合理筛查后仍然存在传播风险，因为这种传播已经发生。这需要教育捐献者如何避免 HIV、HCV 和 HBV 的感染，这将有助于降低风险。

有关详细信息，请参见第十三章。

8.4.1.3　对逝世后或活体捐献者组织和细胞中的病毒感染的基本筛查

请参阅《人体组织和细胞临床应用的质量与安全保障指南》。

8.4.1.4　捐献者的预防接种史

用活疫苗接种可导致疫苗来源的病原体传播给免疫抑制的受者，这可能引起危及生命的疾病（RL

1–2）。相比之下，捐献者进行灭活疫苗或被动免疫不可能对受者造成伤害，但是捐献者接种可能干扰筛查测试（如最近的 HBV 疫苗接种可能产生 HBsAg 检测结果阳性）。

因此，必须明确捐献者在过去 4 周内是否接受过活疫苗。活疫苗包括吸入的、减毒的流感疫苗（不可注射的、灭活的流感疫苗）、水痘带状疱疹疫苗、轮状病毒疫苗、麻疹疫苗、腮腺炎疫苗、风疹疫苗、卡介苗（BCG）、天花、口腔霍乱疫苗（不可注射）、黄热病疫苗和伤寒沙门菌疫苗（不可注射）。在这些情况下，需强制评估所有预防接种者免疫状态的个人风险。

活疫苗等效于急性感染的传播，需要在接种后 4 周对潜在受者进行个体风险评估（RL 1–2）

活疫苗包括针对以下病原体的疫苗接种：

- 流感（吸入的为活疫苗，可注射的为灭活疫苗）
- 水痘/带状疱疹
- 轮状病毒
- 麻疹
- 腮腺炎
- 风疹
- BCG
- 天花
- 霍乱弧菌（口服的为活疫苗，可注射的为灭活疫苗）
- 黄热病
- 伤寒沙门菌（口服的为活疫苗，可注射的为灭活疫苗）
- 小儿麻痹症（口服的为活疫苗，注射的为失活疫苗）

对于一些疫苗，传播的风险限于某些特定器官：

- 吸入流感疫苗：肺、面部
- 轮状病毒：肠道
- 霍乱：肠道
- 沙门菌：肠道

8.4.2 特异性病毒感染

8.4.2.1 基孔肯雅病毒

基孔肯雅病毒（CHIKV；RNA 的病毒披膜病毒科家族）感染是从印度洋、非洲热带和加勒比地区传入。传播发生在被感染的伊蚊种蚊（埃及或阿尔卑斯）叮咬，其通常在白天活动（白天活动）。如果存在感染蚊子的传染源，则进入国内的病例可以引发像 2007 年意大利北部当地传播的基孔肯雅病毒感染的暴发。由于欧洲温带地区没有检测到感染的伊蚊属蚊子，因此需要监测未感染的蚊子是否会因为受感染的人入境或受感染的蚊子随国际运输入境而被感染。埃及伊蚊最近在马德拉岛和俄罗斯南部、阿布哈兹和格鲁吉亚的黑海周围重新出现。2011 年，

22 个欧盟（EU）和欧洲经济区（EEA）国家报告了 55 个基孔肯雅热病例[20]。

感染通常表现为发热、关节痛和皮疹，但很少表现为脑膜脑炎、葡萄膜炎、视网膜炎、心肌炎、肝炎、肾炎、出血、脊髓炎和吉兰-巴雷综合征。

病毒血症出现在蚊子叮咬后 4 d 至 3 周，在此期间可能发生器官传播。通过 NAT 检测病毒血症是可能的。

根据目前流行病学数据，建议排除生活在或来自病毒持续暴发地区的捐献者的急性感染。来自这些捐献者的器官可以在测试结果出来之前使用。然而，在这种情况下，建议对已有感染记录的捐献者器官受者进行预防性监测，以发现由这种新出现的病原体造成未知风险。

在没有咨询移植感染病专家的情况下，不应使用基孔肯雅病毒血症的捐献者器官。

关于获得最新流行病学信息的组织网站，请参阅8.4.1。

8.4.2.2 巨细胞病毒

欧洲20%～100%的成年人（随年龄增长）呈巨细胞病毒（CMV：DNA病毒，疱疹病毒科）潜伏感染，且具有显著的地理差异。初次感染后，大多数免疫正常个体无症状。对于潜在CMV感染的捐献者，器官捐献没有禁忌证（RL 3）[5]。

应通过特异性抗病毒预防或病毒学监测和抢先治疗避免未感染受者移植物的新发感染及受者中的潜伏感染的再复发。大多数有效预防CMV的抗病毒药也可以，或至少部分预防/治疗其他疱疹病毒，包括EB病毒（EBV）、单纯疱疹病毒（HSV）和水痘带状疱疹病毒（VZV）；但并非全部，如莱特莫韦。在D$^+$/R$^-$的情况下，受者发病率将增加。

> 无论抗CMV IgG的结果如何，捐献者器官均可接受。在受者中，特别是D$^+$/R$^-$，应进行适当的预防或病毒学监测及抢先治疗。

8.4.2.3 登革热病毒

登革热病毒（DENV：RNA病毒，黄病毒科）由各种伊蚊属（埃及或阿尔卑斯）蚊子叮咬传播。8.4.2.1描述了欧洲地区无感染的埃及伊蚊或白纹伊蚊的分布。监测这些伊蚊属是否会因为受感染的人迁移入境或受感染的蚊子随国际运输入境而发生感染非常重要，因为可以发现新的风险。

从疾病流行国家返回的旅行者发生输入性登革热病例屡有报告。最近在有白纹伊蚊的法国和克罗地亚报告了偶发的局部传播病例。2012～2013年，在马德拉岛报告了一宗涉及埃及伊蚊传播的登革热暴发。

感染可以无症状或因不同的免疫反应造成内皮功能衰竭和血管炎引起的发热、出血热或休克。在感染3～7 d后，病毒血症可持续长达21 d，可以通过血液或器官移植传播。NAT或NS1抗原测试可确诊病毒血症[28]。

已经报道了一例在活体肾移植中出血热传播的病例[29]。

根据目前流行病学数据，建议排除生活在或来自病毒持续暴发地区的捐献者的急性感染。来自这些捐献者的器官可以在测试结果出来之前使用。然而，在这种情况下，建议对使用明确感染捐献者器官的受者进行预防性监测，以发现由这种新出现的病原体造成未知风险。

> 在没有咨询移植感染病专家的情况下，不应使用具有登革热病毒血症的捐献者器官。

关于获得最新流行病学信息的机构网站，请参阅8.4.1。

8.4.2.4 Epstein-Barr病毒

在欧洲，超过90%的成年人感染了Epstein-Barr病毒（EB病毒（EBV）：DNA病毒，疱疹病毒科）。在有或没有疾病的原发性感染后，如果没有免疫受损，人们可以保持无症状。

EBV传播给未感染移植受者增加了移植后淋巴增生性疾病（PTLD）的风险。这种风险需要定期跟踪所有移植受者（RL 3），如果鉴定出病毒血症或恶性肿瘤，应考虑特定治疗。在EBV D$^+$/R$^-$（如大多数儿科移植受者）的情况下，用于密切监测这样的接受者的方案有助于通过早期诊断减少PTLD的致命并发症。

对于化学预防方案，应考虑没有可预防原发性EB病毒感染的预防性治疗。所有D$^+$/R$^-$受体应采用EBV-DNA监测和早期治疗。

在疑似急性单核细胞增多症的情况下，可以通过在外周血和EBV核抗原中检查EBV-DNA来排除EBV感染。

> 无论抗EBV IgG的结果，捐献者器官均可接受。对于儿童和D$^+$/R$^-$，特别需要对PTLD进行适当的随访和监测。

8.4.2.5　甲型肝炎病毒

甲型肝炎病毒（HAV：RNA病毒，小核糖核酸病毒科）感染不增加移植的风险，除非捐献者处于急性感染的情况下。抗HAV-IgG可反映HAV感染（RL 3）或预防性接种状态（RL 5）。自2013年以来，11个欧盟成员国报告了HAV感染的增加。它可能与欧盟持续暴发HAV相关，其中冷冻浆果是欧盟和欧洲经济区潜在的、常见的和持续的感染源[30]。

> 不管抗HAV-IgG的结果如何，排除急性HAV感染后，捐献者器官均可接受。可以不受捐献者抗HAV IgG状态下接受器官，除非在捐献者中存在急性HAV感染的情况。

8.4.2.6　乙型肝炎病毒

具有显著地区差异的前提下，至少10%的欧洲人曾经接触乙型肝炎病毒（HBV：DNA病毒，肝炎病毒科），但大多数没有发病[2]。

在具有HBV病毒血症的捐献者（HBsAg提示阳性）中，HBV可通过任何器官或组织（RL 2）传播。通常抗HBc也是阳性（或者在随后新发感染中变成阳性）。这种感染的捐献者器官在特殊情况下可以使用，如受者接受抗病毒治疗和乙肝免疫球蛋白（HBIG）的预防或当受者获得免疫保护[31-33]。终身监测HBV仍然需要。然而，尽管预防性使用抗病毒和HBIG（特别是在肝移植中），仍可能发生HBV。

个体在自然感染被控制或清除后通常变成HBsAg阴性、抗HBc阳性和抗HBs阳性（＞10 U/L）。除了肝脏，从这些捐献者来源的器官很少导致HBV传播[22, 31]。然而，来自此类捐献者的移植物应优选用于当前具有感染或先前已有HBV感染或成功接种的受者；并建议终身监测（RL 3）[33]。除了肝脏，其他器官也可以给HBV阴性受者，但需要知情同意，并至少在移植后的第一年给予受者特殊监测，包括HBV-NAT和HBsAg筛查（RL 2-3）[34]。

在抗HBc阳性捐献者（HBsAg阴性且不考虑抗HBs滴度）中，肝细胞维持病毒潜伏感染，并且在免疫抑制的情况下可发生裂解性感染的再激活，特别是在肝脏移植受体。在这种情况下，在没有HBV初始保护的肝脏受体中，将需要HBV特异性抗病毒治疗（和HBIG）的终身治疗[35]。这种感染的肝移植物也可以传播给先前接种或感染其自身HBV的免疫抑制的受体中。大多数移植中心在先前HBV感染和病毒复制的受体中使用HBV特异性抗病毒药物[35]。接受HBsAg阳性或抗HBc阳性捐献者肝脏的任何受者应终身监测[35]，监测HBV再激活或由

于通过移植物从捐献者获得的HBV因突变导致暴发性感染。HBV接种并不总能预防这种突变[36]。HBV突变体的流行病学在所有欧洲国家没有很好的研究，但是不同的HBV突变体导致筛查困难，而且在捐献者抗HBc阳性和抗HBs阳性的情况下，受者HBIG预防也是无效。

单独的抗HBc阳性，没有任何其他HBV血清学标志物阳性的临床相关性是不确定的[37]。这表明既往HBV感染并没有维持抗HBs。HBV存在于肝细胞中（基因组中的病毒共价闭合环状DNA [cccDNA]），但是病毒血症不太可能发现，或低于大多数可用的敏感性HBsAg的检测水平。使用HBIG和抗HBV病毒治疗在肝移植中获得成功[31]，如上所述（RL 2-3）。遗憾的是，在一些获得许可的抗HBc检测中仍然存在不可接受的假阳性率。

在抗HBc阳性捐献者中，只有肝组织的HBV-NAT阴性可以排除HBV感染。这可以作为移植后的补充检测，以决定是否必须在（肝）受体中继续预防HBV再激活或感染。

HBV前核心突变体的HBV感染在欧洲一些地区频繁发生（＞60%）[38]。这些突变体缺乏产生HBeAg的遗传信息。因此，HBeAg或抗HBe的测定价值有限。在移植抗HBc阳性器官后，在受体中仅观察到反应性捐献者器官血清转化。此外，HBV逃避突变体也会产生（尽管接受抗HBs预防性治疗），其缺乏用于产生HBsAg的遗传信息；这些捐献者通常是HBsAg阴性，而抗HBs、抗HBc及HBV-DNA阳性[39-41]。

在已知HBV感染的捐献者的情况下，向受体中心提供所有已知数据将是有帮助的，类似于用于HCV的建议形式（见8.4.2.7）。即使来自HBsAg阳性捐献者的肝移植物也可以在适当的安全预防措施下使用[42]。

对每个捐献者，HBsAg和抗HBc必须检测。在HBsAg或抗HBc阳性的情况下，遵守图8.3中所示的流程，需提供以下概要的所有信息。根据其筛查结果，来自HBV感染的捐献者用于移植的器官潜在风险的概述在表8.3中。

表8.3　HBV感染捐献者器官移植的潜在风险

HBV 检测	结　　论	肝脏：应考虑传播风险，并选择合适的受者进行移植	非肝脏器官：要考虑的传播风险和选择合适的受者移植
HBsAg$^+$ 抗HBc$^-$	HBV病毒血症（除外特例）	发生HBV传播：器官移植在危重受者、HBV感染的受者或有预防接种史并行HBV预防的受者*	
HBsAg$^+$ 抗HBc$^+$	慢性HBV病毒血症		
HBsAg$^-$ 抗HBc$^+$	肝细胞感染，通常没有病毒血症，但考虑存在低水平的病毒血症	肝移植发生HBV传播：HBV感染的受者或有预防接种史并行HBV预防的受者*	不太可能传播：器官移植在有预防接种史或感染的受者中也可用于其他受者需行（或不行）HBV预防*和终身监测

+为阳性；−为阴性。

*HBV预防：抗病毒治疗（和HBIG）及终身检测（血清学和NAT）。在疫苗接种后具有针对HBV免疫保护的受者，可以考虑停止抗病毒治疗，但缺乏证据[34, 35]。

注意：只有在抗HBc阳性捐献者中，因抗HBc检测可能不可信，抗HBs检测可能提供其他信息（除非不能检测血液和肝组织的HBV-NAT）。

关于获得最新流行病学信息的机构网站，请参阅8.4.1。

8.4.2.7　丙型肝炎病毒

丙型肝炎病毒（HCV：RNA病毒，黄病毒科）感染由HCV-NAT阳性的捐献者传播，且不论其抗体结果[3]。在具有抗HCV阳性和病毒血症的捐献者中，通过HCV-NAT最终排除的情况一般不会发生[27]，由于隐性HCV感染或HCV-NAT实验的灵敏性不高，可能具有残留风险。所有潜在捐献者的HCV患病率为0.5%～18.5%，但根据地域的患病率和危险行为，如静脉吸毒、鼻内吸食可卡因、医疗程序，具有广泛的差异[20, 26]。

HCV感染的人中病毒负荷是变化的。在明确抗HCV阳性的某些情况下，病毒载量可能暂时低于NAT的检测水平（＜10 U/mL）。这些个体仍然可以将感染传播给受者。这种变化也可能由能够自发清除急性HCV感染的人的急性再感染引起[43]。通常，在慢性感染的人中，病毒载量超过1 000 U/mL。

自发清除病毒血症可发生在高达25%的急性HCV感染的人中。随后，由于先天和适应性宿主免疫应答获得了抗HCV阳性和HCV-NAT阴性结果[43]。哪些因素增强或降低了这种清除概率是一个感兴趣的研究问题。在不久的将来，由于HCV治疗的改善，更多的人将实现持续的病毒学应答，HCV-NAT将检测不到病毒血症。在具有持续病毒学应答的患者中持久存在HCV潜伏的罕见情况尚未解决。

来自具有HCV病毒血症的捐献者的器官应仅移植到具有HCV病毒血症的受体或者危及生命的受体，因为HCV非常可能通过移植传播。抗HCV阳性捐献者，由于存在有效治疗后的持续病毒学应答或在急性感染后的自发性清除，HCV-NAT明确排除了病毒血症，所以传播可能不会发生[27]。这种移植物可在知情同意后给愿意接受风险的受者。

确定病毒载量对未来是否会进一步感染的风险决策有帮助。

关于是否使用HCV感染的捐献者器官和HCV基因型的关系也是研究的问题。某些HCV基因型的流行在整个欧洲各不相同。在感染HCV的捐献者中确定HCV基因型的唯一理由是避免在具有不同基因型的受体中使用具有另一种基因型的器官，特别是因为基因2型和3型对抗病毒治疗的反应比基因1型和4型更好。无论获得捐献者HCV基因型有无益处，检测流程通常使其无法在器官捐献时确定。此外，混合HCV感染尚未明确与死亡率增加相关[44, 45]。一项研究表明，如果受者以捐献者的病毒株为主，HCV复发率相比受者本身病毒株占优势的明显减少[46, 47]。一些移植中心将HCV感染的移植物移植给基因1型病毒血液的受者中，而在所有其他情况下，只有没有病毒血症的器官才能分配给HCV感染和病毒血液的受者。

在出现新的治疗方案的情况下，应重新考虑使用HCV捐献者器官的政策[48]。

受者中的NAT测试应用于移植后捐献者来源的HCV监测，因为受者可能维持血清学阴性。测试方法的最新进展，完全自动的HCV抗原测试作为HCV-NAT的替代以定量病毒载量[49]，但其需要进一步验证，之后可以考虑用于捐献者筛查。

每个捐献者，必须检测抗HCV。在任何情况下出现阳性，需按照图8.2所示的流程。
在抗HCV阳性的情况下，应进行HCV-NAT以评估是否存在病毒血清的清除（自发的或由于治疗后的持续病毒学应答）。
根据筛查结果，使用HCV感染捐献者器官的移植潜在风险的概述在表8.4中。

表8.4　HCV感染捐献者器官移植的潜在风险

HCV 检测	结　　论	肝脏：应考虑传播风险，并选择合适的受者进行移植	非肝脏器官：要考虑的传播风险并选择合适的受者进行移植
抗HCV+ HCV-NAT 未知	HCV病毒血症不能排除[1]		
抗HCV+ HCV-NAT+	HCV病毒血症	可能发生HCV传播：危重病例或病毒血症受者（与HCV-PRO）[2]	
抗HCV− HCV-NAT+			
抗HCV+ HCV-NAT−	HCV病毒血症不可能[1]	HCV传播可能不会发生，经过特别设计的匹配方案（D+/R−，D+/R+）并在受者知情同意后移植	

注：仅推荐HCV感染高风险的捐献者行前瞻性HCV-NAT检测。
+为阳性；−为阴性。
1 HCV病毒血症可能暂时低于HCV-NAT的检测阈值。这导致阴性结果。因而需要收集合理的数据（关于HCV治疗过程或自然清除的证据）。
2 HCV-PRO：抗病毒治疗（如果可能），同时需要终身检测血清学和NAT。

为了选择合适的移植受者，获得以下信息是有帮助的：

1）以前感染过HCV吗？

2）之前是否进行过任何HCV治疗？

（1）如果是：使用什么药物？病毒学应答如何或是否发展了抗性？如何监测治疗的有效性和NAT（定性）的结果是什么？基因型是否确定？在整个治疗过程中治疗的依从性？

（2）如果否：没有治疗的原因是什么？

3）有关于感染源的任何信息吗？

关于获得最新流行病学信息的机构网站，请参阅8.4.1。

8.4.2.8　丁型肝炎病毒

除了HBV感染之外，丁型肝炎病毒（HDV：RNA病毒，唯一的德尔塔病毒科病毒）感染对于具有高HDV患病率的国家来说是个大问题（RL 1和RL 4）。

有缺陷的HDV需要HBsAg进行复制。必须通过在疫区充分筛查HBsAg阳性捐献者以避免捐献者传播HDV感染，因为尚无可供选择的治疗方案。

来自具有HDV感染的捐献者的器官通常不被接受

8.4.2.9　戊型肝炎病毒

目前，由于在欧洲器官或血液捐献者人群中地方性发病率存在差异，不能评估戊型肝炎病毒

（HEV：RNA病毒，肝病毒科）感染的相关性。感染源是不卫生的水和受污染的食物；母体胎儿（垂直扩散）和胃肠道传播是不常见的传播途径。HEV

传播的途径为食用感染的猪肉、野生动物肉及贝类。

HEV首先感染肠道（通过粪便排泄），然后感染血液和肝脏（通过胆汁排泄）。在免疫应答后，HEV从血液中清除，并且在长达120 d后从肠道清除。慢性HEV感染通常在具有严重免疫抑制的患者中发生。

在肝、肺、肾、造血干细胞、心脏和肾-胰腺同时移植受体中观察到HEV感染。已报道HEV感染的重新激活与捐献者无关[50]。目前，已有报道从具有隐性HEV感染的捐献者通过肝移植传播HEV的病例[51]。不幸的是，根据一项研究，66%的HEV感染器官移植受者发展成慢性肝炎[52]。因此，这个问题正在讨论中。目前，关于HEV在捐献者肝脏中的持续性和移植后潜在（重新）活化的信息是不确定的。

在患有病毒血症的捐献者处于急性感染的情况下，器官不应该被移植。HEV感染恢复后，器官可以移植。

可以不考虑捐献者抗HEV-IgG状态而接受器官，除非捐献者为急性HEV感染（具有病毒血症）。

8.4.2.10　疱疹病毒（EB病毒和CMV除外）

对于仅存在潜伏性疱疹家族病毒感染的捐献者，不存在器官捐献的禁忌证（RL 3）；不需要特定的捐献者筛查[5]。该家族的一些成员具有致癌潜力。然而，重要的是要意识到未感染受者或者潜伏感染受者，从潜在感染捐献者得到的移植物后，病毒重新激活导致致命的新发感染。

一些移植中心，如果是血清阴性受者（主要是儿童），会对捐献者行潜在的HSV或VZV回顾性额外检测，以便决定具体的抗病毒预防或治疗和随访。但是，没有证据建议，只有少数病例报道[53-56]，但是不要忽视活动性感染。

在一些针对CMV、HSV和VZV的抗病毒预防之间存在一些交叉有效性。

可以接受来自具有潜在疱疹家族病毒感染的捐献者器官，而不能接受没有有效抗病毒治疗的急性疱疹病毒血症的捐献者器官。

卡波西肉瘤疱疹病毒（KSHV）或人疱疹病毒-8（HHV-8）　KSHV是疱疹病毒科，与γ疱疹病毒科、EBV和疱疹病毒saimiri同源但不同的疱疹病毒。与所有疱疹病毒的情况一样，KSHV的生命周期包括潜伏期和溶解期。

与大多数疱疹病毒不同，KSHV人群感染并非普遍存在。北美洲、北欧和亚洲的血清流行率为0～5%；在地中海和中东地区为5%～20%；在非洲一些地区则超过50%。

通过移植前和移植后血清学检测和分子流行病学分析，KSHV从器官捐献者传播给受者已有报道[57-67]。在免疫抑制患者中，发热、脾大、淋巴组织增生、全血细胞减少及偶发的卡波西肉瘤（Kaposi肉瘤），与显性原发的KSHV感染有关[62, 64-67]。然而，在免疫抑制的移植受体中，KSHV与肿瘤疾病相关。

研究者已经开发了基于免疫荧光的各种测试方法：蛋白质印迹和酶联免疫吸附实验（ELISA）以检测针对病毒潜伏和裂解基因的抗体。迄今，一些好的工具可用于血清流行病学研究，虽然它们在临床日常实践中的用途是有争议的。因为使用血清学测定法进行诊断而增加的不确定性是非标准化的方法，因为各种测定针对不同抗原。此外，血清学测定的灵敏度是可变的，并且为80%～90%。目前，无法确定最佳血清学测定技术。已经表明，全病毒体ELISA和裂解性免疫荧光实验的组合可能是诊断KSHV的最灵敏的方法。

血清学通常在逝世后捐献者器官移植之前无法获得，所以捐献者筛查策略几乎专门用于活体捐献者。许多研究已经表明在器官捐献者和受者之间筛查KSHV抗体的潜在效用。这些研究认为需要行KSHV筛查，即使在KSHV感染低流行国家。虽然KSHV相关信息不能作为器官排除标准，但将为监测临床和生物学上具有KSHV相关疾病发展风险的患者提供机会。因此，可以在移植后的几天中检测KSHV抗体，并且将结果回顾性地反馈给医生。

通常不需要筛查捐献者KSHV。然而，由于捐献者来源的原发性KSHV感染可能与疾病的严重程度相关，建议在流行高的地区筛查捐献者的KSHV抗溶解、抗潜伏抗体。在D+/R-的情况下，建议密切监测受者血液中的KSHV-DNA以便诊断早期感染。

8.4.2.11　人类免疫缺陷病毒

迄今，被人类免疫缺陷病毒（HIV：RNA病毒，逆转录病毒科）感染的捐献者的器官仅在有限数量的病例中被有意地使用，作为南非HIV感染受者接受捐献者试验方案的一部分。该方案需要受者严格执行高活性抗逆转录病毒治疗[68, 69]。感染HIV的捐献者因为假阴性结果被无意中使用，可意外传播给未感染的受者[70, 71]。

不应使用表现为HIV病毒血症或"HIV相关疾病"证据的捐献者（RL 1）。然而，如果不能检测HIV-RNA（在抗逆转录病毒治疗下），并且没有相关的合并感染，来自HIV感染的捐献者的器官可以在试验范围内用于HIV感染的受体，移植可得到合理的结果[69]。在美国，在一个研究性协议下艾滋病器官政策公平法案允许器官从HIV感染捐献者移植给感染HIV的受者[72]。在其他国家，当地方法规和国家法律批准和允许时，这也可以根据专门设计的协议进行。然而，在大多数欧洲国家，潜在捐献者的抗HIV-1/2阳性仍然被认为是器官或组织捐献的绝对禁忌。

血清学HIV检测应检测针对HIV-1和HIV-2抗体及HIV-1的0组的抗体。第四代测定法包括HIV-1的p24抗原的测试，可以作为血清转化早期感染的标志物。对于增加风险的个体，建议使用NAT（见8.2和8.4.1.1）。尽管NAT目前关注HIV-1，NAT筛查应扩大到HIV-2，包括HIV-2流行地区的特定人口或欧洲中来自这些地区的移民亚群。

在移植之前和之后接受强效抗逆转录病毒治疗的HIV感染患者的移植，在专家仔细选择和监测的前提下，已经证明了良好的受者存活率，需要特别强调抗HIV和抗排斥之间的复杂药物之间相互作用[73, 74]。

应当注意，在一些人群中，HIV的靶器官是肾脏（如南非的HIV肾病）。

来自抗HIV阳性的捐献者的器官不应用于无HIV感染的受者。根据特别设计的方案，器官可以在仔细监督下提供给HIV感染受者。

关于获得最新流行病学信息的机构网站，请参阅8.4.1。

8.4.2.12　人T淋巴细胞病毒

人T淋巴细胞病毒-1（HTLV-1：RNA病毒，逆转录病毒科）的逆转录病毒感染导致病毒基因组插入T淋巴细胞。HTLV-1通过与HIV相似的途径传播。约有2%～5%的感染者会发展成T细胞白血病，通常在感染后20～30年。HTLV-1也可能在初始感染后不久发病，在0.25%～4%的病例中引起痉挛热带性瘫痪（也称为HTLV相关性脊髓病或HAM）。尽管化疗可能治疗相关性白血病，但尚未证明有针对HTLV-1感染的治疗[16]。

人T淋巴细胞病毒-2（HTLV-2）尚未证明与人类疾病明确相关[16]。

在西班牙，据报道HTLV-1/2的总发病率低于1%，在献血者中低于0.1%。在20世纪90年代初德国的一个未发表的系列文章中，HTLV流行率在器官捐献者中基本上为0。在欧洲的首次献血者中，只有在罗马尼亚才有5.3/10 000的患病率[75]。对于中东地区（亚洲），必须假定有相似情况。然而，全世界的少数病例中已经报道了通过血液或器官传播HTLV。

遗憾的是，目前的筛查方法不能区分HTLV-1和HTLV-2感染。此外，许多筛查方法具有较高的假阳性结果，验证性检测又是耗时的[16]。

HTLV筛查可能存在感染的风险，只推荐用于疫区和流行人群[76, 77]。由于HTLV感染器官受者的随访有限，不可能有结论性建议[16]。在HTLV流行的捐献者人群中包括加勒比、南美洲、非洲、亚洲（特别是日本和大洋洲和伊朗的南部岛屿）和罗马尼亚的大部分地区及中国的一些省份中高流行地区、北澳大利亚人群和美国一些州[75]；捐献者来源的HTLV感染的风险评估应在以下方面做好平衡：真实HTLV-1感染的可能性；这种器官受者获得疾病的可能性很低；器官短缺；患者的具体需求和意愿（RL 2-4）。

在2010年，美国停止了HTLV-1/2的强制性检测[16]。日本专家建议HTLV感染的器官可以移植给以前感染HTLV的受者[78]。在欧洲，HTLV-1/2筛查只在法国是强制性的，尽管在法国血液捐献者中仅有0.005 6%的血清阳性率[79]，葡萄牙也有此建议。在西班牙，HTLV-1/2筛查仅建议在有较高风险感染HTLV-1的捐献者中进行（即移民或来自疫区移民的性伴侣、有孕产妇垂直传播危险的子女）[75-76, 80]。

一个欧洲疾病预防控制中心特设专家小组最近建议，如果在成员国或其区域为献血实施HTLV-1/2筛查（例如，因为HTLV-1/2感染在一般人群中的高发病率超过了1%或首次献血者超过了0.01%），同理，该筛查也应该用于组织和细胞的捐献[80]。

任何初次测试结果为阳性必须明确HTLV-1的真阳性，然后才能得出明确的结论[80]。

应该尝试在来自HTLV-1/2感染高发地区的捐献者中进行抗HTLV-1/2的筛查。尽管还没有基于证据的策略，通常不接受捐献者阳性/受者阴性的配对。
警告：已经有报道此筛查具有较高的假阳性率，因而不应作为器官丢弃的依据。

8.4.2.13　人多瘤病毒

多瘤病毒科是感染多种宿主的DNA病毒家族。BK病毒（BKPyV, DNA病毒，多瘤病毒科）和JC多瘤病毒（JCPyV）是在免疫抑制患者中引起严重疾病的人多瘤病毒（HPyV）。在JCPyV和BK病毒的情况下，初期无症状感染在生命的早期发生，并且持续作为移植肾的潜伏感染，偶尔病毒在尿中脱落。当免疫力降低时，这些病毒可以重新激活并对实体器官移植受者造成威胁。

BK病毒相关性肾病（BKPyVN）是肾移植后同种异体移植肾功能障碍和丧失的主要原因[81-83]。然而，仍然不清楚BK病毒复制是由于受者自身肾脏中的病毒再激活或是病毒来自同种异体移植物[84]。虽然BK病毒血清阳性率太高，不能排除肾脏血清阳性捐献者，应分析潜在的高风险因素（捐献者BK病毒脱落）的临床结果，并对比其他减少未来的移植生存的风险因素。目前，这个问题正在研究中。渐进多灶性脑白质病的问题在8.9中讨论。

8.4.2.14　西尼罗河病毒

西尼罗河病毒（WNV：RNA病毒，黄病毒科）是引起散发病例和神经侵袭性疾病（如脑膜炎、脑炎、急性弛缓性麻痹）的季节性暴发的虫媒病毒的一个实例，并伴有发热性疾病。然而，感染可能是无症状的。

WNV通过被感染的蚊子（库蚊属）叮咬传播，因此感染传播的风险与易被蚊子叮咬的季节相关，即在温带气候的全年或欧洲的晚夏和早秋。WNV正在一些东南欧国家流行，2012年报道了希腊、匈牙利、意大利和罗马尼亚的200多例病例及与欧盟接壤国家的600多例[20]。WNV在意大利一些地区已经是一个常见的、季节性流行病[85-86]。无论何时，在人或动物中检测到WNV感染发病率正局部增加，因此考虑筛查是适当的，因为许多传播发生在没有发热的神经浸润性疾病的捐献者。

病毒血症可以通过NAT检测出来；当NAT检测到WNV阳性的捐献者被利用时，会导致将这种致命性病毒传播给器官受者[86-89]。在无血清学或NAT阳性的情况下，也可能存在捐献者传播WNV的风险[90]。有一些证据表明，WNV病毒核酸和感染性病毒在从血浆中清除病毒后仍与血细胞结合[91]。病毒血症在培养2～4周或几个月后持续存在[92-94]。抗体的检测可证实先前的感染，但无法清楚地识别通过移植传播的风险。此外，血清学阳性也可由来自捐献者中之前其他黄病毒感染产生交叉反应抗体引起。

一些数据显示神经侵袭性疾病后WNV通过尿排泄，但是这个问题在无症状或轻度感染的情况下尚未研究。肾脏是动物中WNV活跃的良好的复制区域[95]。有报道称人体尿液中检测到了WNV，不仅在感染后早期[96]甚至在数年后[97]。由于脱落时间较长和病毒载量较高，在血液和器官捐献者中，尿样可能比血液更适合行WNV检测[98]。尿液可能成为无症状携带者发现WNV的首选标本。然而，需要前瞻性研究去验证器官捐献者尿液WNV监测的可行性。遗憾的是，CDC的一项未发表的研究未能证实这些结果，因此尚无尿液筛查的证据[99]。

存在其他WNV种系（如乌苏图病毒），它们通过在阿尔卑斯山以北的国家受感染的蚊子而感染鸟类。WNV抗体筛查显示交叉反应性，而NAT没有。这是发热性神经浸润性疾病诊断的不足之处。

根据目前流行病学数据，建议排除生活在或来自病毒持续暴发地区的捐献者的急性感染。来自这些捐献者的器官可以在测试结果出来之前使用。然而，在这种情况下，建议对接受感染的捐献者器官的受体进行预防性监测，以发现由于这种新出现的病原体带来的未知风险。

> 在没有咨询移植感染病专家前，不应使用WNV病毒血症的捐献者器官。

有关可获得最新流行病学信息的组织机构网站，请参阅8.4.1。

8.4.2.15　寨卡病毒

寨卡病毒（RNA病毒，黄病毒科）主要通过埃及伊蚊传播。在长达1周的潜伏期后可以观察到轻微症状（如发热、皮疹、关节痛或结膜炎）或超过80%无症状的感染，在1周后可以通过NAT检测到病毒血症，然后症状开始消退。在泌尿生殖道中，病毒可能持续更长时间。

越来越多的证据表明，怀孕期间寨卡病毒感染与不良妊娠结局及感染后的吉兰-巴雷综合征之间存在相关性。

原发感染可能在适当的媒介、适宜的气候及频繁活动人群所在的区域中暴发。这可以解释寨卡病毒感染的流行特征（全球温带地区）。

目前（2016年2月），尚不清楚实体器官移植的传播风险，但理论上是可能的。

由于伊蚊属作为媒介也可能传播其他病毒，如登革热或基孔肯雅病毒，关于考虑到寨卡病毒与如何最小化这些病毒感染相关风险的概念存在重叠。在捐献前28 d旅行或生活在寨卡病毒疫区的情况下，有针对性的NAT筛查可能有助于确定正确的病原体。在无症状的逝世后捐献者中，捐献者来源的感染风险应该与每个潜在受体中的移植的益处权衡。在活体捐献中，捐献前咨询期间可以与捐献者和受者讨论风险以确定合适的手术时间。

根据目前流行病学数据，建议排除生活在或来自病毒持续暴发地区的捐献者的急性感染。来自这些捐献者的器官可以在测试结果出来之前使用。然而，在这种情况下，建议对接受感染的捐献者器官的受体进行预防性监测，以发现由于这种新出现的病原体带来的未知风险。

> 在没有咨询移植感染病专家的情况下，不应使用有寨卡病毒血症的捐献者器官。

关于可以获得最新的有关新型威胁的流行病学信息的组织机构网站，请参见8.4.1。

8.4.2.16　其他病毒

由狂犬病毒[1, 2]和淋巴细胞性脉络丛脑膜炎病毒（LCMV，RNA病毒）导致的捐献者来源的感染[1, 2]已见报道（RL 1或RL 4）。这些罕见的感染在受者中引起危及生命或致命的并发症，尚无任何治疗的机会。典型的儿童感染仍然可能发生在成年期，可以通过器官捐献传播（RL 1-4）。骨髓、血液和器官捐献案例记录了细小病毒B-19感染（RL 2-3）。

在许多情况下，没有可用于筛查的检测手段。一些专门的实验室可以提供有用的检测，但只有在确定了潜在的病毒之后。风险评估只能通过仔细的捐献者评估，包括仔细检查旅行和社会史。必须特别注意任何不明原因的行为或疾病模式（如最近的精神变化、不明原因的发烧、肌痛）。这可能仅提示限于特定地理区域或群体的罕见感染。在这些情况下，意识到不常见或罕见感染远比对受者进行没有任何益处的进一步筛查更加重要。

关于可通过实体器官移植传播的其他传染病，请参见8.10.6。

> 由于风险太低，不需要对罕见或特殊病毒性疾病进行统一检测。根据捐献者最近行为、疾病模式和各地区目前流行情况的信息及最近暴露的可能性，应考虑进行目标测试和个体化排除。
> 具有不明原因脑炎的捐献者，特别是发热时，代表疾病传播的高风险；除非已经确定脑炎的原因，否则应该拒绝（见8.9）。

8.4.2.17 处理急性新发病毒：流感和埃博拉

2009年，发生大流行性A/H1N1流感病毒感染。这需要针对可能感染病毒的潜在器官捐献者进行快速行动方案。首先，收集所有可用的信息。其次，颁布指南。这最初需要从国家层面执行。如果没有适当的检测方法，没有足够的灵敏度和特异性的检测方法来确定捐献者有无流感病毒及靶器官是否被感染（如肺或肠）。因此，假设在流感样症状的情况下，这种情况可能已经存在。与有症状的人接触的人将处于危险之中。临床症状指导器官使用，捐献者和受者应预防性地使用奥司他韦抗病毒治疗（取决于耐药情况）。当具有可靠的筛查方法时，需要制订合适的诊断路径，但仍然受到限制，因此需要进一步研究。最终，捐献者的纳入或排除需要根据新开发的方法来实现。例如[13, 14]，下一次流感病毒大流行时可能需要新的或改进的方法。

对于欧洲的季节性流感，病毒血症是不可能的。因此，除了肺和肠，可以使用来自具有季节性流感捐献者的其他器官。
对于免疫正常患者中的非新型病毒（即所有当前流行的呼吸道RNA病毒），没有存在通过血液传播风险。呼吸道病毒仅作为肺移植禁忌的原因。只有在临床关注的情况下，才建议筛查捐献者呼吸道病毒。
对于新型病毒，即在下一个大流行的环境下，存在组织病毒复制及病毒肺外传播的可能，应停止器官捐献。

2014年，埃博拉病毒作为一种病原体，在非洲一些地区流行，也引起了对其他地区卫生保健机构的关注。适当的监控和适当的信息获取是避免感染扩散的关键问题，尽管有卫生系统的安全预警，以及延长了病毒在有感染风险的人体内潜伏的时间间隔[100, 101]。最低要求是将有感染风险的捐献者（因暴露于埃博拉疫区或其他病毒接触源）体内病毒的潜伏期延长至两倍（21～25 d延长至60 d）。从埃博拉病毒感染中恢复的捐献者应推迟1年，因为缺乏关于病毒在体内持续时间的适当证据。

关于可以获得最新的有关新型威胁的流行病学信息的组织机构网站，请参8.4.1。

8.5 细菌感染

8.5.1 急性感染

ICU内需监测所有潜在捐献者的细菌感染，特别要注意多重耐药（MDR）微生物（见8.5.5）[102-104]。在使用抗生素之前，应从感染部位或目标区域获取培养物或涂片以鉴定病原体，并且应筛选合理有效的抗生素。抗生素治疗应基于病原体及其亚型和耐药模式。应获得适当培养结果随访以证明感染得到控制：即使在器官移植时可能无法获得最终结果，也应该进行尿、气管分泌物和血培养[7]。在假定的、不确定的感染的情况下，中心静脉导管微生物的"治疗"可能会有帮助。器官获取组织应有明确的政策和程序，跟踪器官获取之前进行的任何检测的结果，并应确保将获得的结果能有效地传给所有移植中心。

一些移植中心常规地在器官获取时从胸腹腔或BAL及从移植前的器官保存溶液中取样涂片[105]。检验应涵盖细菌和真菌，并分析耐药情况。

大多数阳性的细菌培养物或微生物分析有助于做出诊断[2, 33]。然而，需要将活动性感染与不需要治疗的定植进行鉴别，这也可能影响受者预防性抗生素的选择。了解地方流行病学背景（在医院层面）有助于评估风险，选择适当的抗生素，监控院内菌群和耐药模式的变化。不推荐没有明显感染或强烈指征时使用预防性抗生素。如果检测到细菌感染，则必须尽快开始治疗。治疗应持续到炎症指标好转或连续培养证实感染已被清除。然而，必须记住，在脑死亡捐献者中，炎症指标可以因为终末期脑干小脑扁桃体疝而呈指数性上升。

如果给予了合适的抗生素至少48 h（一些国家认为24 h足够）并且感染的症状和体征好转的菌血症捐献者可以使用。然而，可能需要更长时间的抗生素治疗（如心内膜炎）。建议在移植后适当时间段对受者进行治疗，同时仔细发现栓塞性感染的证据。来自菌血症捐献者的器官应当根据具体情况接收，与移植小组直接协商以进行适当的移植后护理和监测（RL 2-4）。已经感染的靶器官不应移植。有时，来自血培养物的细菌可能由污染引起。无全身扩散的局部感染不是捐献禁忌（RL 5）[8]，但应该给予超过24～48 h的抗生素治疗或者治疗至感染的症状和体征完全好转。然后，可以考虑使用曾经感染的器官（RL 2-4）[8]，但需确认此器官培养为无菌（RL 2-3），并应考虑在受者中继续使用抗生素治疗。

多重耐药细菌的定植不是器官获取的禁忌证，只要定植的组织保持与身体其余部位分开即可，如气管或外部伤口（RL 2-4）。在某些情况下（如假单胞菌或不动杆菌），感染不应与定植混淆。由于存在捐献者来源的病原体传播的风险，这种定植的组织及其邻近的器官可能不适合移植。

在血培养物中检测到嗜银杆菌嗜血杆菌（又称副猿杆菌）、放线菌（又称放线杆菌）、人心杆菌、艾氏肺炎克雷伯菌或金鼠亚科，应排除心内膜炎。

在没有肠内营养的患者中可能发生肠道菌群移位。通过鼻胃/十二指肠管喂食未受污染的液体降低了这种可能性（RL 5）。

在器官获取期间，不适当的肠管血管结扎可能引起细菌移位。应避免打开气管或胃肠道，或如果需要，应在获取的最后一步进行，以避免其他器官或组织受到污染（RL 1-5）。

细菌感染是捐献者中的常见问题，虽然供-受体传播的比例很低，但一旦发生可能导致并发症发病率和死亡率显著升高[106]。在多重耐药病原体的情况下尤其如此。

不应使用具有活动性细菌感染的器官（RL 1，RL 4），除非捐献者已经开始至少24 ～ 48 h的有效抗生素治疗，并且接着在受者（RL 2-3）中也开始使用。在这种情况下，菌血症是可以影响所有器官的活动性细菌感染。

8.5.2　细菌性脓毒症、脑膜炎、心内膜炎和骨髓炎

如果移植后受者应用了适当的抗生素，来自病原体感染的捐献者器官可以移植而不会发生并发症，但应注意以下情况：

1）因医院内感染病原体，如多重耐药肠球菌、葡萄球菌（MRSA）、肺炎链球菌、假单胞菌、大肠杆菌、沙雷菌、不动杆菌和克雷伯菌或其他ESBL病原菌而引起的菌血症通常与静脉导管和其他医疗支持系统相关[1, 2]。移植后，这些病原体尤其是在吻合口部位通过液体积聚、脓肿形成或真菌性动脉瘤导致严重的感染（RL 1）[1, 2]。尽管血培养阴性，感染可能在无预见性的心内膜炎或肺炎（例如肺炎链球菌）的情况下传播。

2）因为存在感染传播的风险，使用患有心内膜炎的捐献者的器官仍然存在争议；这种情况可以由移植中心自行决定是否使用。建议对捐献者进行治疗[107]（RL 2-3）。

3）不应接受活动性脓毒症（和血培养阳性）的捐献者，特别是在不能确认治疗是否有效时（RL 1）。然而，在受者有效预防性抗生素的前提下，来自无

脓毒症表现但偶然检测到菌血症的捐献者的移植物，很少导致疾病传播（RL 2-3）。

4）如果无法获得血培养的结果，尽管捐献者治疗在器官捐献之前48 h已开始，并且临床数据表明治疗有效时，则应该与移植传染病专家讨论该病例是否应被放弃。大多数情况下讨论可获得初步结果。一些专家认为基于抗菌谱治疗至少24 h是可接受的。但建议在受者中继续相同的治疗，直到明确血培养的最终结果。

大量证据表明，脑膜炎奈瑟菌、肺炎链球菌或嗜血杆菌等引起细菌性脑膜炎的捐献者可以安全使用，即使有菌血症，只要确认细菌对捐献者所使用的抗生素敏感即可。最好在捐献前48 h对捐献者开始治疗[5, 8]（RL 2-3），尽管许多专家认为有效治疗24 h就可以考虑捐献。受者应接受移植后抗感染的治疗。在一些细菌性脑膜炎病例中，即使脑脊液培养中细菌生长失败也应认为是治疗成功。在这种情况下，可以通过PCR（聚合酶链反应）鉴定病原体，这将提供感染的充足信息。李斯特菌引起的脑膜炎可以全身传播（RL 1-3）。其通过针对性抗生素的治疗是有效的，但是对免疫抑制患者，治疗李斯特菌感染非常棘手，导致移植中心往往拒绝这类捐献者。

在骨髓炎的情况下，必须排除全身性扩散。

一般来说，器官只有在经过针对性和有效的抗生素治疗48 h后，同时有感染清除的适当证据时才考虑使用。

8.5.3　肺部感染

大多数逝世后捐献者需要紧急插管。必须排除并治疗吸入和随后发生的肺炎[5]。与在ICU中住院时间一致，支气管肺部感染的发生率从10%增加到40%[8]。在经过至少48 h的有效抗生素治疗及肺功能未受损的情况下，肺（或至少未受影响的肺叶）可以考虑捐献[8]（RL 2-4）。但应排除肺部定植的多重耐药细菌或真菌的传播。移植肺的组织活检可以记录到之前BAL检测不到的病原体。根据分离株的耐药实验选择合适的抗生素治疗，且只要传播的病原体不是多重耐药，肺移植受者往往不会发生捐献者来源的细菌感染的并发症[108]。

> 在没有菌血症肺炎的捐献者中，所有其他器官可以安全地用于移植。
> 肺脏可以在肺部感染给予足量和有效的抗生素治疗后使用。

8.5.4　泌尿道感染

因为细菌可沿着导尿管上行，尿路感染（UTI）和肾盂肾炎很常见[5]。尿路感染在足够的抗生素治疗（持续48 h）后可被认为已治愈，但是在器官获取时应该明确。受者在移植后治疗可以降低捐献者来源的感染的风险。尿路感染局限于下尿路的情况下可以使用肾脏，因为它们没有被感染。

> 在没有菌血症的尿路感染的情况下，其他器官均可以安全地用于移植。
> 在大多数情况下，如果给予捐献者和（或）受者足够的抗生素治疗，则简单的尿路感染或细菌尿均不是使用肾脏的禁忌。
> 任何疑似尿路感染的捐献者均应通过尿培养证实。

8.5.5　多重耐药细菌

目前，越来越多的ICU患者暴露于多重耐药病原体，特别是产ESBL肠杆菌科、耐碳青霉烯类的鲍氏不动杆菌（CRAB）、肺炎克雷伯菌（CRKP）及其他耐碳青霉烯类的肠杆菌科（CRE）。耐碳青霉烯类革兰阴性菌尤其值得关注，因为它们难以治疗，往往导致很高的并发症发病率和死亡率，特别是在实体器官移植受者中[109-111]。目前尚无具体的捐献者风险因素可以预测多重耐药细菌的感染或定植。ICU住院时间长（＞7 d）、使用升压药及存在心肺复苏，是预测潜在捐献者感染的独立危险因素[112]。然而，已经证实，住院仅2 d就足以获得移植传播的院内多重耐药病原体[113]。

> 当前极其有限的经验表明，在明确的条件下，来自呼吸道分泌物或直肠拭子中CRE或CRAB阳性捐献者器官可以考虑移植。为了确保这种方案，后续必须密切随访。在这种情况下，如果肺被定植，谨慎的做法为不行肺移植。类似地，如果捐献者尿培养出CRE或CRAB，应避免行肾移植。然而，允许移植其他器官。存在多重耐药菌血症的情况下，不应考虑移植任何器官，因为在这种情况下的结果仍然是未知的，已有的文献涉及的是不同类型的病原体。因此，在获得更多数据之前，避免使用这类捐献者是明智的。

8.5.6　结核

结核分枝杆菌引起的迟发性感染可对受者造成很大的麻烦[1, 2, 8]。不应使用来自播散性结核病（TB）的捐献者器官（RL 1）。来自具有结核病史且已成功治疗至少6个月的捐献者器官已经被移植成功（RL 3）。根据指南，在这种情况下也应考虑对受者行预防和（或）经验治疗[114]。

对活体捐献者的评估可以根据推荐的指南进行，但在逝世后捐献的情况下，这却具有挑战性[115-118]。尚无可靠的可用于逝世后捐献者结核病筛查的方法，干扰素-γ释放实验（IGRAS）可能有所帮助，但是尚无法进行验证。使用曾经去过或既往居住在结核病高发地区的捐献者的器官可能具有更高的感染TB的风险或可能已经获得迟发性TB感染（LTBI）。在这种情况下，应考虑对LTBI的受者进行监测或治疗。患结核分枝杆菌引起的脑膜炎捐献者需要被鉴别，因为TB感染被定位于CNS，必然已经全身播散。而残留肺损伤的捐献者可捐献其他器官[115-118]。对于肺捐献者，组织病理学和微生物学检测应排除活动性感染（如BAL抗酸染色涂片、培养和PCR）[115-118]。

由于结核病的全球流行率每年都在变化，在许多国家都建议查看WHO的网页以获取更多信息（www.who.int/tb/data）。

有关TB传播风险的详细评估，请参考美国移植学会、加拿大移植学会和移植学会的共识会议报告[115]。总而言之，以下内容对于逝世后捐献者非常重要：

1）根据以下因素，按分层法将LTBI或活动性TB的风险分为低、中、高风险：① 以前居住和（或）到过的国家（流行病史）；② 社会风险因素（无家可归、监禁、嗜酒、与已知结核病接触、难民营）；③ 医学因素（未治疗或疗程不足，特别是在

过去两年中复发的高风险；具有先前TB的证据的影像检查，特别是胸部X线示上肺叶病灶；淋巴结；恶病质；BMI < 18 kg/m²；糖尿病；吸烟；免疫低下；反应性IGRA或其他TB筛查实验）；④ 器官（免疫低下的捐献者的肺外表现；在肺获取期间检查不明原因的肺尖纤维化）。

2）对于中度风险的捐献者，一定不要漏诊活动性结核病或播散性结核病。

3）获取用于检测分枝杆菌（如BAL、疑似泌尿生殖结核中的尿液）的标本，考虑IGRA（尽管该测试可能提供用于进一步结论的明确结果）。器官获取时通常有待出的结果。因此，需确保将所有结果尽快送达，以便决定对受者采取治疗、药物预防或监测来降低风险。

4）根据图8.4中提供的流程进行风险-效益评估。有助于区分远离活动性结核区域的移植物和受

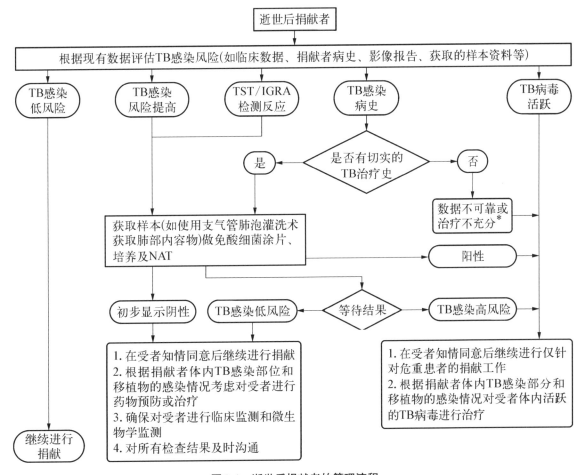

图8.4　逝世后捐献者的管理流程

*获取适当的样本以确认诊断并及时传达结果

资料来源：改编自参考文献［115］

活动性结核影响的移植物。

5）建议对可疑或既往有TB病史的患者进行靶器官影像检查。

所有登记具有LTBI的受者应该接受治疗以预防移植后的再活化。多重耐药结核病可引起受者治疗的复杂化。

> 活动性播散性结核病是器官捐献的禁忌证。如果已经进行了至少6个月的有效治疗，可以使用来自具有结核病史的捐献者的器官（肺除外）。

8.5.7 其他细菌感染

梅毒螺旋体可通过标准血清学检测[8]。因为假阳性率高，具有快速血浆反应实验（RPR）阳性的捐献者应通过梅毒特异性实验来确认是否感染；如果使用逆筛查，也建议对初始结果阳性进行确认[118]。通常，在对受者治疗的前提下，可以安全地使用来自初次诊断为梅毒的捐献者器官，因为在这种情况下隐性梅毒似乎不被传播（RL 3）[5]，但需进行梅毒感染的后续检测。任何初次诊断的梅毒都应密切关注在窗口期HIV、HBV或HCV感染风险的增加。

对于引起通常称为"热带病"的细菌，其中许多存在于欧洲，如钩端螺旋体病，适用于下面针对寄生虫基本要求（见8.7）（RL 4）。

由艰难梭菌引起肠道感染在器官捐献中的问题尚未被报道，但它在免疫抑制患者中需要重点考虑（RL4）。

贝纳特立克次体感染（Q热）在许多欧洲地区可能存在，并且可以通过人源性物质传播。已经有骨髓移植后Q热的病案报道。当出现发烧、肺炎和（或）肝炎等症状并与当地感染暴发或农业活动有关的捐献者应进一步调查。

8.6 真菌感染

通过血培养证实的播散性真菌感染（或真菌血

症），必须在捐献前彻底根除（RL 1）[2, 5]。对于局部感染，需要逐案分析，如气管常常有假丝酵母定植。

未检测到的真菌感染是肺移植的关注点，因此建议在捐献前行支气管镜检查留取BAL。氟康唑耐药的假丝酵母或曲霉属是个大问题，尤其对于肺移植受体。播散性曲霉菌感染必须清除。

在某些地区，组织胞质菌、球孢子菌属、芽生菌和足放线病菌属属于地方病，需要筛查来排除有风险的捐献者的活动性感染（RL 1-4）[1, 2, 5, 119-121]。

隐球菌感染可能与HIV感染、其他免疫抑制性疾病和肝功能衰竭有关。

ICU长期住院患者中，在抗感染治疗及侵袭性操作下，假丝酵母菌定植或感染的风险增加。接受免疫抑制治疗的患者，机会致病菌定植或感染的风险增加，如曲霉或卡氏肺囊虫[119-122]。另一个获得真菌感染的重要危险因素是对家庭或医院的翻修工作。不幸的是，真菌感染越来越不受地理限制[123]。在一些捐献过程中，已检测到移植前器官保存液可被多种念珠菌属污染[123]。

除了肺，据报道由器官传播的真菌感染率很低，尽管可能因为检测遗漏或漏报。在医疗资源有限的国家，真菌感染是移植的一大问题。

> 必须在器官移植之前排除播散性真菌感染。在捐献肺脏时，肺部真菌感染/定植作为特殊情况需要具体分析和合理治疗确诊为卡氏肺囊虫感染捐献者是肺脏使用的禁忌。

8.7 寄生虫、原生动物和线虫

捐献者活动性寄生虫病是器官捐献的禁忌证（RL 1）。如果移植传染病专家排除了受者不可接受的风险（RL 4），则属例外。

预防性使用复方磺胺甲噁唑、阿托伐醌或联合抗感染方案（包括乙胺嘧啶、氨苯砜和亚叶酸或乙胺嘧啶、磺胺嘧啶和其他组合）作为对弓形虫及卡氏肺囊虫的有效手段；同时需应用于有感染风险的器官受者（通常是心脏和血管的移植复合材料的受者，其中包括肌肉移植）（RL 3）[2, 124]。为了避免血清学阴性受者的新发感染，弓形虫的血清学已包含在心脏捐献者的标准筛查中，以避免通史。超过70%的欧洲成年人有弓形虫的接触史。

捐献者持续腹泻、患有结肠炎等，结合危险因素如最近到外国旅行，应该予以筛查，以排除肠道寄生虫。但通常捐献者无任何症状。

捐献者来源的寄生虫感染在欧洲非常罕见，但是必须考虑到过其他地区（即通过旅行）或来自其他地区的捐献者。实体器官移植期间热带和地理限制性感染的详情已经发表[125]，总结在表8.5中。关于实体器官移植中热带和地理限制性感染的最新数据，特别是在捐献者有外国旅行史或移民背景的情况下，移植人员可通过8.4.1列出的网站，获取最新的流行病学信息。

表8.5　地理限制，罕见或严重的传染病

疾病（病原体）	地理分布、地方性区间和风险	备　　注	实体器官移植后可传播性
曲霉菌（曲霉属）	呈全球分布，长期住ICU的免疫抑制患者有感染风险	危险因素：长期住院、免疫缺陷、建筑装修、潮湿条件。不应使用患有侵袭性和扩散性曲霉病的捐献者（RL 1）	是
细菌感染（各种）： a）金黄色葡萄球菌、假单胞菌 b）大肠杆菌、小肠结肠炎耶尔森菌、布鲁杆菌属、巴氏杆菌属、肠杆菌属、不动杆菌属 c）脆弱拟杆菌、克雷伯菌 d）其他菌种	全球	a）真菌性动脉瘤的风险（RL 1） a）-d）肺和其他感染（RL 1-5） d）参见具体病原体	是
巴贝虫病（巴贝虫属）	全球、欧洲、美国东西部、亚热带气候地区	通过感染的血液和器官捐献者传播。 器官捐献没有明确的排除标准（RL 4）	是
芽孢菌病（皮炎芽生菌）	北美洲（密西西比和俄亥俄河、五大湖），中美洲和墨西哥	血清学检测和尿抗原检测可以区分急性感染或再活化感染是来自于捐献者，还是来自于疫区的受者。对既往感染的受者可能无风险 尚无器官捐献的明确的排除标准（RL 4）。如果使用感染的捐献者，预防性使用唑类抗真菌剂可以降低捐献者来源的感染的发生率	没有
莱姆病（伯氏疏螺旋体属）	在有壁虱的地方流行（北半球），在欧洲有不同的种属	询问捐献者病史：蜱咬、红斑、神经系统功能衰竭、关节病。成功治疗后，捐献是可能的（RL 4）	?
念珠菌病（念珠菌属）	全球	不应使用患有播散性或侵袭性疾病的捐献者（RL 1）	是
基孔肯雅热（基孔肯雅病毒）	非洲、印度、东南亚、许多气候温暖的欧洲地区	通过伊蚊传播。监测血清学阳性的捐献者的移植受者。可用NAT（RL 4）；首发症状出现2周后发生病毒血症。不应使用患有病毒血症的捐献者	?
CMV感染（CMV）	呈全球分布，与病毒的接触情况因国家而异（60%～100%的患病率）	在所有患者中应考虑病毒学监测和预防性治疗或抗病毒预防（必须避免无感染受者的新感染）。可以使用没有活动性CMV（病毒血症）的捐献者（RL 3）	是

（续表）

疾病（病原体）	地理分布、地方性区间和风险	备　　注	实体器官移植后可传播性
球孢子菌病（粗球孢子菌）	美国南部、墨西哥、危地马拉、洪都拉斯、尼加拉瓜、委内瑞拉、哥伦比亚、阿根廷、巴拉圭	血清学检测和尿抗原检测可以区分急性感染或再活化感染是来自于捐献者，还是来自于疫区的受者。对既往感染的受者可能无风险，但需要唑类预防（RL 4）。 肺移植：如果捐献者来自疫区，受者需进行6个月的唑类预防，除非排除了感染	是
Q热（贝纳特立克次体）	呈全球分布，在欧洲存在区域差异：局部出现在饲养染疫动物（如绵羊、山羊）的农场周围。迁移畜群会造成疫情进一步扩散	靶向抗生素治疗可能预防暴发 目前尚无病案报告。通过气溶胶很容易被传播至数公里以外或在任何培养基中存活数月后依然易被传播 PCR和血清学检测在指定的实验室中进行	？
隐球菌（新型隐球菌）	全球	不应使用由隐球菌引起的脑膜脑炎致死的捐献者（RL 1）。在血液中或通过连接酶链反应检测隐球菌抗原在其他病例的器官捐献中尚无明确的排除标准	是
隐孢子虫病（隐孢子虫属）	贫民窟：发展中国家65%的发病率，发达国家20%～30%	粪便经口感染；有大量、水样腹泻发生应引起怀疑。尚无有效治疗方法。间接免疫荧光，抗体–ELISA实验	没有
等孢球虫病（贝氏等孢子球虫）	（亚）热带南美洲、非洲、东南亚	引起腹泻。甲氧苄啶–磺胺甲噁唑和减少的免疫抑制药量可以治疗感染受者	没有
登革热病毒感染	亚洲、非洲和美洲的温带地区	由蚊子传播。NAT或NS1抗原测试用于检测病毒血症。感染的传播可引起致死的并发症（RL 1或RL 4）。不应使用病毒血症捐献者	是
埃博拉病毒	热带非洲	在潜伏期（21～25 d）内获得感染风险的人群具有很大的传播风险	？
EBV（EB病毒）感染	全球超过90%的成人有病毒潜伏	PTLD是很大的风险，必须避免未被感染受者的感染。可以使用没有活动性EB病毒感染（传染性单核细胞增多症）的捐献者（RL 3）。通过PCR监测受体	是
棘球蚴病（棘球绦虫、细粒棘球绦虫）	全球各地，地中海和欧洲、南美洲、俄罗斯南部、中亚、中国、澳大利亚、非洲的农村地区	尚无明确的排除标准（RL 4）。如果没有活动性感染和肝脏以外的播散（钙化的囊肿），可以使用器官。治疗是可能的。人们通常不知道既往感染史	是
阿米巴病（溶组织内阿米巴）	卫生条件差的地区（食物和水），特别是在中美洲和南美洲、亚洲、非洲	尚无明确的排除标准（RL 4）。检查生活在不卫生条件（食物和水）和（或）来自风险区域和（或）有痢疾或腹泻、结肠炎病史的捐献者（血清学，粪便PCR，显微镜检查；寄生虫主要限于肠道，但具有肝脓肿或传播的可能）。重要器官是肝和小肠	没有
汉坦病毒病（汉坦病毒属）	欧洲的一些农村地区：啮齿动物粪便含有病毒（气溶胶传播）	若发生伴有发热和疼痛的急性肾损伤需行特异性诊断实验	？
HAV感染（HAV）	全球各地卫生条件差的地区	从急性感染恢复后尚无感染传播的报告。尚无来自急性感染捐献者移植的报告	？

疾病（病原体）	地理分布、地方性区间和风险	备 注	实体器官移植后可传播性
HBV 感染（HBV）	全球： • 在亚洲、南太平洋、撒哈拉以南非洲、中东地区的抗HBc阳性率大于50% • 在东欧、地中海、因纽特人中抗HBc的阳性率大于10% 人HBsAg阳性的感染包括[3]： • 基因型A（参考WHO的HBV检测标准）：北美洲、北欧、南非（约300万人） • 基因型B/C：日本、东亚、澳大利亚（约2.4亿人） • 基因型D：俄罗斯、印度、西非、中东、地中海（约4 000万人） • 基因型E：西非（约100万人） • 基因型F：南美洲（约300万人）	避免未感染受者新发感染。如果已行移植，抗病毒治疗、HBIG和随访是强制性的。HBV感染的受者需要抗病毒治疗（RL 1~3）。查询最新的治疗指南和突变体的发展。基因型与感染风险和治疗反应无关，但可能引起血清学结果的不同［HBeAg和（或）抗HBe阴性的HBV感染］。根据具体案例决定使用捐献者。在紧急情况下，来自病毒血症的捐献者器官仅会使用在接受抗病毒治疗和抗HBs-超免疫球蛋白预防的受者身上。在HBV病毒血症捐献者中，病毒可以通过任何移植物发生传播。在非病毒捐献者中，仅在肝移植中可能发生传播	是
HCV 感染（HCV）	全球： 非洲许多国家（埃及大于15%）、基因型4b地区、亚洲和世界其他国家的部分区域（欧洲如意大利、美国、澳大利亚）的患病率 > 3%	使用HCV病毒血症的器官移植可能将病毒传播给受者（RL 3），在其他情况下需避免新发感染（RL 1~2）。查询最新的治疗指南。基因型仅对治疗反应重要，与感染的风险无关。需根据具体案例来决定使用捐献者	是
HDV 感染	与HBsAg和HDV高发的国家相关	未感染过的新发感染受者可危及生命。HDV需要HBsAg进行复制。不推荐使用此类捐献者（RL 1、RL 4）	？
HEV 感染	发展中国家的水源污染地区（基因型HEV-1和HEV-2），发达国家的动物疫病区（进食未煮熟的受感染的肉－基因型HEV-3和HEV-4）	相关性未评估/未知（RL 4）	是
疱疹病毒感染（HSV-1和2、VZV、HHV-6）	全球	避免未感染受者的新发感染及频繁的反复感染。（RL 2~4）对于D⁺/R⁻，建议行抗病毒预防	是
卡波西肉瘤疱疹病毒/人疱疹病毒-8（KSHV/HHV-8）。	血清学（抗潜伏和抗溶血抗体；血清学测定并未标准化并且已经报道了多种针对不同抗原的检测方法）	移植前通常无法获得血清学结果。如果捐献者血清阳性，受体血清阴性需考虑行NAT。原发感染或再感染均具有致癌性（卡波西肉瘤、PEL或Castleman病）。需考虑使用缬更昔洛韦预防	是
组织胞质菌病（荚膜组织胞质菌）	北部（俄亥俄和密西西比河）和中南美洲地区、印度尼西亚地区、非洲地区	通过血清学、抗原检测或PCR检测来自疫区（感染率大约20%，大多无症状）的移民。在疫区，无须筛查受者，建议只有当捐献者感染时才进行抗真菌预防，并用于未感染受者（RL 3）或肺移植受者。 在既往感染的受者中，免疫抑制可能导致病菌被再激活或传播，那么就需要对受者进行治疗	是

（续表）

疾病（病原体）	地理分布、地方性区间和风险	备　注	实体器官移植后可传播性
HIV感染（HIV-1/2）	HIV-1：估计成人患病率（2009年）>1%～5%，流行于撒哈拉以南非洲、俄罗斯、乌克兰、爱沙尼亚、泰国、巴布亚新几内亚、伯利兹、苏里南、圭亚那、一些加勒比地区；HIV-2：尤其流行于西非和历史上与这一地区有联系的国家	目前，尚没有使用HIV感染（或通常HIV血清阳性）的捐献者（RL 1）。应检测HIV-1、HIV-2及所有亚型	是
HTLV-1/2感染（人T-白血病病毒1/2）	HTLV-1：流行于罗马尼亚、日本南部、马来西亚、中东、中国一些省份、加勒比海（2%～5%）、美国的一些州、部分南美洲、非洲。HTLV-2：多发于美国和欧洲的静脉药物滥用者；南美洲（巴西）；美洲原籍居民；东南亚（越南）	筛查高风险捐献者（移民），及其性伴侣和儿童（母亲垂直传播）。如果确认感染，则器官不应移植给特定的未感染受者（RL 1或4）	是
流感（流感病毒）	全球范围：年度流行率和亚型变化。必须定期核实最新的国家指南	应考虑对受者进行预防性治疗。必须仔细评估具有高风险的病毒血症的捐献者。在做出进一步决定之前，需核实国家/地区最新的指南。由于流行病学和病毒本身的快速变化，尚无法提供具体的建议	是
LCMV感染（淋巴细胞性脉络丛脑膜炎病毒）	北美和南美、欧洲、澳大利亚、日本	难以明确诊断；核实与啮齿动物的接触史。不应使用急性感染的捐献者（RL 1）	是
军团菌病（军团菌）	全球	水，空调等（RL 4）	?
利什曼病（皮肤和内脏）（利什曼病）	所有存在某些沙蝇的国家：地中海周边、中东、阿富汗、亚洲、美国南部、中美洲和南美洲、撒哈拉以南非洲地区国家	尚无器官捐献明确的排除标准（RL 4）。需筛查来自疫区的捐献者，因为内脏（几个月）和皮肤（几十年）均推迟发病。如果对血清学或抗原测试阳性，或可疑，从肝、脾，肠道和皮肤损伤处取组织标本进行活检。对合适的受感染者进行根治性化疗，但是内脏疗效很差（禁忌，RL 1）	?
钩端螺旋体病（钩端螺旋体属）	（亚）热带地区死水	急性感染可影响所有器官（RL 1，4）	?
疟疾（疟原虫属）	任何（亚）热带国家均属风险地区（恶性疟原虫：撒哈拉以南非洲、东南亚、印度次大陆、南美洲、海地、多米尼加、大洋洲；三日疟原虫，卵形疟原虫：撒哈拉以南非洲；间日疟原虫：东南亚，印度次大陆）	检查来自疫病流行国家（过去5年内）的旅行者和移民有无感染（症状：发热、弥漫性血管内凝血、多器官衰竭；诊断：血液，如果需要PCR）。大多数中心拒绝寄生虫捐献者（RL 1，2）。可以使用治疗成功和康复的捐献者，有一些例外，如肝。可以考虑预防性治疗受者（RL 2-4）	是
微孢子虫病（微孢子虫属）	污染水	通过被污染的水传播。肠道内有厚壁孢子；具传染性和散播性（如脑，肾）。尚无有效的治疗（RL 4）	?
多药耐药细菌（如MRSA、VRE、ESBL）	呈全球分布，常见于长期住院或住养老院或使用抗生素的人	重要的危险因素。入院或在ICU期间进行筛查。没有污染/感染的器官可在受者抗感染预防的前提下使用；其他情况需要个性化决策（RL 2-4）	是

（续表）

疾病（病原体）	地理分布、地方性区间和风险	备　　注	实体器官移植后可传播性
非结核分枝杆菌感染（非结核分枝杆菌）	全球	（RL 4）	？
细小病毒B19感染（人细小病毒B19）	全球	（RL 4）	是
南美乳杆菌病（巴西拟南芥）	（亚）热带中美洲和南美洲的土壤	尚无器官捐献明确的排除标准（RL 4）。甲氧苄啶–磺胺甲噁唑预防肺炎杆菌肺炎具有"交叉有效性"	没有
肺孢子虫肺炎（杰氏肺囊虫肺炎）	全球范围：长期在ICU、免疫抑制或有免疫缺陷的患者有感染风险	对受者行针对性预防可部分避免的风险（RL 3）。播散性感染的捐献者是禁忌（RL 1）	是
朊病毒病（朊病毒）	全球	无法治疗。无筛查方法。CJD/vCJD的风险评估。捐献者风险需个人化决策。明确的感染是绝对禁忌证（RL 1）	？
绿藻属	全球	（RL 4）	是
狂犬病（狂犬病毒）	动物咬伤或唾液接触（狗、蝙蝠、其他哺乳动物）全球范围内，虽然一些岛屿地区为低风险（日本、中国台湾、英国、冰岛、澳大利亚（其他狂犬病病毒存在）、新西兰、挪威、瑞典、芬兰）	除非既往有接种史，否则传播为致死性的（RL 1）。尸体解剖后只有脑组织的NAT可确诊，但不是绝对的。既往的动物接触（叮咬）和任何神经系统疾病均是可疑的。在叮咬/动物接触和症状发作之间可能存在长时间间隔（数月至数年）。不应接受最近暴露的捐献者	是
沙门菌病（沙门菌、非伤寒沙门菌）	食品和卫生条件差的温/（亚）热带国家	（RL 4）	？
尖端赛多孢关节腔感染（尖端赛多孢子菌）	全球免疫缺陷的人	（RL 4）	是
血吸虫病（血吸虫属）	污染水（非洲、中东、日本、中国、加勒比、南美洲）	吡喹酮用于在非移植条件下治疗。如果怀疑是急性感染（肝，肠，尿道），应检测尿或粪便中的卵	是[148]
粪类圆线虫病（类圆线虫属）	卫生条件差的温暖地区：东南亚、撒哈拉以南非洲、中美洲、巴西、美国南部、热带澳大利亚、西班牙	检查来自疫区（或既往去过）的捐献者的粪便和气管分泌物中的幼虫或血液（在嗜酸性粒细胞增多的情况下）中的虫卵。血清学是最有用的筛查方法。自行感染发生是通过既往无症状携带者的肠道粪便。如果存在荨麻疹、嗜酸性粒细胞增多和革兰阴性脑膜炎或肺部并发症的胃肠感染症状，提示疑似感染。考虑对未筛查受者，有风险捐献者，行经验性伊维菌素治疗。在免疫抑制患者中，存在严重感染可能，其需要通过如伊维菌素的抢先治疗，否则有致命危险（RL 4）	是
囊尾幼虫病（猪肉绦虫）	全球：在不发达国家或卫生条件差的地区（亚洲、非洲、拉丁美洲）频繁发生	尚无器官捐献明确的排除标准（RL 4）具有脑囊虫病的典型CT/MRI病变。肉类审查和避免食用生肉是最好的预防措施。只有肠内发现绦虫卵才具有传染性	是

疾病（病原体）	地理分布、地方性区间和风险	备　注	实体器官移植后可传播性
各类蜱传病毒脑炎	全球：季节性和地区流行（如欧洲和远东型脑炎发生在4～11月，海拔低于1 400 m）	全球监控：任何蜱叮咬，与神经系统疾病的季节性相关。不应使用病毒血症捐献者（RL 1-4）	？
弓形体病（弓形虫）	全球（动物接触史）	未感染受者中肌肉组织［如心脏和（或）VCA］有感染的风险。任何受者都必须进行针对性预防（RL 3）	是
吸虫类感染 • 并殖吸虫属：肺 • 支睾吸虫属：肝 • 片吸虫属：肝 • 血吸虫：肝	中东、非洲、南美洲、加勒比岛屿、东亚或任何废弃物或水或肉类的地方	捐献者在疫病流行国家有皮肤损伤、旅行史和水接触史时存在风险。对来自疫区或旅行后有感染风险的捐献者：检测粪便、尿、气管分泌物、血液（在嗜酸性粒细胞增多的情况下）中的虫卵。寄生虫可以通过针对性药物治疗（RL 4）	是
梅毒（梅毒螺旋体）	全球	抗生素治疗有效（RL 3）	是
睡眠病（布氏锥虫）	撒哈拉以南非洲，不同的亚群	非洲锥虫病：不同的亚群可引起不同的进行性症状。致命的（RL 1）	？
查加斯病（克氏锥虫）	中美洲和南美洲（以及美国的墨西哥和拉丁美洲移民）	检查来自疫区的献血者（血清学、超声心动图、慢性脑部感染CT、急性感染的血液的血沉棕黄层）。捐献者急性感染无法捐献（RL 1）。不应使用慢性感染捐献者的心脏和小肠，但可以使用其他器官。既往有寄生虫接触的受者再发寄生虫血症，需要接受治疗，如苯并乙唑（RL 2-3）。应当密切监测查加斯病感染捐献者的器官受体，以明确有无寄生虫血症（PCR是首选方法），一旦发现应立即治疗	是[149]
结核病（结核分枝杆菌）	全球范围内（亚洲、非洲、中南美洲、欧洲），卫生和（或）经济条件差的地区，肺外表现在东南亚、中东	受者的治疗很棘手。不应使用具有活动/播散性结核病的捐献者（RL 1-3）。建议对潜在结核感染或有播散风险的受者进行移植前预防（例如INH/B6）	是
水痘（水痘带状疱疹病毒）	全球	未感染的成人仍然可能被这种儿童时期所患疾病感染。预防性抗病毒可降低血清阳性受者中带状疱疹感染风险（抗CMV治疗/预防也对VZV有效）	是
WNV 感染（WNV）	在盛夏引起暴发性流行（非洲、亚洲、中东、欧洲、美国），在世界各地的其他Arbo病毒	急性感染的传播通常是致命的（RL 1）。筛查对于前2周内有感染报告或疫情报告的地区有帮助	是
寨卡病毒感染（寨卡病毒）	在具有合适媒介、适宜的气候和人类密集活动的地区可引起首发感染的暴发	寨卡病毒（RNA病毒，黄病毒科）主要通过埃及伊蚊传播。在长达一周的潜伏期后可观察到具有轻微症状（如发热、皮疹、关节痛或结膜炎）。超过80%无症状感染的，在1周后症状消失。可通过NAT检测病毒血症	？

＊可通过实体器官移植传播：是＝有报道，否＝无报道。
？为高传播性但尚无有明确结论的病例报告或数据。

疟疾（8.7.1）、查加斯病（8.7.2）和棘球幼病（8.7.3）的详细概述如下。在世界许多地区，有地方性寄生虫如粪圆线虫（如印度次大陆、非洲）和日本血吸虫存在，具有捐献者来源性感染的高风险[126-127]。由于移民、全球旅行或就业，有相当大具有风险的人口居住在欧洲。对全部具有风险的病例，应考虑捐献者筛查和（或）对受者和（或）对捐献者进行经验性治疗（表8.6）。不幸的是，捐献者往往对这种寄生虫感染无症状。

捐献者的活动性寄生虫病是器官捐献的禁忌证。对来自或到过疫区的捐献者（见上述参考文献、网站和表8.6），出现持续性腹泻或其他无法解释临床表现的情况下，应考虑寄生虫感染的可能性。

对于原生动物和线虫引发的感染，潜在捐献者的风险评估方法与寄生虫感染的方法相同。

8.7.1 疟疾

活动性疟疾可以通过血涂片、肝活检、PCR或抗原测定来检测。在一些捐献者中，可能没有症状。如果在捐献者或受者中怀疑疟疾，则抗疟疾治疗不应该推迟。疟疾感染风险的捐献者包括来自疫区的居民、移民和旅行者。

寄生虫血症捐献者通常被移植中心拒绝（RL 1-2）。移植物可以在治愈和好转（RL 2-4）后使用，但必须记住，一些种属（间日疟原虫和卵形疟原虫）可能在肝脏中存活。因此，在移植后最初几周内受者发热的鉴别诊断，应当考虑获得疟疾风险的捐献者的移植物在受者中重新激活疟疾的可能。必须立即启动对受者的正确治疗[128]。治疗方案取决于疟原虫种类和获得疟疾的地理区域。建议咨询移植和疟疾/热带医学专家。

8.7.2 查加斯病

克氏锥虫是引起查加斯病或美国锥虫病的寄生虫，有嗜肌肉、心脏和神经细胞性。筛查来自疫区（拉丁美洲/南美洲）的移民或者旅行者很重要。

目前（2015年），查加斯病在以下国家流行：阿根廷、伯利兹、玻利维亚、巴西、智利、哥斯达黎加、厄瓜多尔、马尔维纳斯群岛、法国、几内亚、危地马拉、圭亚那、洪都拉斯、墨西哥、尼加拉瓜、巴拿马、巴拉圭、南乔治亚岛和南桑威奇群岛、苏里南、乌拉圭和委内瑞拉。

对潜在捐献者，无症状寄生虫血症比有症状的疾病更加常见[124, 129-130]。针对克氏锥虫的抗体提示既往感染，但是目前检测具有很高的假阳性率，且灵敏度和特异性差异很大。可以通过PCR和Strout实验（血液浓缩后的血液显微镜检查）检测急性寄生虫血症，但是由于存在间歇性寄生虫血症，对于器官捐献者的筛查往往灵敏性不够。

D+/R−中的预防性治疗（苯并乙唑）存在争议，但也取得了一些成功[131]。所有来自查加斯病阳性捐献者的器官受者应通过PCR或血液显微镜检查来密切监测疾病传播[132-133]。在识别寄生虫血症时，应立即启动治疗（苯并乙唑、硝呋替莫）。一些专家建议在来自查加斯病阳性捐献者的器官受者中避免某些免疫抑制疗法（如胸腺球蛋白或霉酚酸）[116]。心脏或小肠移植物不应使用克氏锥虫感染的捐献者（RL 1），而其他器官则可以（RL 2-3）[116-130, 132-133]。

8.7.3 棘球蚴病

棘球蚴病（供肝或供肺中至关重要）需要根据个体情况决定[8]。如果有证据表明在捐献者中有播散的棘球蚴病，则不应考虑器官移植（RL 1）。即使既往手术和治疗有效，一些移植中心仍不推荐使用受影响的器官（如受影响的肝叶），但其他器官通常可以使用，传播风险低（RL 3）。在整个欧洲的农村地区已经发现了棘球绦虫，而捐献者也无法明确既往感染史。需排除肝棘球蚴病的肝外表现[8]。

8.7.4 蠕虫：线虫、吸虫、绦虫

线虫可留在肠道内（如旋毛虫），或者它们在生命周期中可以通过血液从小肠到肺部或其他组织（如钩虫、蛔虫、粪圆线虫或血吸虫），捐献者传播的病例正在增加[134]。此外，一些线虫可以通过库蚊或按蚊（如通过淋巴丝虫、班氏丝虫和马来属、曼森线虫属），黑蝇（如盘尾丝虫）或虻（如眼丝虫）传播，而且可以持续数月（如丝虫病）[135]。线

虫感染在热带国家属地方病，所以前往或来自这些地区的病例，加上表现为视力损伤和瘙痒可能提示有感染，阻断生命周期可以预防微丝蚴通过血液从捐献者传播给无免疫抑制受体，预期不会引发疾病。活动性感染应该排除捐献；然而，如何治疗这些感染的捐献者的证据有限。

对来自无论世界还是欧洲的寄生虫感染疫区的捐献者和受者均应高度怀疑。因此，应考虑筛查潜在的高风险捐献者。在西班牙地中海地区的农场工人中，类圆线虫感染率为12.4%[136]。多种吸虫属（如血吸虫）的感染在亚洲、非洲、南美或中东最常见。

2014年，报告了11例（法国6例，德国5例）泌尿生殖道血吸虫病。所有病例均接触过科西嘉南部的自然游泳区的淡水[137]。血吸虫病通过感染的移植肝传播和接受未感染的移植肝的患者因源自疫区血吸虫病慢性感染而重新激活，都有独立的病例[138]。在这两种情况下，可用吡喹酮有效治疗移植受者。

在不发达国家或在特定地理区域内卫生条件差或有地方病的地区，绦虫（如囊虫病、棘球绦虫）或其他绦虫的感染很常见（见8.10.6）。

最近在英国，一个罕见的捐献者来源的蠕虫传播给肾受者成了新闻的主题[139]。

> 靶器官活动性蠕虫感染不应用于移植。由于知识有限，建议咨询移植传染病专家。

8.8 朊病毒相关疾病

传染性海绵状脑病是罕见的CNS退行性的、致死的特殊疾病[8]。克雅病（CJD）和变异型克雅病（vCJD）通过朊病毒传播。朊病毒由异常折叠的蛋白质组成，因此没有可用的NAT测定，也没有用于检测血液中朊病毒蛋白的高灵敏的Western或ELISA诊断，只能依靠逝世后尸检。建议遵守CDC建议（www.cdc.gov/prions/），并关注下列情况中传染性海绵状脑病的传播风险：① 已经在家族中频繁发现CJD或vCJD；② 用过垂体激素或人生长激素治疗；③ 手术过程中使用过硬脑膜。

> 目前，尚无关于欧洲人感染风险的明确结论。生活在英国或曾经去过英国与这种风险有关，但缺乏相关的证据。当必须使用有此类风险的移植物时，建议获得受者的知情同意。为了明确证据需要对这一问题进行进一步的监测。由于朊病毒传播的不可预测的风险，不应使用硬脑膜作为移植材料。

8.9 各种病原体引起的颅内感染（脑膜炎/脑炎）

由未知病原体引起的任何脑膜炎或脑炎是器官捐献的绝对禁忌证。脑脓肿本身不是禁忌证。然而，应该在接受器官之前评估脑脓肿的潜在病因。

应积极预防培养阴性的细菌性脑膜炎捐献者，特别是当通过培养或PCR不能在体液或血液中检查到病原体时。关于脑膜炎捐献者安全数据包括的阳性培养结果在8.5.2中已列出。此外，当使用培养阴性细菌性脑膜炎捐献者时，也存在恶性肿瘤和感染（即结核和真菌）传播的可能。因此，捐献者应该只有在证实为细菌或可能的纳氏虫属感染时才使用。

在培养阴性，但其中PCR证实了细菌为引起脑膜炎的病原体时（如Liquor-PCR），在其他临床数据符合的前提下，可以推定抗生素治疗48 h后感染不会传播，但未明确疾病的残留风险依然存在。

如果无法鉴定出病原体，包括通过PCR，器官不应用于移植。在放弃捐献者之前，应该与移植传染病专家讨论具体病例。

正如前面提到的在关于特殊病毒感染的部分（见8.4）已经概述，具有脑炎，特别是发热性脑炎的捐献者具有极高的疾病传播风险，通常应该被排除，除非鉴定出的病原体可以排除病毒血症和受者存在治疗选择。

对潜在捐献者死于确诊的疱疹性脑炎并且接受初始治疗的情况下，可以推荐使用器官，前提捐献者不存在病毒血症（在HSV脑炎中很少发现病毒血症），并且受者移植前是HSV血清抗体阳性。如果受者是血清抗体阴性的，建议进行6个月的针对性抗病毒预防。

由JC多瘤病毒及其突变体引起的进行性多灶性脑白质病（PML）通常在免疫抑制的患者中发现，并且与脑脊液（和尿）中的高病毒载量相关，但通常没有病毒血症。目前，没有足够的证据来支持接受PML捐献者的器官。具有PML的潜在捐献者的数量非常有限，并且应当将其排除在捐献之外，直到获得更加可靠的数据。

急性播散性脑脊髓炎往往通过排除其他病因来诊断。但不幸的是，它与捐献疾病传播相关，包括罕见病原体，如狒狒巴拉姆希阿米巴[140]。

特殊的捐献者群体包括未被识别的CNS感染的捐献者。未被识别的CNS感染的捐献者与器官受者的高传播率及随后的并发症发病率和死亡率有关。

这些情况值得关注，因为其对大多数病原体缺乏有效的治疗。为了帮助器官获取组织和移植中心鉴别潜在捐献者是CNS感染还是脑卒中，捐献者（疾病）传播咨询委员会创建了一份文件，该文件概述了可能患有脑膜脑炎的潜在逝世后器官捐献者的相关指标。委员会成员同心协力改进疑似脑炎捐献者的筛查方法，仔细权衡从这些捐献者处获取器官进行移植的风险和收益，并且更好地监测移植受者以快速识别感染，可以改善对患者的管理并预防疾病的进一步传播。

应当询问表8.6中概述的关键问题，以了解任何潜在捐献者[141]，以减少漏诊未预见性CNS感染的风险。

表8.6　需要对潜在捐献者询问的关键问题，以减少漏诊未预见性CNS感染的风险

捐献者特性	注　释
无危险因素的脑血管意外患者	特别是在没有已知危险因素引起脑血管损伤严重并发症的年轻成人或儿童患者中，脑血管意外可能与CNS感染有关
发病时有发热或在入院时无法明确解释	早期发热与精神异常属高风险；住院后的发热较常见，发热对于危重患者常为非特异性的
主诉或入院时表现精神状态改变或癫痫发作	较高风险包括潜在的捐献者具有新发和其他不明原因的癫痫发作或精神状态的变化
CNS影像表现	可能与非感染性CNS疾病明显重叠
脑脊液异常	较高风险的结果包括不明原因的CSF细胞增多、葡萄糖低和蛋白质升高
免疫抑制的宿主	如治疗中的自身免疫疾病、肝硬化（隐球菌病的危险因素）
环境暴露	如暴露于蝙蝠或其他可能携带狂犬病毒的动物及严重的蚊子暴露

注：CNS为中枢神经系统；CSF为脑脊液。
资料来源：Kaul DR, Covington S, Taranto S, et al. Solid organ transplant donors with central nervous system infection[141]。

有和无CNS感染捐献者的表现中存在很大的相似之处（如发热），但是在大多数来自捐献者来源的CNS感染传播的病例中，却没有怀疑它的存在。

脑脓肿本身不是禁忌证。然而，应该在接受器官之前评估脑脓肿的潜在病因。

由未知病原体引起的脑膜炎或脑炎是器官捐献的绝对禁忌证。在放弃捐献者之前，应该与移植传染病专家讨论具体病例

8.10　血清学筛查的缺陷

8.10.1　意外结果

在出现意外结果（如抗HIV-1/2阳性）的情况

下，适当地应对取决于患者（捐献者和受者）和相关人员的风险：① 捐献必须中断，在确认测试结果出来之前不应获取器官或组织（如反应性抗HIV-1/2检测）。② 捐献可以在假定捐献者已感染并且会传播给受者（如抗HBc阳性），但在选择适当受者

（如 D$^+$/R$^+$）之后，危险是在可接受的前提下继续启动。这个新的器官分配程序需要一定时间，但不需要等待确认实验（如抗 HBc 阳性）。③ 捐献可以继续启动，包括器官获取，假定移植中心受者的感染可以进行治疗（如抗 CMV 阳性）。

8.10.2　血液稀释和待测样本的质量

如果可能，在任何输血和补液之前采集捐献者血液样品用于检测。

如果捐献者最近接受过输血或成分输血，或输注过胶体液或晶体液并且已经丢失了大量的血液，则输血后或补液后收集的捐献者血液的检测可能由于血液稀释或血浆稀释使捐献者的检测效果无效，捐献者的其他样品皆为如此。

仔细评估可能使捐献者检测结果无效的稀释程度，包括使用公式计算捐献者的原始循环血液体积［和抗原和（或）抗体的循环水平］的稀释度。需要进行血液稀释计算包括：① 生前血样收集：如果血液取样前 48 h 输注过血液、血液成分和（或）胶体液，或是血液取样之前几小时输注过晶体液。② 死后血样收集：如果在死亡（循环停止）前 48 h 前输注过血液、血液成分和（或）胶体液，或是在死亡（循环停止）之前的 1 h 内输注过晶体液。

参考图 8.5，一个常用公式，以评估捐献者血液稀释或血浆稀释程度，可应用于失血捐献者[142-146]，可能需要对超出常人体格的成人进行算法调整，还要考虑到体格偏大或偏小的成人或儿童捐献者的情况。

步骤 1. 捐献者评估路径

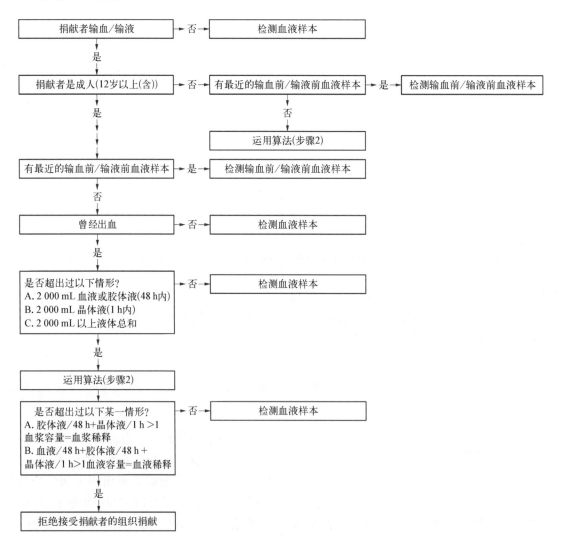

步骤2.计算捐献者中血液稀释的算法（如果必要）

血浆体积	捐献者体重（kg）____/0.025	_____mL
血容量	捐献者体重（kg）____/0.015	_____mL
A）输血总量/48 h	_____mL 的 RBC 输注/48 h _____mL 全血输注/48 h _____mL 重组血液/48 h	A 总和：_____mL
B）输注胶体液的总体积/48 h	_____mL 血浆/48 h _____mL 血小板/48 h _____mL 白蛋白/48 h _____mL HES 或其他胶体/48 h	B 总和：_____mL
C）输注晶体液的总体积/1 h	_____mL	C 总和：_____mL
计算血浆稀释	Sum B+ Sum C > 血浆体积	如果是：血液稀释
计算血液稀释	Sum A+ Sum B+ Sum C > 血量	

图8.5 推荐的计算血液稀释的步骤

RBC 为红细胞；HES 为羟乙基淀粉
基于美国 FDA 开发的算法[145]

公式的基本原理是在对感染性疾病的检测中可能发生假阴性结果，因为稀释的样品中可能存在低抗体滴度和潜在核酸。50% ～ 60%的人 IgG 分布在血管外的组织中并在 48 h 内再循环回血流中，所以可以进行血清学检测而不必对严重血液稀释产生担忧[3]。

最后要考虑到，仅用当前使用的公式之一计算稀释度[143-144]并未考虑到由于器官捐献者血液和体液的重新分布引起的病理生理变化。在逝世后器官捐献者中，维护策略提倡用输液替代输血，而按照重症监护医学接受血液稀释的标准，这将引起比健康成人更低的血细胞比容（见第五章）。因此，移植受者医疗团队应进行适当的风险-效益评估，以评估由于血液稀释造成假阴性结果带来的风险和受者的潜在益处[145]。

最后，送交检测样品的质量很重要（没有溶血、适当储存、当样品从捐献者抽取时没有稀释）[146]。

8.10.3 假阴性和假阳性结果

假阴性结果意味着未能检测到存在的感染，往往因为血液稀释、窗口期感染、不正确的采样或不合理的检测质控等（RL 1 或 RL 4）。

假阳性结果意味着错误地提示不存在感染的阳性结果（RL 3-5），可能由于污染、质量控制问题、交叉反应性或不合理的检测质控等。

8.10.4 心跳停止后抽取的血样

在循环停止之前，对心死亡捐献者所采集的用于筛查的血液样品总是优于随后获得的血样。应当制订流程，以确保每个医院的存储捐献者样本容易识别和获取。如果没有这样的血样，应在循环停止后，即在 24 h 内尽快采样。为了避免进一步溶血，样品应该离心，在收集后尽快分离出血清或血浆。每当检测这类血液样品时，必须对这些样品检测方法进行验证，并且必须告知实验室样品收集的特性。

8.10.5 从新生儿采样

6个月以下的婴儿，由于存在母体来源的 IgG，血清学筛查可能并不可靠。母亲的补充血清学筛查将明确疾病垂直传播的风险。如果无法实现，则捐献者应谨慎使用或应用 NAT 排除感染。IgG 抗体也可以通过母乳喂养从母亲转移到儿童。

8.10.6 地域限制

表8.5不完全概述了可由实体器官移植传播的罕见的或严重的地域限制性感染性疾病（修改自参考文献［3］，［125］，［147］）。随着感染治疗方案的变化，建议与感染病专家讨论每个疑似感染捐献者的

状态。"备注"栏提供了有关存在哪些风险，一旦发生感染捐献者是否可用，在传播情况下如何处理及欧洲相关性评论等信息。

除了这些地理因素外，感染的风险还应根据生活方式、生活和卫生条件、垂直传播、疫苗接种记录等进行评估（表8.7）。

表8.7 感染和疫苗的总体参考

项　　目	地区分布，相关风险	备　　注	实体器官移植可传播性*
呼吸道感染	全球	肺移植的问题	是
尿路感染，肾盂肾炎	全球卫生和经济条件差的国家（活体捐献的问题）	漏诊可导致脓毒症；风险一般只针对肾移植受者（RL 1-3）	是
过去4～6周接种活疫苗的捐献者	考虑为活疫苗的有： • 流感疫苗（吸入为活疫苗） • 水痘疫苗 • 轮状病毒疫苗 • 麻疹疫苗 • 腮腺炎疫苗 • 风疹疫苗 • BCG疫苗 • 天花疫苗 • 霍乱弧菌疫苗（口服为活疫苗） • 黄热病疫苗 • 伤寒沙门菌疫苗（口服为活疫苗） • 小儿麻痹症疫苗（口服为活疫苗）	活疫苗的传播风险相当于急性病毒感染：在接种4周后的捐献者（RL 1-2），需对潜在受者进行个体化的风险评估。对于某些疫苗，仅对特定器官限制使用，如： • 吸入性流感疫苗——肺、面部 • 轮状病毒——小肠 • 霍乱——小肠 • 沙门菌——小肠	是
过去4～6周接种灭活疫苗或被动免疫的捐献者	考虑为灭活疫苗的有： • 流感疫苗（注射类为灭活疫苗） • 霍乱弧菌疫苗（注射类为灭活疫苗） • 伤寒沙门菌疫苗（注射类为灭活疫苗） • 小儿麻痹症疫苗（注射类为灭活疫苗）	接受其他疫苗或被动免疫的捐献者可能不会感染受者，但会影响诊断性检测的结果（RL 3或RL 5）	否

*通过实体器官移植传播：是=有报道，否=无报道。

最后，疾病传播媒介的监测有助于检测新的传播风险。

8.11 预警方法与追踪

在移植前、移植过程中及移植后，器官获取组织和移植中心之间的双向广泛交流至关重要[1, 2]。如果受者发生任何意外的体征和（或）症状，包括不明原因的发热、白细胞增多、精神状态改变或其他隐性感染征象时[4]，或者如果怀疑有捐献者来源的疾病，应对所有接受移植物的受者进行筛查，检测受者、捐献者来源性感染并启动早期治疗[1]。任何移植后早期登记的感染也应仔细审查捐献者培养并考虑捐献者作为感染的来源。

每个成员国的卫生当局必须建立一个监测严重不良反应和事件（serious adverse reactions and events, SARE）的国家预警系统（见第十四章）。每个成员国的预警系统之间必须进行自由和快速的数据交换，以促进安全的国际器官交换。

8.12 器官受者的预防策略

可以最大限度降低潜在受者捐献者来源性感染风险的预防策略包括：

1）对于一些感染性疾病，受者的疫苗接种可以降低移植物传播疾病的风险。因此，有终末期器官衰竭风险的患者应尽早完成疫苗接种计划。应监测其对疫苗接种的临床反应和随后的抗体状态，如果需要，应重复接种。核查移植前受者完整疫苗接种史也很重要[150]。

2）如果已有或正计划去旅行或接触外国人时，应核查受者接种史并将接种扩展到相关流行性感染[1]。

3）预防性接种可能对某些终末期器官衰竭患者无效[150]。

4）移植过程中针对CMV、弓形体、单纯疱疹病毒、HVZ和卡氏肺囊虫（孢子虫）等预防性抗生素、抗病毒和（或）抗寄生虫的治疗因不同中心而不同。这些方案应及时更新以减少可预见性感染的传播。移植后，受者密切和定期随访也有助于排除感染。这包括潜伏病毒的筛查。预防使用更昔洛韦可以减轻儿童捐献者阳性受体阴性EBV感染的并发症（PTLD）[152]。应对这些方案进行评价，以提高效果。

5）通过移植器官获得的感染可能不产生抗体应答[71]。建议使用NAT或其他直接进行病原体检测实验（如HBsAg）筛查器官受者的感染传播[1]。潜在感染（如CMV）在受者体内可能很晚发生，因而长期随访应包括针对此类风险的目标筛查。

参考文献

1. Ison MG, Nalesnik MA. An update on donor-derived disease transmission in organ transplantation. *Am. J. Transplant* 2011; (11): 1123−30.

2. Fishman JA, Greenwald MA, Grossi PA. Transmission of infection with human allografts: essential considerations in donor screening. *Clin Infect Dis* 2012; (55): 720−7.

3. Fischer-Fröhlich CL, Lauchart W, Patrzalek D. Evaluation of infectious disease transmission during organ donation and transplantation: viewpoint of a procurement co-ordinator. *Organs, Tissues and Cells* 2009; (12): 35−54.

4. Ison MG, Grossi P and the AST Infectious Diseases Community of Practice. Donor-derived infections in solid organ transplantation. *Am J Transplant* 2013; 13 (Suppl 4): 22−30.

5. Fischer SA, Lu K and the AST Infectious Diseases Community of Practice. Screening of donor and recipients in solid organ transplantation. *Am J Transplant* 2013; 13(Suppl 4): 9−21.

6. Ison MG, Hager J, Blumberg E *et al*. Donor-derived disease transmission events in the United States: data reviewed by the OPTN/UNOS Disease Transmission Advisory Committee. *Am J Transplant* 2009; (9): 1929−35.

7. Agence de la biomédicine. *Prévention de la transmission de bactéries et d'agents fongiques aux receveurs d'organes*. Version longue. 2008 (in French) [available from: www.infectiologie.com/UserFiles/File/medias/_documents/consensus/recommandations_biomedecinefongique_long.pdf, accessed 24 February 2016; alternatively the short version of the document at: www.agence-biomedecine.fr/IMG/pdf/prevention-de-la-transmission-de-bacteries-etd-agents-fongiques-aux-receveurs-d-organes-textecourt.pdf].

8. Pumarola T, Moreno A, Blanes J. Criteria for the selection of organ donors with respect to the transmission of infections. *Organs and Tissues* 2000; (2): 79−85.

9. Sarmento A, Freitas F, Tavares AP. Viral screening in the donation/transplant process in Portugal: state-ofthe-art in 2002. *Organs and Tissues* 2003; 6 (1): 23−30.

10. Depoortere E, Coulombier D, ECDC Chikungunya Risk Assessment Group. Chikungunya risk assessment for Europe: recommendations for action. *Eurosurveillance* 2006; 11 (19): pii=2956 [available from: www.eurosurveillance.org/ViewArticle.aspx-?ArticleId=2956, accessed: 30 January 2016].

11. Nanni Costa A, Grossi P, Porta E *et al*. Measures taken to reduce the risk of West Nile virus transmission by transplantation in Italy. *Eurosurveillance* 2008; 13 (42): pii=19009 [available from: www.eurosurveillance.org/ViewArticle.aspx?ArticleId=19009, accessed 30 July 2016].

12. López-Medrano F, Cordero E, Gavaldá J *et al*. Management of influenza infection in solid-organ transplant recipients: consensus statement of the Group for the Study of Infection in Transplant Recipients (GESITRA) of the Spanish Society of Infectious Diseases and Clinical Microbiology (SEIMC) and the Spanish Network for Research in Infectious Diseases (REIPI). *Enferm Infecc Microbiol Clin* 2013; (31): 526.e1−20.

13. Kumar D, Morris MI, Kotton CN *et al*. Guidance on novel influenza A/H1N1 in solid organ transplant recipients. *Am J Transplant* 2010; (10): 18−25.

14. Danziger-Isakov LA, Husain S, Mooney ML *et al*; ISHLT Infectious Diseases Council. The novel 2009 H1N1 influenza virus pandemic: unique considerations for programs in cardiothoracic transplantation. *J Heart Lung Transplant* 2009; 28 (12): 1341−447 [available from: www.ncbi.nlm.nih.gov/pubmed/19854073, accessed 30 January 2016].

15. Pondrom S. Can transplantation be zero risk? *Am J Transplant* 2012; (12): 509−10.

16. Kaul DR, Taranto S, Alexander C *et al*. Donor screening for human T-cell lymphotrophic virus 1/2: Changing paradigms for changing testing. *Am J Transplant* 2010; (10): 207−13.

17. Centers for Disease Control and Prevention. HIV transmitted from a living organ donor — New York City, 2009. *MMWR* 2011;

(60): 297−301.

18. Blumberg EA, Ison MG, Pruett TL *et al.* on behalf of the Optimal Testing of the Live Organ Donor Consensus Conference participants. Optimal testing of the live organ donor for blood-borne viral pathogens: the report of a consensus conference. *Am J Transplant* 2013; (13): 1405−15.

19. Seem DL, Lee I, Umscheid CA *et al.* PHS guideline for reducing transmission of human immunodeficiency virus (HIV), hepatitis B virus (HBV), and hepatitis C virus (HCV) through solid organ transplantation. *Public Health Reports* 2013; (128): 247−304.

20. European Centre for Disease Prevention and Control: annual epidemiological report 2013: Reporting on 2011 surveillance data and 2012 epidemic intelligent data. Stockholm, Sweden: European Centre for Disease Prevention and Control, 2013 [available from: http://ecdc.europa.eu/en/publications/Publications/annual-epidemiological-report-2013.pdf, accessed: 24 February 2016].

21. Kucirka LM, Sarathy H, Govindan P *et al.* Risk of window period hepatitis C infection in highly infectious risk donors: systematic review and meta-analysis. *Am J Transplant* 2011; (11): 1188−1200.

22. Council of Europe, European Directorate for the Quality of Medicine & HealthCare (EDQM). *Technical Memorandum TS057, Risk behaviours having an impact on blood donor management.* Strasbourg: EDQM, 2011.

23. Len O, Garzoni C, Lumbreras C *et al.* on behalf of the ESCMID Study Group of Infection in Compromised Hosts (ESGICH). Recommendations for screening of donor and recipient prior to solid organ transplantation and to minimize transmission of donor-derived infections. *Clin Microbiol Infect* 2014; 20(Suppl 7): 10−18.

24. Challine D, Pellegrin B, Bouvier-Alias M *et al.* HIV and hepatitis C virus RNA in seronegative organ and tissue donors. *Lancet* 2004; (364): 1611−12.

25. Humar A, Morris M, Blumberg E *et al.* Nucleic acid testing (NAT) of organ donors: is the 'best' test the right test? A consensus conference report. *Am J Transplant* 2010; (10): 889−99.

26. Ellingson K, Seem D, Nowicki M *et al.* for the Organ Procurement Organization Nucleic Acid Testing Yield Project Team. Risk of human immunodeficiency virus and hepatitis C virus infection among potential organ donors from 17 organ procurement organizations in the United States. *Am J Transplant* 2011; (11): 1201−8.

27. Cruzado JM, Gil-Vernet S, Castellote J *et al.* Successful treatment of chronic HCV infection should not preclude kidney donation to an HCV negative recipient. *Am J Transplant* 2013; (13): 2773−4.

28. Simmons C, Farrar J, van Vinh N *et al.* Dengue. *NEJM* 2012; (366): 1423−32.

29. Tan F, Loh D, Prabhakaran K. Dengue haemorrhagic fever after living donor renal transplantation. *Nephrol Dial Trans* 2005; (20): 477−8.

30. European Centre for Disease Prevention and Control (ECDC). *Outbreak of hepatitis A in EU/EEA countries — second update*, 11 April 2014. Stockholm: ECDC, 2014 [available from: http://ecdc.europa.eu/en/publications/Publications/ROA-Hepatitis%20A%20virus-Italy%20Ireland%20Netherlands%20Norway%20France%20Germany%20Sweden%20United%20Kingdom%20-%20final.pdf, accessed: 24 February 2016].

31. Brock GN, Mostajabi F, Ferguson N *et al.* Prophylaxis against *de novo* hepatitis B for liver transplantation utilizing hep. B core (+) donors: does hepatitis B immunoglobulin provide a survival advantage? *Transpl Int* 2011; (24): 570−81.

32. Ouseph R, Eng M, Ravindra K *et al.* Review of the use of hepatitis B core antibody-positive kidney donors. *Transplant Rev* 2010; (24): 167−71.

33. Fishman, J. Infection in solid-organ transplant recipients, *N Engl J Med* 2007; (357): 2601−14.

34. Huprikar S, Danziger-Isakov L, Ahn J *et al.* Solid organ transplantation from hepatitis B virus positive donors: consensus guidelines for recipient management. *Am J Transplant* 2015; (15): 1162−72.

35. Levitsky J, Doucette K, AST Infectious Diseases Community of Practice. Viral hepatitis in solid organ transplantation. *Am J Transplant* 2013; (13): 147−68.

36. Veyer D, Bardou-Jacquet E, Legros L *et al.* Natural history and virological lessons from *de novo* HBV infection in a vaccinated recipient of a liver graft from an anti-HBc positive donor. *J Liver Dis Transplant* 2013; 2: 1. DOI: 10.4172/2325−9612.1000106 [available from www.scitechnol.com/2325−9612/2325−9612-2-106.php, accessed: 24 February 2016].

37. Hollinger F, Sood G. Occult Hepatitis B virus infection: a covert operation. *J Viral Hepatitis* 2010; (17): 1−15.

38. Roggendorf M, Roβ S. Definition und Diagnsotik der akuten und chronischen Hepatitis B. Z. Gastroenterol 2004; (42): 679−81.

39. De Feo TM, Grossi P, Poli F *et al.* Kidney transplantation from anti-HBc+ donors: results from a retrospective Italian study. *Transplantation* 2006; (81): 76−80.

40. Dhillon GS, Levitt J, Mallidi H *et al.* Impact of hepatitis B core antibody positive donors in lung and heart-lung transplantation: an analysis of the United Network for Organ Sharing. *Transplantation* 2009; (88): 842−6.

41. Roche B, Roque-Afonso AM, Sebagh M *et al.* Escape hepatitis B virus mutations in recipients of antibody to hepatitis B core antigen-positive liver grafts receiving hepatitis B immunoglobulins. Liver *Transplantation* 2010; (16): 885−94.

42. Loggi E, Micco L, Ercolani G *et al.* Liver transplantation from hepatitis B surface antigen positive donors: a safe way to expand the donor pool. *J Hepatol* 2012; (56): 579−85.

43. Grebely J, Prins M, Hellard M *et al*. Hepatitis C virus clearance, reinfection, and persistence, with insights from studies of injecting drug users: towards a vaccine. *Lancet Infect Dis* 2012; (12): 408−14.

44. Natov SN, Lau JY, Ruthazer R *et al*. The New England Organ Bank Hepatitis C Study Group. Hepatitis C virus genotype does not affect patient survival among renal transplant candidates. *Kidney Int* 1999; (56): 700−6.

45. Morales JM, Campistol JM, Domínguez-Gil B *et al*. Long-term experience with kidney transplantation from hepatitis C positive donors into hepatitis C positive recipients. *Am J Transplant* 2010; (10): 2453−62.

46. Vargas HE, Laskus T, Wang LF *et al*. Outcome of liver transplantation in hepatitis C virus-infected patients who received hepatitis C virus-infected grafts. *Gastroenterology* 1999; (117): 149−53.

47. Gallegos-Orozco JF, Vargas HE, Rahela J. Virologically compromised donor grafts in liver transplantation. *J Hepatol* 2004; (41): 512−21.

48. Jazwinski A, Muir A. The horizon: new targets and new agents. *Clinical Liver Disease* 2012; (1): 24−7.

49. Park Y, Lee JH, Kim BS *et al*. New automated hepatitis C virus (HCV) core antigen assay as an alternative to real-time PCR for HCV-RNA quantification. *J Clin Microbiol* 2010; (48): 2253−6.

50. Legrand-Abravanel F, Kamar N, Sandres-Saune K *et al*. Hepatitis E virus infection without reactivation in solid-organ transplant recipients, France. *Emerg Infect Dis* 2011; (17): 30−7.

51. Schlosser B, Stein A, Neuhaus R *et al*. Liver transplant from a donor with occult HEV infection induced chronic hepatitis and cirrhosis in the recipient. *J Hepatol* 2012; (56): 500−2.

52. Kamar N, Dalton HR, Abravanel F *et al*. Hepatitis E virus infection. Clin Microbiol Rev 2014; (27): 116−38.

53. Anuras S, Summers R. Fulminant herpes simplex hepatitis in an adult: report of a case in renal transplant recipient. *Gastroenterology* 1976; (70): 425−8.

54. Taylor RJ, Saul SH, Dowling JN *et al*. Primary disseminated herpes simplex infection with fulminant hepatitis following renal transplantation. *Arch Intern Med* 1981; (141): 1519−21.

55. Dummer JS, Armstrong J, Somers J *et al*. Transmission of infection with herpes simplex virus by renal transplantation. *J Infect Dis* 1987; (155): 202−6.

56. Koneru B, Tzakis AG, DePuydt LE *et al*. Transmission of fatal herpes simplex infection through renal transplantation. *Transplantation* 1988; (45): 653−6.

57. Regamey N, Tamm M, Wernli M *et al*. Transmission of human herpes virus 8 infection from renal-transplant donors to recipients. *N Engl J Med* 1998; (339): 1358−63.

58. Luppi M, Barozzi P, Santagostino G *et al*. Molecular evidence of organ-related transmission of Kaposi sarcoma-associated herpesvirus or human herpesvirus-8 in transplant patients. *Blood* 2000; (96): 3279−81.

59. Barozzi P, Luppi M, Facchetti F *et al*. Post-transplant Kaposi sarcoma originates from the seeding of donor-derived progenitors. *Nature Med* 2003; (9): 554−61.

60. Parravicini C, Olsen SJ, Capra M *et al*. Risk of Kaposi's sarcoma-associated herpesvirus transmission from donor allografts among Italian post transplant Kaposi's sarcoma patients. *Blood* 1997; (90): 2826−9.

61. Andreoni M, Goletti D, Pezzotti P *et al*. Prevalence, incidence and correlates of HHV-8/KSHV infection and Kaposi's sarcoma in renal and liver transplant recipients. *J Infect* 2001; (43): 195−9.

62. Marcelin AG, Roque-Afonso AM, Hurtova M *et al*. Fatal disseminated Kaposi's sarcoma following human herpesvirus 8 primary infections in liver-transplant recipients. *Liver Transpl* 2004; (10): 295−300.

63. Francès C, Marcelin AG, Legendre Ch *et al*; Skin and Organ Transplantation Group of the French Society of Dermatology. The impact of pre-existing or acquired Kaposi sarcoma herpesvirus infection in kidney transplant recipients on morbidity and survival. *Am J Transplant* 2009; 9 (11): 2580−6.

64. Luppi M, Barozzi P, Schulz TF *et al*. Bone marrow failure associated with human herpes virus 8 infection after transplantation. *N Engl J Med* 2000; (343): 1378−85.

65. Pietrosi G, Vizzini G, Pipitone L *et al*. Primary and reactivated HHV8 infection and disease after liver transplantation: a prospective study. *Am J Transplant* 2011; (11): 2715−23.

66. Lebbe C, Porcher R, Marcelin AG *et al*; Skin and Organ Transplantation Group of the French Society of Dermatology. Human herpesvirus 8 (HHV8) transmission and related morbidity in organ recipients. *Am J Transplant* 2013; (13): 207−13.

67. Riva G, Barozzi P, Quadrelli C *et al*. Human herpes virus 8 (HHV8) infection and related diseases in Italian transplant cohorts. *Am J Transplant* 2013; (13): 1619−20.

68. Muller E, Kahn D, Mendelson M. Renal transplantation between HIV-positive donors and recipients. *N Engl J Med* 2010; (362): 2336−7.

69. Muller E, Barday Z, Mendelson M *et al*. HIV-positive to HIV-positive kidney transplantation — results at 3 to 5 years. *N Engl J Med* 2015; (327): 613−20.

70. Villa E, Petrini C, Venettoni S *et al*. Crisis management, ethical issues and the impact of HIV+ organ transplantation on donation in

Italy. *Organs, Tissues and Cells* 2007; (10): 167−70.

71. Ison MG, Llata E, Conover CS *et al*. Transmission of human immunodeficiency virus and hepatitis C virus from an organ donor to four transplant recipients. *Am J Transplant* 2011; (11): 1218−25.

72. The Library of Congress: Bill Summary & Status, 113th Congress (2013−2014), S.330, Public Law 113−51−Nov. 21, 2013 HIV Organ Policy Equity Act. Washington DC, USA, 2013 [available from: www.gpo.gov/fdsys/pkg/PLAW-113publ51/pdf/PLAW-113publ51.pdf, accessed: 30 January 2016].

73. Stock PG, Barin B, Murphy B *et al*. Outcomes of kidney transplantation in HIV-infected recipients. *N Engl J Med* 2010; (363): 2004−14.

74. Terrault NA, Roland ME, Schiano T *et al*. HIV-TR Investigators. Outcomes of liver transplantation in HCV-HIV co-infected recipients. *Liver Transplant* 2012; (18): 716−26.

75. European Centre for Disease Prevention and Control. Geographical distribution of areas with a high prevalence of HTLV-1 infection. Stockholm: ECDC, 2015 [available from http://ecdc.europa.eu/en/publications/Publications/geographical-distribution-areas-high-prevalence-HTLV$_1$.pdf, accessed: 24 February 2016].

76. Toro C, Benito R, Aguilera A *et al*. Infection with human T lymphotropic virus type I in organ transplant donors and recipients in Spain. *J Med Virol* 2005; (76): 268−70.

77. Ramanan P, Deziel PJ, Norby SM *et al*. Donor-transmitted HTLV-$_1$-associated myelopathy in a kidney transplant recipient — case report and literature review. *Am J Transplant* 2014; (14): 2417−21.

78. Nakamura N, Tamaru S, Ohshima K *et al*. Prognosis of HTLV-I-positive renal transplant recipients. *Transplant Proc* 2003; (37): 1779−82.

79. Pillond J, Le Marec N, Girault A. Epidemiological surveillance of blood donors and residual risk of blood borne infections in France, 2001−2003. *Transfusion clinique et biologique* 2005; (12): 239−46.

80. European Centre for Disease Control (ECDC). Risk assessment of HTLV-$_{1/2}$ transmission by tissue/cell transplantation. Part 1: Epidemiological review. Stockholm: ECDC, 2012 [available from: http://ecdc.europa.eu/en/publications/Publications/120403-RA-Human-T-lymphotropic-Virus-transmission.pdf, accessed: 24 February 2016]. Part 2: Risks by tissue type, impact of processing and effectiveness of prevention measures. Stockholm: ECDC, 2012 [available from: http://ecdc.europa.eu/en/publications/Publications/20120620_RA_HTLV_Part2.pdf, accessed: 24 February 2016].

81. Hirsch HH, Randhawa P, AST Infectious Diseases Community of Practice. BK polyomavirus in solid organ transplantation. *Am J Transplant* 2013; 13 (Suppl 4): 179−88.

82. Hirsch HH, Babel N, Comoli P *et al*. European perspective on human polyomavirus infection, replication and disease in solid organ transplantation. *Clin Microbiol Infect* 2014; 20 (Suppl 7): 74−88.

83. Fishman JA, Grossi PA. Donor-derived infection — the challenge for transplant safety. *Nat Rev Nephrol* 2014; (10): 663−72.

84. Schmitt C, Raggub L, Linnenweber-Held S *et al*. Donor origin of BKV replication after kidney transplantation. *J Clin Virol* 2014; (59): 120−5.

85. Morelli MC, Sambri V, Grazi GL *et al*. Absence of neuroinvasive disease in a liver transplant recipient who acquired West Nile virus (WNV) infection from the organ donor and who received WNV antibodies prophylactically. *Clin Infect Dis* 2010; (51): e34−7.

86. Costa AN, Capobianchi MR, Ippolito G *et al*. West Nile virus: the Italian national transplant network reaction to an alert in the north-eastern region, Italy 2011. *Euro Surveillance* 2011; (16): 41−89.

87. Centers for Disease Control and Prevention. West Nile virus infections in organ transplant recipients — New York and Pennsylvania, August-September, 2005. *Morb Mortal Wkly Rep* 2005; (54): 1−3.

88. Centers for Disease Control and Prevention. West Nile virus transmission via organ transplantation and blood transfusion — Louisiana, 2008. Morb Mortal Wkly Rep 2009; (58): 1263−7.

89. Iwamoto M, Jernigan DB, Guasch A *et al*. Transmission of West Nile virus from an organ donor to four transplant recipients. *N Engl J Med* 2003; (348): 2196−203.

90. Centers for Disease Control and Prevention. West Nile virus infections in organ transplant recipients -New York and Pennsylvania, August-September, 2005. *Morb Mortal Wkly Rep* 2005; (54): 1−3.

91. Lanteri MC, Lee TH, Wen L *et al*. West Nile virus nucleic acid persistence in whole blood months after clearance in plasma: implication for transfusion and transplantation safety. *Transfusion* 2014; (54): 3232−41.

92. Singh N, Levi ME, AST Infectious Diseases Community of Practice. Arenavirus and West Nile virus in solid organ transplantation. *Am J Transplant* 2013; 13 (Suppl 4): 361−71.

93. Winston DJ, Vikram HR, Rabe IB *et al*; West Nile Virus Transplant-Associated Transmission Investigation Team. Donor-derived West Nile virus infection in solid organ transplant recipients: report of four additional cases and review of clinical, diagnostic, and therapeutic features. *Transplantation* 2014; (97): 881−9.

94. Petersen LR, Brault AC, Nasci RS. West Nile virus: review of the literature. *JAMA* 2013; (310): 308−15.

95. Komar N, Langevin S, Hinten S *et al*. Experimental infection of North American birds with the New York 1999 strain of West Nile virus. *Emerg Infect Dis* 2003; (9): 311−22.

96. Tonry JH, Brown CB, Cropp CB *et al*. West Nile virus detection in urine. *Emerg Infect Dis* 2005; (11): 1294−6.

97. Murray K, Walker C, Herrington E *et al*. Persistent infection with West Nile virus years after initial infection. *J Infect Dis* 2010; (201): 2−4.

98. Barzon L, Pacenti M, Franchin E *et al*. Excretion of West Nile virus in urine during acute infection. *J Infect Dis* 2013; (208): 1086−92.

99. Levi ME, Kumar D, Green M *et al*; AST ID Community of Practice. Considerations for screening live kidney donors for endemic infections: a viewpoint on the UNOS policy. *Am J Transplant* 2014; (14): 1003−11.

100. European Centre for Disease Prevention and Control (ECDC). Risk of transmission of Ebola virus via donated blood and other substances of human origin in the EU. Stockholm: ECDC, 6 October 2014 [available from: http://ecdc.europa.eu/en/publications/Publications/ebola-risk-transmission-via-donated-blood-substances-human-origin-october-2014.pdf, accessed 30 January 2016].

101. Kaul DR, Mehta AK, Wolfe CR *et al*. Ebola virus disease: implications for solid organ transplantation. *Am J Transplant* 2015; (15): 5−6.

102. Cooper B, Medley G, Bradley S *et al*. An augmented data method for the analysis of nosocomial infection data. *Am J Epidemiol* 2008; (168): 548−57.

103. Witte W, Strommenger B, Klare I *et al*. Bakterielle Erreger von Krankenhausinfektionen mit besonderen Resistenzen und Multiresistenzen: Teil 1, Diagnostik und Typisierung. *Bundesgesundheitsblatt — Gesundheitsforsch — Gesundheitsschutz* 2004; (47): 352−62 (in German).

104. Witte W, Strommenger B, Klare I *et al*. Bakterielle Erreger von Krankenhausinfektionen mit besonderen Resistenzen und Multiresistenzen: Teil 2, Erfassung und Bewertung gem. § 23 Abs.1IfSG in einem regionalen Netzwerk. *Bundesgesundheitsblatt — Gesundheitsforsch — Gesundheitsschutz* 2004; (47): 363−8 (in German).

105. Agence de la biomédecine. Prévention de la transmission de bactéries et d'agents fongiques aux receveurs d'organes. *Med Mal Inf* 2009; (39): 682−97.

106. Len O, Gavaldà J, Blanes M *et al*. Donor infection and transmission to the recipient of a solid allograft. *Am J Transplant* 2008; (8): 2420−5.

107. Caballero F, López-Navidad A, Perea M *et al*. Successful liver and kidney transplantation from cadaveric donors with left sided bacterial endocarditis. *Am J Transplant* 2005; (5): 781−7.

108. Ruiz I, Gavalá J, Monforte V. Donor to host transmission of bacterial and fungal infection in lung transplantation. *Am J Transplant* 2006; (6): 178−82.

109. European Centre for Disease Prevention and Control (ECDC). Carbapenemase-producing bacteria in Europe: interim results from the European Survey on carbapenemase-producing Enterobacteriaceae (EuSCAPE) project. Stockholm: ECDC, 2013 [available from: http://ecdc.europa.eu/en/publications/Publications/antimicrobial-resistance-carbapenemase-producing-bacteria-europe.pdf, accessed: 30 January 2016].

110. Mathers AJ, Cox HL, Bonatti H *et al*.Fatal cross infection by carbapenem-resistant Klebsiella in two liver transplant recipients. *Transpl Infect Dis* 2009; (11): 257−65.

111. Bergamasco MD, Barroso Barbosa M, de Oliveira Garcia D *et al*. Infection with Klebsiella pneumoniae carbapenemase (KPC)-producing K. pneumoniae in solid organ transplantation. *Transpl Infect Dis* 2012; (14): 198−205.

112. Wu TJ, Lee CF, Chou HS *et al*. Suspect the donor with potential infection in the adult deceased donor liver transplantation. *Transplant Proc* 2008; (40): 2486−8.

113. Martins N, Martins IS, de Freitas WV *et al*. Severe infection in a lung transplant recipient caused by donor-transmitted carbapenem-resistant Acinetobacter baumannii. *Transpl Infect Dis* 2012; (14): 316−20.

114. Bumbacea D, Arend SM, Eyuboglu F *et al*. The risk of tuberculosis in transplant candidates and recipients. *Eur Respir J* 2012; (40); 990−1013.

115. Morris MI, Daly JS, Blumberg E *et al*. Diagnosis and management of tuberculosis in transplant donors: a donor-derived infections consensus conference report. *Am J Transplant* 2012; (12); 2288−300.

116. Pinazo MJ, Miranda B, Rodríguez-Villar C *et al*. Recommendations for management of Chagas diseases in organ and hematopoietic tissue transplantation programs in non-endemic areas. *Transplant Rev* 2011; (25): 91−101.

117. Aguado JM, Torre-Cisneros J, Fortún J *et al*. Tuberculosis in solid-organ transplant recipient: consensus statement of the Group for study of infection in transpant recipients (GESITRA) of the Spanish Society of Infectious Diseases and Clinical Mircrobiology. *Clin Infect Dis* 2009; (48): 1276−84.

118. Theodoropoulos N, Jaramillo A, Penugonda S *et al*. Improving syphilis screening in deceased organ donors. *Transplantation* 2015; (99): 438−43.

119. Gabardi S, Kubiak D, Chandraker A *et al*. Invasive fungal infections and antifungal therapies in solid organ transplant recipients.

Transplant Int 2007; (20): 963−1015.

120. Huprikar S, Shoham S, the AST Infectious Disease Community of Practice. Emerging fungal infections in solid organ transplantation. *Am J Transplant* 2013; 13 (Suppl 4): 262−71.

121. Miller R, Assi M, the AST Infectious Disease Community of Practice. Endemic fungal infections in solid organ transplantation. *Am J Transplant* 2013; 13 (Suppl 4): 250−61.

122. Martin SI, Fishman JA, the AST Infectious Disease Community of Practice. Pneumocystis pneumonia in solid organ transplantation. *Am J Transplant* 2013; 13 (Suppl 4): 272−79.

123. Singh N, Huprikar S, Burdette SD *et al.* American Society of Transplantation, Infectious Diseases Community of Practice, Donor-Derived Fungal Infection Working Group. *Am J Transplant* 2012; (12): 2414−28.

124. Schwartz BS, Mawhorter SD, the AST Infectious Disease Community of Practice. Parasitic infections in solid organ transplantation. *Am J Transplant* 2013; 13 (Suppl 4): 280−303.

125. Martín-Dávila P, Fortún J, López-Vélez R *et al.* The transmission of tropical and geographically restricted infections during solid organ transplantation. *Clin Microbiol Rev* 2008; (21): 60−96.

126. Hamilton KW, Abt PL, Rosenbach MA *et al.* Donor-derived *Strongyloides stercoralis* infections in renal transplant recipients. *Transplantation* 2011; (91): 1019−24.

127. Kotton CN, Elias N, Delmonico FL *et al.* Case 15−2009: A 25-year-old man with coma after cardiac arrest. *N Eng J Med* 2009; (360): 2118−25.

128. Rodriguez M, Tome S, Vizcaino L *et al.* Malaria infection through multi-organ donation: an update from Spain. *Liver Transpl* 2007; (7): 1302−4.

129. Lescure FX, Le Loup G, Freilij H. Chagas disease: changes in knowledge and management. *Lancet Infect Dis* 2010; (10): 556−70.

130. Chin-Hong PV, Schwartz BS, Bern C *et al.* Screening and treatment of Chagas disease in organ transplant recipients in the United States: recommendations from the Chagas in transplant working group. *Am J Transplant* 2011; (11): 672−80.

131. Salvador F, Len O, Molina I *et al.* Safety of liver transplantation with Chagas disease-seropositive donors for seronegative recipients. *Liver Transpl* 2011; (17): 1304−8.

132. The Chagas Disease Argentine Collaborative Transplant Consortium, Casadei D. Chagas' disease and solid organ transplantation. *Transplant Proc* 2010; (42): 3354−9.

133. Cura CI, Lattes R, Nagel C *et al.* Early molecular diagnosis of acute Chagas disease after transplantation with organs from *Trypanosoma cruzi*-infected donors. *Am J Transplant* 2013; (13): 3253−61.

134. Le M, Ravin K, Hasan A *et al.* Single donor-derived strongyloidiasis in three solid organ transplant recipients: case series and review of the literature. *Am J Transplant* 2014; (14): 1199−1206.

135. Arbeitskreis Blut at the Robert Koch Institut. Arbonematoden — durch Arthopoden übertragbare Nematoden-Infektionen. *Bundesgesundheitsbl.* 2012; (55): 1044−56 (in German) [available from: www.rki.de/DE/Content/Kommissionen/AK_Blut/Stellungnahmen/download/stArbonematoden.pdf, accessed: 30 January 2016].

136. Román-Sánchez P, Pastor-Guzmán A, Moreno-Guillén S *et al.* High prevalence of *Strongyloides stercoralis* among farm workers on the Mediterranean coast of Spain: analysis of the predictive factors of infection in developed countries. *Am J Trop Med Hyg* 2003; (69): 336−40.

137. European Centre for Disease Prevention and Control (ECDC). Rapid risk assessment: local transmission of *Schistosoma haematobium* in Corsica, France — 16 May 2014. Stockholm: ECDC, 2014 [available from: http://ecdc.europa.eu/en/publications/Publications/schistosoma-haematobium-risk-assessment-France-Germany.pdf, accessed: 24 February 2016].

138. Hoare M, Gelson WT, Davies SE *et al.* Hepatic and intestinal schistosomiasis after orthotopic liver transplant. *Liver Transpl* 2005; (11): 1603−7.

139. Cardiff and Vale University health board, Quality, Safety and Experience Committee: Renal transplant serious incident update, 2015 [available from: www.cardiffandvaleuhb.wales.nhs.uk/opendoc/258062, accessed: 30 January 2016].

140. Gupte AA, Hocevar SN, Lea AS *et al.* Transmission of *Balamuthia mandrillaris* through solid organ transplantation: utility of organ recipient serology to guide clinical management. Am J Transplant 2014; (14): 1417−24.

141. Kaul DR, Covington S, Taranto S *et al.* Solid organ transplant donors with central nervous system infection. *Transplantation* 2014; (98): 666−70.

142. Fehily D, Warwick R, Loty B. Tissue donation and banking. In: Manyalich M., Cabrer C., Paredes D *et al.*, editors, *Transplant co-ordination manual*. Barcelona: TPM Les Heures, Universitat de Barcelona, 2001: 251−68.

143. US Department of Health and Human Services: Food and Drug Administration. Guidance for Industry. Screening and testing of donors of human tissue intended for transplantation. US Department of Health and Human Services: Food and Drug Administration, Washington DC, USA, 1997 [available from: www.fda.gov/downloads/BiologicsBloodVaccines/GuidanceComplianceRegulatoryInformation/Guidances/Tissue/UCM188251.pdf, accessed: 30 January 2016].

144. Department of Health: Guidance on the microbiological safety of human tissues and organs used in transplantation. Department of Health, London, 2000 [available from: www.gov.uk/government/uploads/system/uploads/attachment_data/file/215959/dh_130515.pdf, accessed: 30 January 2016].

145. Eastlund T. Hemodilution due to blood loss and transfusion and reliability of cadaver tissue donor infectious disease testing. *Cell Tissue Bank* 2000; (1): 121−7.

146. Kitchen A, Gilian H. The serological screening of deceased tissue donors within the English Blood Service for infectious agents — a review of current outcomes and a more effective strategy for the future. *Vox Sanguinis* 2010; (98): e193−200.

147. Martín-Dávila P, Fortún J, López-Vélez R *et al*. The transmission of tropical and geographically restricted infections during solid organ transplantation. *Clin Microbiol Rev* 2008; (21): 60−96.

148. Pannegeon V, Masini JP, Paye F *et al*. Schistosoma mansoni infection and liver graft. *Transplantation* 2005; (80): 287.

149. Huprikar S, Bosserman E, Patel G *et al*. Donor-derived *Trypanosoma cruzi* infection in solid organ recipients in the United States, 2001−2011. *Am J Transplant* 2013; (13): 2418−25.

150. Danzinger Isakov L, Kumar D, the AST Infectious Disease Community of Practice. Vaccination in solid organ transplantation. *Am J Transplant* 2013; 13 (Suppl 4): 311−17.

151. Kotton C, Hibberd P, the AST Infectious Disease Community of Practice. Travel medicine and Transplant Tourism in solid organ transplantation. *Am J Transplant* 2013; 13 (Suppl 4): 337−47.

152. Höcker B, Böhm S, Fickenscher H *et al*. (Val) ganciclovir prophylaxis reduces Ebstein-Barr-virus primary infection in pediatric renal transplantation. *Transpl Int* 2012; (25): 723−31.

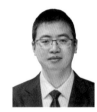

叶伯根
　　医学博士、主治医师、讲师。2016 年毕业于复旦大学，获外科学博士学位。现任海军军医大学附属长海医院器官移植科主治医师。长期工作在器官捐献与移植的第一线，对于 DCD 捐献者评估与维护、腹部器官获取、DCD 供肝质量评估、肝脏移植受者术前评估及围手术处理、供肝修整以及肝移植手术等方面积累了一定的经验。目前主持国家自然科学基金青年基金 1 项，参与国家自然科学基金面上项目 3 项；已发表论文 10 余篇，其中以第一作者发表 SCI 论文 3 篇。2017 年参加中欧器官捐献专业技术输送与领导力培训计划（KeTLOD）项目，并获得 KeTLOD 讲师资质。

第九章　肿瘤性疾病的传播风险

9.1　引言

器官捐献者存在的已知或未知恶性肿瘤，可以传播到免疫抑制的受者[1-5]。然而，通过对捐献者进行仔细的筛查，可减小恶性肿瘤传播的风险，仅有约0.05%的器官移植受者可发生来源于捐献者传播的肿瘤[6-9]。恶性肿瘤传播的风险需要和器官移植带来的拯救生命、提高生活质量等重要价值进行权衡考虑。然而，肿瘤传播风险对器官捐献和移植体系都可带来严重的潜在影响，因此必须仔细选择捐献者以减少肿瘤疾病传播的风险。

随着等待移植患者数量的增加、可移植器官数量的短缺，恶性肿瘤病史的器官捐献标准已被重新考虑[10-12]。医疗团队在每个移植病例的风险评估中扮演着重要角色[13]。记录捐献者和受者间的特征化信息是必不可少的，也是符合欧盟成员国法律规定的[13]，这些信息应该包括捐献者既往发现的、偶然发现的所有恶性肿瘤病史。

一方面器官移植医生难以决定是否使用有肿瘤病史的捐献者器官；另一方面，肿瘤好发于老年人，老年捐献者数量逐渐增加使得隐匿性肿瘤的传播风险也开始增加。因此，每个器官移植病例都应该具体问题具体分析；需要相关指南和建议来协助器官捐献协调员和移植团队，并作为管理复杂情况的依据。本章将为专业人员提供建议，以筛查存在恶性肿瘤传播风险的捐献者。

本章内容还将指导建议如何确定、报告和评估潜在或已存在的恶性肿瘤传播病例。通过细致的评估，确定受者发生肿瘤传播的风险，并将临床事件迅速报告相关机构和受者。仔细管理移植受者不仅体现了医疗和护理的责任，同时也为建立循证学监督体系提供了基础数据。

本章节将做如下方面的介绍：9.2捐献者如何预防肿瘤的传播；9.3评估恶性肿瘤传播风险的一般建议；9.4～9.7具体类型的肿瘤发生传播的风险；9.8如何监测和处理潜在传播的肿瘤。

9.2　检测和评估捐献者恶性肿瘤的一般建议

9.2.1　捐献者临床病史和体格检查

评估捐献者应包括全面审查其临床病史，尽可能联系捐献者的全科医生和家庭成员，获取详细信息（见第六章，6.2）。即使无法获取详尽信息，也应考虑是否具备以下基本信息：

1）生活习惯（如吸烟等）。

2）近期与肿瘤疾病相关的显著特征。例如，① 非计划的体重下降；② HCV和（或）HBV阳性的捐献者（即使没有肝硬化）、酒精性/非酒精性脂肪肝伴/不伴肝硬化的捐献者，需关注其潜在的肝细胞癌风险；③ 育龄期妇女妊娠后和（或）流产后出现月经失调，可能是绒毛膜癌的临床特征。

3）恶性肿瘤病史登记：需记录所有既往肿瘤史（包括已切除的、无明确诊断记录的肿瘤），获取如下信息，① 首诊日期；② 详细组织学报告（肿瘤类型、分期、分级）；③ 接受过的治疗［手术、化疗和（或）放疗］，包括治疗日期；④ 随访情况，最后一次随访［日期、结果、完全缓解和（或）肿瘤复发的任何时间节点］。

4）已诊断颅内出血，尤其是没有高血压或动静脉畸形的捐献者，需排除颅内肿瘤或转移；可疑者在术前或术中行脑组织活检（见9.2.5）。

此外，需对捐献者进行仔细、全面的查体，尤其注意皮肤情况，以发现有无潜在的肿瘤或既往手术的瘢痕。

9.2.2　实验室检查：肿瘤标志物

所有潜在捐献者均应接受常规实验室检查，以筛查不适宜器官捐献的特定疾病（包括恶性肿瘤）。

不推荐使用常规的肿瘤标志物进行筛查，因为假阳性结果可能导致适宜捐献者和器官的非必要丢弃。即使作为个体中心方案要求的一部分，肿瘤标志物阳性结果也需要综合其他临床发现进行评估，而不能作为器官丢弃的唯一理由。如果捐献者存在明确的恶性肿瘤病史，则需选择适当的肿瘤标志物以评价其当前情况，并与首诊和随访过程中的检查结果进行对比。

月经不规律或存在流产史的育龄女性捐献者，需检测 β−HCG水平，筛查绒毛膜癌。

9.2.3　影像学检查

影像学检查作为患者临床治疗的一部分，应当与详细的病史记录和完整的体格检查结果同时进行回顾。器官捐献前的检查项目应至少包括胸部X线和腹部超声（见第6章，6.2节）。

为了对捐献者进行合理的、充分的评估，应进一步完善影像学检查（如CT），尤其是可疑恶性肿瘤者，或移植术中无法行胸腹腔探查者。

任何存在肿瘤病史的患者，均需尽可能行胸腹部CT以评估当前的疾病状态，确保器官受者的安全性。

9.2.4　器官获取期间捐献者的器官检查

在器官获取期间，外科医生需探查胸腹内器官（包括整个肠道和生殖器）。无论这些器官是否考虑用于移植，都需要检查可能存在的、隐藏的肿瘤或病理性淋巴结。任何可疑病变必须由经验丰富的病理学家即刻行冷冻切片以确诊（图9.1和表9.1）。

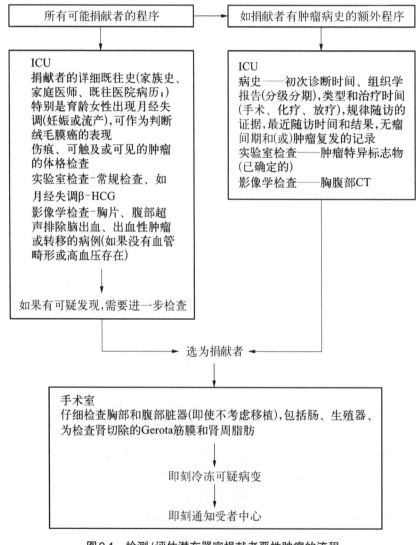

图9.1　检测/评估潜在器官捐献者恶性肿瘤的流程
Gerota 筋膜即肾筋膜

表9.1　确诊捐献者恶性肿瘤

何时做	怎么做	做什么?
捐献者评估之前	在患者的病史中诊断过恶性肿瘤	恶性肿瘤病史明确的捐献者 • 详细的组织学报告、所有信息和实际诊断结果，要以捐献信息形式记录 • 器官移植中心决定是否接受器官 • 咨询肿瘤学家 • 移植前，获得受者的知情同意 • 进行仔细随访，警惕肿瘤转移的可能性
在捐献者器官评估/获取时和移植前	临床捐献者评估或手术检查期间偶然发现新生肿瘤	• 立即冷冻切片确诊 • 立即通知受者中心 • 可能需要器官移植中心决定是否接受 • 咨询肿瘤学家 • 移植前，获得受者的知情同意 • 进行仔细随访，警惕肿瘤传播的可能性
受者器官移植之后	a) 冷冻切片误判，而最终诊断为恶性肿瘤（如冰冻结果为肾嗜酸细胞瘤，而最终病理结果为肾细胞癌） b) 在受者中心移植前偶然发现移植物肿瘤（但已经移植了其他器官） c) 器官移植完成后，捐献者尸检结果发现肿瘤 d) 移植后、任何时期受者的阳性诊断，如: • 肾细胞癌的组织学发现 • X线、超声或CT可疑肿块 • 恶性肿瘤症状	立即通知器官获取机构和所有移植中心（对其他器官和组织移植） a) 立即通知受者 b) 发生后，尤其是发现肿瘤已转移，需考虑捐献者尸检以确定原发肿瘤的起源和程度（已完全切除的孤立性肾细胞癌pT_{1a}可不用） c) 在风险—利益分析的基础上，医师和受益人共同决定进一步的行动（切除，治疗） 　a), b) 或c) 发生后，需告知严重不良反应（SAR） d) 发生后需告知严重不良事件（SAE） e) 严格执行后续行动

如果获取器官后，发现肾脏中有较多数量的肿瘤，则需进一步仔细地检查肾脏。需去除肾筋膜（Gerota筋膜）和肾周脂肪，在肾脏离开捐献医院之前，详细检查肾脏。

显然，上述所有检查中无一项可完全排除小转移病灶或微转移病灶。

9.2.5　组织病理学检查

若发现器官中任何可疑肿块或具有恶性肿瘤外观的淋巴结，在器官移植之前必须进行细胞学涂片和（或）冷冻切片等组织病理学检查。

对于颅内占位病变的捐献者，应在任何器官移植之前获得病变的组织学诊断。此外，由于肿瘤存在不同的组织学分级，故要求组织病理学检查充分

而完整。若缺乏可疑病变的组织学诊断，捐献器官应仅用于等待较为迫切的、值得承受额外风险的受者，且需要与受者及其亲属协商后方可使用。一般情况下，CNS组织活检、病变原位检查及冷冻切片等均可在2～3 h完成。而需要石蜡包埋处理的病理检查则至少需要24 h，才能获得更准确的组织学诊断。

当在器官获得后很快就确定捐献者恶性肿瘤（原发性肿瘤或转移）时，如在移植手术期间，必须立即通知所涉及的所有受者中心。在器官已经被移植并且组织学显示可能是转移性恶性肿瘤（如肺叶中的偶发性癌症，由于肺叶尺寸减小而丢弃），应当要求捐献者全身尸体解剖以获得关于肿瘤起源和转移的详细信息。

虽然使用器官是在患者个人风险-利益分析后最终做出的决定，但如果不能获得可疑病变准确的组织学诊断，该捐献器官仍应被舍弃。否则该捐献器官只能在完全知情的受者身上进行移植，并需要进行紧急干预措施。

如果在器官已经被移植后才诊断出捐献者有肿瘤，则必须及时告知受者，并与受者讨论是否切除移植器官或进行再移植。

无论何时，只要有初步的捐献者尸体解剖或活检结果，相关的专业人员都应及时通知受者及家属。通常在移植后很长时间才能得到尸检结果，因此催促报告的批发、及时与受者沟通十分重要（图9.1和表9.1）。

9.3 减少肿瘤传播的总则

9.3.1 转移风险和注册数据

目前，尚无捐献者合并恶性肿瘤发生率的准确数据，也无法精确预测恶性肿瘤在器官移植中的传播风险，但仍有一些数据库中登记的数据可作参考（见9.3.1.1 ~ 9.3.1.8）。众多公开发表的各种恶性肿瘤传播的病例报道，也只能作为支持信息，并不一定有助于正确地评估风险。

9.3.1.1 美国器官共享联合网络

美国器官共享登记系统（UNOS）报告（1994 ~ 1996年）[14]记录了存在肿瘤病史的捐献者共257例，其肿瘤转移到受者的发生率为1.7%。85%的肿瘤阳性捐献者有过皮肤/脑/泌尿生殖肿瘤史，但没有明确的组织学诊断或肿瘤分期，因此在这些肿瘤阳性捐献者中，也包含有良性脑膜瘤和非黑色素瘤皮肤肿瘤等良性肿瘤的可能。其余15%的肿瘤阳性捐献者，在捐献前，大部分的肿瘤无复发时间为5年甚至10年以上，且无自身肿瘤转移的报告。

更新的UNOS报告（2000 ~ 2005年）[15]分析了1 069例存在肿瘤病史的捐献者，其中有2例发生肿瘤传播：1例捐献者为多形性胶质母细胞瘤（捐献时有活检结果），传播至3名受者；另1例捐献者为恶性黑色素瘤（32年前切除），传播至6名受者。所有受者均死于肿瘤传播疾病。

UNOS报告称，在患有CNS肿瘤的捐献者中（1992 ~ 1999年）[16]，有397例患有CNS肿瘤的捐献者（证实了肿瘤病史或死于肿瘤）共计将1 220例器官捐献给受者（平均随访时间为36个月），均未发生过肿瘤传播。

另一份报告（1994 ~ 2001年）[17]报道了11例

捐献者转移的非CNS恶性肿瘤，使同期器官移植的108 062例受者中的15例发生肿瘤传播（0.014%）。移植传播的肿瘤分别为黑色素瘤1例（4例受者）、小细胞神经内分泌瘤1例（2例受者）、腺癌1例、胰腺癌1例、未分化鳞状细胞癌1例、肺癌2例、嗜酸细胞瘤1例、未知来源的乳头状肿瘤1例、乳腺癌1例、前列腺癌1例［来自在器官获取后尸检中发现的转移性前列腺腺癌的捐献者（阳性淋巴结）］。在受者移植后3 ~ 40个月（平均14.2个月）被诊断。

9.3.1.2 器官获取和移植网络/疾病转移咨询委员会（美国）

Ison等[5]报道了2005 ~ 2009年确诊的捐献者传播恶性肿瘤28例（7例肾细胞癌、4例肺癌、2例黑色素瘤、1例肝癌、3例胰腺癌、2例卵巢癌、2例恶性神经内分泌肿瘤、6例淋巴瘤、1例多形性胶质母细胞瘤），其中9名受者死于传播的肿瘤。

Green等[18]报告的2013年疾病传播咨询委员会（DTAC）数据显示，5例捐献者恶性肿瘤传播给了8名受者（3例黑色素瘤、2例腺癌、3例其他恶性肿瘤），其中2名受者死于肿瘤相关疾病。

Nalesnik等[11]于2011年推荐了一种新的分类方法，用于评估捐献者恶性肿瘤的临床风险（见9.3.3）。

9.3.1.3 Israel Penn 国际移植肿瘤登记中心（美国）

美国Israel Penn国际移植肿瘤登记中心（IPITTR）[19]（1965 ~ 2003年的历史数据）报告的恶性肿瘤转移率高于本章节所提到的其他登记中心的数据。这种差异可以解释为，由于IPITTR的数据来自民众的自愿登记，该登记中心的数据仅仅涵盖了特定的队列和少数的患者，并未覆盖在此研究时间内，所有发生恶性肿瘤传播的受者。一部分恶性肿瘤捐献者无法确诊，受者也并未发生肿瘤传播。故以下数据通常高估了恶性肿瘤的传播风险。根据IPITTR数据，直至2001年，共有68例受者器官来源于肾细胞癌捐献者，其中43例发生肿瘤传播；30例受者器官来源于黑色素瘤捐献者，23例受者发生肿瘤传播；14例受者器官来源于绒毛膜癌捐献者，13例受者发生肿瘤传播。同一时期内还有包括肺、结肠、乳腺、前列腺肿瘤、卡波西肉瘤及53例CNS肿瘤的捐献者发生了9例受者肿瘤传播。尚无甲状腺、头颈、肝胆、睾丸肿瘤及淋巴瘤/白血病的肿瘤传播报道。还有数据显示，肿瘤可传播至受者的心胸系统[20, 21]，肾移植后传播小细胞肾癌[22]也可见相关文献报道。

9.3.1.4 英国移植登记

Desai等[7]发表的数据统计了10年间（2001～2010年）共14 986例捐献者，其中有13例恶性肿瘤捐献者（6例肾细胞癌、4例肺癌、1例淋巴瘤、1例神经内分泌癌、1例结肠癌）导致15名受者发生肿瘤传播（占所有受者的0.06%），造成3名受者死亡。

另一项研究[23]分析了1990～2008年202例肿瘤捐献者（占所有捐献者的1.1%），按照国际建议分类，其中有61例为不可接受或高转移风险捐献者（成胶质细胞瘤25例、成神经管细胞瘤6例、乳腺癌癌症10例、淋巴瘤5例、肉瘤4例、黑色素瘤3例、其他恶性肿瘤8例）。接受移植的133例受者均未发生肿瘤传播。

Watson等[24]报道了1985～2001年的177例原发性CNS肿瘤捐献者，其中33例为高度恶性肿瘤（Ⅳ级神经胶质瘤24例、成神经管细胞瘤9例），所有受者均未发生肿瘤传播。

血液、组织与器官安全咨询委员会（SaBTO）于2014年对有肿瘤病史（曾患或正患肿瘤疾病）的逝世后捐献者行器官移植提出了相关建议[12]。

9.3.1.5 国家移植登记组织（西班牙）

该机构报道了1990～2006年共117例恶性肿瘤捐献者（占所有捐献者的0.58%），所有肿瘤均在器官获取后被诊断[6]。在所有捐献者中，5例（占所有捐献者的0.029%）将其恶性肿瘤传播至10例受者（占所有受者的0.06%）：1例软组织肉瘤（3例受者）、1例生殖细胞肿瘤（3例受者）、1例未分化癌（2例受者）和2例肾细胞癌（分别为肾脏腺癌和乳头状癌）。

1996年，西班牙国家移植登记组织（ONT）发布了关于使用恶性肿瘤捐献者器官的建议，进一步促成了欧洲委员会第一次关于恶性肿瘤捐献者传播风险的建议。

9.3.1.6 国家移植登记中心（意大利）

自2001年以来，意大利国家移植登记中心（the Centro Nazionali di Trapianti, CNT）已经形成捐献者安全性及可接受性评估的新策略[25]。该策略针对有感染和肿瘤病史的捐献者进行评估以确定捐献的风险水平。2001～2002年的分析显示恶性肿瘤捐献者发生率为2.9%。其中约1/2的肿瘤在器官获取前被发现而导致器官未被使用，1/4的肿瘤在器官获取和移植之间被发现，其余的均在移植后才被发现。新数据指出在器官获取之前和获取过程中的恶性肿瘤诊断能力有所改善。2006～2008年，基于这种风险评估的新策略，使器官移植受者未再发生肿瘤传播[26]。

Taioli等[27]分析了2002～2004年从59例疑似或确诊的恶性肿瘤（大多为非CNS肿瘤）捐献者中获得器官的108例受者的预后。随访27.6个月均未发现肿瘤传播。

Zucchini等[28]在随后的研究中获得类似的结果，其统计了2002～2005年的131例恶性肿瘤捐献者（主要为前列腺癌和肾细胞癌），而2003～2010年在意大利南部则共统计了28例恶性肿瘤捐献者[29]。

9.3.1.7 器官捐献者恶性肿瘤和受者安全性（MALODY，德国）

德国MALODY研究了2006～2011年6年中登记的248例器官捐献者，在他们体内共发现的254例恶性肿瘤（共有702个器官移植到648名受者）[9]。2012年从91%（589/648）的受者中收集了随访信息。在器官获取和移植前确诊的恶性肿瘤捐献者中，其受者（平均随访576d）均未发生肿瘤传播。除了CNS恶性肿瘤，最常见的为肾细胞癌（$n=35$）、乳腺癌（$n=15$）、结肠直肠癌（$n=11$）、前列腺癌（$n=12$）和甲状腺癌（$n=9$）。根据国际指南建议将肿瘤划分为不同分期、分级的肿瘤，其风险分层从"最小风险"到"不可接受的风险"。其中最常见的CNS恶性肿瘤为多形性成胶质细胞瘤WHO Ⅳ（$n=16$）和间变性星形细胞瘤WHO Ⅲ（$n=12$）。在随访期间，127名受者（19.6%）死于非肿瘤原因，135名受者（23%）缺少随访（2011年1月后没有后续数据）。

然而，入组研究的队列中确实发生了肿瘤传播，没有任何疑似恶性疾病的7例捐献者将其隐匿性肿瘤（肾细胞癌3例、神经内分泌癌2例、乳腺癌1例、结直肠癌1例）传播到13例受者中。截至2015年10月，7例受者（肝脏4例、肾脏2例、肺1例）死于被传播的肿瘤。获得肿瘤传播后3例肾移植受者（神经内分泌癌和乳腺癌），在通过移植肾切除、撤除免疫抑制和化疗后获得治愈。接受隐匿肾细胞癌捐献者器官的3例受者，从未显示出恶性肿瘤的任何临床症状（所有受者在移植后由于血栓形成或排斥而进行移植肾切除术；病理学检查结果提示为偶然发现的肾细胞癌）。

然而，由于随访时间较短，失访的病例量过多，尚无法得出关于转移风险的最终结论。

9.3.1.8　丹麦登记数据

Birkeland和Storm[30]将丹麦27年间的各移植中心所有器官捐献者信息关联到丹麦肿瘤登记中心。发现在626名捐献者（2%）中有13例伴有恶性肿瘤，其中8例在器官移植后确诊（1.3%）。在这8个捐献者中，只有1例将恶性肿瘤（黑色素瘤）传播给受者（器官获取时，肿瘤分期未知）（0.2%）。

器官移植的肿瘤转移的风险确实存在，既往或当前有恶性肿瘤史的捐献器官的数量在增加，但是肿瘤转移的发生频率较低。由于缺乏强制性报告，不能排除阳性病例报告不全。随着新的欧洲法律框架[13]和国家卫生当局强制性报告SAE的提出（包括怀疑/确诊的恶性肿瘤转移），器官移植恶性肿瘤传播概率的评估将更加准确。

9.3.2　转移风险评估

如果在器官获取之前或期间诊断出捐献者恶性肿瘤，应酌情考虑（表9.2）。尤其值得注意以下问题：

1）在器官获取过程中首次诊断恶性肿瘤，则需仔细评估。此时器官捐献不太可行，因为大多数有活性的恶性肿瘤不能作为"可接受的风险"。在器官移植前，按照国际标准（AJCC癌症分期手册第7版，2010年，Springer）获得准确的组织学类型、分期、分级等病理诊断[31, 32]。

2）捐献者的病史中有恶性肿瘤治疗史，接受用于器官移植之前通常应当实现5～10年的完全缓解（取决于肿瘤类型、分期和分级），尽管存在一些例外。

3）转移性肿瘤（淋巴结或远处转移）的患者不应作为捐献者器官来源，除非某些器官获取前初次诊断为pN1分期、完全治愈的、随访无复发、诊断 > 5 ～ 10年的肿瘤病例。

4）缺乏手术干预、患者恶性肿瘤缺乏随访或随访不完整、姑息治疗等为器官捐献的禁忌证（除了在主动监视下的低级别前列腺癌）。

5）对于第二条意见，可以寻求相应肿瘤学领域和（或）有经验的病理学家的建议，以进一步评估个体转移风险。

表9.2　针对潜在器官捐献者（已明确有肿瘤疾病或既往肿瘤史）应考虑的内容

捐献者相关	活动性肿瘤	• 肿瘤的特定类型是什么？ • 肿瘤的程度，如肿瘤分期是什么？ • 基于目前可用的证据，肿瘤传播的风险是多少？
	既往肿瘤病史	除了以上内容，还要考虑以下问题： • 无瘤时间是多少？ • 此肿瘤与晚期复发相关吗？预计5年无病生存率是多少？
受者相关		• 潜在受者的愿望是什么？有明确对风险的理解吗？
		• 什么类型的移植后筛查适合于这种情况？多长时间？
		• 如果发生肿瘤传播，有什么治疗选项可用？
		• 如果因为担心移植肿瘤传播，患者移植延期，还有什么替代治疗选项？

资料来源：参考文献 [33]。

OPTN/UNOS[11]在捐献者非CNS恶性肿瘤治疗史≥5年、肿瘤治愈率的基础上，把疾病转移风险分类：① 低风险转移，如果治愈的概率＞99%；② 中风险转移，如果治愈的概率为90%～99%；③ 高风险转移，如果治愈的概率＜90%。

6）移植中心应获得潜在器官受者的详细的知情同意书。这种知情同意的程度应当基于风险-收益分析，并应使受者能够认识现实情况，但不会在转移风险非常低时引起过度关注。

表9.3显示了DTAC/美国[11]，SaBTO/英国[12]和CNT/意大利[34]发布的当前转移风险分类。其中两个根据其国家数据规定了转移风险百分比。欧洲委员会提出了一种风险分类，由于目前有限的证据，有意忽略了任何数值估计。有关特定肿瘤的风险分类的详细信息，请参见后面的小节。

表9.3　评估捐献者恶性肿瘤转移风险的国际建议

CNT/ 意大利 2003/2012	DTAC/ 美国 2011	SaBTO/ 英国 2014	欧洲委员会指南 2016
—	无明显风险	—	—
标准风险	最小风险（＜0.1%）	最小风险（＜0.1%）	最小风险 所有捐献者器官，所有受者均可接受
风险增加但仍可接受	低风险（0.1%～1%）	低风险（0.1%～2%）	中等风险
	中等风险（1%～10%）	中等风险（2.2%，95%CI上限为6.4%）。只有高级别CNS恶性肿瘤	风险-收益分析为基础，根据受者的具体健康状况或临床严重程度来判断风险是否可接受
风险增加但仅在紧急情况下可接受	高风险（＞10%）	高风险（＞10%）	高风险 仅在某些特殊情况下讨论其是否可接受，其他治疗无效、需通过肾移植挽救生命者，经过合理的风险-效益评估，并获得受者的知情同意
不可接受的风险	—	绝对禁忌	由于活跃性恶性肿瘤和（或）转移性疾病导致的绝对禁忌证
—	未知风险（不等同于绝对禁忌证）	—	—

进行移植物移植的医生对于其在特定受者中使用此器官负有整体责任，而不应仅考虑根据上述分类的估计风险。

9.3.3　循环肿瘤细胞

在许多肿瘤患者的血液中检测到循环肿瘤细胞（circulating tumour cell, CTC）如乳腺[35]、结肠直肠[36]、前列腺[37]，包括早期肿瘤。它们的存在对转移性肿瘤的复发和存活具有临床影响。然而，它们对疾病过程或早期转移的发展的相关性仍在研究中。

不同的研究发现，20%～42%[38, 39]的多形性成胶质细胞瘤患者存在CTC。但CTC引起肿瘤传播需要具备其他条件，如植入有利位点的能力，逃避宿主免疫应答的能力及诱导新发血管产生和启动生长的能力。多形性成胶质细胞瘤等CNS肿瘤在外周的生长能力有限，故鲜见发生肿瘤传播或转移。

近期的临床研究表明，多形性成胶质细胞瘤通过器官移植传播的风险比既往认为的更低，但确实亦存在传播的个案报道及其他证据。前列腺癌的情况也类似，对接受可疑前列腺癌捐献者器官的受者，并未发现较高的前列腺癌传播率，仅见于部分患者可查见CTC[37]。检测CTC的阳性概率与取样量相关：取样量增加（如用25 mL血液处理的白细胞分离）可提高检测CTC的灵敏度；取样量不足（只有10～7.5 mL血液）可能获得假阴性结果[40、41]。

9.4 实体器官肿瘤

各地区对有恶性肿瘤捐献者的接受程度不尽相同。新近公布的建议[11、12、34、42]基于现有的文献、国家登记数据、专家建议及对比非移植患者肿瘤情况的数据，将不同实体肿瘤预计发生传播的风险进行分层。一般而言，治疗完整、随访规律、无肿瘤复发转移证据情况下，已治愈的肿瘤捐献者器官可用于受者，但需有警惕肿瘤传播风险的意识。治愈的可能性和传播的风险在不同肿瘤中表现并非一致，主要取决于肿瘤的组织学类型和肿瘤病理分期、分级等。例如，$pT_1N_0M_0$食管癌在2年和25年的无复发生存时间点下，进行器官捐献肿瘤传播风险评估，所得结果显然是不相同的。因此，对于可能治愈的捐献者肿瘤，本章下述风险标准可能降低。但是，目前的文献无法提供确切的描述肿瘤传播风险的依据。国际上尚无对肿瘤捐献者无复发随访时间要求的共识，对于相同病理类型和分期的肿瘤，对无复发随访时间的要求为 > 5～10年。

此外，考虑到传播的肿瘤可能在受者体内获得理想的生长环境，需对每例有潜在风险的受者进行个人风险-收益评估。

本指南提供了评估不同肿瘤的建议。在临床实践中建议根据第六章、9.2、表9.1和表9.2尽可能对捐献者进行完整评估。具体各地区及个人评估策略需与当地专家商议讨论。以下按字母顺序列出的肿瘤，涵盖了欧洲人群中发病率和死亡率最常见的肿瘤[43]及其他常见的捐献者恶性肿瘤。此外，对于文献报道未提及、但逐渐被受者接受的肿瘤，也会考虑其肿瘤传播风险及可接受性。

9.4.1 基底细胞癌

见9.4.12。

9.4.2 胆道癌

见9.4.14。

9.4.3 乳腺癌

由于乳腺癌具有高侵袭性，在多年完全缓解后患者的复发和转移风险仍然较大。对选择此类肿瘤的捐献者器官需采取最谨慎的考虑，并仔细筛选最适宜的受者。

Friedman等报道了2例肾移植受者分别于术后4个月和12个月诊断为乳腺癌[44]，造成1例受者死亡，另1例受者停用免疫抑制剂并接受抗雌激素治疗，随访36个月无肿瘤复发。Buell等给IPITTR的报告中涉及的乳腺癌传播仅见于侵袭性乳腺癌，未见于乳腺原位癌[45]，但其病例数并未报道。Kauffman等报道1例发生隐性导管乳腺癌传播的肾移植受者[17]，该患者停用免疫抑制剂，导致移植物的排斥，同时启动对肿瘤的免疫，并于无复发生存4年后重新接受肾移植。Moench等报道了4例受者发生隐匿转移性乳腺癌的传播[9]，其中首次诊断者为肺移植术后2年的受者。肝肺移植受者及1例肾移植受者均死于传播的肿瘤。另1例肾移植受者在停用免疫抑制剂后获得疾病完全缓解。

有关原位乳腺癌的建议，请参阅9.4.4。

捐献者在器官获取期间被诊断出乳腺癌。
新诊断的乳腺癌是器官捐献的不可接受的风险。

捐献者既往有乳腺癌病史。
乳腺癌捐献者严格随访 > 5～10年，根据初始阶段和激素受者表达，严格选择下可被接受移植；需考虑晚期转移性肿瘤可能发生的移植传播的风险。
乳腺癌分期为1期（AJCC 7癌症分期手册第7版，2010年，Springer[31、32]），经手术治疗肿瘤无复发时间 > 5年者，发生肿瘤传播的风险为较低到中级。
所有分期的乳腺癌是转移高风险，独立于假定的无复发生存和治疗。

9.4.4 原位癌和胰腺上皮内瘤变

原位癌是一种非侵袭性上皮肿瘤,病变未超过基底层。因此,其发生肿瘤移植传播的风险较小,但在一定时间后可转变成侵袭性肿瘤。

子宫颈及其他许多部位的原位癌发生肿瘤传播的风险基本可以忽略,目前尚未无肿瘤移植传播的报道。

过去曾建议高度进展性恶性肿瘤无论任何肿瘤分期均不建议作为器官捐献者,如黑色素瘤和肺癌,即使是原位癌也如此[46, 47]。此外,高级别原位乳腺癌比无高风险特征的原位乳腺癌更具侵袭性[45],且捐献者在器官捐献时可能存在并未检测到的微侵袭性癌。原位癌由于病变较为早期且为非侵袭性肿瘤,原位癌患者可被接受作为器官捐献者,但仍需警惕有肿瘤传播风险。有报道显示非移植患者的厚度 < 1

mm的黑色素瘤原位癌可发生晚期复发,因此应该对捐献者进行仔细风险评估。

尿路上皮原位癌可能是多部位病变,而尿路上皮组织和肾移植物是一起移植的,其肿瘤传播风险可能增高。

胰腺上皮内瘤变(pancreatic intraepithelial neoplasia, PanIN),1 ~ 3 级,提示为细胞异型性、非侵袭性癌前病变,无肿瘤转移风险。PanIN不一定形成肿块,且常与慢性胰腺炎相关。器官捐献中PanIN常在如下两种情况下被确认。首先,PanIN可在既往异常病变活检中被发现,常见于恶性肿瘤边缘,因此对病变的完全组织学检查是必要的。其次,PanIN可在器官获取时被发现,因可触及的异常组织而诊断。与捐献者其他器官相比,用PanIN捐献者的胰腺进行移植是不推荐的,尽管尚未有此类移植受者的数据报道。

> 捐献者在器官获取过程中被诊断出原位癌和PanIN。
> 许多原位癌,如子宫颈、结肠、乳房(低级别)、非黑色素瘤皮肤、声带等的原位癌及明确的PanIN发生移植肿瘤传播的风险最小。不建议PanIN捐献者器官行胰腺移植。
> 膀胱原位非侵袭性癌(pTis,高级别扁平状)和膀胱非侵袭性乳头状癌(pTa,低级别)(见AJCC癌症分期手册第7版2010年[31, 32])被认为在非肾移植中传播给受者的风险较小。而肾移植应该具有较高的肿瘤传播风险,因为移行细胞癌通常为多灶性,发生肾盂癌的风险较高。
> 高级别原位乳腺癌、原位肺癌和原位黑色素瘤/恶性雀斑样痣发生移植肿瘤传播的风险级别为低至中等。

> 捐献者既往有原位癌和PanIN病史。
> 许多原位癌,如子宫颈、结肠、乳房(低级别)、非黑色素瘤皮肤、声带等的原位癌及明确的PanIN发生移植肿瘤传播的风险最小。既往有PanIN病史的捐献者器官行胰腺移植的风险是不明确的。
> 膀胱原位非侵袭性癌(pTis,高级别扁平状)和膀胱非侵袭性乳头状癌(pTa,低级别)(见AJCC癌症分期手册第7版2010年[31, 32])被认为在非肾移植中传播给受者的风险较小。而肾移植应该具有较高的肿瘤传播风险,因为移行细胞癌通常为多灶性,发生肾盂癌的风险较高。
> 高级别原位乳腺癌、原位肺癌和原位黑色素瘤/恶性雀斑样痣发生移植肿瘤传播的风险级别为低至中等。

9.4.5 绒毛膜癌

绒毛膜癌是一种源于滋养层细胞的、具有高度侵袭性的恶性肿瘤,可发生于葡萄胎、流产、异位妊娠或宫内妊娠后。绒毛膜癌具有高的器官移植肿瘤传播率(93%)和受者死亡率(64%)[45]。一些

未识别的捐献者绒毛膜癌导致多次传播的病例仍然偶见报道[48]。一旦怀疑绒毛膜癌(如月经不规律、无危险因素的妇女发生脑出血等),需进行尿或血液β-HCG测定。此类肿瘤捐献者已极少进行器官移植,故已罕见肿瘤传播病例。未来可能没有进一步扩大的数据支持用于修改其风险评估分类。

> 捐献者在器官获取过程中被诊断出绒毛膜癌。
> 由于其器官移植肿瘤传播率和受者死亡率较高,任何肿瘤分期的捐献者肿瘤传播风险均为不可接受的风险。

> 捐献者既往有绒毛膜癌病史。
> 由于报道器官移植肿瘤传播率和受者死亡率较高,其肿瘤传播风险为高风险或不可接受的风险,需考虑捐献者无复发的时间。

9.4.6 结肠直肠癌

有文献报告，2例隐匿性大肠癌捐献者传播给肝移植受者[49, 50]。其中1例受者在术后18个月被诊断为大肠癌。由于受者健康状况不佳，未考虑手术，几个月后死亡。另1例报告中，受者于术后13个月在移植物中检测到大肠癌组织。患者经移植物切除及再移植术后随访4年无肿瘤复发。接受同一捐献者肾、角膜和心脏瓣膜等其他器官的受者术后并未发现肿瘤。这2个病例报告中的捐献者年龄均为70岁。

显然，面对这些罕见但具有潜在的破坏性的病例，应提醒获取器官的外科医生仔细检查胸腹腔内所有可疑病变，尤其是老年捐献者。

Buell等[45]报道的存在结肠癌病史的器官捐献者发生肿瘤传播的风险为19%，但已纳入IPITTR分析的结肠癌捐献者数量较少[3]。

另一方面，被上述几个器官登记中心报道的既往有结肠癌病史的数个捐献病例[5, 9, 15, 27, 29, 30]（9.3.1）后续随访中受者均未发现肿瘤传播。

> 捐献者在器官获取过程中被诊断为结直肠癌。
> pT_1肿瘤的可接受性（见AJCC癌症分期手册第7版，2010年[31, 32]）已有讨论，发生肿瘤淋巴结和远处转移的捐献者具有一定的肿瘤传播风险。因此，受者接受此类捐献器官需引起最高的警惕性，并承担肿瘤传播高风险。新诊断的活跃性结直肠癌患者不推荐进行器官捐献（不可接受的风险）。

> 捐献者既往有结直肠癌病史。
> 假设没有淋巴结或远处转移的捐献者的pT_1/pT_2结肠直肠癌（黏膜下层/固有层浸润）具有低转移风险，并且在5～10年无病生存后，风险随着阶段的增加而增加，必须考虑治愈的可能性。
> 甚至在特殊情况下也可以接受初次诊断为pN_1期的捐献者（全期治疗和无复发的随访5～10年，取决于阶段，假设治愈），这可能与转移风险相关。
> 应始终进行个人风险-利益分析。着重注意肺和肝脏移植，因为这些是最可能呈现结肠直肠转移的器官。

之前，已经讨论了早期结肠直肠癌（pT_1，黏膜下层浸润）的捐献者，即使是新诊断的活动性肿瘤，也可能是可接受的。最近的临床发现显示黏膜下浸润深度（sm1-3），淋巴血管浸润（L_{0-1}），肿瘤新生组织和微卫星灶的不稳定对pT_1肿瘤中淋巴结和远处转移的风险有显著影响[51-53]。这可能提示应谨慎接受新近诊断的pT_1结肠直肠癌的捐献者。在这些情况下，应提供彻底的诊断，然而，在器官获取期间检测到的肿瘤，并不能及时获得诊断。

有关原位结直肠癌的建议，请参阅9.4.4。

9.4.7 胃癌

见9.4.14。

9.4.8 胃肠道间质瘤

胃肠道间质瘤（GIST）是最常见的间质肿瘤，占所有肉瘤的5%。GIST主要发生在胃和（或）小肠壁中，是体积较小的病灶，也可在结直肠中发现。

GIST进展及转移的风险与4种主要预后因素相关[54]：手术前或手术期间进行的肿瘤定位、有丝分裂计数（肿瘤细胞增殖）、肿瘤大小和肿瘤破裂评估等。

大小 < 2 cm、有丝分裂指数 < 5%的胃或十二指肠的GIST，其肿瘤转移风险较低。肿瘤切除及术后随访是主要的治疗方式，此类GIST患者并非绝对禁止器官捐献。而大小 ≥ 2 cm或有丝分裂指数 ≥ 5%直肠或空肠的GIST提示与肿瘤转移高风险相关。

冷冻切片通常可以帮助鉴定具有极低潜在传播风险的GIST。然而，有丝分裂计数评估及对c-kit或DOG1的评估应该在长期保存的切片上进行，且通常不用冷冻切片评估。

> 捐献者在器官获取过程中被诊断为GIST。
> < 2 cm的胃或十二指肠的GIST发生移植肿瘤传播风险为可接受的低到中级。应确定有丝分裂指数，虽然其结果在器官移植后才可获得。来自其他原发部位的GIST，体积较大或存在较高的有丝分裂计数与肿瘤传播高风险相关。

捐献者既往有GIST病史。

结合其治疗、随访时间和无复发生存期等情况，< 2 cm 的胃或十二指肠的 GIST 和有丝分裂计数 < 5% 的捐献者发生移植肿瘤传播风险为可接受的低到中级。来自其他原发部位的 GIST，体积较大或存在较高的有丝分裂计数与肿瘤传播高风险相关。尚无文献可提供详细的信息或建议。

9.4.9　肝癌

见9.4.14。

9.4.10　肺癌

多个注册中心[5, 7, 17, 45]和病例报道[55, 64]所描述的隐匿性肺癌捐献者发生的（其中一些包括小细胞癌）肿瘤传播，大多数导致受者死亡。这提示，

肺癌在器官受者中存在显著的侵袭性。如果捐献者有严重的吸烟史，器官移植医生需引起特别的关注。

近期关于肾移植肿瘤传播的系统回顾[65]显示，9例受者在移植术后中位时间13个月被诊断出肺癌，其中7例受者发生远处转移。由捐献者肿瘤传播导致的肺癌（或黑色素瘤）患者预后最差。参见9.4.13。

有关原位肺癌的建议，请参阅9.4.4的原位癌和

捐献者在器官获取过程中被诊断为肺癌。

近期确诊的任何组织学类型的肺癌捐献者发生肿瘤传播的风险均为不可接受的风险。

捐献者既往有肺癌病史。

治疗过的肺癌有很高的肿瘤传播风险。行治愈性治疗后，风险可能会降低，无复发生存时间和治愈的可能性可增加。

胰腺上皮内瘤变。

9.4.11　恶性黑色素瘤

Buell等分析IPITTR登记中心的数据显示，恶性黑色素瘤捐献者发生移植肿瘤传播率为74%，受者死亡率为60%[45]。近期的个案报道和公布的登记中心数据均有恶性黑色素瘤发生传播的AE[5, 15, 18, 30]。

文献报道显示恶性黑色素瘤捐献者发生的肿瘤传播事件大都因捐献者漏诊所致[45, 66]。需注意的是恶性黑色素瘤容易复发，即使在多年的无病生存之后。

Buell等的研究结果[45]来源于自愿报告给IPITTR登记处的病例数据分析，与Kauffman等[15]在2007年UNOS的报道不一致：在140例登记的移植物中，接受黑色素瘤捐献者的移植物受者仅有1例发生肿瘤传播（通过单肺）。捐献者在肺获取前32年曾行过黑色素瘤切除术，而接受同一捐献者的其他5例受者均未发现肿瘤传播。经分析，确诊恶性黑色素瘤且未发生肿瘤传播的捐献者中涵盖了不同病理分期的黑色素瘤，包括恶性雀斑样痣/原位黑色素瘤等。这可能解释了该报告中的恶性黑色素

瘤传播率较低的原因。该报告也不排除恶性黑色素瘤传播风险的存在，其结论认为：通过改进数据收集及对捐献者黑色素瘤详细的肿瘤分期有助于进一步明确恶性黑色素瘤发生移植肿瘤传播的风险。恶性雀斑样痣为早期病变阶段的黑色素瘤，未来将与原位黑色素瘤一样考虑，其发生肿瘤传播的风险需有别于侵袭性黑色素瘤。

目前，大多数关于已知恶性黑色素瘤病史捐献者的报道，其肿瘤分期、治疗和随访情况等数据不完整[15, 30, 45]。也有一些尚未报道的、正在评估中的病例研究，其移植器官来源于分期为$pT_{1a}N_0M_0$的恶性黑色素瘤且已行手术切除的捐献者，受者无复发生存期已超过5年。

恶性黑色素瘤的研究数据不足，对存在恶性黑色素瘤病史的捐献者需谨慎考虑[67]，除非肿瘤可确认为恶性雀斑样痣/原位黑色素瘤，且已接受充分的治愈性治疗。而其他黑色素瘤捐献者，建议准确获取有关肿瘤分期、治疗、随访情况及无复发生存时间等数据；在器官捐献前，由皮肤肿瘤科医师评估肿瘤转移风险。

有关原位黑色素瘤的建议，请参阅第9.4.4节。

> 捐献者在器官获取过程中被诊断为恶性黑色素瘤。
> 由于恶性黑色素瘤具有很强的侵袭性，此类器官捐献存在不可接受的风险。

> 捐献者既往有恶性黑色素瘤病史。
> 由于缺乏完整的数据，曾患恶性黑色素瘤的捐献者行器官移植仍然与肿瘤传播高风险相关。如果可提供肿瘤分期、治疗、随访情况和无复发生存等数据，且经皮肤肿瘤学专家评估其复发和转移风险较低者，可以考虑选择适宜的受者进行器官移植。SaBTO/英国建议"根治性手术切除后，无肿瘤复发生存＞5年，肿瘤厚度＜1.5 mm的浅表扩散型黑色素瘤"等与肿瘤低转移风险相关。

9.4.12 非黑色素瘤皮肤癌

皮肤的基底细胞癌和鳞状细胞癌通常不转移，因此发生受者肿瘤传播的风险极小。尚未发现通过器官移植传播此类肿瘤的报道。

相比之下，卡波西肉瘤、梅克尔（Merkel）细胞癌和皮肤肉瘤为侵蚀性显著的皮肤肿瘤。具有此类诊断的患者不宜作为器官捐献者。

有关非黑色素瘤皮肤原位癌症的建议，请参阅9.4.4。

> 捐献者在器官获取过程中被诊断为非黑色素瘤皮肤癌。
> 皮肤基底细胞和鳞状细胞癌罕见转移，其作为器官捐献者发生肿瘤传播的风险较小。卡波西肉瘤、Merkel细胞癌和皮肤肉瘤为不可接受的风险。

> 捐献者既往有非黑色素瘤皮肤癌病史。
> 皮肤基底细胞和鳞状细胞癌罕见转移，其作为器官捐献者发生肿瘤传播的风险较小。卡波西肉瘤、Merkel细胞癌和皮肤肉瘤为不可接受的风险。

9.4.13 神经内分泌肿瘤

本节内容主要涉及高级别神经内分泌癌（NEC），低级别神经内分泌肿瘤（NET），嗜铬细胞瘤（PCC）和副神经节瘤（PGL）等NET。

NEC和NET常见于肠、肺或胰腺组织等，但可发生于任何组织器官。

NEC发生肿瘤传播的病例已有报道，但所有病例均未在捐献者中发现肿瘤[61, 62, 64, 68-70]。所有确诊传播的NEC均为高级别（小细胞）NEC，确诊时间为移植术后几个月，常导致受者死亡。有回顾性分析显示，未检测到的、全身性的、捐献者来源的NEC肿瘤发生受者传播的潜力很高。因此，在确认NEC转移后，所有来源于同一捐献者的受者均可考虑立即行移植物（肾）切除或重新移植。

目前，暂无关于高分化NET（如类癌）移植后肿瘤传播风险的数据。

由于在器官获取期间无法绝对排除微转移，新检测的高级别NEC应该是器官捐献的禁忌证。

PCC和PGL分别为肾上腺髓质和肾上腺外的、可分泌儿茶酚胺的肿瘤。大约10%的PCC和15%～35%的PGL表现为恶性进展。然而，目前唯一可确诊恶性PCC或PGL的标准是存在转移病灶。肿瘤延迟转移甚至可发生于肿瘤切除术后的20年[71]。

在诊断时无淋巴结或远处转移（肺、骨、肝），定义恶性风险的主要标准是：男性，肾上腺以外位置，肿瘤体积大（383 g为恶性；73 g为良性），肿瘤坏死融合，血管侵袭和扩大的局部侵犯[72]。Thompson[73]开发了一种用于评估PCC恶性肿瘤的系统——PASS评分（PCC肾上腺评分量表）——主要分析和评估血管侵袭、有丝分裂指数（＞3）、弥漫性生长、弥漫性坏死、局部浸润和核不典型性等。虽然所有这些特征可能与肿瘤的恶性潜能相关，但研究对象之间及研究对象内部的数据均存在较高的变异度，从而限制了该评分的临床使用。当器官获取期间首次检测到此类肿瘤时，极难预测其生物学行为。例如，肿瘤的大小和质量、坏死、有丝分裂速率及浸润边缘等标准有助于评估其传播的风险，而有丝分裂指数并不能通过冷冻切片评估。

由于此类肿瘤恶性潜能的不确定性，所有PCC/PGL病例即使在完全手术切除肿瘤后，都应长期随访。定期生化筛查和血压监测是明确有无复发或转移的重要方法。具有PCC/PGL病史的器官捐献者，需进一步检测尿/血浆中的肾上腺素水平以排除转移。

PCC和PGL在儿科人群中比在成人中更罕见，但是具有此类肿瘤的儿童，恶变概率更高，文献报道的发病率为47%[74]。

有个案报道，肾移植术中发现捐献者PCC，考虑肿瘤为非恶性，即进行肾移植。接受患侧肾脏的受者在2年后生存良好[75]；接受对侧肾脏的受者在移植术后不久死于肿瘤无关病因。

PGL肿瘤传播的个案报道已有发表[76]。

捐献者存在PCC和PGL病史的情况下，需要仔细考虑受者风险-效益。

捐献者在器官获取过程中被诊断为NET。
由于存在未被检测到的潜在转移风险，高级别NEC是器官捐献的不可接受的风险。
尚无足够的信息用于指导NET、类癌肿瘤、PCC和PGL风险评估。

捐献者既往有NET病史。
文献尚未提供可用的数据。由于存在未被检测的潜在转移分析，已治疗的NEC捐献者归类为器官捐献高风险。
NET捐献者无病生存期5～10年，可进行风险预测，尤其对有生命威胁的等待者；尚无足够的信息来指导类癌肿瘤、PCC和PGL的风险评估。

9.4.14　食管癌、胃癌、胰腺癌、肝癌和胆管癌

此类肿瘤仅有很少的数据可参考。有文献报道2例确诊食管癌的捐献者行肝移植，并未发生肿瘤传播[27]，但该报道并未提捐献者的初始肿瘤分期和无复发生存等信息。迄今尚无食管癌传播的报道。这也可能为报告偏倚，不应成为接受此类侵袭肿瘤的捐献器官的依据。关于胃癌的个案报告显示[77]，肝脏活体捐献者术前相关检查提示早期胃印戒细胞癌（$pT_1N_0M_0$, sm1）。该器官指定受者为一名9个月大幼儿，且无其他活体或者逝世后捐献者，而患儿健康状况正迅速恶化。在捐献者行胃切除术后1个月，进行肝脏捐献和移植。捐献者和受者状况良好，1年后未发现恶性疾病。此病例仅为特例，并不能证明其可作为常规的处理方法。

一个案报道显示未检测到的胰腺癌通过肾移植传播[78]。肿瘤在肾脏移植术中（在去除肾上腺组织的准备过程中发现）被诊断出来。受者在移植术后9个月被诊断为肺癌性淋巴管瘤病（pulmonary lymphangiomatosis carcinomatosa），确诊6个月后死亡。另一个案报道显示胰腺癌经肝移植传播给了受者。受者在术后12个月被确诊，随后接受了再次移植，并在报告时仍存活。另外3例同源受者均发生传播性胰腺癌[5]。

关于受者发生传播性肝癌的个案报道已有发表[5]。

Yamacake等[79]报道了在捐献者中未检测到的肠腺癌，导致2例肾脏受者发生肿瘤传播。这表明存在通过器官移植发生肿瘤传播的风险，但该移植器官并不一定为捐献者肿瘤首要的转移靶器官。

尚无关于胆汁癌和器官捐献的文献。

有关原位癌症的建议，请参阅9.4.4。

捐献者在器官获取过程中被诊断为食管、胃、胰腺、肝和胆汁癌。
这些肿瘤被归类为不可接受的风险。

捐献者既往有食管、胃、胰、肝、胆道癌病史。
治疗过的肿瘤由于其侵袭性行为而被归类为高风险。治疗后的早期阶段风险可能会降低，无复发生存时间和治愈率提高，特别是在长期幸存者的情况下。

捐献者在器官获取过程中被诊断为口咽癌。
口咽癌是器官捐献的不可接受的风险。

捐献者既往有口咽癌病史。
治疗过的口咽癌仍具有器官捐献的高风险。根据诊断时肿瘤分期、分级、治疗和无复发生存时间，肿瘤传播风险可能会减小。

9.4.15　口咽癌

目前，文献尚未有口咽癌发生肿瘤传播的报道。有报道11例舌/喉癌病史的捐献者提供移植器官，均未发生肿瘤传播。该报道并未提供捐献者初始肿瘤病理分期，但所有捐献者的无复发生存期 > 5

年[15]。然而，此类肿瘤的侵袭性仍不可忽视。

9.4.16　卵巢癌

有个案报道[80]，1例捐献者卵巢癌传播给两例肾移植受者，肿瘤在受者体内迅速转移导致受者死亡。

捐献者在器官获取过程中被诊断为卵巢癌。
卵巢癌是器官捐献的不可接受的风险。

捐献者既往有卵巢癌病史。
治疗过的卵巢癌仍具有器官捐献的高风险。根据初诊时肿瘤分期、分级、治疗和无复发生存时间，肿瘤传播风险可能会减少。

Nickkholgh等报道了一例捐献者既往有卵巢癌病史，且肿瘤病理为分化良好的浆液性卵巢癌[81]。肿瘤已被手术切除，10年无疾病复发。在器官获取过程中发现肿瘤骨盆复发，遂放弃使用器官。这表明对既往有肿瘤病史的捐献者需要细致的检查。

除了这些报告，文献尚无进一步的数据。

9.4.17　胰腺癌

其介绍见9.4.14。

9.4.18　胰腺上皮内瘤变

其介绍见9.4.4。

9.4.19　副神经节瘤

其介绍见9.4.13。

9.4.20　嗜铬细胞瘤

其介绍见9.4.13。

9.4.21　前列腺癌

前列腺癌的发病率随着年龄增加而增加，而捐献者年龄分布也是逐渐扩大的。可以确定的是，目前进行的许多的器官移植中，确实存在部分器官来

源于未及时诊断前列腺癌的捐献者。

Sanchez-Chapado等[82]统计了162名出生并生活在西班牙的、因创伤死亡的男性患者，尸检结果报告：23.8%年龄在50～59岁，31.7%年龄在60～69岁，33.3%年龄为70～79岁的患者存在前列腺癌。

Yin等通过13年的病理统计分析，在12%（41/340）的假定健康的器官捐献者中发现前列腺偶发癌[83]。按年龄分组，前列腺癌发生率与上述发现相似（23.4%年龄在50～59岁，34.7%年龄在60～69岁，45.5%年龄在70～81岁）。

近年来，检测早期前列腺癌的指南已经改变。具体来说，重复的PSA检查与直肠指诊相结合的有效性受到质疑。取得广泛共识的是应用单一的检查并不能取得较高的预后价值[84]。此外，如何定义PSA检测水平为可疑或正常，目前尚未达成一致意见。

对于确定的前列腺癌，Gleason评分是当前主要的分级系统，且为预测前列腺癌的临床复发和总体存活的最有效指标。前列腺癌可根据Gleason评分进行分组，各组前列腺癌预后存在明显差异（评分越高，预后越差）：低等（≤6），中等（=7）和高等（≥8）Gleason评分。

风险较低的局限性小前列腺癌（$T_{1/2}$，Gleason评分3+3）患者可以采取"主动监测"[85]，即无须接受手术，而定期复查、监测疾病进展。这种策略没有长期的结果，也没有在器官捐献的背景下进行评估。然而，在器官获取期间可以根据恶性肿瘤分期来进行风险评估。

2010年，艾米利亚-罗马涅地区和意大利CNT公布了4年间病理学家（补充意见）对可疑前列腺癌捐献者根据其腺体组织的冷冻切片进行的风险评估[86]。捐献者根据转移风险分为：标准风险（无前列腺癌或Gleason评分≤6、局限于前列腺内的肿瘤），非标准风险（Gleason评分为7、局限于前列腺内的肿瘤）或不可接受的风险[$pT_{3a/b}$前列腺癌或淋巴结和（或）远处转移]。总体而言，94%的捐献者被归类为标准风险，在实施本指南之前为63%。通过扩大标准风险捐献者的范围，使得移植器官数目显著增加。经过60个月随访并未有肿瘤传播报道（个人交流，A.D'Errico）。

有个案报道，前列腺癌捐献者在心脏移植受者中发生肿瘤传播。捐献者在器官捐献时被发现患有前列腺癌，且已转移到淋巴结和肾上腺[87]。此案例在不同的登记数据库报告中均被提及[3, 17, 20]。

OPTN/DTAC报道了5例经尸体解剖证实的前列腺癌捐献者，均无肿瘤传播证据[5]。近期Doerfler等综述[88]记录了来自确诊前列腺癌捐献者的120个器官移植，均无肿瘤传播的证据。

捐献者在器官获取过程中被诊断为前列腺癌。
若Gleason评分等前列腺病理诊断在器官获取前几天已获得将有助于风险评估。局限于前列腺内的小肿瘤、低级别（Gleason评分≤6）的肿瘤为最小的风险，Gleason评分=7的前列腺局限性肿瘤为低到中等风险，Gleason评分>7的前列腺肿瘤为高风险。
前列腺的大体组织学检查与肿瘤分级等耗时较长，且在移植器官之前结果可能并非总是可用的。
前列腺癌侵犯突破腺体外捐献者器官，需明确地排除应用于器官移植，即将其作为不可接受的风险。

捐献者既往有前列腺癌病史。
前列腺癌完全缓解的可接受时间间隔与肿瘤的分期和Gleason评分等级密切相关。
前列腺癌分期≤pT_2（限于前列腺的肿瘤）、Gleason评分=3+3及体积非常小的前列腺癌经治疗后，或在"主动监视"下Gleason评分=3+3的捐献者可以进行器官捐献；捐献者需接受充分的治疗及规律的随访，使其肿瘤传播风险可降至最小Gleason评分>6前列腺癌捐献者经治疗后无复发生存>5年为最小风险。
肿瘤分期更晚、Gleason评分更高的前列腺癌捐献者需要进行个人风险评估。
扩散性前列腺癌捐献者具有很高的肿瘤传播风险。

9.4.22 肾细胞癌

从以往的经验及数个文献报道看，Fuhrman分级Ⅰ～Ⅱ/Ⅳ，肿瘤<4cm的肾细胞癌（renal cell carcinoma, RCC）很少出现肿瘤传播[4, 7, 9, 11, 42]。

ONT登记了47例肾细胞癌捐献者（15个肾脏、29个肝脏、7个心脏和5个肺）和59例受者，所有受者均未检测到肿瘤传播。在9例肾脏、2例肝脏和1例心脏移植中进行预防性移植物切除，经3年随访，所有病例均未出现肿瘤传播。如9.3.1中描述，有2例受者接受了具有隐匿性肿瘤的肾脏移植物。肿瘤为肾移植后行活检时被偶然发现的，随之行移植肾切除术，未观察到肿瘤复发症状。

Serralta等[89]报道了4例被诊断为肾细胞癌的捐献者，都是在肝移植术后才在其肾脏里发现肿瘤，平均随访58.5个月，未发现有肿瘤传播给受者。

此外，关于使用肾细胞癌患者捐献其他器官的报道，Carver[90]提到此类患者捐献肝脏和对侧肾脏，经过4年的随访，受者均未发现肿瘤传播。

MALORY倡议[9]描述了35个肾细胞癌捐献者器官的6年移植经验（3例在捐献者病史中发现，20例在器官获取时被发现，12例在移植前被发现）。从捐献者获取28例肝脏、18例健侧肾脏、13例心脏和13例肺，随访2年，受者均未发生肿瘤传播。与此同时，另外3例肾细胞癌捐献者是在移植后6～46d，因非肿瘤因素切除移植肾而偶然发现。受者均未显示任何恶性肿瘤症状。

然而，确实存在肾细胞癌捐献者肿瘤传播病例，此类病例在移植之前未被检测到而无法评估肿瘤传播风险。1995年，Penn[4]描述了17名受者，在器官获取时发现未检测到的恶性肾肿瘤。其中，10名受者在移植肾切除术后平均59个月的随访时间内无复发；而7名受者在平均12个月后发生转移性疾病，随后死亡。1997年，Sack[91]报道了在受者心脏移植过程中发现捐献者肾脏肾细胞癌转移，该受者在移植术后12个月死于转移性肾细胞癌。同样，2001年Barrou[92]报道，捐献者发现一侧肾脏中大小17 mm、Fuhrman Ⅰ～Ⅱ管状乳头状腺瘤（根据当前标准将其分类为癌），该捐献者提供了对侧肾脏和心脏进行移植。在捐献器官获取期间，未剔除肾周脂肪以仔细检查肾脏，而发现肾脏肿瘤时，其他捐献器官已被移植于受者。接受对侧肾脏的受者由于发生肾脏肿瘤浸润，于移植术后4个月行移植肾切除术；而心脏移植受者在移植后7个月由于转移性肾细胞癌而死亡。值得注意的是，移植后传播肿瘤的病理为未分化肿瘤，提示肿瘤传播风险可能与原始的、体积小的、分化良好的肿瘤相关性不大。此外，肾细胞癌成浸润性生长并不常见，且器官获取时未剔除肾周脂肪以仔细检查器官。Llamas等[93]报道在移植后，受者的两侧肾脏发生肉瘤样癌的传播，而在移植过程中并未发现任何器官肿瘤迹象。Buell等[20]报道了捐献者肾细胞癌（在器官移植后检测到）在肺和心脏/肺移植受者中发生肿瘤传播，受者均死于转移性疾病。3例捐献者在器官获取期间发现肾细胞癌，并舍弃患侧肾脏，受者在30、36和70个月的随访中未发现肿瘤传播。OPTN/DTAC[5]报道了64例肾细胞癌捐献者，其中7例受者确诊发生肿瘤传播。Desai等[7]报道了6例受者在常规活检或为明确移植肾功能不全而行肾脏活检过程中发现肾细胞癌肿瘤传播。相同捐献者的其他器官移植受者均未发生肿瘤传播。

肿瘤类型是非常重要的考虑因素，因为一些肾肿瘤表现出良性行为（如嗜酸细胞瘤）。嫌色细胞癌为恶性肿瘤，但在冷冻切片可以表现为与嗜酸性细胞瘤近似的形态特征。肾细胞癌可以是多灶性的，约5%的病例为双侧肾脏肿瘤[94]。必须进行仔细检查和超声分析，以确定切除两侧肾脏肿瘤，尤其是乳头状肾细胞癌。

肾单位保留手术为治疗≤5 cm肾细胞癌[95]的常用治疗方法，其生存率与根治性肾切除术相当[96]。

2014年，Yu等[97]报道了在切除小体积肾细胞癌（所有肿瘤＜4 cm，边缘无肿瘤）后进行供肾的捐献者共97例。其中，27例是在器官获取期间偶然发现，70例为器官捐献之前诊断。经15～200个月的随访，受者均未发生肿瘤传播；其中1例可能为肿瘤复发[98]，但是发生在移植术后9年，且病灶远离初始切除部位。提示可能为新发肿瘤而非转移性肿瘤。此外，由于部分受者拒绝治疗，病变的最终性质无法明确。所有其他肾脏受者在14～135个月的平均随访期后没有显示肿瘤传播。此外，笔者同时回顾总结了肾细胞癌捐献者提供健侧肾脏移植21例。除了上述的Barrou等报道的转移情况[92]，尚无报告支持肾脏肿瘤传播。

Musquera等[99]报道了8例肾细胞癌捐献者，肿瘤平均大小为1.5 cm（0.3～4.3）和Fuhrman Ⅰ级，均行R0切除。受者中位随访32（1～57）个月未发现肿瘤。

Penn[4]报告了2例肾细胞癌捐献者，为器官获取时未切除肿瘤或无意间未完全切除，受者发现肿瘤传播，这证明用于移植的肾细胞癌供肾有完全切除肾细胞癌的必要性。

2012年，国际泌尿病理学会（ISUP）基于核仁病理级别（1～4级），制定了新的肾细胞癌分级系统[100]。新分级方法显示对透明细胞和乳头状肾细胞癌的预测效果均优于Fuhrman分级[101, 102]。核仁病理分级可以类似于Fuhrman分级。

捐献者在器官获取过程中被诊断为肾细胞癌。

需完全切除肿瘤（R0）以获得准确的肿瘤病理分期，决定是否接受捐献者器官；此外，切缘阴性是肾细胞癌器官捐献的先决条件。

需同时检查对侧有无肾细胞癌。

肾细胞癌＜1 cm和核仁级别Ⅰ/Ⅱ（Fuhrman等级Ⅰ/Ⅱ）为肿瘤传播的最小风险。

肾细胞癌1～4 cm和核仁级别Ⅰ/Ⅱ（Fuhrman等级Ⅰ/Ⅱ）为低风险。

肾细胞癌＞4～7 cm，核仁级别Ⅰ/Ⅱ（Fuhrman等级Ⅰ/Ⅱ）为中间风险。

肾细胞癌＞7cm和核仁级别Ⅰ/Ⅱ（Fuhrman等级Ⅰ/Ⅱ）为高风险。

无论肿瘤大小，核仁级别Ⅲ/Ⅳ（Fuhrman等级Ⅲ/Ⅳ）为肿瘤传播高风险。

捐献者既往有肾细胞癌病史。
治疗过的肾细胞癌的转移风险取决于无复发生存的随访期。一般而言，在初步诊断后的头5年内，如果捐献者无肿瘤复发证据，风险类别对应于上述情况（捐献者在器官获取过程中被诊断为肾细胞癌）。此后，5年无病生存后发生晚期肿瘤的概率可降低。

9.4.23 肉瘤

大多数肉瘤表现为侵袭性生长，复发和转移的倾向较高（有一些例外，如GIST，参见9.4.8）。个别病例报告报道了早期发现肉瘤后，立即切除移植物，可延长一定的生存期[20, 103, 104]，但一旦发生肉瘤移植传播均可导致致命性结果[6, 105, 106]。因此，肉瘤或肉瘤病史目前是器官或组织捐献的禁忌证。

捐献者在器官获取期过程中被诊断为肉瘤。
由于肉瘤为侵袭性生长，任何肿瘤分期的器官捐献均为不可接受的风险。

捐献者既往有肉瘤病史。
由于肉瘤为侵袭性生长，存在此类病史的器官捐献为不可接受的风险。即使经过治疗、无复发生存5年以上，肉瘤仍与肿瘤传播风险相关。

9.4.24 皮肤鳞状细胞癌

其介绍参见9.4.12。

9.4.25 甲状腺癌

目前，分化良好的甲状腺癌的分子遗传学知识呈暴发式增长，在某些情况下，特异性突变与预后有关[107]。然而，这种信息仍然是不完整的，且通常在器官移植中不能应用。因此，仍建议基于组织学类型（滤泡与乳头）和肿瘤大小/分期等情况进行风险评估。

尚无报道甲状腺癌捐献者发生肿瘤传播的病例。

捐献者在器官获取过程中被诊断为甲状腺癌。
孤立性乳头状甲状腺癌<0.5 cm为最低风险，0.5～2 cm为低至中等风险。滤泡癌侵袭性较小，<1 cm的滤泡为最低风险，1～2 cm为低至中等风险。新诊断的髓质和间变性甲状腺癌是器官捐献的不可接受的风险。

捐献者既往有甲状腺癌病史。
经治疗的、体积小的、分化良好的甲状腺癌（如乳头状和滤泡癌）是可接受的，类似"捐献者器官获取过程中被诊断为甲状腺癌"。当然，需在充分治疗和随访的情况确定患者是否为治愈状态。髓质和间变性甲状腺癌尚无明确建议，但是由于其具有侵袭性，在接受器官捐献后，应保持最高的警惕和长期的随访。

9.4.26 尿路上皮癌

尿路上皮癌的器官移植肿瘤传播报道并不常见，且此类肿瘤通常由同种异体移植肾的肾盂/输尿管引起。Huurman等[108]所报道的病例为受者首先出现输尿管梗阻症状；Ferreira等报道的病例为[109]受者出现肉眼血尿，首先提示肿瘤发生。Backes等随后报道的病例显示，发生肿瘤传播的受者死于转移性疾病，且来自相同捐献者的肝脏受者因发现传播性肿瘤需再次移植[110]。Penn[4]报道了2例未检出的转移性尿路上皮癌捐献者，并将肿瘤传播给2例肾脏受者，造成受者死亡。

Mannami等[111]报道了8例确诊为移行细胞癌的捐献者，通过"修复"供肾行异体再移植，其病理分期分别pTa（3）、pT$_1$（1）、pT$_2$（2）和pT$_3$（1）。在器官移植前切除肿瘤，且通过病理切片确认切缘阴性。1例受者（pT$_3$）在术后15个月发生局部复发（执行肿瘤切除术），且死于推定的原发性肺癌（具有肝转移），但不能排除尿路上皮癌传播所致。Mitsuhata等[112]报道了3例"修复"供肾的尿路上皮癌捐献者，其病理分期分别为pT_1/G_1（1），pT_2/G_{2+3}（2），经62～109个月随访未发现肿瘤复发。

一般而言，这些肿瘤的高度侵袭性行为必须在任何风险-效益评估中得到重视。

有关原位尿路上皮癌的建议，请参阅9.4.4。

> 捐献者在器官获取过程中被诊断为尿路上皮癌。
> 新诊断的侵袭性尿路上皮癌是器官捐献的不可接受的风险。

> 捐献者既往有尿路上皮癌病史。
> 由于尿路上皮癌多中心、易复发等特点，初诊后需进行严密随访，其肾移植风险可增加，但尚未在文献中明确提出。无复发生存期＞5或＞10年后，侵袭性尿路上皮癌的肿瘤移植传播风险取决于捐献者治愈可能性评估，必须在接受潜在的器官捐献者之前单独评估。文献尚无具体建议。

9.4.27 子宫和子宫颈癌

子宫颈非典型病变/原位癌与肿瘤传播无相关性[30]，尚无文献报道子宫和子宫颈癌发生移植肿瘤传播风险的数据。

有关原位宫颈癌的建议，请参阅9.4.4。

> 捐献者在器官获取过程中被诊断为子宫和子宫颈癌。
> 侵袭性癌症的存在为器官捐献的不可接受的风险。

> 捐献者既往有子宫和子宫颈癌病史。
> 无复发生存期＞5或＞10年后，侵袭性子宫和子宫颈癌的肿瘤传播风险取决于捐献者肿瘤治愈可能性评估，须在接受潜在捐献器官之前单独评估；文献尚无具体的建议。

9.5 造血系统恶性肿瘤

9.5.1 白血病、淋巴瘤、浆细胞瘤和意义不明的单克隆丙种球蛋白病

有淋巴瘤不慎传播的病例报告[113-116]。近期对肾移植受者发生捐献者肿瘤传播的系统综述中，Xiao等[65]发现15例淋巴瘤传播。受者于移植后中位时间4个月被诊断为淋巴瘤，其中1例患者死于肿瘤转移性疾病。

较为罕见的是，捐献者的T淋巴母细胞淋巴瘤在受者中表现为急性淋巴细胞性白血病（ALL）[117]；与此相反的是捐献者的白血病在受者中表现为实体肿瘤（早幼粒细胞肉瘤）[118]。造血系统疾病应在器官捐献过程中抱以最谨慎的态度，由于此类疾病呈全身系统性扩散，患有此病的捐献者通常不被接受。

一名患有高级别淋巴瘤并成功行干细胞移植的患者，于4年后在德国捐献肝脏。受者移植术后随访3年，未发现恶性肿瘤迹象[9]。

目前，尚缺乏关于捐献者接受造血干细胞移植治疗后，在无复发的短期和长期存活情况下作为器官捐献者的数据报道。对于疾病缓解和应用先进治疗方案（无干细胞移植）的患者，不能排除恶性克隆细胞发生器官移植传播的风险。

Sosin等[119]报道了肝脏受者于移植术后3年发生的捐献者相关性腹膜浆细胞瘤，显示嵌合捐献者和受者来源。没有关于器官捐献者中浆细胞瘤的进一步文献报道。

> 捐献者在器官获取期间被诊断为白血病、淋巴瘤和浆细胞瘤。
> 此类疾病被归类为器官捐献不可接受的风险。

> 捐献者既往有白血病、淋巴瘤和浆细胞瘤病史。

活动性（急性或慢性）白血病、淋巴瘤和浆细胞瘤为器官捐献不可接受的风险。经过治疗、随访5～10年无病生存的急性白血病和淋巴瘤者作为器官捐献者可能有一定的传播高风险。

意义未明的单克隆丙种球蛋白病（MGUS）在老年捐献者不断增长的情况下需引起关注。尤其需要评估该病进展为多发性骨髓瘤或相关疾病（1%/年）的风险。血清单克隆蛋白（初始阈值为15 g/L）是恶性进展的重要预测物，电泳分析有助于诊断疑似病例[34]，应与血液学家共同讨论，并可行骨髓活检等进一步检查。

9.5.2　骨髓增生性肿瘤

骨髓增生性肿瘤（MPN）[120, 121]是一组可引起多能造血干细胞失调的慢性恶性疾病，大多患者被诊断时年龄超出50岁，但约有20%的患者在40岁以下。

在三种MPN疾病中，产生克隆源性的干细胞在外周血中产生更多数量的血细胞，并可导致血栓性或出血性并发症：

1）真性红细胞增多症（PV）：所有细胞系均可增生（主要为红细胞增生，白细胞和血小板也可）。

2）原发性血小板增多症（ET）：血小板增生。

3）慢性髓性白血病（CML）：白细胞（功能性粒细胞）和血小板增生。

在以下MPN中，干细胞克隆性增生可引起骨髓纤维化、血细胞持续减少：

原发性骨髓纤维化（PMF）：最初为白细胞/血小板增多症和外周血中出现未成熟血细胞，贫血，随后全血细胞减少。

所有此类疾病常伴有脾大/肝大，可转化为急性髓性白血病（暴发危象）或骨髓纤维化，导致患者死亡。对症治疗主要为控制症状和避免血栓性并发症[122]。主要治疗方法为同种异体干细胞移植（主要用于PMF，但很少用于PV和ET患者）。

MPN经积极治疗一般可获得较好的预后。但是，需注意的是此类疾病为不能治愈的慢性疾病，因此具有通过器官移植发生肿瘤传播的风险。没有证据可以有效地估计肿瘤传播风险。克隆性增生的干细胞主要位于骨髓中，但也存在于血液中，并可在脾脏和肝脏中积累（可通过肝脏移植发生传播）。此外，不能排除即使在器官获取期间器官灌注后仍有恶变细胞黏附于血管壁，器官再灌注时在受者血液中释放的可能。由于缺乏报告和证据，不能评估肿瘤传播风险，并且无法获知传播的MPN在免疫抑制治疗的受者中如何表现。

捐献者在器官获取期间被诊断为MPN。
由于目前缺乏关于MPN和器官捐献的文献，肿瘤传播风险无法评估。这些患者的器官捐献需要咨询经验丰富的血液科医生，应抱以最高的警惕。需仔细评估骨髓活检结果。
需检测血液和骨髓中特异性致癌基因（CD34+细胞、BCR-ABL、JAK-2、V617F-突变、MPL-突变，钙网织蛋白-突变）以鉴别MPN和反应性细胞增生。由于此类检查需要2～3个工作日，在器官捐献风险评估中未必适合。

捐献者既往有MPN病史。
此类疾病发病具有系统性、慢性特征，且缺乏关于此类疾病在器官移植中（及免疫抑制受者）的生物学特征证据，因此目前尚无法评估其肿瘤传播风险。接受此类疾病患者的捐献器官应持以最高度的谨慎。
可以获得以下实验室检查来评估预先诊断的MPN：全血细胞计数和分类计数，包括LDH等肝酶检测。骨髓活检有助于排除捐献时是否为疾病暴发状态。
脾大患者需特别注意，并由经验丰富的血液学家进行评估。
预先诊断MPN的捐献者器官、有选择性地应用于部分受者可能是合理的，尤其是确诊MPN后无须治疗的MPN及多年前确诊并得到良好治疗的捐献者。PMF发生循环播散的比例较高，其作为发生器官移植肿瘤传播的风险亦较高。

9.6　中枢神经系统的原发性肿瘤

中枢神经系统（CNS）的原发性肿瘤，在器官捐献者死亡的相关原因中占3%～4%。

CNS肿瘤的颅外转移是罕见的，有报道的转移部位最常见是肺、胸膜、颈部淋巴结、骨、肝和胸内及腹腔内淋巴结[123, 124]。

CNS肿瘤一旦发生颅外转移，如肿瘤细胞浸润到细支气管外部组织，提示肿瘤细胞已经进入了血循环。以下几个因素常与CNS肿瘤的颅外转移风险相关[125]：

1）特异性组织学类型和高度恶性肿瘤。

2）肿瘤位于颅内边缘位置。

3）既往有开颅手术或立体定向手术史。

4）脑室–体循环分流或脑室–腹腔分流。

5）既往有化疗或放疗史。

6）疾病的持续时间和手术治疗后的存活时间。

然而，本病有自发转移到脑淋巴结和颈淋巴结甚至远处转移的个例[126]。据估计，有10%发生此类肿瘤转移的患者既往无手术干预甚至在其诊断3～6个月即可发生[126]。

在组织学类型上，多形性成胶质细胞瘤和成神经管细胞瘤是最常见的颅外转移的神经外胚层肿瘤。而神经胶质瘤（不同级别的星形细胞瘤、恶性室管膜瘤和间变性少突神经胶质瘤）及恶性脑膜瘤和生殖细胞肿瘤也有颅外转移的报道。在116例发生颅外转移的CNS肿瘤中，最常见的原发肿瘤为成胶质细胞瘤（41.4%），其次是成神经管细胞瘤（26.7%），室管膜瘤（16.4%），星形细胞瘤（10.3%）和少突胶质细胞瘤（5.3%）[124]。

WHO基于所涉及的特定细胞类型[127]提供了CNS肿瘤的综合分类［Table 9.4（表9.4）］。WHO分类为每种类型的肿瘤提供了平行分级系统（Ⅰ～Ⅳ），分级取决于肿瘤生物学行为，并可据此决定治疗的选择和预后评估。Ⅰ级适用于低增殖能力的病变或单独手术切除就可能治愈的病变。Ⅱ级的肿瘤通常为浸润性的，尽管只有低水平的增殖活性，但通常易复发。一些Ⅱ级肿瘤倾向于进展到更高级别的恶性肿瘤，即转化为间变性星形细胞瘤和胶质母细胞瘤的低级弥漫性星形细胞瘤。类似的肿瘤转化发生在少突胶质细胞瘤和少突星形细胞瘤中。Ⅲ级通常用于具有恶性肿瘤组织学证据的病变，包括核不典型、活跃的有丝分裂等。Ⅲ级肿瘤的患者多数需接受辅助放疗和（或）化疗。Ⅳ级是细胞学恶性、有丝分裂有活性、易发生坏死的肿瘤，疾病进展快速和预后较差。部分Ⅳ级肿瘤具有周围组织的广泛浸润和颅–脊髓转移倾向等特征。

Table 9.4　WHO classification and grading of CNS neoplasias*

	I	II	III	IV
Astrocytic tumours				
Subependymal giant cell astrocytoma	●			
Pilocytic astrocytoma	●			
Pilomyxoid astrocytoma		●		
Diffuse astrocytoma		●		
Pleomorphic xanthoastrocytoma		●		
Anaplastic astrocytoma			●	
Glioblastoma				●
Giant cell glioblastoma				●
Gliosarcoma				●
Oligodendroglial tumours				
Oligodendroglioma		●		
Anaplastic oligodendroglioma			●	

（续表）

	I	II	III	IV
Oligoastrocytic tumours				
Oligoastrocytoma		●		
Anaplastic oligoastrocytoma			●	
Ependymal tumours				
Subependymoma	●			
Myxopapillary ependymoma	●			
Ependymoma		●		
Anaplastic ependymoma			●	
Choroid plexus tumours				
Choroid plexus papilloma	●			
Atypical choroid plexus papilloma		●		
Choroid plexus carcinoma			●	
Other neuroepithelial tumours				
Angiocentric glioma	●			
Chordoid glioma of the third ventricle		●		
Neuronal and mixed neuronal-glial tumours				
Gangliocyoma	●			
Ganglioglioma	●			
Anaplastic ganglioglioma			●	
Desmoplastic infantile astrocytoma and ganglioglioma	●			
Dysembryoplastic neuroepithelial tumour	●			
Central neyrocytoma		●		
Extraventricular neurocytoma		●		
Cerebellar liponeurocytoma		●		
Paraganglioma of the spinal cord	●			
Papillary glioneuronal tumour	●			
Rosette-forming glioneuronal tumour of the fourth ventricle	●			
Pineal tumours				
Pineocytoma	●			

（续表）

	I	II	III	IV
Pineal parenchymal tumour of intermediate differentiation	●	●		
Pineoblastoma			●	●
Papillary tumour of the pineal region	●	●		
Embryonal tumours				
Medulloblastoma			●	●
CNS primitive neuroectodermal tumour (PNET)			●	●
Atypical teratoid/rhabdoid tumour			●	●
Tumours of the cranial and paraspinal nerves				
Schwannoma	●			
Neurofibroma	●			
Perineurioma	●	●	●	
Malignant peripheral nerve sheath tumour (MPNST)		●	●	●
Meningeal tumours				
Meningioma	●			
Atypical meningioma		●		
Anaplastic/malignant meningioma			●	
Haemangiopericytoma	●			
Anaplastic haemangiopericytoma			●	
Haemangioblastoma		●		
Tumours of the sellar region				
Craniopharyngioma	●			
Granular cell tumour of the neurophypophysis	●			
Pituicytoma	●			
Spindle cell oncocytoma of the adenohypophysis	●			

Source: Louis DN, Ohgaki H, Wiestler OD, Cavenee WK. World Health Organization, Classification of Tumours of the Central Nervous System. IARC, Lyon, 2007[127].

* "表9.4 WHO 关于 CNS 肿瘤的分类和分析"因版权原因，只可以原文形式出现。

CNS肿瘤通过器官移植发生肿瘤传播的临床病例已有文献报道[5, 20, 128-139]。大多数报告的病例与高级别CNS肿瘤相关，通常也与其他颅外转移的风险因素相关。除了高级别肿瘤外，目前尚未发现其他危险因素的CNS肿瘤传播病例[140]。

一些随访登记中心提供的接受CNS恶性肿瘤捐献者器官的受者信息显示，通过正确处理上述的病例，其肿瘤传播的风险可明显降低。1999年，澳大利亚和新西兰器官捐献登记处报道了46例原发性CNS肿瘤捐献者，其中28例被归类为恶性肿瘤（神经胶质瘤4例、胶质母细胞瘤4例、星形胶质细胞瘤10例、髓母细胞瘤5例、恶性脑膜瘤1例及组织学不明确的肿瘤4例）。7例捐献者进行了开颅手术，其中3例行脑室腹膜分流；另有3例行脑室腹膜分流但无手术开颅。来自这些捐献者的96例捐献器官均未发生肿瘤传播[141]。

捷克报告移植了40例CNS恶性肿瘤捐献者的器官（脑膜瘤13例、成胶质细胞瘤多形性9例、星形细胞瘤3例、成神经管细胞瘤2例、颅骨瘤1例、听神经瘤1例、垂体腺瘤2例、淋巴瘤1例及8个组织学不明确的肿瘤），捐献器官移植于89例受者（肾79例、肝5例、心脏4例及肺1例），均未发生肿瘤传播[142]。

同样，2002年，UNOS公布了397例存在CNS肿瘤病史的捐献者，向1 220名受者捐献器官，包括574例肾、293例肝、192例心脏、76例肺、60例胰肾、16例胰腺、6例心肺和3例小肠移植[16]。CNS肿瘤类型在1999年之前未被常规报告给UNOS登记处，因此大多数肿瘤的组织学类型是未知的。据报道有2例成神经管细胞瘤和17例多形性成胶质细胞瘤捐献者。此19例已知的高级别CNS肿瘤的捐献者提供了56例移植器官：26例肾，2例胰肾，15例肝，10例心脏和3例肺。经平均随访36个月，所有受者中均未检测到肿瘤传播。

在此后的公开文献中，根据对2000～2005年登记的（向UNOS报告）、既往存在恶性肿瘤病史捐献者的回顾性总结，共有642名受者移植了来自CNS恶性肿瘤史捐献者的器官，包括175例来自具有多形性成胶质细胞瘤病史的捐献者[15]。其中3例受者（肾、肝、肺来源于同一捐献者）发生肿瘤传播并死亡，此捐献者在后来检查中发现肺门肿大淋巴结内含转移性胶质母细胞瘤[15, 135]。

与上述登记中心报告的结果（肿瘤低传播率）相一致的是，英国登记中心回顾了1985～2001年移植了177个CNS肿瘤捐献者器官（495例）的448例受者数据[24]。其CNS肿瘤的类型（根据WHO分类具有不同等级）：星形细胞瘤（包括不明确的星形细胞瘤、毛细胞星形细胞瘤、肥胖型星形胶质细胞瘤、纤维型星形细胞瘤等），脑胶质瘤，胶质母细胞瘤，巨细胞胶质母细胞瘤，少突胶质细胞瘤，室管膜瘤，恶性胶质瘤，混合型恶性胶质瘤脑膜瘤，髓母细胞瘤，尤因肉瘤，原始神经外胚层肿瘤，成纤维细胞瘤，恶性赘生物（无任何特异性，鉴定的形态），具有恶性转化的皮样囊肿和成血管网状细胞瘤。捐献者肿瘤诊断的时间范围广泛：119例捐献者在死亡前30 d内确诊，23例在死亡前1年至31 d内确诊，16例在死亡前3年至1年内确诊，19例在死亡前3年以上确诊。捐献者提供的移植器官包括279例肾、1例双肾、72例肝脏、1例肝肾、12例心肺、13例双肺、51例心脏、10例单肺、8例胰肾和1例胰腺。448例受者中没有任何病例在5年随访期内发生恶性肿瘤传播。基于这一经验和对现有文献的回顾，英国SaBTO报道所有组织学类型的CNS恶性肿瘤的颅外转移的风险（转移和淋巴瘤排除）为1.5%（95%置信区间上限）；Ⅳ级肿瘤的转移风险为2.2%（6.4%，95%置信区间上限）[12, 143]；与脑室分流相关的转移风险估计为1%；且对既往手术、化疗和（或）放疗相关的转移风险提出质疑。SaBTO建议在使用来自CNS恶性肿瘤捐献者的器官前，可向器官受者提供这些风险评估，并结合受者的生存获益信息综合考虑。

上述登记报告需要谨慎参考，因为大多数高级别CNS肿瘤捐献者可能并未行脑室-腹腔或脑室-心房分流，或未行广泛的手术切除。大多数报告缺少捐献者在捐献前的治疗数据。

与这些CNS肿瘤低传播风险的数据相反，IPITTR发表的数据表明，原发性CNS肿瘤的传播风险很高[21]。IPITTR评估了一些原发性CNS恶性肿瘤的转移危险因素：晚期肿瘤、脑室-腹腔或脑室-心房分流、开颅手术、全身化疗和放疗等。基于自愿报告的数据，1970～2002年登记了62例受者，接受36位原发性CNS肿瘤捐献者的（16个星形细胞瘤，15个胶质瘤或成胶质细胞瘤，3个成神经管细胞瘤和2个小脑肿瘤）捐献器官。其中，24例捐献者在器官捐献前接受了某种形式的治疗，包括脑室-腹腔或脑室-心房分流术（n=12），开颅手术（n=6），放疗（n=4）。捐献者共提供62例移植器官，包括35例肾，12例心脏，10例肝，2例胰腺和3例肺。

基于其注册数据，IPITTR估计在缺乏上述风险因子的情况下，CNS肿瘤有7%的肿瘤传播率；存在1个风险因素，其传播率升至36%，若存在2个风险因素则传播率为43%。若肿瘤为高级别（WHO Ⅲ或Ⅳ），传播风险可达43%。

有别于其他登记中心的结果，IPITTR报道的CNS恶性肿瘤的高传播率须谨慎解释。由于受者中的肿瘤病例是自愿向IPITTR报告的，未发生肿瘤传播的病例并未记录，因此IPITTR的结果受报告偏倚的影响[144]。

2011年，美国DTAC恶性肿瘤小组委员会根据其报告中的可用信息将WHO Ⅲ～Ⅳ型CNS肿瘤确定为高风险转移类肿瘤（>10%）[11]。然而，DTAC恶性肿瘤小组委员会根据其支持文件指出，一些Ⅳ级肿瘤可能只存在肿瘤传播的中危风险，需要以全面、循证的方式评估这个问题。他们对风险估计的量化研究方法表明，未来的方法修订需要考虑最近的数据，并且修正某些病例的风险评估方法可能会降低风险等级。相应的数据已经由血液、组织和器官安全性咨询委员会（SaBTO）[12]发表，其中根据国家数据，Ⅳ级肿瘤已被归类为中危组。

WHO根据既往从注册中心获得的可用信息和各类疾病传播的风险评估，基于肿瘤传播风险等提出了CNS恶性肿瘤的定性分类，如下所示：

WHO根据现有信息和肿瘤传播的估计风险，提出了CNS恶性肿瘤的定性分类：
- Ⅰ级和Ⅱ级肿瘤——肿瘤传播风险最小。
- Ⅲ级肿瘤——以前的分类将此类肿瘤归为高风险传播。近期的分析表明其风险可能被高估，而SaBTO/英国则将其评估为肿瘤传播的低风险。除非文献中有更多的证据支持，如果捐献者没有危险因素（切除、脑室-腹腔或脑室-心房分流、化疗/放疗），这类肿瘤应被评估为低至中等风险。在捐献者存在任何风险因素的情况下，肿瘤传播风险会相应增加
- Ⅳ级肿瘤——以前的分类将此类肿瘤归为不可接受的风险。近期的分析表明其风险可能被高估。有关CNS恶性肿瘤未发生肿瘤传播的个案已被报道。SaBTO/英国将其评估为肿瘤传播的中危风险。除非文献中有更多的证据支持，需逐个检查此类肿瘤存在的风险因素，其肿瘤传播风险可由中危至高危。特别是在捐献者接受过脑室-腹腔或脑室-心房分流及先前接受过手术切除或化疗/放疗的情况下，肿瘤传播风险会增加。
- 原发性脑淋巴瘤为不可接受的肿瘤传播风险。

除了WHO分级以外，上述风险因素应作为评估原发脑肿瘤颅外转移风险的额外要素。评估应包括所有干预（切除/分流、化疗和放疗）的确切记录。在器官获取时，建议进行充分的剖腹和开胸探查及检查颈部淋巴结和任何可能存在的转移部位，以排除颅外生长。

9.7 中枢神经系统特定肿瘤的检查

9.7.1 神经外胚层肿瘤

9.7.1.1 成神经管细胞瘤

成神经管细胞瘤（Ⅳ级）是最常见的原始神经外胚层肿瘤，占儿童颅内神经胶质瘤的6%和胶质瘤的44%，常起源于第四脑室层并可侵犯小脑蚓部。在儿童期发生的成神经管细胞瘤是最常见的可发生颅外转移的CNS。在7%的病例中可观察到颅外转移，一些研究者认为其患病率可能更高。在一个较早期的研究中提示，77例成神经管细胞瘤患者中，8例（10%）发生了肿瘤传播；无论既往是否曾行脑室-腹腔分流（3/40与5/37），传播率没有差异[145]。所有转移性疾病患者均接受完全或次全切除术和颅脑放疗。

近期报道了1 011例CNS肿瘤患者中有1%发展为颅外转移，其中6例为成神经管细胞瘤的儿童[146]。有报道称3.6%的成神经管细胞瘤的儿童可出现颅外转移[147]。骨、骨髓和颈部淋巴腺为成神经管细胞瘤转移的常见部位，腹内和胸内转移并不常见。

已有报道成神经管细胞瘤捐献者将肿瘤传播给了受者。Lefrançois等[129]记录了3例受者（心脏、肾和肾胰）在移植后5个月，出现成神经管细胞瘤传播。捐献者曾行脑室-心房分流，并接受了手术、放疗和化疗等。IPITTR已经注册了3例具有成神经管细胞瘤捐献者提供的7例器官，所有捐献者既往均接受过脑室-腹腔分流[21]。7例受者中的3例在移植5～7个月发现肿瘤传播，且2例死于转移性疾病；第3例受者在报告时已有弥漫性转移性疾病。基于这一经验，IPITTR禁止使用这一类型的CNS肿瘤捐献者器官。但在某些特殊情况下，仍有成神经管细胞瘤患者被接受为器官捐献者。期待更多有效数据完善风险评估。

所谓的神经外胚层肿瘤应被视作类成神经管细胞瘤。

儿童成神经管细胞瘤是最常见的颅外转移性CNS肿瘤。若捐献者既往接受过脑室–腹腔或脑室–心房分流、肿瘤切除或颅脑化疗/放疗等治疗，则肿瘤传播风险可能会增加。

成神经管细胞瘤（Ⅳ级）捐献者器官发生肿瘤传播的风险为中到高风险，这取决于不同的国际建议，将随着证据的增加而调整。此类肿瘤捐献者器官仅用于死亡风险较大、迫切等待器官移植的受者。

9.7.1.2　神经胶质瘤

神经胶质瘤包括星形细胞瘤、少突神经胶质瘤和室管膜瘤。胶质瘤颅外转移的发生率为 $0.4\% \sim 2.3\%$，主要是胶质母细胞瘤，常发生于肺、胸膜、淋巴结、骨和肝的转移[123]。关于解释胶质瘤侵袭性的相关研究数据提示，其中一项混杂因素为组织学诊断的准确性。在一项大型国家研究中，通过回顾组织学检查结果发现，258例室管膜瘤患者中只有59%得到确诊，其他肿瘤从脑膜瘤（$n=2$）到胶质母细胞瘤（$n=34$，13%）被不同比例地误诊[148]。

1）星形细胞瘤

星形细胞瘤分为：

（1）恶性星形细胞瘤［间变性星形细胞瘤（Ⅲ级）和多形性成胶质细胞瘤（Ⅳ级）］。

（2）低级别疾病星形细胞瘤［淋巴星形细胞瘤（Ⅰ级）和弥漫性星形细胞瘤（Ⅱ级）］，分别占所有颅内胶质瘤的55%和20%。

A. 鳞状细胞星形细胞瘤（Ⅰ级）和低级别星形细胞瘤（Ⅱ级）：低级别星形细胞瘤通常在儿童和年轻成人中发现，很少通过脑脊液转移，且不一定侵入软脑膜。如果肿瘤生长到达室管膜或其后发展为间变性，则转移的频率可增加，从而成为恶性胶质瘤。Pollack等[149]回顾了76例低级别星形细胞瘤患者，其中1例患者出现多中心性皮质细胞星形细胞瘤，切除肿瘤后并行脑室–腹腔分流，2个月后出现腹膜转移和腹水。Arulrajah等描述了一名患有颈髓脊髓型星形细胞瘤的儿童出现脑膜转移瘤，对其行切除及脑–腹腔分流，术后2年发生腹膜转移[150]。

高达30%的低级别星形细胞瘤可能与高侵袭性恶性肿瘤的组织学分级相关。这些肿瘤具有复发的倾向，且常表现为更高级别的恶性肿瘤。

纤维性星形细胞瘤（Ⅰ级）捐献者发生肿瘤传播的风险最小。

低级别星形细胞瘤（Ⅱ级）的颅外转移较为罕见，且与手术切除、脑室–腹腔分流等治疗有关。在没有这些风险因素的情况下，捐献者发生肿瘤传播的风险最小，随着风险因素增加可能增加肿瘤传播风险。

应进行完整的肿瘤组织学检查，以排除高侵袭性的恶性肿瘤。由于星形细胞瘤具有较高的组织学恶性程度及复发倾向，若肿瘤复发则需重新进行组织学检查。

如果肿瘤存在较大的恶性肿瘤组织学区域或在局部的侵袭性较强，则应是高分级肿瘤，且与肿瘤传播风险增加相关（见9.7.1.2）。

B. 间变性星形细胞瘤（Ⅲ级）和多形性成胶质细胞瘤（Ⅳ级）：至少80%的恶性胶质瘤为多形性成胶质细胞瘤，为分化程度最低的成人CNS肿瘤。可发生于脑内任何部分，通常累及大脑半球。间变性星形细胞瘤在30和40岁成人中更为常见，而多形性成胶质细胞瘤则常见于50和60岁成年人。大多数间变性星形细胞瘤是散发性的，可以与1型和2型神经纤维瘤病、利–弗劳梅尼综合征（Li-Fraumeni综合征）、特科特综合征（Turcot综合征）疾病相关。不经外科减压治疗，则很少发生硬脑膜直接转移；当行腹腔分流或放疗后，则更容易侵及硬脑膜。

多形性成胶质细胞瘤通过脑脊液转移并不罕见，且通常由于在室腔内的侵入或破裂而发生。间变性星形细胞瘤和胶质母细胞瘤的颅外转移已经在无手术史的病例中观察到[124, 132]，尽管它们在手术或脑室–腹腔分流术后有更大的发生频率[151]。间变性星形细胞瘤和多形性成胶质细胞瘤发生颅外转移的部位，最常见于骨（尤其是椎骨）、肝、肺和颈淋巴结中。

胶质母细胞瘤捐献者的肿瘤传播已有个案报告[5, 15, 130-132, 134-136]。报告的病例发生在捐献者接受手术或接受某种形式的治疗后。受影响的受者主要为肾、肝和肺移植患者。胶质母细胞瘤传播到心脏的受者尚未见报道[20, 152]。

Fecteau等[153]报道了在脑室–腹腔分流术后9个月发生腹膜转移的个案，肿瘤在器官获取过程中被发现，移植终止。

IPITTR描述了在1970～2002年来自16例星形细胞瘤捐献者提供的25例移植器官，其中14例有肿瘤传播的危险因素：4例为Ⅲ/Ⅳ级星形胶质细胞瘤，5例既往有开颅手术史、放疗史，4例曾化疗[21]。移植后20个月发生1例受者肿瘤传播，而捐献者仅存在一种危险因素（星形细胞瘤Ⅲ/Ⅳ级）。在来自15例神经胶质瘤或成胶质细胞瘤捐献者提供的26例移植器官中，8例为高级别Ⅲ/Ⅳ级胶质母细胞瘤，18例与其他神经胶质瘤相关，其中15例有存在肿瘤传播的危险因素（10例既往开颅手术，9例为高级Ⅲ/Ⅳ胶质瘤），移植后2～15个月发生8例受者肿瘤传播。研究表明70%的成胶质细胞瘤存在某些生长因子（如Akt和mTOR）的水平升高，可能与颅脑外转移有关，提示应用mTOR抑制剂作为此类器官受者免疫抑制剂的可行性[136]。

间变性星形细胞瘤和多形性胶质母细胞瘤的自发性颅外转移较罕见，但已经有文献报道，且与既往手术治疗和（或）脑室–腹腔分流或化疗/放疗相关，其发生肿瘤传播的频繁更高。

可以接受间变性星形细胞瘤（Ⅲ级）捐献者作为器官捐献者。对于没有任何危险因素的捐献者，发生肿瘤传播的风险低于中等风险。

根据不同的国家建议，多形性成胶质细胞瘤（Ⅳ级）捐献者发生肿瘤传播的风险为中等风险，此评估将随着越来越多的证据进行调整。

在所有情况下，既往的干预措施如肿瘤切除、脑室–腹腔/脑室–心房分流术和（或）颅脑化疗/放疗等，肿瘤传播风险增加（高风险）。

2）少突神经胶质瘤：约占原发性CNS恶性肿瘤的5%[154]，包括两种主要类型：低级少突胶质细胞瘤（Ⅱ级）和间变性少突神经胶质瘤（Ⅲ级）。分子遗传学的最新进展允许区分胶质瘤亚类，包括少突胶质细胞等，其中染色体1p和19q中的缺失影响不同化疗药的敏感性[155]。

低级少突胶质细胞瘤（Ⅱ级）是最常见的形式，难以与星形细胞瘤区分开；常出现在二十多岁和三十多岁的成年人；肿瘤生长缓慢，可渗透脑皮质甚至软脑膜；可表现为广泛血管化或出现钙化灶。低级少突胶质细胞瘤可出现自发性脑出血。一些低级少突胶质细胞瘤可以发展成为间变性少突神经胶质瘤（Ⅲ级）。

间变性少突神经胶质瘤与多形性成胶质细胞瘤相似，具有较强的侵袭性。开颅术中可见颅内广泛病变及颅外组织大量浸润，可观察到间变性少突神经胶质瘤的颅外转移[156]。迄今，还没有发表少突神经胶质瘤传播到器官受者的病例。

低级少突胶质细胞瘤（Ⅱ级）的传播风险最小。无任何危险因素的间变性少突神经胶质瘤（Ⅲ级）捐献者发生肿瘤传播的风险为是低至中度风险。曾行治疗干预措施［如肿瘤切除术，脑室–腹腔/脑室–心房分流术和（或）颅脑化疗/放疗］的间变性少突胶质瘤（Ⅲ级）捐献者与肿瘤传播的风险相关（高风险）。

3）混合型胶质瘤：为WHO Ⅱ/Ⅲ级，具有少突胶质细胞瘤和星形细胞瘤的解剖学病理特征[136]。

混合胶质瘤的转移风险等同于其他神经胶质瘤，可参考相应的WHO肿瘤分级（见上文）。

4）室管膜瘤：来源于脑室和脊髓中心管的室管膜细胞，约占所有颅内神经胶质瘤的6%，且为儿童第三常见的脑肿瘤。事实上，50%～70%的室管膜位于第四脑室，常发生于20岁以内。先天性室管膜瘤可以出现在任何年龄，并在脑室腔中生长或侵入神经实质，尤其是枕叶区。此类肿瘤为胶质的、高度血管化的、浸润性肿瘤，通常沉积在后脑室中，且很少出现颅外转移。然而，颅内和脊柱室管膜瘤颅外转移已有文献报道，虽然大部分是在颅脑外相邻软组织或从手术部位复发的肿瘤[157-159]。

Newton等[160]报告的81例室管膜瘤中，5例（6.2%）发生颅脑外扩散，其中2例为组织学未分化，3例为良性肿瘤。其中3例患者既往曾接受肿瘤切除术，1例曾行肿瘤活检，第5例患者在初诊时已出现颅外转移。颅外转移与既往放疗或化疗无相关性。肿瘤转移到肺，胸淋巴结、胸膜、腹膜和肝。2例腹膜转移患者均接受过脑室-腹腔分流。颅外转移与组织学分级或手术切除程度无关。另1例颅外转移（骨转移）对初诊时未分化的室管膜瘤进行了说明[161]，但多数病例均有手术切除治疗、放疗或化疗等病史[162-166]。

迄今，尚无室管膜瘤传播到受者的报道。

神经系统外的室管膜瘤转移与复发性肿瘤、放疗和（或）化疗病史相关。
室管膜瘤捐献者发生肿瘤传播的风险取决于肿瘤组织学分级。因此，低等级（Ⅰ级或Ⅱ级）室管膜瘤代表传播的最小风险，而间变性室管膜瘤（Ⅲ级）将与低至中等风险相关。
既往的治疗干预措施，如肿瘤切除术、脑室-腹腔/循环分流术和（或）颅脑化疗/放疗等，可使肿瘤传播风险增加（高风险）。

9.7.1.3 脉络丛肿瘤

脉络丛肿瘤占所有神经上皮肿瘤的不到1%[154]；常发现于儿童幕上水平；在成人，常见于第四脑室和桥小脑角；发生于桥小脑角的肿瘤常为良性。

脉络丛乳头状瘤是最常见的肿瘤，且为组织学良性肿瘤。

脉络丛癌是侵袭性恶性肿瘤（Ⅲ级），可以在CNS外转移[167]。

迄今，还没有报道脉络丛肿瘤向器官受者传播的案例，也可能由于此类肿瘤罕见。

脉络丛乳头状瘤捐献者发生受者肿瘤传播的风险为最小风险。
脉络丛癌（Ⅲ级）且无任何危险因素的捐献者，发生肿瘤传播的风险为低至中等风险。
既往行脑室-腹腔/脑室-心房分流术和（或）颅脑化疗/放疗等干预措施，可使脉络丛癌的传播风险增加（高风险）。

9.7.1.4 松细胞瘤和成纤维细胞瘤

松果体的实质肿瘤较罕见，主要包括松细胞瘤（Ⅰ级），松果体瘤（Ⅳ级）和分化不明确的松果体实质性肿瘤（Ⅱ或Ⅲ级）。松果体肿瘤来源于相对成熟的松果体实质细胞。对这些肿瘤的生物学行为知之甚少，一些肿瘤可保持良好界限而无明显侵袭性，而其他肿瘤可通过脑脊液转移并表现为松状芽肿瘤。

松果体瘤是组织学更原始、罕见的松果体肿瘤。此类肿瘤为高度恶性肿瘤，在生物学行为与髓母细胞瘤表现类似，显示出在脑脊髓中转移的明显趋势。已有骨转移等颅外转移的病例报道；肿瘤扩散与脑室-腹腔分流有关[168-171]。

迄今，尚无松细胞瘤/松果体胚细胞的捐献者发生移植肿瘤传播的文献报道。

松果体肿瘤（Ⅰ级）捐献者发生受者肿瘤传播的风险为最小风险。
松果体母细胞瘤（Ⅳ级）发生肿瘤传播的风险为中到高风险，基于各类国际建议做评估，但此类建议可随着证据支持的增加而做相应调整。
对于分化程度不明确的松果体实质性肿瘤（Ⅱ或Ⅲ级）且无任何危险因素的捐献者，可参考Ⅲ级、不能明确分化程度的肿瘤，接受此类人群作为器官捐献者。
对于Ⅲ级的肿瘤，若无法明确分化，应接受分化不明确的、中度分化的松果体实质性肿瘤（Ⅱ或Ⅲ级），无任何危险因素。如接受干预措施如肿瘤切除术，脑室-腹腔/脑室-心房引流术和（或）颅脑化疗/放疗，转移风险增加（高风险）。

9.7.2 其他颅内原始肿瘤

9.7.2.1 良性脑膜瘤，非典型脑膜瘤，间变性或恶性脑膜瘤

脑膜瘤约占所有颅内肿瘤的20%；可发生于任何年龄。常见于成年人，女性多于男性。小于10%的患者为多发性脑膜瘤，可为散发出现或与2型神经纤维瘤病相关。

脑膜瘤常为良性肿瘤。虽然可见邻近组织侵犯，但在受影响器官之外的扩散较少见。虽然起源于脑膜的大多数肿瘤为良性，但偶尔也可表现为侵袭性肿瘤，其预后明显差于组织学良性的脑膜瘤。大约5%的脑膜瘤组织学表现非典型，2%为恶性肿瘤。

间变性或恶性脑膜瘤是侵袭性脑膜瘤，常与反复复发和颅外转移相关。Younis等[172]报道了18例侵袭性脑膜瘤患者，其中12例为恶性（间变性）脑膜瘤（Ⅲ级）；6例为非典型脑膜瘤（WHO Ⅱ）；3例（16%）出现成颅外转移（2个恶性脑膜瘤和1个非典型脑膜瘤），以肺和骨转移最常见。发生颅外转移的3例患者均接受手术切除、放疗和化疗，在初诊后第26、96和108个月发生肿瘤传播。其他报道的颅外转移部位包括局部头皮复发，肺、肝、骨转移等[173-178]。有研究表明，表达高水平CD90的脑膜瘤为非典型组织学病变，更易发生转移[176]。

Bosmans等报道了肾移植术后恶性脑膜瘤发生腹膜侵袭和肝转移（初诊为Ⅱ级星形细胞瘤）[133]。经切除移植肾和应用干扰素-α等治疗后肿瘤消退。

> 组织学良性脑膜瘤的颅外转移非常罕见。来自这一类型肿瘤的潜在捐献者的器官具有最小的传播风险。
> 间变性或恶性脑膜瘤（Ⅲ级）是具有高侵袭性的脑膜瘤，偶尔可能与颅外转移相关。如果没有危险因素存在，这些肿瘤的潜在捐献者的器官被认为是低至中度风险。
> 曾接受干预措施如肿瘤切除术，脑室-腹腔/脑室-心房引流术和（或）颅脑化疗/放疗的情况下，间变性或恶性脑膜瘤的传播风险增加（高风险）。

9.7.2.2 恶性间质肿瘤：非脑膜颅内肉瘤、脑膜肉瘤和血管外皮细胞瘤

颅内肉瘤约占所有CNS肿瘤的1%。分化不成熟的肉瘤可通过脑脊液转移。然而，颅外转移仍较罕见，可能是由于此类肿瘤进展较快，而无足够时间出现或诊断出颅外转移。有文献报道在多发性硬化、肝、肺和骨髓中可观察到多形性肉瘤的转移灶；其中1例患者表现为原发病灶的反复复发，伴有肌肉、筋膜的侵犯；另1例患者在开颅探查后发生了肿瘤转移。Cerame等[179]报道了胶质肉瘤的颅外转移。

脑膜肉瘤和未分化血管外皮细胞瘤是侵袭性脑膜肿瘤，常与颅外转移和反复复发相关。

Younis等[172]在侵袭性脑膜瘤的综述中描述了4例血管外皮细胞瘤和3例脑膜肉瘤。此7例患者中有3例发展为颅外转移；2例血管外皮细胞瘤分别在诊断后96和102个月发生颅外转移，而脑膜肉瘤在初诊后3个月内已发生多个器官转移。Kaneko等[180]回顾了20例伴有颅外转移的血管外皮细胞瘤，主要为骨、肝、肺和淋巴结转移等。

迄今，尚无文献报道血管外皮瘤捐献者发生受者肿瘤传播，但并不能简单地认为此类肿瘤捐献者提供移植器官是安全的。

> 根据不同的国际建议，CNS肉瘤（Ⅳ级）和血管外皮细胞瘤（Ⅳ级）的捐献者发生肿瘤传播的风险为高危风险；但这些建议将随越来越多的证据进行调整。
> 间变性血管外皮细胞瘤（Ⅲ级）的捐献者且无危险因素者发生肿瘤传播的风险为低至中等风险。
> 血管外皮细胞瘤（Ⅱ级）的捐献者且无危险因素者发生肿瘤传播的风险为最小风险。
> 既往的干预措施，如肿瘤切除术，脑室-腹腔/脑室-心房分流术和（或）颅脑化疗/放疗等，可使CNS肉瘤和任何种类的血管内皮细胞瘤捐献者发生肿瘤传播的风险进一步增加。

9.7.2.3 血管网状细胞瘤

血管网状细胞瘤是小脑中最常见的血管良性肿瘤。血管网状细胞瘤的转移较为罕见，尽管Hoffman等[181]观察到2例自发的颅外转移病例。

约20%的血管网状细胞瘤与其他肿瘤相关，如作为von Hippel-Lindau综合征的一部分，与肾细胞癌的高发病率相关。

> 由于血管网状细胞瘤通常为良性肿瘤，此类肿瘤捐献者发生肿瘤传播的风险为最小风险，但须排除von Hippel-Lindau综合征。
>
> 必须考虑特定肿瘤的可能。
>
> 对于von Hippel-Lindau综合征，特别要注意可能的偶发性肿瘤。

9.7.2.4　生殖细胞肿瘤

松果体区域的肿瘤较为罕见，约一半为生殖细胞肿瘤，包括生殖细胞瘤、成熟畸胎瘤、未成熟畸胎瘤、畸胎癌、绒毛膜瘤和胚胎性癌；许多为混合类型的生殖细胞肿瘤。颅内生殖细胞瘤最常见于松果体区。此类肿瘤组织学表现为恶性的浸润性肿瘤，常经第三脑室转移。生殖细胞肿瘤可与血清和脑脊液中人绒毛膜促性腺激素（HCG），甲胎蛋白（AFP）和胎盘碱性磷酸酶（PLAP）水平升高相关。在开颅手术、脑脊髓放疗或脑室–腹腔分流术后观察到颅外转移[181]。

性腺外绒毛膜癌是一种畸胎瘤，也可发生在松果体区。此类肿瘤可侵袭邻近结构，为高度恶性肿瘤。已有报道发生在肺中的颅外转移[182]。

> 成熟畸胎瘤捐献者发生肿瘤传播的风险为最小风险。
>
> 其他生殖细胞肿瘤捐献者发生肿瘤传播的风险为中等到高风险，取决于不同的国际建议，而此类建议将随着越来越多的支持证据进行调整。
>
> 既往干预措施，如肿瘤切除术、脑室–腹腔/脑室–心房分流和（或）颅脑化疗/放疗等，可使肿瘤传播风险增加。

9.7.2.5　脊索瘤

脊索瘤（Chordomas）源自胚胎脊索的残余，是生长缓慢的局部侵袭性肿瘤，可导致颅外转移。

> 脊索瘤潜捐献者发生肿瘤传播的风险为高风险，但目前尚无文献提供任何建议。

9.7.2.6　原发性颅内淋巴瘤

原发性颅内淋巴瘤可发生在AIDS等免疫抑制的患者，其预后不佳，可进展并发生颅外转移。

有报道称1例原发性颅内非霍奇金淋巴瘤捐献者在2例肾脏受者中发生肿瘤传播。捐献者尸检中诊断发现此类肿瘤，因未发生远处转移，故没有向移植中心报告。2例受者均接受了移植肾切除术，并停用免疫抑制剂。1例受者仅局限于移植物传播，并且在10个月后未复发。另1例受者发生肾周组织的弥漫性浸润传播，接受放疗（由于淋巴母细胞性腹水）和联合化疗。患者完全缓解，但几个星期后死于肺炎和心包炎，尸检中并未发现复发肿瘤。

> 原发性脑淋巴瘤捐献者发生肿瘤传播的风险为不可接受的风险，不考虑用于移植。

9.8　怀疑器官受者发生肿瘤转移

9.8.1　总则

器官受者中的肿瘤可源自受者细胞来源，即新生肿瘤包括PTLD，也可以来自捐献者细胞。即使为捐献者来源的PTLD，也并非代表捐献者传播的疾病，因为它是移植后发生的过程。重要的是要区分已经存在于捐献者（检测或未检测到的）中并且为移植器官传播给受者的肿瘤及捐献者来源的肿瘤，后者可以在移植后的任何时间从捐献者体细胞发育而来，但在器官采集时肿瘤还不存在于捐献者中（如移植术后8年的肾移植物中发生的肾细胞癌）。然而，必须承认，在某些情况下，这种区分可能是任意的（如移植术后2～4年出现的肾细胞癌）。

在移植后通过最终病理学检查或捐献者尸检，在受者中由恶性肿瘤导致的可疑症状或体征，或者来自相同捐献者的其他受者出现疑似恶性肿瘤传播，这些移植后事件，可以引起对潜在传播肿瘤的捐献者的关注（表9.1）。

提高对捐献者传播肿瘤的合理怀疑[183]包括：

1）移植后2年内发生的癌症（除PTLD外）。

2）在自身器官中没有肿瘤病史的患者，其同种异体移植器官中出现的肿瘤。

3）在同种异体移植受者中产生的转移性肿瘤，尤其是无法确定原发病灶者。

4）受者发生同种异体的转移性肿瘤（如肾移植受者中的肾细胞癌）且既往无此类肿瘤病史。

5）CNS肿瘤发生在CNS以外，尤其是受者既往无CNS侵犯疾病者。

6）在异性移植受者中出现的性别特异性肿瘤（如男性受者出现绒毛膜癌）。

7）年龄不一致的肿瘤（如成年移植受者出现的儿科肿瘤，或反之亦然）。

8）特异性捐献者来源的肿瘤（如使用存在明确肿瘤病史的捐献者器官）。

恶性肿瘤传播的临床症状和体征是不同的，这取决于肿瘤和移植器官的类型。通常情况下，恶性肿瘤传播可通过移植物是否携带肿瘤进行识别，可伴有或不伴有移植物以外的肿瘤转移。情况特殊的是，移植物未显示恶性肿瘤浸润的证据，提示传播的肿瘤细胞可能通过器官转移（如白血病和卡波西肉瘤）。

显然，受者若接受具有明确恶性肿瘤病史的捐献器官，需严密随访以及时发现可能的肿瘤传播。而捐献者隐匿性肿瘤也可能导致肿瘤传播。因此，当受者在移植后显示恶性肿瘤的症状或体征时，应始终考虑存在肿瘤传播的可能性。具体的随访间隔应根据肿瘤类型制订。大多数肿瘤传播出现在移植术后的14个月内。因此，受者在移植术后5年发现的侵袭性肿瘤，不太可能来源于捐献者传播，但也不能完全除外。

怀疑是受者原发性疾病（如肝细胞癌）复发，应注意此类疾病也可能为捐献者肿瘤传播所致[184]。为避免产生误诊，对组织学诊断不明确的病例，需由病理专科医生确定肿瘤传播的可能性。

正确评估病例需结合文献分析，以便了解相同肿瘤类型是否有发生移植传播的报道。注册管理机构报告和个案报道等可提供常见肿瘤传播类型、归因分析方法等信息。

文献综述回顾（NOTIFY库）是由国立Trapianti中心联同OCATT/ONT和WHO维护的，并可通过www.notifylibrary.org访问查询。

9.8.2　当怀疑恶性肿瘤传播时应采取的措施

恶性肿瘤的传播是受者中的严重不良反应（serious adverse reaction, SAR）。应向指定的国家卫生机构报告可疑肿瘤传播事件，对案例进行连续调查和评估，可根据《指令2010/53/EU》[13]（见第十四章）强制性执行。

怀疑捐献者肿瘤传播到受者时：

1）负责协调监管的卫生部门必须在进一步调查或确认之前，立即上报，以便开始适当的预防措施，防止同一捐献者器官对其他受者造成伤害（见第十四章14.3）。

2）负责协调监管的卫生部门应提醒接受同一捐献者器官的受者及移植中心、器官获取组织等，并开始对此病例进行审查（如特设或常设专家委员会）。无类卫生监管机构情况下，应建立替代程序，以提醒有关器官移植中心。

3）应获得受者肿瘤的组织学检查、肿瘤组织和捐献者/受者DNA的遗传比较等信息以证明或排除捐献者恶性肿瘤的传播。

移植中心和协调机构/当局（根据不同环境的行政组织）之间的密切沟通对于提醒其他团队的潜在风险是必要的，应该仔细监测，评估相关受者发生肿瘤传播的风险水平。

9.8.3　肿瘤组织学及捐献者和受者的基因检查

在移植前或移植后发现新生肿瘤时，组织学检查可提供判断肿瘤组织类型等信息。免疫组化有助于鉴定可能的组织发生；分子分型可以给出关于捐献者或受者来源的信息。例如，若受者接受小乳头状癌（＜4 cm）捐献者肾脏移植后几个月，移植物显示乳头状肿瘤，组织学检查可识别肿瘤的组织学类型，免疫组化可进一步明确其病理表型或亚型，肿瘤分子水平的检测有助于确定是否来源于捐献者。类似地，在移植期间或移植后即刻进行捐献者肺癌的鉴定，需要提供组织学类型和分级、免疫组化等信息及对受者仔细的跟踪随访。捐献者肿瘤和受者肿瘤的形态学/免疫组织化学比较表现相同，即使缺乏分子分型检查，也可以强烈地暗示肿瘤为捐献者来源。

目前，不同的分子细胞遗传学方法可用于确定捐献者是否为受者肿瘤的起源。主要是通过比较同种异体移植物（含有捐献者DNA）肿瘤活检样本与受者DNA样品[68]来进行鉴别。在捐献者和肿瘤样本之间阳性匹配，以明确证实肿瘤的来源。分子细胞遗传学方法包括但不限于：

1）荧光原位杂交（FISH）：在性错配的受者，该方法可显示恶性组织活检中存在XX或XY染色体，可以使用常规加工的石蜡包埋组织。

2）微卫星等位基因分析：该分析允许基于重复DNA序列的遗传多态性在个体之间进行区分。可以使用常规加工的石蜡包埋组织。

3）基因组杂交比较（CGH）：该方法允许同时比较基因组中的所有染色体，并且也可以对常规加工的组织进行分析。

9.8.4　确认肿瘤传播后采取的步骤

当肿瘤传播已被确认时，医生必须与受者一起讨论并决定干预方案。对于如何治疗，目前没有明确的建议，但该方案必须考虑肿瘤类型、疾病扩散转移、受者状况和移植器官类型。肾脏或胰腺受者可采取相应措施，如移植器官切除并返回透析、重新胰岛素替代及停止免疫抑制（适宜情况下可联用免疫调节剂）以促进清除残留肿瘤细胞。若受者为无瘤生存状态，则均可考虑行再移植，即使再移植也并不能消除肿瘤传播的风险。此外，根据肿瘤类

型，应当对受者进行化疗或适当的靶向治疗等全身性治疗。

须立即通知相同捐献者所涉及的器官获取组织、分配机构及器官受者，以便他们能够启动诊断并考虑预防性再移植或其他干预措施。是否应当去除来自相同捐献者的、尚未受影响的移植器官，需要仔细评估并取决于恶性肿瘤的类型。在降低或完全停止免疫抑制后，需要时间恢复免疫系统，以清除具有免疫原性的肿瘤细胞。此外，辅助化疗也可考虑应用。

9.8.5　数据报告和记录的透视图

应建立国家专家委员会来审查疑似肿瘤传播病例的报告[5]。每个病例的最终报告必须在3个月的确诊期内完成[13]（见第十四章，14.3.2.4）。

为了保证质量并确保受者安全性，必须收集可靠的数据，以便合理评估肿瘤传播的风险。必须在每个国家或分配网络（如Eurotransplant）中建立必要的移植肿瘤登记。应当就需要记录的数据取得国际共识，以便促进形成相互关联的登记册。

9.9　结论

对于存在恶性肿瘤病史乃至部分活动性恶性肿瘤疾病的人群，不应一概否决将其作为器官捐献来源。肿瘤传播的风险评估须与受者的移植获益相平衡。进行风险评估的文献包括背景信息有限的回顾性研究和个案报道等。从整体看，器官移植发生肿瘤传播的概率相对较低（一些侵袭性和晚期肿瘤的传播率可能较高），总体结果似乎是令人鼓舞的，虽然这可能存在选择性。然而，获得更有循证学依据的临床决策需要收集详细的国际数据，包括可靠的肿瘤传播时间报告。建立涵盖不良事件的细节处理等综合性、可追踪的数据系统是至关重要的。

接受此类捐献器官的前提条件是详细审查捐献者恶性肿瘤病史及处理措施等信息，并获得器官移植受者的知情同意。虽然在许多情况下仍然存在一定的肿瘤传播风险。但对于等待名单上、某些特定的患者在器官短缺时可以从此类捐献者器官中获益。

参考文献

1. Murray JG, Batholomay R, Batholomay A. Fourth report of the Human Kidney Transplant Registry: 16 September 1964 to 15 March 1965. *Transplant Proc* 1965; 3 (5): 684−99.

2. McPhaul JJ, McIntosh DA. Tissue transplantation still vexes. *N Engl J Med* 1965; (272): 105.

3. Penn I, Transmission of cancer from organ donors. *Ann Transplant* 1997; 2 (4): 7−12.

4. Penn I, Primary kidney tumors before and after renal transplantation. *Transplantation* 1995; 59 (4): 480−5.

5. Ison MG, Nalesnik MA. An update on donor-derived disease transmission in organ transplantation. *Am J Transplant* 2011; 11 (6): 1123−30.

6. Garrido G, Matesanz R. The Spanish National Transplant Organization (ONT) tumor registry. *Transplantation*, 2008; 85 (Suppl 8): S61−3.

7. Desai R, Collett D, Watson CJ *et al*. Cancer transmission from organ donors — unavoidable but low risk. *Transplantation* 2012; 94(12): 1200−7.

8. Nalesnik MA. Donor-transmitted tumors in relation to cancer and allograft types: a report of the OPTN Ad Hoc Disease Transmission Advisory Committee(DTAC). Presented at the American Transplant Congress 2012.

9. Moench K, Schnitzbauer A, Breidenbach T *et al*. 6-year-survey of organ donors with malignancies in Germany. Presented at the 24th International Congress of The Transplantation Society. Berlin, Germany, 2012.

10. Lopez-Navidad A, Caballero F. Extended criteria for organ acceptance: strategies for achieving organ safety and for increasing organ pool. *Clin Transplant* 2003; 17 (4): 308−24.

11. Nalesnik MA, Woodle ES, Dimaio JM *et al*. Donor-transmitted malignancies in organ transplantation: assessment of clinical risk. *Am J Transplant* 2011; 11 (6): 1140−7.

12. SaBTO (Advisory Committee on the Safety of Blood, Tissue and Organs). Transplantation of organs from deceased donors with cancer or a history of cancer. April 2014 [available from: www.odt.nhs.uk/pdf/transplantation_of_organs_from_deceased_donors_ with_cancer_or_a_history_of_cancer.pdf, accessed: 9 March 2016].

13. European Parliament and the Council of the European Union. Directive 2010/53/EU on standards of quality and safety of human organs intended for transplantation, 7 July 2010 [available from: http://eur-lex.europa.eu/LexUriServ/LexUriServ.do?uri=CELEX-:32010L0053:EN:NOT, accessed 17 Dec 2015].

14. Kauffman HM, McBride MA, Delmonico FL. First report of the United Network for Organ Sharing Transplant Tumor Registry: donors with a history of cancer. *Transplantation* 2000; 70 (12): 1747−51.

15. Kauffman HM, Cherikh WS, McBride MA *et al*. Deceased donors with a past history of malignancy: an organ procurement and transplantation network/united network for organ sharing update. *Transplantation* 2007; 84 (2): 272−4.

16. Kauffman HM, McBride MA, Cherikh WS *et al*. Transplant tumor registry: donors with central nervous system tumors. *Transplantation* 2002; 73 (4): 579−82.

17. Kauffman HM, McBride MA, Cherikh WS *et al*. Transplant tumor registry: donor related malignancies. *Transplantation* 2002; 74 (3): 358−62.

18. Green M, Covington S, Taranto S *et al*. Donor-derived transmission events in 2013: a report of the Organ Procurement Transplant Network *Ad Hoc* Disease Transmission Advisory Committee. *Transplantation* 2015; 99 (2): 282−7.

19. Feng S, Buell JF, Cherikh WS *et al*. Organ donors with positive viral serology or malignancy: risk of disease transmission by transplantation. *Transplantation* 2002; 74(12): 1657−63.

20. Buell JF, Trofe J, Hanaway MJ *et al*. Transmission of donor cancer into cardiothoracic transplant recipients. *Surgery* 2001; 130 (4): 660−6; discussion 666−8.

21. Buell JF, Beebe TM, Trofe J *et al*. Donors with central nervous system malignancies: are they truly safe? *Transplantation* 2003; 76 (2): 340−3.

22. Buell JF, Hanaway MJ, Thomas M *et al*. Donor kidneys with small renal cell cancers: can they be transplanted? *Transplant Proc* 2005; 37(2): 581−2.

23. Desai R, Collett D, Watson CJ *et al*. Estimated risk of cancer transmission from organ donor to graft recipient in a national transplantation registry. *Br J Surg* 2014; 101 (7): 768−74.

24. Watson CJ, Roberts R, Wright KA *et al*. How safe is it to transplant organs from deceased donors with primary intracranial malignancy? An analysis of UK Registry data. *Am J Transplant* 2010; 10 (6): 1437−44.

25. Venettoni S, Curtoni ES, Scalamogna M *et al*. Strategies for evaluation of suitable donors: Italian experience. *Ann Transplant* 2004; 9 (2): 15−16.

26. Nanni Costa A, Grossi P, Quality and safety in the Italian donor evaluation process. *Transplantation* 2008; 85 (Suppl 8): S52−6.

27. Taioli E, Mattucci DA, Palmieri S *et al*. A population-based study of cancer incidence in solid organ transplants from donors at various risk of neoplasia. *Transplantation* 2007; 83 (1): 13−16.

28. Zucchini, N, Fiorentino M, D'Errico GA *et al*. The Italian multiorgan donor cancer screening protocol: 2002−2005 experience.

Transplantation 2008; 85 (Suppl 8): S57−60.

29. Fiaschetti P, Pretagostini R, Stabile D *et al*. The use of neoplastic donors to increase the donor pool. *Transplant Proc* 2012; 44 (7): 1848−50.

30. Birkeland SA, Storm HH. Risk for tumor and other disease transmission by transplantation: a population-based study of unrecognized malignancies and other diseases in organ donors. *Transplantation* 2002; 74 (10): 1409−13.

31. https://cancerstaging.org/, accessed 31 July 2016.

32. Edge SB, Compton CC. The American Joint Committee on Cancer: the 7th edition of the AJCC cancer staging manual and the future of TNM. *Ann Surg Oncol* 2010; 17 (6): 1471−4.

33. Nalesnik MA, Ison MG. Organ transplantation from deceased donors with cancer: is it safe? *Open Access Surgery* 2011; (4): 11−20.

34. CNT. General criteria for evaluation of donor suitability adopted in Italy; www.trapianti.net/en/regulation, accessed 17 Dec 2015.

35. Franken B, de Groot MR, Mastboom WJ *et al*. Circulating tumor cells, disease recurrence and survival in newly diagnosed breast cancer. *Breast Cancer Res* 2012; 14 (5): R133.

36. van Dalum G, Stam GJ, Scholten LF *et al*. Importance of circulating tumor cells in newly diagnosed colorectal cancer. *Int J Oncol* 2015; 46 (3): 1361−8.

37. Loh J, Jovanovic, Lehman M *et al*. Circulating tumor cell detection in high-risk non-metastatic prostate cancer. *J Cancer Res Clin Oncol* 2014; 140 (12): 2157−62.

38. Muller C, Holtschmidt, Auer M *et al*. Hematogenous dissemination of glioblastoma multiforme. *Sci Transl Med* 2014; 6 (247): 247ra101.

39. Nahed B, Circulating tumor cells in patients with glioblastoma. *Neurosurgery* 2014; 61 (Suppl 1): 226.

40. Coumans FA, Ligthart ST, Uhr JW *et al*. Challenges in the enumeration and phenotyping of CTC. *Clin Cancer Res* 2012; 18 (20): 5711−18.

41. Fischer JC, Niederacher D, Topp SA *et al*. Diagnostic leukapheresis enables reliable detection of circulating tumor cells of nonmetastatic cancer patients. *Proc Natl Acad Sci USA* 2013; 110 (41): 16580−5.

42. Organización Nacional de Trasplantes, Comisión de Trasplantes del Consejo Interterritorial. Documento Consenso: Criterios para prevenir la transmisión de enfermedades neoplásicas en la donación de órganos. Madrid: Organización Nacional de Trasplantes, Comisión de Trasplantes del Consejo Interterritorial, 2006 [available from: www.ont.es/infesp/DocumentosDeConsenso/tumores. pdf, accessed: 24 February 2016].

43. Ferlay J, Steliarova-Foucher E, Lortet-Tieulent J *et al*. Cancer incidence and mortality patterns in Europe: estimates for 40 countries in 2012. *Eur J Cancer* 2013; 49 (6): 1374−403.

44. Friedman AL *et al*., Collective experience with renal transplantation from donors with a history of breast cancer. *Am J Transplant* 2003; (Suppl 3): 288.

45. Buell JF, Beebe TM, Trofe J *et al*. Donor transmitted malignancies. *Ann Transplant* 2004; 9 (1): 53−6.

46. Feng S, Buell JF, Chari RS *et al*. Tumors and transplantation: the 2003 Third Annual ASTS State-of-the-Art Winter Symposium. *Am J Transplant* 2003; 3 (12): 1481−7.

47. Nalesnik, M. Tumors and solid organ transplantation: intersections at multiple levels. *Medscape* 2003 [available from http://cme. medscape.com/viewarticle/449388, accessed 30 Jan 2015, open access after free registration for healthcare professionals].

48. Braun-Parvez L, Charlin E, Caillard S *et al*. Gestational choriocarcinoma transmission following multiorgan donation. *Am J Transplant* 2010; 10 (11): 2541−6.

49. Zelinkova Z, Geurts-Giele I, Verheij J *et al*. Donor-transmitted metastasis of colorectal carcinoma in a transplanted liver. *Transpl Int* 2012; 25 (1): e10−15.

50. Snape K, Izatt L, Ross P *et al*. Donor-transmitted malignancy confirmed by quantitative fluorescence polymerase chain reaction genotype analysis: a rare indication for liver retransplantation. *Liver Transpl* 2008; 14 (2): 155−8.

51. Beaton C *et al*. Systematic review and meta-analysis of histopathological factors influencing the risk of lymph node metastasis in early colorectal cancer. *Colorectal Dis* 2013; 15 (7): 788−97.

52. Mou S, Soetikno R, Shimoda T *et al*. Pathologic predictive factors for lymph node metastasis in submucosal invasive (T1) colorectal cancer: a systematic review and meta-analysis. *Surg Endosc* 2013; 27 (8): 2692−703.

53. Kang J, Lee HW, Kim IK *et al*. Clinical implications of microsatellite instability in T1 colorectal cancer. *Yonsei Med J* 2015; 56 (1): 175−81.

54. ESMO/European Sarcoma Network Working Group. Gastrointestinal stromal tumours: clinical practice guidelines for diagnosis, treatment and follow-up. *Ann Oncol* 2014; 25 (Suppl 3): iii21−6.

55. Forbes GB, Goggin MJ, Dische FE *et al*. Accidental transplantation of bronchial carcinoma from a cadaver donor to two recipients of renal allografts. *J Clin Pathol* 1981; 34 (2): 109−15.

56. Conlon PJ, Smith SR. Transmission of cancer with cadaveric donor organs. *J Am Soc Nephrol* 1995; 6 (1): 54−60.

57. Winter TC, Keller PR, Lee PT Jr *et al*. Donor-derived malignancy: transmission of small-cell lung cancer via renal transplantation. *J Ultrasound Med* 2001; 20 (5): 559−62.

58. Lipshutz GS, Baxter-Lowe LA, Nguyen T *et al*. Death from donor-transmitted malignancy despite emergency liver retransplantation. *Liver Transpl* 2003; 9 (10): 1102−7.

59. de Perrot M, Wigle DA, Pierre AF *et al*. Bronchogenic carcinoma after solid organ transplantation. *Ann Thorac Surg* 2003; 75 (2): 367−71.

60. Nair BT, Bhat SH, Narayan UV *et al*. Donate organs not malignancies: postoperative small cell lung carcinoma in a marginal living kidney donor. *Transplant Proc* 2007; 39 (10): 3477−80.

61. Schroettner P, Gruellich C, Hasskari J *et al*. Achievement of a continuous complete remission in a kidney transplant patient with advanced donor-derived small cell carcinoma. *Transplantation* 2010; 90 (1): 94−5.

62. Bodvarsson S, Burlingham W, Kusaka S *et al*. Donor-derived small cell lung carcinoma in a kidney transplant recipient. *Cancer* 2001; 92 (9): 2429−34.

63. Morath C, Rohmeiss P, Schwenger V *et al*. Transmission of donor-derived small-cell carcinoma cells by a non-tumor-bearing allograft. *Transplantation* 2005; 80 (4): 540−2.

64. Göbel H, Gloy J, Neumann J *et al*. Donor-derived small cell lung carcinoma in a transplanted kidney. *Transplantation* 2007; 84 (6): 800−2.

65. Xiao D, Craig JC, Chapman JR *et al*. Donor cancer transmission in kidney transplantation: a systematic review. *Am J Transplant* 2013; 13(10): 2645−52.

66. Morris-Stiff G, Steel A, Savage P *et al*. Transmission of donor melanoma to multiple organ transplant recipients. *Am J Transplant* 2004; 4 (3): 444−6.

67. Strauss DC, Thomas JM. Transmission of donor melanoma by organ transplantation. *Lancet Oncol* 2010; 11 (8): 790−6.

68. Baehner R, Magrane G, Balassanian R *et al*. Donor origin of neuroendocrine carcinoma in 2 transplant patients determined by molecular cytogenetics. *Hum Pathol* 2000; 31 (11): 1425−9.

69. Foltys D, Linkermann A, Heumann A *et al*. Organ recipients suffering from undifferentiated neuroendocrine small-cell carcinoma of donor origin: a case report. *Transplant Proc* 2009; 41 (6): 2639−42.

70. Begum R, Hamois D, Satyanarayana R *et al*. Retransplantation for donor-derived neuroendocrine tumor. *Liver Transpl* 2011; 17 (1): 83−7.

71. Szalat A, Fraenkel M, Doviner V *et al*. Malignant pheochromocytoma: predictive factors of malignancy and clinical course in 16 patients at a single tertiary medical center. *Endocrine* 2011; 39 (2): 160−6.

72. Linnoila RI, Keiser HR, Steinberg SM *et al*. Histopathology of benign versus malignant sympathoadrenal paragangliomas: clinicopathologic study of 120 cases including unusual histologic features. *Hum Pathol* 1990; 21 (11): 1168−80.

73. Thompson LD. Pheochromocytoma of the adrenal gland scaled score (PASS) to separate benign from malignant neoplasms: a clinicopathologic and immunophenotypic study of 100 cases. *Am J Surg Pathol* 2002; 26 (5): 551−66.

74. Pham TH, Moir C, Thompson GB *et al*. Pheochromocytoma and paraganglioma in children: a review of medical and surgical management at a tertiary care center. *Pediatrics* 2006; 118 (3): 1109−17.

75. Abdalla AH, Rassoul Z, Mousa DH *et al*. A pheochromocytoma in a cadaver kidney donor: to transplant or not to transplant? *Nephrol Dial Transplant* 1996; 11 (10): 2080−2.

76. Sharma S, Wray C, Nourmand H. Anesthetic management for resection of hepatic paraganglioma metastatic from the donor organ in an orthotopic liver transplant recipient: a case report. *Transplant Proc* 2013; 45 (2): 817−19.

77. Fujiwara T, Hosoya Y, Sakuma Y *et al*. Liver transplantation from a living donor with early gastric cancer. *Am J Transplant* 2005; 5 (3): 627−9.

78. Gerstenkorn C, Thomusch O. Transmission of a pancreatic adenocarcinoma to a renal transplant recipient. *Clin Transplant* 2003; 17 (5): 473−6.

79. Yamacake KG, Antonopoulos IM, Piovesan AC *et al*. Donor transmission intestinal carcinoma after kidney transplantation: case report. *Transplant Proc* 2015; 47 (3): 827−30.

80. Lipshutz GS, Mihara N, Wong R *et al*. Death from metastatic donor-derived ovarian cancer in a male kidney transplant recipient. *Am J Transplant* 2009; 9 (2): 428−32.

81. Nickkholgh A, Frey E, Krenzel C *et al*. The need for vigilance in extended criteria donors with a past history of malignancy: a case report and review of literature. *Ann Transplant* 2011; 16 (1): 75−9.

82. Sanchez-Chapado M, Olmedilla G, Cabeza M *et al*. Prevalence of prostate cancer and prostatic intraepithelial neoplasia in Caucasian Mediterranean males: an autopsy study. *Prostate* 2003; 54 (3): 238−47.

83. Yin M, Bastacky S, Chandran U *et al*. Prevalence of incidental prostate cancer in the general population: a study of healthy organ donors. *J Urol* 2008; 179 (3): 892−5; discussion 895.

84. Frutos MA, Daga D, Ruiz P *et al*. Prostate-specific antigen in the assessment of organ donors. *Transplant Proc* 2003; 35 (5):

1644−6.

85. EAU guidelines on prostate cancer 2014 [available from: http://uroweb.org/guideline/prostate-cancer/, accessed: 9 March 2016].

86. D'Errico-Grigioni A, Fiorentino M, Vasuri F *et al*. Expanding the criteria of organ procurement from donors with prostate cancer: the application of the new Italian guidelines. *Am J Transplant* 2010; 10 (8): 1907−11.

87. Loh E, Couch FJ, Hendricksen C *et al*. Development of donor-derived prostate cancer in a recipient following orthotopic heart transplantation. *JAMA* 1997; 277 (2): 133−7.

88. Doerfler A, Tillou X, Le Gal S *et al*. Prostate cancer in deceased organ donors: a review. *Transplant Rev* (Orlando) 2014; 28 (1): 1−5.

89. Serralta AS, Orbis FC, Sanjuan FR *et al*. If the donor had an early-stage genitourinary carcinoma and the liver has already been implanted, should we perform the transplantectomy? *Liver Transpl* 2003; 9 (12): 1281−5.

90. Carver BS, Zibari GB, Venable DD *et al*. Renal cell carcinoma detected in a cadaveric donor after orthotopic liver and contralateral renal transplantation in two recipients: four-year follow-up. *Transplantation* 2001; 71 (9): 1348−9.

91. Sack FU, Lange R, Mehmanesh H *et al*. Transferral of extrathoracic donor neoplasm by the cardiac allograft. *J Heart Lung Transplant* 1997; 16 (3): 298−301.

92. Barrou B, Bitker MO, Delcourt A *et al*. Fate of a renal tubulopapillary adenoma transmitted by an organ donor. *Transplantation* 2001; 72 (3): 540−1.

93. Llamas F, Gallego E, Salinas A *et al*. Sarcomatoid renal cell carcinoma in a renal transplant recipient. *Transplant Proc* 2009; 41 (10): 4422−4.

94. Grimaldi G, Reuter V, Russo P. Bilateral non-familial renal cell carcinoma. *Ann Surg Oncol* 1998; 5 (6): 548−52.

95. EAU guidelines on renal cell carcinoma 2014 [available from: http://uroweb.org/guideline/renal-cell-carcinoma/, accessed: 9 March 2016].

96. Van Poppel H, Da Pozzo L, Albrecht W *et al*. A prospective, randomised EORTC intergroup phase 3 study comparing the oncologic outcome of elective nephron-sparing surgery and radical nephrectomy for low-stage renal cell carcinoma. *Eur Urol* 2011; 59 (4): 543−52.

97. Yu N, Fu S, Fu Z *et al*. Allotransplanting donor kidneys after resection of a small renal cancer or contralateral healthy kidneys from cadaveric donors with unilateral renal cancer: a systematic review. *Clin Transplant* 2014; 28 (1): 8−15.

98. Nicol DL, Fujita S. Kidneys from patients with small renal tumours: a novel source of kidneys for transplantation. *BJU Int* 2008; 102 (2): 188−92; discussion 192−3.

99. Musquera M, Pérez M, Peri L *et al*. Kidneys from donors with incidental renal tumors: should they be considered acceptable option for transplantation? *Transplantation* 2013; 95 (9): 1129−33.

100. Delahunt B, Cheville JC, Martignoni G *et al*. The International Society of Urological Pathology (ISUP) grading system for renal cell carcinoma and other prognostic parameters. *Am J Surg Pathol* 2013; 37 (10): 1490−504.

101. Delahunt B, Sika-Paotonu D, Bethwaite PB *et al*. Grading of clear cell renal cell carcinoma should be based on nucleolar prominence. *Am J Surg Pathol* 2011; 35 (8): 1134−9.

102. Sika-Paotonu D, Bethwaite PB, McCredie MR *et al*. Nucleolar grade but not Fuhrman grade is applicable to papillary renal cell carcinoma. *Am J Surg Pathol* 2006; 30 (9): 1091−6.

103. Ortiz JA, Manzarbeitia C, Noto KA *et al*. Extended survival by urgent liver retransplantation after using a first graft with metastasis from initially unrecognized donor sarcoma. *Am J Transplant* 2005; 5 (6): 1559−61.

104. Kreisel D, Engels FH, Krupnick AS *et al*. Emergent lung retransplantation after discovery of two primary malignancies in the donor. *Transplantation* 2001; 71 (12): 1859−62.

105. Detry O, De Roover A, de Leval L *et al*. Transmission of an undiagnosed sarcoma to recipients of kidney and liver grafts procured in a non-heart-beating donor. *Liver Transpl* 2005; 11 (6): 696−9.

106. Thoning J, Liu Y, Bistrup C *et al*. Transmission of angiosarcomas from a common multiorgan donor to four transplant recipients. *Am J Transplant* 2013; 13 (1): 167−73.

107. Kim JG. Molecular pathogenesis and targeted therapies in well-differentiated thyroid carcinoma. *Endocrinol Metab* (Seoul) 2014; 29 (3): 211−16.

108. Huurman VA, Baranski AG, Groeneveld JH *et al*. Transfer of ureteral carcinoma in a transplanted kidney presenting by early stenosis of the proximal ureter. *Clin Transplant* 2008; 22 (6): 847−50.

109. Ferreira GF, de Oliveira RA, Jorge LB *et al*. Urothelial carcinoma transmission via kidney transplantation. *Nephrol Dial Transplant* 2010; 25 (2): 641−3.

110. Backes AN, Tannuri ACA, de Mello ES *et al*. Transmission of clear cell tumor in a graft liver from cadaveric donor: case report. *Pediatr Transplant* 2012; 16 (8): E352−5.

111. Mannami M, Mannami R, Mitsuhata N *et al*. Last resort for renal transplant recipients, 'restored kidneys' from living donors/

patients. *Am J Transplant* 2008; 8 (4): 811−18.

112. Mitsuhata N, Ito S, Mannami M *et al*. Donor kidneys with small renal cell cancer or low-grade lower ureteral cancer can be transplanted. *Transplantation* 2007; 83 (11): 1522−3.

113. Gassel AM, Westphal E, Hansmann ML *et al*. Malignant lymphoma of donor origin after renal transplantation: a case report. *Hum Pathol* 1991; 22 (12): 1291−3.

114. Herzig KA, Falk MC, Jonsson JR *et al*. Novel surveillance and cure of a donor-transmitted lymphoma in a renal allograft recipient. *Transplantation* 2000; 70 (1): 149−52.

115. Harbell JW, Dunn TB, Fauda M *et al*. Transmission of anaplastic large cell lymphoma via organ donation after cardiac death. *Am J Transplant* 2008; 8 (1): 238−44.

116. Dziewanowski K, Drozd R, Parczewski M *et al*. Multiorgan transplantation from a deceased donor with intravascular diffuse large B-cell lymphoma: transmission of the disease and results of treatment. *Clin Transplant* 2014; 28 (10): 1080−3.

117. Kowal M, Hus M, Dmoszynska A *et al*. Acute T cell lymphoblastic leukemia in the recipient of a renal transplant from a donor with malignant lymphoma. *Acta Haematol* 2008; 119 (3): 187−9.

118. Williams T, Aljitawi OS, Moussa R *et al*. First case of donor transmitted non-leukemic promyelocytic sarcoma. *Leuk Lymphoma* 2012; 53 (12): 2530−4.

119. Sosin M, Nassif SR, Girlanda R *et al*. Isolated peritoneal donor-related plasmacytoma 3 years after liver transplantation: a case report. *Am J Transplant* 2014; 14 (2): 472−6.

120. *WHO Classification of tumours of the hemopoietic and lymphoid tissues*. Geneva: WHO Press, 2008.

121. National Cancer Institute. *Chronic myeloproliferative neoplasms treatment — for health professionals*. Bethesda MD, USA: National Cancer Institute, 2015 [available from: www.cancer.gov/types/myeloproliferative/hp/chronic-treatment-pdq, accessed 24 February 2016].

122. Barbui T, Barosi G, Birgegard G *et al*. Philadelphia-negative classical myeloproliferative neoplasms: critical concepts and management recommendations from European Leukemia Net. *J Clin Oncol* 2011; 29 (6): 761−70.

123. Pasquier B, Pasquier D, N'Golet A *et al*. Extraneural metastases of astrocytomas and glioblastomas: clinicopathological study of two cases and review of literature. *Cancer* 1980; 45 (1): 112−25.

124. Liwnicz BH, Rubinstein LJ. The pathways of extraneural spread in metastasizing gliomas: a report of three cases and critical review of the literature. *Hum Pathol* 1979; 10 (4): 453−67.

125. Cavaliere R, Schiff D. Donor transmission of primary brain tumors: A neurooncologic perspective. *Transplantation Reviews* 2004; 18 (4): 204−13.

126. Hoffman HJ, Duffner PK. Extraneural metastases of central nervous system tumors. *Cancer* 1985; 56 (Suppl 7): 1778−82.

127. Louis DN, Ohgaki H, Wiestler OD, Cavenee WK. *Classification of tumours of the central nervous system*, World Health Organization, editor. Lyon: IARC, 2007.

128. Detry O, Honoré P, Hans MF *et al*. Organ donors with primary central nervous system tumor. *Transplantation* 2000; 70 (1): 244−8; discussion 251−2.

129. Lefrançois N, Touraine JL, Cantarovich D *et al*. Transmission of medulloblastoma from cadaver donor to three organ transplant recipients. *Transplant Proc* 1987; 19 (1 Pt 3): 2242.

130. Ruiz JC, Cotorruelo JG, Tudela V *et al*. Transmission of glioblastoma multiforme to two kidney transplant recipients from the same donor in the absence of ventricular shunt. *Transplantation* 1993; 55 (3): 682−3.

131. Colquhoun SD, Robert ME, Shaked A *et al*. Transmission of CNS malignancy by organ transplantation. *Transplantation* 1994; 57 (6): 970−4.

132. Jonas S, Bechstein WO, Lemmens HP *et al*. Liver graft-transmitted glioblastoma multiforme. A case report and experience with 13 multiorgan donors suffering from primary cerebral neoplasia. *Transpl Int* 1996; 9 (4): 426−9.

133. Bosmans JL, Ysebaert D, De Cock AM *et al*. Interferon-alpha and the cure of metastasis of a malignant meningioma in a kidney allograft recipient: a case report. *Transplant Proc* 1997; 29 (1−2): 838.

134. Frank S, Müller J, Bonk C *et al*. Transmission of glioblastoma multiforme through liver transplantation. *Lancet* 1998; 352 (9121): 31.

135. Armanios MY, Grossman SA, Yang SC *et al*. Transmission of glioblastoma multiforme following bilateral lung transplantation from an affected donor: case study and review of the literature. *Neuro Oncol* 2004; 6 (3): 259−63.

136. Collignon FP, Holland EC, Feng S. Organ donors with malignant gliomas: an update. *Am J Transplant* 2004; 4 (1): 15−21.

137. Kashyap R, Ryan C, Sharma R *et al*. Liver grafts from donors with central nervous system tumors: a single-center perspective. *Liver Transpl* 2009; 15 (10): 1204−8.

138. Zhao P, Strohl A, Gonzalez C *et al*. Donor transmission of pineoblastoma in a two-yr-old male recipient of a multivisceral transplant: a case report. *Pediatr Transplant* 2012; 16 (4): E110−14.

139. Nauen DW, Li QK. Cytological diagnosis of metastatic glioblastoma in the pleural effusion of a lung transplant patient. *Diagn*

Cytopathol 2014 Jul; 42 (7): 619−23.

140. Morse JH, Turcotte JG, Merion RM *et al*. Development of a malignant tumor in a liver transplant graft procured from a donor with a cerebral neoplasm. *Transplantation* 1990; 50 (5): 875−7.

141. Chui AK, Herbertt K, Wang LS *et al*. Risk of tumor transmission in transplantation from donors with primary brain tumors: an Australian and New Zealand registry report. *Transplant Proc* 1999; 31 (1−2): 1266−7.

142. Pokorna E, Vitko S. The fate of recipients of organs from donors with diagnosis of primary brain tumor. *Transpl Int* 2001; 14 (5): 346−7.

143. Warrens AN, Birch R, Collett D *et al*. Advising potential recipients on the use of organs from donors with primary central nervous system tumors. *Transplantation* 2012. 93 (4): 348−53.

144. Detry O. Extended criteria donors: the case for liver procurement in donors with a central nervous system malignancy. *Liver Transpl* 2009; 15 (6): 670−1.

145. Berger MS, Baumeister B, Geyer JR *et al*. The risks of metastases from shunting in children with primary central nervous system tumors. *J Neurosurg* 1991; 74 (6): 872−7.

146. Varan A, Sari N, Akalan N *et al*. Extraneural metastasis in intracranial tumors in children: the experience of a single center. *J Neurooncol* 2006; 79 (2): 187−90.

147. Nikitović M, Bokun J, Paripović L *et al*. Bone metastases in medulloblastoma — single institution experience. *Pediatr Hematol Oncol* 2013; 30 (2): 80−91.

148. Metellus P, Barrie M, Figarella-Branger D *et al*. Multicentric French study on adult intracranial ependymomas: prognostic factors analysis and therapeutic considerations from a cohort of 152 patients. *Brain* 2007; 130 (Pt 5): 1338−49.

149. Pollack IF, Hurtt M, Pang D *et al*. Dissemination of low grade intracranial astrocytomas in children. *Cancer* 1994; 73 (11): 2869−78.

150. Arulrajah S, Huisman TA. Pilomyxoid astrocytoma of the spinal cord with cerebrospinal fluid and peritoneal metastasis. *Neuropediatrics* 2008. 39 (4): 243−5.

151. Newton HB, Rosenblum MK, Walker RW. Extraneural metastases of infratentorial glioblastoma multiforme to the peritoneal cavity. *Cancer* 1992; 69 (8): 2149−53.

152. Hornik L, Tenderich G, Wlost S *et al*. Organs from donors with primary brain malignancy: the fate of cardiac allograft recipients. *Transplant Proc* 2004; 36 (10): 3133−7.

153. Fecteau AH, Penn I, Hanto DW. Peritoneal metastasis of intracranial glioblastoma via a ventriculoperitoneal shunt preventing organ retrieval: case report and review of the literature. *Clin Transplant* 1998; 12 (4): 348−50.

154. Ostrom QT, Gittleman H, Farah P *et al*. CBTRUS statistical report: primary brain and central nervous system tumors diagnosed in the United States in 2006−2010. *Neuro Oncol* 2013; 15 (Suppl 2): ii1−56.

155. Robertson T, Koszyca B, Gonzales M. Overview and recent advances in neuropathology. Part 1: Central nervous system tumours. *Pathology* 2011; 43 (2): 88−92.

156. Mazza E, Belli C, Terreni M *et al*. Breast metastases from oligodendroglioma: an unusual extraneural spread in two young women and a review of the literature. *Crit Rev Oncol Hematol* 2013; 88 (3): 564−72.

157. Davis MJ, Hasan F, Weinreb I *et al*. Extraventricular anaplastic ependymoma with metastasis to scalp and neck. *J Neurooncol* 2011; 104 (2): 599−604.

158. Chao MM, Packer RJ, Myseros JS *et al*. Isolated extracranial recurrence of anaplastic ependymoma. *Pediatr Blood Cancer* 2011; 56 (2): 317−18.

159. Kinoshita M, Izumoto S, Kagawa N *et al*. Long-term control of recurrent anaplastic ependymoma with extracranial metastasis: importance of multiple surgery and stereotactic radiosurgery procedures — case report. *Neurol Med Chir* (Tokyo) 2004; 44 (12): 669−73.

160. Newton HB, IIenson J, Walker RW. Extraneural metastases in ependymoma. *J Neurooncol* 1992; 14 (2): 135−42.

161. Perez-Bovet J, Rimbau-Munoz J, Martin-Ferrer S. Anaplastic ependymoma with holocordal and intracranial meningeal carcinomatosis and holospinal bone metastases. *Neurosurgery* 2013; 72 (3): E497−503; discussion E503−4.

162. Schreiber D, Schneider J, Heller T *et al*. [Intracranial ependymoma with extraneural metastases]. *Zentralbl Allg Pathol* 1989; 135 (1): 57−64.

163. Wakabayashi T, Yoshida J, Kuchiwaki H *et al*. [Extraneural metastases of malignant ependymoma inducing atelectasis and superior vena cava syndrome — a case report and review of the literature]. *No Shinkei Geka* 1986; 14 (1): 59−65.

164. Alzahrani A, Alassiri A, Kashgari A *et al*. Extraneural metastasis of an ependymoma: a rare occurrence. *Neuroradiol J* 2014; 27 (2): 175−8.

165. Hussain M, Mallucci C, Abernethy L *et al*. Anaplastic ependymoma with sclerotic bone metastases. *Pediatr Blood Cancer* 2010; 55 (6): 1204−6.

166. Graf M, Blaeker H, Otto HF. Extraneural metastasizing ependymoma of the spinal cord. *Pathol Oncol Res* 1999; 5 (1): 56−60.

167. Valladares JB, Perry RH, Kalbag RM. Malignant choroid plexus papilloma with extraneural metastasis. Case report. *J Neurosurg* 1980; 52 (2): 251–5.

168. Lesoin F, Cama A, Dhellemmes P *et al*. Extraneural metastasis of a pineal tumor. Report of 3 cases and review of the literature. *Eur Neurol* 1987; 27 (1): 55–61.

169. Constantine C, Miller DC, Gardner S *et al*. Osseous metastasis of pineoblastoma: a case report and review of the literature. *J Neurooncol* 2005; 74 (1): 53–7.

170. Charafe-Jauffret E, Lehmann G, Fauchon F *et al*. Vertebral metastases from pineoblastoma. *Arch Pathol Lab Med* 2001; 125 (7): 939–43.

171. Jacobs JJ, Rosenberg AE. Extracranial skeletal metastasis from a pinealoblastoma. A case report and review of the literature. *Clin Orthop Relat Res* 1989; (247): 256–60.

172. Younis GA, Sawaya R, DeMonte F *et al*. Aggressive meningeal tumors: review of a series. *J Neurosurg* 1995; 82 (1): 17–27.

173. Sato M, Matsushima Y, Taguchi J *et al*. [A case of intracranial malignant meningioma with extraneural metastases]. *No Shinkei Geka* 1995; 23 (7): 633–7.

174. Lanfranchi M, Nikpoor N. Detection of meningioma metastasis to liver and lung using somatostatin receptor scintigraphy. *Clin Nucl Med* 2013; 38 (8): 668–70.

175. Alexandru D, Glantz MJ, Kim L *et al*. Pulmonary metastases in patients with recurrent, treatment-resistant meningioma: prognosis and identification by (1)(1)(1) Indium-octreotide imaging. *Cancer* 2011; 117 (19): 4506–11.

176. Scognamiglio G, D'Antonio A, Rossi G *et al*. CD90 expression in atypical meningiomas and meningioma metastasis. *Am J Clin Pathol* 2014; 141 (6): 841–9.

177. Abboud M, Haddad G, Kattar M *et al*. Extraneural metastases from cranial meningioma: a case report. *Radiat Oncol* 2009; (4): 20.

178. Adlakha A, Rao K, Adlakha H *et al*. Meningioma metastatic to the lung. *Mayo Clin Proc* 1999; 74 (11): 1129–33.

179. Cerame MA, Guthikonda M, Kohli CM. Extraneural metastases in gliosarcoma: a case report and review of the literature. *Neurosurgery* 1985; 17 (3): 413–18.

180. Kaneko T, Harada A, Isshiki A *et al*. Hemangiopericytomatous meningioma metastasized to the liver: report of a case and review of the literature. *Surg Today* 1993; 23 (7): 644–8.

181. Hoffman HJ, Yoshida M, Becker LE *et al*. Pineal region tumors in childhood. Experience at the Hospital for Sick Children, 1983. *Pediatr Neurosurg* 1994; 21 (1): 91–103; discussion 104.

182. Yamagami T, Handa H, Takeuchi J *et al*. Choriocarcinoma arising from the pituitary fossa with extracranial metastasis: a review of the literature. *Surg Neurol* 1983; 19 (5): 469–80.

183. Nalesnik MA. DTAC news, 2nd edition, December 2010.

184. Kim B, Woreta T, Chen PH *et al*. Donor-transmitted malignancy in a liver transplant recipient: a case report and review of literature. *Dig Dis Sci* 2013; 58 (5): 1185–90.

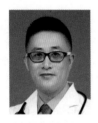

林俊

博士研究生，主任医师、副教授、硕士研究生导师。中华医学会器官移植分会青年委员，中华医学会器官移植分会胰腺小肠学组组员，北京医学会器官移植分会委员，中国医师协会器官移植分会儿童器官移植委员会委员，中国医疗保健国际交流促进会肾脏移植分会委员，北京医师协会器官移植分会理事，中华医学会器官移植分会器官获取与评估学组组员，《中华医学杂志（英文版）》同行评议专家，《中华移植杂志（电子版）》编委。1998 年 8 月至今先后任首都医科大学附属北京友谊医院泌尿外科住院医师、主治医师、副主任医师、主任医师。工作以来，一直从事泌尿外科、肾脏移植和血液透析方面的工作。对于泌尿外科尤其是肾脏移植和血液透析等疾病的诊治有一定经验。擅长处理肾移植术后移植肾急性排斥、移植肾功能恢复延迟、慢性移植肾功能不全等并发症的处理和个体化免疫抑制治疗方案的制定。近年来，以第一作者或责任作者发表专业文章 26 篇，其中 SCI 论文 9 篇。

第十章　使用有其他状况和疾病捐献者器官的相关风险

10.1　引言

除了感染（见第八章）和恶性肿瘤（见第九章）之外，捐献者的其他疾病也可能损害器官功能或传播给移植受者。在捐献者评估和鉴定之后，可以对特定受者进行风险-收益评估。本章提供了评估中毒、遗传疾病和其他疾病的捐献者时应遵循的一般建议。在一个章节中不可能涵盖种类繁多的罕见疾病，更多罕见疾病的详细信息可通过Orphanet门户网站（www.orpha.net）获得，该网站提供相应疾病的应急指南，其中也包括关于器官捐献的指导意见。

10.2　中毒

英国每年有超过3 000人因中毒而死亡。根据公开的数据无法判断这些死亡案例是否符合脑死亡诊断及接下来器官功能恢复状况。实际上，大多数中毒病例在到医院时仍然活着，他们是一群潜在的器官捐献者[1]。

致命性中毒的最终表现可以是脑死亡。登记在册的中毒直接导致脑死亡的案例数会有变化，但是这一比例远低于1%。脑死亡主要原因是缺氧或脑水肿。缺氧性脑损伤大多继发于心搏骤停，其病因可能为心肌缺血、致命性心律失常（如可卡因）或呼吸抑制（如巴比妥类）。脑水肿可能源自急性肝衰竭（如对乙酰氨基酚），低钠血症（如摇头丸）或未知的机制（如甲醇）。出血性和缺血性脑损伤在中毒患者脑死亡中少见。

CO是致命性中毒的主要原因之一，其次是镇痛药、抗抑郁药和阿片类物质。使用来自不同毒物导致脑死亡捐献者器官的移植成功案例很多，并没有系统的专著，同时可以想象只有积极的结果才会被报道。Hantson总结了该领域的病例报告、专家意见和其他知识[2]。此外，国际心肺移植学会发布了一份关于药物毒性和同种异体心脏移植物使用的共识文件[3]。这些文件的总体结论是：

1）因药物或其他物质致死或中毒的患者应被视为潜在器官捐献者。一般来说，捐献者中毒不是器官捐献的禁忌证。器官评估应该考虑相应脏器的常规生化和形态学，除非确认不可逆的器官损伤。

2）与毒理学或药理学专家的讨论是必需的，有助于评估不同器官的移植的适宜性。即使此类专业人员不是移植领域的专家，必须逐例协同讨论并做出决定，权衡器官功能障碍的风险和移植等待名单上患者的具体情况。

3）应向当地的器官获取组织人员提供网址和电话号码清单，提供24 h中毒咨询服务。

4）某些药物或毒物对脑细胞及其功能有直接或暂时影响，会增加脑死亡诊断的复杂性（见第三章）。此外，在重症监护管理期间使用的一些镇静药物也可以干扰大脑活动。当确定脑损伤不可逆（如在阿片中毒缺氧脑损伤）的前提下，中毒患者仍可以实施脑死亡评定。可能需要辅助检查以证明脑灌注停止（如TCD、脑血管造影、脑灌注闪烁扫描或脑CT-血管造影）。原因是一些毒物会干扰某些电生理检查的解读（如巴比妥可以影响EEG结果）。其他辅助检查（如诱发电位）受药物影响较小。继发于中毒的原发性低体温必须在进行脑死亡检查之前纠正。

通常在ICU的患者中，大多数（或所有）毒素可以在脑死亡诊断开始之前消除。但是当完全解毒不能被证实或毒素仍然能够影响CNS细胞功能时，则不应忽略其对电生理测量的干扰。

5）捐献者评估期间需要持续应用解毒药物，可以限制毒素传播给受者的风险。

6）通常，涉及中毒的确切毒素是未知的，或者可能存在由不同的有毒物质引起的中毒，这些有毒物质彼此干扰以抑制新陈代谢，同时引起继发性细胞损伤。

7）在这方面，关于摄入药物（慢性长期使用或单一事件）的时间长短是有价值的，目的是鉴定出与潜在可传播感染疾病共存的行为风险因素（如慢性静脉内药物滥用，近期感染丙型肝炎可能性更高；参见第八章，8.2）。

10.2.1 基本注意事项

一般来说，如果没有相关器官的功能或结构损伤的证据，器官捐献就被认为是可能的。需要根据病史和所涉及的特定毒素的信息评估导致脑死亡的中毒捐献者的器官。应考虑以下几点：

- 明确致毒剂。同时不能忽略多种毒剂中毒。
- 急性中毒应该区别于慢性中毒及急性超量的毒物滥用。
- 必须评估毒物清除治疗的方案和效果。治疗期间观察患者的医学状态有助于排除脏器的不可逆损伤及毒物传播的风险。不能忽略血液毒物清除后在脂肪组织和血管外空间可能的再分布。毒理专家可以提供关于组织浓度和清除的方法和时间的数据。
- 需排除特定的不可逆损伤的脏器，仔细评估中毒者获取器官的种类范围。
- 毒素没能从特定的脏器内完全清除，会传播给移植受者，可能引起副反应（如溶剂），也可能没有严重反应（如某些毒品）。脑死亡确诊前提下，正确的评估包括足够的祛毒治疗，确认中毒的风险可以忽略不计。
- 基于可接受风险的水平选择适当的受者。
- 由于应用神经学标准诊断脑死亡的缘故，必须排除镇静剂或者麻醉药物中毒，或者确认大脑循环终止。
- 有些案例，由于取样不正确，取样前毒物已经快速清除，或者检测手段不可用，不可能鉴定出致毒物（例如，对于那些经过特别设计的短效药物，血液或尿液检测结果是不确定的）。在这种情况下，即使正规程序非常耗时间（以天计算）甚至不可用，也要尽可能进行色谱法筛选，以排除常见的毒物。如仍有疑问，提高使用脏器的风险水平。
- 中毒不是自然死亡。所以，在捐献的流程中，需要与实施法医检查的行政当局密切配合，排除与犯罪行为的关联。
- 慢性药物滥用的案例，应考虑第八章和第九章中讨论的风险。
- 在吸入中毒的案例，评估急性和慢性肺损伤。无损伤的肺脏可以使用。
- 评估脏器活性必须参考并存的病理检查和并发症，特别是中毒后发生复苏和缺氧者[2-9]。

急性中毒或慢性药物滥用的捐献者中必须确定毒物的种类和由其直接或间接引起的对器官和组织的损害。通过治疗消除毒药可限制或避免进一步的损伤。

毒素摄取可能是意外、自杀或发生谋杀。

10.2.2 中毒剂

以下导致脑死亡毒物的部分举列表（表10.1），该类病因死亡者是潜在的捐献者。毒物的流行情况可能会因国家和时间而异[2]。

表10.1 报告的毒素和毒物导致脑干死亡后成功器官移植的病例

器　官	毒　物
心脏	巴比妥酸盐、苯二氮䓬类、溴鼠灵（灭鼠药）、CO、氰化物、迷幻药、胰岛素、甲醇、对乙酰氨基酚、文拉法辛（抗抑郁药）
肾	巴比妥酸盐、苯二氮䓬类、溴鼠灵、CO、可卡因、氰化物、迷幻药、胰岛素、马拉硫磷、甲醇、对乙酰氨基酚、三环类抗抑郁药
肝	死亡帽、巴比妥酸盐、苯二氮䓬类、溴鼠灵、CO、可卡因、氰化物、迷幻药、铅、马拉硫磷、甲喹酮、甲醇、三环类抗抑郁药
肺	溴鼠灵、CO、迷幻药、甲醇
胰腺	溴鼠灵、CO、氰化物、迷幻药、胰岛素、甲醇、对乙酰氨基酚

10.2.2.1 死亡帽

显然不考虑肝捐献，因为肝脏是死亡帽中毒的直接靶器官。急性肾衰竭多是由于脱水，但不是毒素直接作用。经过生物学和形态学评估之后，其他器官可以捐献。

10.2.2.2 抗抑郁药/三环抗抑郁药（TCA，如阿米替林）

自从引入新一代抗抑郁药，即选择性5-羟色胺再摄取抑制剂（SSRI）以来，急性TCA过量后的致死率变得不太多发。死亡主要由致命性心律失常、休克或癫痫持续状态引起。

捐献心脏应进行临床评估，特别是在心电图异常或血清TCA浓度高（＞2 000 ng/mL）的患者中。基于常规实验室检查的结果，肝、肾或肺捐献仍然是可能的。推荐检测受者的TCA浓度，但在文献中没有明确的证据表明传播到器官受者的重大风险。

10.2.2.3　烧伤

最坏的情况是，烧伤患者可能是混合中毒（吸入烟雾、CO和氰化物）。确认脑死亡的情况下，经过适当的治疗，可以实施器官捐献。

10.2.2.4　一氧化碳

涉及CO中毒的文献提到了许多从CO中毒捐献者获得的器官（心脏、肺、肾脏、肝脏）被成功移植的案例[8-9]。大脑和心脏对缺氧特别敏感，因此在接受心脏捐献之前，必须仔细检查心脏功能。至少，必须遵守以下标准：没有心脏骤停或非常短的心脏停搏期、快速成功的复苏和正常的超声心动图。

10.2.2.5　化学溶剂

其需要个体化的决定。大多数溶剂会导致因心律失常而引起的心脏停搏。应考虑溶剂对脂质的黏附或其亲水作用及破坏组织和继发损伤的可能性（如在肝组织中的蓄积、肠破裂导致腹膜炎）。

10.2.2.6　可卡因

长期滥用这种麻醉剂，可导致早期动脉粥样硬化病变及扩张型心肌病。动脉粥样硬化病变多在早期阶段发生于冠状动脉。因此，应特别注意长期使用可卡因的潜在心脏捐献者的动脉粥样硬化病变。然而，多变量分析显示，与没有可卡因使用史的捐献者相比，接受有可卡因使用史的捐献者器官的移植受者，术后1年和5年冠状动脉疾病的死亡率或发展没有差异。已经报道了许多成功的心脏、肺、肝和肾移植，特别是在捐献者因急性中毒而导致大范围脑损伤（如出血）后。建议详细了解捐献者的病史。有吸入可卡因的捐献者，必须适当评估急性或慢性肺损伤，无损伤的肺应考虑移植。

可卡因滥用可能与其窗口期病毒感染的风险增加有关（如经鼻吸入可卡因可导致HCV感染）。代谢物古柯乙烯在同时摄入可卡因和酒精后形成，并且比单独摄入可卡因更具心脏毒性。一些笔者认为，

在具有可卡因使用史的器官捐献者中，应在心脏移植之前对其进行冠状动脉造影以了解冠状动脉解剖。

10.2.2.7　氰化物

氰化物通过皮肤迅速被吸收，并不可逆抑制线粒体细胞色素氧化酶。氰化物的毒性可以通过特效治疗（羟钴胺素）快速逆转。患者因氰化物中毒导致心脏骤停，在使用羟钴胺素解毒后，心脏被成功移植的几个案例已有报道。成功移植氰化物中毒捐献者的所有器官是可能的，条件是已经使用有效的解毒剂治疗，并且在血液中没有检测到更多的氰化物。

10.2.2.8　乙二醇（也参见甲醇）

乙二醇（EG）在体内通过醇脱氢酶代谢为草酸、乙醇酸和乙醛酸，导致代谢性酸中毒。患者可以用乙醇或4-甲基吡唑处理以抑制醇脱氢酶，并且有时需要透析。尽管肾脏（EG的靶器官）可能由于肾小管坏死而损伤，在从这种并发症中恢复后可以考虑移植。还可以考虑心脏、肺或肝捐献。EG中毒可能与甲醇中毒合并发生。

10.2.2.9　摇头丸（3，4-亚甲二氧基甲基苯丙胺）

该药物可导致脑死亡，不管是过度使用后还是初次或单次使用。成功实现3，4-亚甲二氧基甲基苯丙胺中毒捐献者的器官移植（心脏、肺、肾、胰腺、肝）已被报告，未检测到传播给受者的毒物[4]。然而，在某些情况下，由于未知或可能的免疫原因，3，4-亚甲二氧基甲基苯丙胺中毒可能引起暴发性肝衰竭，急需肝移植。在心脏评估中，应排除与冠状动脉痉挛和心律失常有关的缺血或心肌坏死，因为这些并发症已经在3，4-亚甲二氧基甲基苯丙胺中毒的患者中描述。

10.2.2.10　乙醇

乙醇中毒捐献者的所有器官均可以使用，除了那些与慢性滥用相关的器官损伤。

10.2.2.11　胰岛素

胰岛素中毒没有器官捐献的禁忌证，但还应力促电解质和葡萄糖代谢正常化[2]。按照标准流程监测葡萄糖和电解质。

10.2.2.12　铅

重金属中毒一般不适用于捐献。所以，关于供受者非毒性的铅水平的讨论估计不会发生。

10.2.2.13　甲醇（参见乙二醇）

在没有严格的政府控制并习惯饮酒的国家中，

中毒并不罕见。有报道称，曾发生过用甲醇稀释品牌烈酒和酒精饮料而导致中毒的事件。甲醇被胃肠道快速吸收，并被醇脱氢酶代谢为甲酸，导致代谢性酸中毒。患者可以用乙醇和4-甲基吡唑处理以抑制醇脱氢酶，有时需要透析。

虽然肾可能由于休克和多器官功能衰竭而受到损伤（肾不是甲醇中毒的目标器官），但是有许多报道称致命性甲醇中毒者的所有器官被成功移植，这取决于血清甲醇浓度。如果血清中没有甲醇残留物，并且代谢性酸中毒得到完全校正，则肝、心、肺、肾和胰腺在某些情况下都可实现移植。

10.2.2.14 鸦片和美沙酮

除了脑干终末衰竭之前临时呼吸问题的风险之外，其余此类捐献者没有器官捐献的障碍。需要注意，静脉内药物滥用或美沙酮替代治疗会导致获得性感染的风险增加。

对于美沙酮，特别是对于长期维持治疗的患者，应慎重考虑心脏捐献。美沙酮在许多组织中积累的理论风险也存在。单次美沙酮过量的患者捐献风险最小。

10.2.2.15 有机磷农药

组织蓄积和心律失常的风险使捐献者需要经过仔细评估。重要的是，要识别毒物并确保在器官获取之前已超过最大终末消除半衰期（如对硫磷 > 140 h）[5]。

10.2.2.16 对乙酰氨基酚

对乙酰氨基酚中毒引起的急性肝衰竭，可能使肝损伤不可逆。然而，脑死亡捐献者，可以获取其所有其他器官用于移植。

10.2.2.17 灭鼠剂［双香豆素dicoumarin)］和其他抗凝血剂

应考虑到由于肝脏获取前持续的维生素K缺乏所引起的凝血障碍。肝脏可以继续正常工作。这类病例缺乏移植报道。

10.2.2.18 选择性5-羟色胺再摄取抑制剂

选择性5-羟色胺再摄取抑制剂（SSRI）过量后的致死率比TCA出现频率低。死亡通常是大脑衰竭（癫痫发作）的结果，有时由于五羟色胺综合征导致超高热引起的多器官衰竭。只要器官的功能被保留，器官获取是可能的。心脏毒性是例外，应通过常规检查（心电图、超声心动图和肌钙蛋白）进行评估。

10.2.2.19 烟雾吸入

烟雾是CO、颗粒物质和其他气体的混合物，可能还包括氰化物。需要有关吸入烟雾情况的详细环境信息。如果氰化物和CO中毒治疗正确，烟雾中毒者也可进行器官捐献（见个别毒素）。

10.2.2.20 其他药物或毒药

如果发生中毒或异常药物或物质中毒，必须由重症监护医师、捐献协调员、临床毒理学家和移植团队联合进行仔细检查。这种仔细的分析和记录的案例可以帮助在未来的案例中的决策。

已报道的脑死亡后成功实现器官移植的毒性和中毒病例总结于表10.1[1]。

10.3 遗传或先天性疾病

许多致死性事件同基因缺陷或遗传性疾病无关，必须考虑器官捐献。但是，一些基因缺陷导致各种酶缺失，其与肝脏中的不同代谢途径相关。这些具有酶缺陷的遗传病中的一些可能是致命的，因为除了经肝脏组织代谢之外没有替代途径存在，所以这是该类供肝不能用于肝移植的主要原因。其他基因缺陷可导致结缔组织病、造血障碍或恶性肿瘤倾向，或者它们可能引起其他终末器官损伤。

以下概述的基本注意事项和策略有助于评估被诊断为遗传性疾病的器官捐献者。它们也可用于评估非遗传性和其他先天性疾病的捐献者。

10.3.1 基本注意事项

遗传病捐献者器官的移植经验是有限的。迄今，尚未建立与罕见疾病相关的捐献登记；尽管在所有捐献病例中此类只占到约1%，每个案例都应个体化处理。

欧洲数据库Orphanet（www.orpha.net）定期更新有关罕见疾病的信息。关于应急指南的章节简要地提及每种特定罕见疾病的器官捐献。国际案例参考也可以在www.rarediseases.org/rare-disease-information/rare-diseases 或 http://ghr.nlm.nih.gov/BrowseConditions找到。

某些遗传疾病在欧洲的一些地区更常见。家族性淀粉样多发性神经病（FAP）、常染色体显性多囊肾病和血色素沉着病都有器官获取的经验。一些病例利用常规医学知识能够做出是否在特定受者中使用移植物的决定。例如，使用凝血因子 V Leiden 突变或蛋白 S/蛋白 C 缺乏的先天性凝血障碍捐献者的肝脏进行移植，需要移植受者接受抗凝治疗。

有时，不可能检测到潜在遗传病症或代谢缺陷，如迟发型鸟氨酸转氨酶（OTC）缺陷。移植了未检测到的遗传疾病的捐献者器官，会导致器官功能受损或具有潜在严重后果的受者丢失[10]，并且可能需要重新移植。在一些杂合缺陷中，疾病可能仅在受者中显现，如蛋白 S 缺乏[11]。当评估具有血小板减少、血色素沉着症、线粒体缺乏和（或）与感染、

中毒或恶性肿瘤无关的精神障碍的捐献者时，应考虑遗传性疾病。一些笔者强调，需要考虑血浆氨的测定作为所有脑死亡捐献者的常规评价的一部分。脑死亡者单纯出现高氨血症表明尿素循环的紊乱。例如，鸟氨酸转氨甲酰酶缺乏症，虽然鸟氨酸转氨甲酰酶缺乏是肝脏捐献的禁忌证，但不会影响其他器官，如肾脏，因为这些器官不受疾病的影响[12]。

对于需要肝移植的选择性的、遗传的纯合子代谢疾病的患者，相比逝世后捐献者，可以使用来自相关杂合子捐献者的活体节段肝移植物[13]。

每当怀疑潜在的捐献者有遗传或先天性疾病时，应遵循以下步骤来判断每个器官或组织适用于移植的可能性：
- 收集所有可用数据，请教主管捐献者的专家，确立诊断。这可能需要专业化的中心专业取样进行检查。
- 计划获取的脏器或组织必须进行功能和损害水平的检查，功能不全或者毁损的脏器不能使用。部分案例，存在不同的代谢途径可能解决问题。例如，5 糖原贮积症 V 型（McArdle 病），一种酶的缺陷影响所有类型细胞（特别是肌肉细胞），但是该缺陷在肝细胞中成功缓解，因为不同基因编码的酶发挥同样的代谢功能。
- 来自遗传病捐献者的脏器将基因缺陷传递给受者的风险需要仔细考虑。评估需要权衡如下因素：受者移植后接受治疗的可能性及相关风险，或者受者的紧急程度。
- 所有参与的移植团队必须知晓，评估程序需要大量时间也需要多学科协作。凭经验估计，带着基因缺陷生存了数十年的捐献者不会出现多脏器损害，但是非常年轻的捐献者就要当心了。

有用链接为 www.orpha.net，www.rarediseases.org 和 http：//ghr.nlm.nih.gov/BrowseConditions/。

10.3.2 遗传性疾病器官捐献实例

10.3.2.1 家族性淀粉样多发性神经病

影响移植物使用问题的遗传疾病的一个实例是家族性淀粉样多发性神经病（FAP）。在葡萄牙、西班牙和瑞典，特定人群患有这种疾病的患病率非常高。对于一些患者，肝移植可能是唯一的治疗选择。FAP 的特征在于神经（和其他组织）的持续破坏，下肢感觉、运动多发性神经病的发作。由于转甲状腺素蛋白或前白蛋白基因的点突变，出现内因子淀粉样蛋白沉积物，其引起 30～50 岁的淀粉样蛋白聚集物的不可逆损伤，除非通过肝移植引入功能性酶。FAP 患者的其他方面健康的肝脏可以在非 FAP 患者中使用或劈离后给两个受者行多米诺肝移植[14-17]。然而，FAP 毫无例外地会最终传播给这些多米诺肝移植受者，出现临床症状时间长短不一[6]。目前移植肝存活可超过 25 年，因此在专长于开展 FAP 相关多米诺移植的中心，建议仔细考虑受者选择标

准，要考虑到重新移植的可能性很高（在 10～20 年）。FAP 的传播将是不可避免的，但是风险可接受，因为 FAP 临床表现在移植物必须更换之前不会出现。

10.3.2.2 常染色体显性多囊性肾病

常染色体显性多囊肾病（ADPKD）不是器官捐献的禁忌证；甚至多囊肝和肾脏可以考虑移植。在其他器官中的相关并发症（如多囊性肝病），建议在获取器官时评估移植物质量并适当选择受者。一些基因携带者在脑动脉瘤破裂后发生蛛网膜下腔出血的风险较高。

ADPKD 可以作为对疾病的灵活解释及其对捐献者选择标准的影响的实例。在具有 ADPKD 家族史、正常肾功能和仅有轻微形态学变化的捐献者中，肾功能的快速恶化是不可能的，移植是可能的[18]。相反，在具有正常肾功能但具有 ADPKD 典型的增大的肾的年轻捐献者（如捐献者 < 30 岁）中，在不可预测的时间范围内可能发生肾功能的恶化和其他并发症，因此不能保证肾脏的使用。

在 ADPKD 患者中没有报告肝衰竭的病例。一些作者建议选择性使用含有保留肝脏功能的小囊肿的多囊肝脏捐献者也是安全的[19]。心血管异常是

ADPKD最重要的非囊性表现。在考虑用于移植的心脏捐献之前，常规检查并对心脏功能进行仔细临床评价是必须的。

10.3.2.3　先天性凝血障碍，如因子V Leiden突变

受影响的复发性血栓形成患者需要抗凝治疗，从而使他们面临脑内出血的风险。器官捐献是可行的，但是在肝移植的情况下，缺陷将传递给受者，受者将需要抗凝治疗，这会对受者的生命造成不可接受的风险。

10.3.2.4　三体综合征

有几种类型的三体综合征。如果器官功能本身不受影响，它可以用作移植物。

10.3.2.5　结缔组织缺陷（如马方综合征）

尽管器官在细胞水平上是良好的，但由于血管壁的破坏，移植医生往往不愿使用器官或组织（如心脏、心脏瓣膜、动脉）。在做出最终决定之前应咨询专家。移植此类器官存在传播缺陷的风险，但没有关于移植后血管壁是否会遭受进一步破坏的数据。

10.3.2.6　血友病

必须确定血友病的类型，这将指示基因缺陷的定位。如果其归因于一个器官，如肝脏，则可以使用其他器官，其并不提高风险。然而，受影响器官的移植会将与血友病的类型相关的所有并发症传播给受者。

一些笔者建议不应排除血友病捐献者捐献器官。然而，在器官获取之前，捐献者体内高水平的VIII抑制因子是肝脏捐献的绝对禁忌[20]。

10.3.2.7　特定细胞结构（如线粒体）中的缺陷

特定细胞结构的损害通常会损害所有器官。将此类缺陷转移给受者的风险很高，需要与专家协商进行个性化决策。特别指出的是，当儿科ICU存在具有此类细胞缺陷的潜在婴儿捐献者时，这是具有挑战性的，与在长期存活方面经验丰富的专家进行磋商至关重要。

10.3.2.8　神经纤维瘤病

神经纤维瘤病是指在遗传和临床上不同的多种遗传性疾病。在神经纤维瘤病1型（Morbus Recklinghausen）中，如果恰当评估其他恶性肿瘤增加的风险（如视神经胶质瘤、星形细胞瘤、嗜铬细胞瘤、GIST），器官捐献是可能的。2型神经纤维瘤病与第8对脑神经的双侧神经鞘瘤（WHO分级1）有关。

10.3.2.9　其他示例

表10.2提供了患有遗传性、先生性或其他获得性疾病的患者成功实现器官捐献的非详尽概述以及一次成功的移植报道都没有的案例[21-30]。

表10.2　在遗传性、先天性或其他获得性疾病成功/不成功捐献的实例

疾　病	器　官	评　　论
奥斯勒-韦伯-朗迪病（遗传性出血性毛细血管扩张）	肾[21]	移植成功的报道
HELLP综合征	肾[22]	移植成功的报道
多米诺移植（再利用受者器官作为移植物）	心[23]	没有结构或功能损伤，可以使用来自心肺受者的移植物
	肝[23, 30]	FAP，纤维蛋白原，α链淀粉样变性，枫糖浆病，适当护理的家族性高胆固醇血症可接受的中期结局
IgA肾病	肾[24]	取决于肾损伤的程度，可以使用移植物，因为免疫抑制治疗可以是原始疾病的治疗
	肾、肺	可用于移植
烟雾病（Moyamoya）	肾、肺[25]	排除因血管缺陷而导致的其他器官缺陷后，可移植
（瑞氏综合）Reye综合征	肾、肺[26]	移植成功的报道

（续表）

疾 病	器 官	评 论
吉尔伯特综合征	肾、肺[27, 30]	基因缺陷导致未结合的高胆红素血症。未观察到受损的长期结果
马蹄肾	肾和其他器官[28]	一个移植物由于血管丰富有不同的流入/流出道，而与主动脉和（或）腔静脉瓣同时获取。在正确识别出实质性峡部的安全解剖区域后，可分为两个移植物。通常这种情况与肝脏和胰腺的血管异常有关，这在器官获取中具有挑战性
全内脏反位	肝[29]	除了与器官获取和植入相关的挑战外，还不应该有AE
出血性疾病	肝[30]	在短期内孤立因子ⅫⅡ、Ⅶ、Ⅺ缺乏，未观察到AE（应排除血友病A）
	其他器官	可用于移植
血栓性疾病	肝[30]	患有未知蛋白C、蛋白S或因子V Leiden突变缺陷的捐献者，如果使用移植物，会观察到严重的血栓事件 使用已知蛋白C、蛋白S或因子V Leiden突变缺陷的捐献者，必须仔细选择受者。他们应该能够也愿意接受移植后抗凝治疗，但是血栓事件发生率仍会增高
	其他器官	可用于移植
遗传性血色素沉着病	肝[30]	杂合子受者接受来自杂合子或纯合子捐献者的移植物，表现出需要治疗铁超载的疾病；无法获得长期成功的数据
鸟氨酸转氨酶缺乏症	肝[30]	致死后果
	其他器官	可用于移植
α-1-抗胰蛋白酶缺乏症	肝[30]	非常可能发展肝硬化或纤维化，有必要进行中期再移植；无长期随访

10.4 自身免疫缺陷和自身免疫反应

众所周知，自身免疫性疾病可以通过造血细胞移植从捐献者传播到未受影响的受者。但是在实体器官移植，新发的自身免疫疾病极少是捐献者来源的。通常，这些自身免疫性疾病的发生与接受了自身免疫疾病捐献者的肝脏有关（如免疫溶血性贫血和自身免疫性血小板减少症）[31]。因此，在大多数病例中，移植后自身免疫的病因可以被解释为移植物抗宿主反应，在移植期间捐献者来源抗体的直接转移则罕见[32]。由于受者的免疫抑制治疗，捐献者来源B细胞和T细胞活化和抑制之间发生不平衡，这可短暂刺激移植脏器内的捐献者B细胞产生抗体。宿主和移植物遗传易感性不同，两者之间自身免疫状况也不同，免疫抑制可以减轻或加重这些作用，受者会表现出移植物抗宿主或者宿主抗移植物的差异化及个体化特征。幸

运的是，没有观察到副反应，因为免疫抑制也是自身免疫性疾病治疗的一部分。此种罕见并发症的一个例子是由捐献者来源的路过淋巴细胞引发免疫介导的溶血，原因是ABO血型捐献者-受者错配或捐献者预先对其他红细胞抗原产生免疫[33]。

尽管移植后自身免疫的并发症（暂时的）是罕见的，但是早期诊断和正确的治疗对于处于风险的患者是重要的。

在排除相关器官损伤的情况下，具有自身免疫性疾病的捐献者器官可以用于移植。必须单独评估每个器官。对感染的免疫应答可能与体内的抗原有交叉反应从而引起与自身免疫反应，因此在已知捐献者患有自身免疫性疾病的情况下，应考虑这种感染的风险。有用的信息可以从www.orpha.net提供的应急指南或应用表7.1中提供的流程获得（见第七章，7.2）。

如果捐献者有自身免疫性疾病，推荐对受者进行监测。

来自具有自身免疫性疾病的捐献者器官在排除终末期器官损伤和与免疫抑制药物用于自身免疫性疾病的治疗相关的感染后可以用于移植。

捐献者来源的路过淋巴细胞活性对受者的潜在风险并不妨碍器官捐献。

在捐献者有红细胞抗体的情况下，受者的前瞻性监测有助于早期诊断和正确适当治疗溶血。

10.5 过敏

从捐献者被动转移到受者的 I 型超敏反应在肝、肺、肠、肾和心脏移植中都有报告[34-40]。受者在接受来自捐献者的器官后出现对花生或坚果过敏反应，不管是捐献者由于对这些成分过敏性反应而死亡，还是捐献者有明确的过敏病史，其中在肝受者中发生系统反应，在肺受者中发生"呼吸窘迫"。其原因可以是过敏原暴露后肝脏或肺组织内的捐献者来源的负载食物特异性IgE的肥大细胞的脱颗粒，或在肝窦状隙中残留的被动转移的IgE与肥大细胞结合后产生同样效应（持续数月）。此外，产生特异性IgE的B细胞，过敏原特异性Th2淋巴细胞，诱导产生IgE的干细胞或树突状细胞，可能与移植物一起转移，在受者中引起过敏反应（长期持续）。

引起过敏反应转移的确切机制尚不明确；既不能解释为什么这在部分而不是所有的受者中发生，也不能解释为什么或多或少常见于比其他脏器（心脏、肾、胰腺）含有更多"免疫反应性捐献者细胞"的脏器（如肺、肝、肠）。在存在进一步证据之前，必须将自身免疫性疾病和过敏（主要是食物过敏原）视为捐献者健康评估的一部分。因为存在将过敏反应转移到受者的风险，所以该信息应该被传递到受者所在的移植中心。特别是接受已知过敏反应捐献者（如食物过敏）的肝、肺和小肠移植的，受者应避免暴露于此类过敏原，除非在受控暴露检测后确认可以排除过敏伤害，但是皮肤针刺检查不够敏感，不能排除风险。

由于移植后免疫抑制，受者可能获得与移植物和所接受的免疫抑制的种类相关的新发过敏，如他克莫司或环孢素[41]，但不是源自移植物中淋巴细胞或肥大细胞介导的被动转移。

捐献者特征必须包含其过敏史，特别是有已知过敏反应病史的捐献者（自身免疫章节）。

应该告知肺、肝和小肠移植受者，避免过敏原暴露（特别是捐献者对食物过敏并有明确的过敏反应）。

10.6 神经变性和脱髓鞘疾病

神经变性和脱髓鞘疾病由多种不同的病因（如衰老、遗传背景、自身免疫反应、感染、环境因素或未知因素）引起。多种并存因素使这些疾病的个体进展进一步复杂化。

当遗传缺陷或代谢紊乱引起这种疾病时，则传播风险不与特定器官相关，除非该缺陷也导致对该器官的损害。关于器官相关的更多信息可以求助于www.orpha.net和（或）咨询该网站列出的国家级专家。当自身免疫缺陷引起这样的神经变性和脱髓鞘疾病时，那么罕见的自身免疫反应性转移事件不能被明确排除。

在患有神经变性或脱髓鞘疾病的潜在器官捐献者中，必须确保该疾病。

- 病因不是器官捐献禁忌的感染（例如，与克-雅病有关的朊病毒病，HIV相关的神经认知缺陷）。
- 与某种疾病特殊治疗的感染并发症无关（例如，应用那他珠单抗治疗多发性硬化后JC病毒感染导致的进行性多灶性白质脑病）或者该病进展期是器官捐献的禁忌证（见第八章节）。
- 诊断明确。

10.7 结论

由于对器官受者潜在的额外风险，多种病症或状况被认为是器官捐献禁忌证。本章并未详尽列出并提供关于使用来自具有各种疾病和病症的捐献者的器官的建议。在否定任何潜在的捐献者之前，有必要单独评估每一个病例，当文献或参考网站不能提供所需　　的所有信息时，应该求助于相关领域的专家。

参考文献

1. Wood DM, Dargan PI, Jones AL. Poisoned patients as potential organ donors: postal survey of transplant centres and intensive care units. *Crit Care* 2003; (7): 147−54. (© Wood *et al.*, licensee BioMed Central Ltd. This is an Open Access article: verbatim copying and redistribution of this article are permitted in all media for any purpose, provided this notice is preserved along with the article's original URL.) Available at: http://ccforum.biomedcentral.com/articles/10.1186/cc1880, accessed 10 August 2016.

2. Hantson P. Organ procurement from poisoned donors. PhD thesis, Université Catholique de Louvain, Bruxelles, 1999.

3. Costanzo MR, Dipachand A, Starling R *et al.* The International Society for Heart and Lung Transplantation guidelines for the care of heart transplant recipients. Task force 1: Peri-operative care of the heart transplant recipient. *J Heart Lung Transpl* 2010; (29): 914−56.

4. Caballero F, López-Navidad A, Coturruelo J *et al.* Ecstasy-induced brain death and acute hepatocellular failure: multiorgan donor and liver transplantation. *Transplantation* 2002; (74): 532−7.

5. Mariage JL, Galliant A, Hantson P. Organ donation following fatal organophosphate poisoning. *Transpl Int* 2012; (25): e71−2.

6. Leikin JB, Heyn-Lamb R, Aks S *et al.* The toxic patient as a potential organ donor. *Am J Emerg Med* 1994; (12): 151−4.

7. Tenderich G, Koerner MM, Posival H *et al.* Hemodynamic follow-up of cardiac allografts from poisoned donors. *Transplantation* 1998; (66): 1163−7.

8. Luckraz H, Tsui SS, Parameshwar J *et al.* Improved outcome with organs from carbon monoxide poisoned donors for intrathoracic transplantation. *Ann Thorac Surg* 2001; (72): 709−13.

9. Komokata T, Nishida S, Ganz S *et al.* The impact of donor chemical overdose on the outcome of liver transplantation. *Transplantation* 2003; (76): 705−8.

10. Plöchl W, Spiss CK, Plöchl E. Death after transplantation of a liver from a donor with unrecognized ornithine transcarbamylase deficiency. *N Engl J Med* 1999; (341): 921−2.

11. Schuetze S, Linenberge M. Acquired protein S deficiency with multiple thrombotic complications after orthotopic liver transplant. *Transplantation* 1999; (67): 1366−9.

12. Caballero F, Ris J, Puig M *et al.* Successful kidney transplantation from a brain-dead donor with ornithine transcarbamylase deficiency. *Transplantation* 2013; (96): e63−4.

13. Morioka D, Takada Y, Kasahara M *et al.* Living donor liver transplantation for noncirrhotic inheritable metabolic liver diseases: impact of the use of heterozygous donors. *Transplantation* 2005; (80): 623−8.

14. Furtado AJ. Domino liver transplantation using FAP grafts. HUC experience — hopes and realities. *Amyloid* 2003; 10 (Suppl 1): 84−7.

15. Herlenius G, Wilczek H, Larrson M *et al.* Ten years of international experience with liver transplantation for familial amyloidotic polyneuropathy: results from the Familial Amyloidotic Polyneuropathy World Transplant Registry. *Transplantation* 2004; (77): 64−71.

16. Adams D, Samuel D, Slama M. Liver transplantation for familiar amyloid polyneuropathy. *Presse Med* 2010; (39): 17−25.

17. Adams D, Samuel D, Slama M. Treatment of familial amyloid polyneuropathy. *Presse Med* 2012: (41): 793−806.

18. Olsburgh JD, Godbole HC, O'Donnell PJ *et al.* Transplantation of kidneys from deceased adult polycytic donors. *Am J Transplant* 2006; (6): 2809−11.

19. Caballero F, Domingo P, López-Navidad A. Successful liver transplantation using a polycystic donor liver. *J Hepatol* 1997; (26): 1428.

20. Hisatake GM, Chen TW, Renz JF *et al.* Acquired hemophilia A after liver transplantation. *Liver Transpl* 2003; (9): 523−6.

21. Caballero F, Leal J, Puig M *et al.* Organ donation and Rendu-Osler-Weber syndrome. *Transplantation* 2013; (95): e47−8.

22. Flynn MF, Power RE, Murphy DM *et al.* Successful transplantation of kidneys from a donor with HELLP syndrome. *Transpl Int* 2001; (14): 108−10.

23. Lowell JA, Smith CR, Brennan DC *et al.* The domino transplant: transplant recipients as organ donors. *Transplantation* 2000; (69): 372−6.

24. Koselj M, Rott T, Vizjak A *et al.* IgA nephropathy as a donor transmitted disease in renal transplant recipients. *Transplant Proc* 1991; (23): 2643−6.

25. Diaz-Guzman E, Neltner JM, Hoopes CW. Organ donation and Moyamoya disease. *Am J Transplant* 2012; (12): 1353−5.

26. Firlit CF, Jonasson O, Kahan BD *et al.* Reye syndrome cadaveric kidneys: their use in human transplantation. *Arch Surg* 1974; (109): 797.

27. Kaneko J, Sugawara Y, Maruo Y *et al*. Liver transplantation using donors with Gilbert syndrome. *Transplantation* 2006; (82): 282−5.
28. Pontinen T, Khanmoradi K, Kumar A *et al*. Horseshoe kidneys: an underutilized resource in kidney transplant. *Exp Clin Transplant* 2010; (8): 74−8.
29. Sun XY, Qin K, Dong JH *et al*. Liver transplantation using a graft from a donor with situs inversus totalis: a case report and review of the literature. *Case Rep Transplant* 2013; 2013: 532865.
30. Schielke A, Filomena C, Goumard C *et al*. Liver transplantation using grafts with rare metabolic disorders. *Dig Liver Dis* 2015; (47): 261−70.
31. Friend PJ, McCarthy LJ, Filo RS *et al*. Transmission of idiopathic (autoimmune) thrombocytopenic purpura by liver transplantation. *N Engl J Med* 1990; (323): 807−11.
32. Bradely V, Kemp EH, Dickinson C *et al*. Vitiligo following a combined liver-kidney transplant. *Nephrol Dial Transplant* 2009; (24): 686−8.
33. Nadarajah L, Ashmann N, Thuraisinghma R *et al*. Literature review of passenger lymphocyte following renal transplantation and two case reports. *Am J Transplant* 2013; (13): 1594−1600.
34. Chehad M, Nowak-Wegrzyn A, Kaufmann SS *et al*. De novo food allergy after intestinal transplantation; a report of three cases. *J Pediatr Gastroneterol Nutr* 2004; (38): 545−7.
35. Legendre C, Caillat-Zucman S, Samuel D *et al*. Transfer of symptomatic peanut allergy to the recipient of a combined liver-and-kidney transplant. *N Engl J Med* 1997; (337): 822−4.
36. Phan TG, Strasser SI, Koorey D *et al*. Passive transfer of nut allergy after liver transplantation. *Arch Intern Med* 2003; (163): 237−9.
37. Khalid I, Zoratti E, Stagner L *et al*. Transfer of peanut allergy from the donor to a lung transplant recipient. *J Heart Lung Transplant* 2008; (27): 1162−4.
38. Boyle RJ, Hardikar W, Tang ML. The development of food allergy after liver transplantation. *Liver Transpl* 2005; (11): 326−30.
39. Schuller A, Barnig C, Matau C *et al*. Transfer of peanut allergy following lung transplantation. A case report. *Transplant Proc* 2011; (43): 4032−5.
40. Dewachter P, Vézinet C, Nicaise-Roland P *et al*. Passive transient transfer of peanuts allergy by liver transplantation. *Am J Transplant* 2011; (11): 1531−4.
41. Öner Özdemir. New developments in transplant-acquired allergies. *World J Transplant* 2013; (24): 30−5.

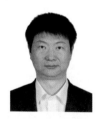

陈小松

　　医学博士，副教授，副主任医师。上海交通大学医学院附属仁济医院肝脏外科 ICU 负责人。1996 年毕业于第二军医大学军医系获学士学位，1999 年获硕士学位，2009 年获博士学位。2012 年赴我国台湾地区进修，在高雄长庚纪念医院学习肝脏移植技术。曾在医院传染科、肾移植 ICU 和肝移植 ICU 工作。在婴幼儿肝脏移植、重型肝炎肝移植手术前后的处理、手术后肺部感染、急性肾功能衰竭、移植后脑病等方面有丰富的治疗经验。曾获上海市医学科技奖一等奖，华夏医学科技奖一等奖，高等学校科学研究优秀成果奖科学技术进步一等奖，均为第三完成人。2013 年 8 月组建上海交通大学医学院附属仁济医院器官获取组织团队。2016 年获得国家自然科学基金面上项目 1 项。

第十一章 器官获取、保存和运输

11.1 引言

高品质的器官获取、保存和运输工作中有一些关键因素，能确保器官获取团队安全地获取、保存和运输捐献者的器官并用于移植[1]。

但我们知道，器官成功用于移植的机会在从获取到植入的所有阶段都有可能丧失。在大多数情况下，很多临床因素造成了器官被弃用，如不能进行脑死亡诊断，潜在的捐献者生命体征不稳定，或者器官质量差，如严重的脂肪肝可能会导致术后原发性移植肝无功能及其他很多的不确定因素。

器官获取小组负责获取那些已获得同意并已确定合适受者的器官。这需要明确的书面器官获取流程，包括DBD和DCD。

欧盟委员会正在资助的COPE联盟——欧洲器官移植学会（ESOT）的官方器官保存小组，该联盟正在致力于为用于移植的肾脏和肝脏器官提供改进保存办法和修复策略。它旨在通过测试一些新的临床方法来修复和保存高风险捐献者器官，研究新的科学方法用于器官修复和再生，并开发新的方法来衡量和预测捐献器官的活性和预后情况，以推进和发展器官保存技术，最终在器官移植方面开发和实施新型医疗方法和手段。

本章为捐献者器官的获取、保存和运输提供指导。更多信息可在一些指导性文件中找到，其中一些已在本指南中引用。

11.2 器官获取的设施、人员和设备

捐献者的死亡是一个复杂的过程。器官捐献有一系列既定程序，如果哪一环节处理不当可能会造成捐献失败。这就是为什么必须聘用具有必要技能和经验的合格的专业人员，按照制订的书面程序行事。应持续监测和评估其效果，以确定可以在哪里改进或提高。

11.2.1 捐献协调员

在医院设立捐献协调员是器官捐献环节中最为重要的一步[2]。捐献协调员的主要任务是识别潜在捐献者、联络器官获取小组、协助器官获取与分配、使更多患者能够从移植中受益。第二章提供了关于潜在捐献者评估的内容。总之，一些潜在捐献者在捐献前可能会发生心脏骤停而意外死亡，可能适合作为uDCD捐献者（马斯特里赫特 I 和 II 类）[3]。一些患者可能在转介前通过神经学标准被确诊为死亡，或者在重症监护室里被确诊为脑死亡（可作为潜在的DBD捐献者）。或者进行进一步积极治疗是徒劳的和（或）不适当的，准备WLST的患者可能是潜在的cDCD捐献者（马斯特里赫特 III 类）[3]。由于种种原因，各国可以依照马斯特里赫特 II 类标准进行器官获取，而不是 III 类，反之亦然。然而，非常重要的是，对于扩大捐献者选择标准后的捐献者管理、器官获取和保存得到了特别重视。2010年3月在马德里举行的第三届WHO关于器官捐献和移植的全球磋商会议上，有关捐献者管理、器官获取和保存的内容被汇总在了《器官捐献的临床途径》中[4]。

有关器官捐献协调员的作用在第一、四、五、六和七章中有更详尽的阐述。在一些国家，这项工作由一个人独立完成，在其他国家由具有不同分工的团队共同完成，具体可包括充分利用一切机会来提高逝世后捐献率的协调行动及对潜在捐献者的评估；获得知情同意或授权，获得捐献者所有必要的个人信息以了解捐献者及其器官的详细特征，包括临床资料、社会信息或行为记录；联络相关组织讨论器官分配问题，与器官摘取小组和移植小组分别对接讨论移植事宜。此外，必要时协调员还需安排获取场地，为捐献者家属提供后续服务，采集并统计相应的数据，并对器官获取计划的评估提供支持。

为了确保器官获取、分配和运输能落实到位，捐献者协调员与移植协调员之间应建立联系并配合默契，同时，腹部器官获取团队和心胸获取团队在时间安排上也应高度配合，以最大程度降低对器官的活性产生不利影响的风险，这也可以避免给捐献者所在医院带来不必要的麻烦，同时也是出于对捐

献者家属的尊重。最后留出足够的时间进行器官分配并联系潜在受者到达移植中心。

11.2.2 捐献者所在医院

捐献者所在医院应提供器官获取手术场地，并提供适当的设施和人员将捐献者从急诊室或重症监护室运送到手术室，以避免捐献者出现循环不稳定的情况[5]。一些国家只能授权或许可特定医院进行器官获取手术（如在欧盟成员国，如《指令2010/53/EU》中所规定的）。

11.2.3 器官获取团队

建议在可能的情况下，建立一支全天候的、随叫随到的器官获取团队。团队包括一名经验丰富的外科医生专门负责器官的获取，一名助理医师，一名可以全程监控捐献过程的协调员和一名负责器官灌注和保存的技术人员。获取团队的人员组成会根据来自移植中心、器官获取组织和捐献者所在医院的人员不同而发生变化，但其规模大小应以能提供最优化的捐献者管理和培训为宜。商定好的手术方案可以明确器官获取团队的成员构成及他们在获取过程中各自的任务。为了最大程度减少器官损伤并降低器官弃用率，他们必须熟练掌握整个获取的步骤。因此，器官获取小组必须接受适当的培训，以便完成获取任务，包括在必要时使用新技术进行器官灌注和保存。在一些成员国，器官获取手术的充分培训和认证已成为常态。

11.3 多器官获取步骤

不管是心死亡还是脑死亡状态下的器官获取，每个器官获取团队/移植中心都必须有明确的书面协议。当心胸获取团队和腹部器官获取团队分别接触到捐献者时，各自的医生必须在获取手术开始之前认同所有细节流程，这样就可以讨论任何可能的非常规步骤或修改正常程序可能对其他捐献器官造成的影响，如在DCD获取过程中采用的局部低温或常温灌注原位保存策略（见第十二章）。

该程序通常从剖腹手术开始，如果胸腔被打开，应对胸部器官进行彻底检查，以排除恶性肿瘤和任何其他可能不利于移植的病变。对主动脉和腔静脉施行快速插管以便通过尽快冷却来进行器官保存。

这个方法不仅适用于DCD捐献者，对于血流动力学不稳定的DBD捐献者同样适用。在时间较为充裕的情况下，在多器官获取中应更多地考虑对血管走行进行检查和保护，这种做法通常适用于比较稳定的脑死亡捐献者。对于肝脏功能非常好的捐献者，可以考虑进行原位肝劈离。但是，在进行原位劈肝时，不应损害其他器官的质量和完整性。在捐献者情况恶化的情况下，可实施非原位肝劈离。

可以在打开胸骨之后开始对胸腔器官进行游离、探查及切取。胸部和腹部手术团队可以在主动脉夹闭或循环停止后同时开始器官的原位灌注。

可以在灌注的同时进行器官的局部冷却。

可以同时获取胸部和腹部器官。负责器官获取的主刀医生可以根据情况决定原位游离获取器官或者整块切取后离体再分离肝、肾等器官。负责腹部器官获取的医生应该同时获取捐献者的髂血管，以用于肝、胰腺和肠道移植。这些"血管库"包含重建移植物和受者血管之间的动脉桥和静脉桥所需的动脉和静脉。还应收集用于补充HLA分型和交叉匹配的组织材料（如脾和淋巴结）。这种材料存档对于保持信息的可追溯性和对匹配器官的分配是强制性的。当血管不与移植中的器官一起使用时，其用于其他目的应遵循血管组织捐献的规则；请参阅《人体组织与细胞临床应用质量和安全保障指南》。

心脏是对缺血损伤最敏感的器官，应首先获取；其次是小肠（如需获取）；再次是肝、胰腺（可以整体切取肝、胰腺后离体分离）；最后是肾。如需获取肺，通常与肝同时获取。

器官获取团队负责缝合胸部和腹部切口，并根据当地风俗恢复身体的外观。必须征得捐献者家属同意后对遗体进行合理处置。

获取过程中的任何异常情况（无论是意外还是预先存在）必须及时上报并采取及时的补救措施。负责器官获取的外科团队应评估器官的质量及其移植的可行性。如有疑问，应将这些信息传递给接受器官的移植中心，并在适当情况下告知负责分配的管理中心，以便考虑在必要时把器官分配给其他移植中心的其他潜在受者。器官获取团队对于术中任何解剖异常必须标记，必要时留取活检并记录上报。

至于一些意外的解剖发现，器官获取团队要进行附加检查（如活体组织检查）并将发现通知受者移植团队。

11.4　器官保存

获取的器官应用合适和充足的器官保存液进行灌洗，并使器官处于冷却状态，以减缓其代谢。有很多器官保存液可供选择[6]，有些被用于心胸器官保存，而其他被限制用于腹部器官保存。不是所有保存液都被批准适用于所有器官的保存，并且胸部和腹部灌注有所差异。保存液的使用必须得到国家相应许可，并获得移植中心的同意。获取开始前，器官获取小组应始终确保保存液的供应充足。保存液的使用应在标准操作程序（SOP）中有详细说明，要符合现行国家管理规定。根据制造商和（或）国家标准操作程序的说明，应遵守有关冲洗量和保存的规定。其包括DBD和DCD原位灌注和工作台灌注的流程。此外，必须避免器官保存液被污染。

11.4.1　用于器官灌注和保存的新技术

多年来，在欧洲的大多数移植中心，冷灌注是常见的捐献者器官保存方法。然而，有关器官保存的最佳温度、保存溶液和保存技术的研究正在逐渐深入[7-8]。鉴于目前世界范围内器官短缺的现状及随着越来越多的DCD捐献者和扩大捐献者选择标准后的器官被使用，几项新技术正在被评估，以观察新技术的应用是否能让更多的器官被用于移植。这些评估内容包括对于以下潜在新技术的评估，考虑每个单器官的成本和效益，包括对住院时间、再入院率、原发性移植物无功能和排斥反应发生率的影响。

11.4.1.1　常温局部灌注

在获取手术前和术中对DCD捐献者腹部器官实行原位灌注（见第十二章）。

11.4.1.2　离体灌注

一旦器官离体，在工作台上开始灌注。这包括体外常温灌注（EVNP）和体外低温灌注。

11.4.1.3　机械保存

机械保存包括运输：

1）低温机械灌注保存。

2）低温氧合机械灌注保存。

3）常温氧合机械灌注保存。

英国全民医疗服务（NHS）血液和移植中心已经对器官移植中新技术的应用现状进行了评估[10]。在未来几年内我们便可知道是否能通过使用常温和（或）低温模式等新技术来提高患者和移植物存活率。

11.4.2　缺血时期

本章不推荐采用最佳CIT，因为保存时间很大程度上视捐献者的器官、年龄、合并症[11]和器官保存方法而定。若规定具体时间可能会限制可成功用于移植的器官的使用。

从移植物在捐献者体内的血管阻断到其在受者中进行再灌注的这段时间，可能会发生一些状况对器官质量造成影响（图11.1）。为了把器官从捐献者医院运输到移植中心，器官被存储在静态的低温液体中或者被放置在保存机器上且根据不同的目的用不同的溶液和技术灌洗（这种技术意味着延长运输时间而不对移植物造成损伤）。因此，除非是图11.1中提到的所有特定细节都明确，否则不能一概而论地规定一个统一的总缺血时间。

但是，所有的器官都应尽快移植到受者身上；因为通常认为器官保存时间越短，随后的器官功能会越好。

11.5　器官的保存和运输

11.5.1　器官保存

器官获取团队应提供所有必要的血液试管、容器和冷藏运输箱。器官应储存在用于灌注的相同溶液中。推荐用三层无菌包装保存。在排出空气的情况下，将器官直接储存在最内部容器中的器官保存液中，排除空气后在中间容器中再次加入器官保存液（在冷藏的情况下冷却至4℃）。然后将两个容器置入没有保存液及空气的第三容器中（如果通过飞机运输器官，因为空气在高空中会膨胀，残留空气会造成容器的破裂）。将保存袋放置在隔热的器官运输箱（或最外面的容器）中以实现良好的温度调节，在冷藏的情况下具有足够的冷却元件或碎冰。如果使用的保存系统经过主管当局的认证和验证，则不一定需要三层包装。

保存材料应该是惰性的、不可渗透的和无菌的。

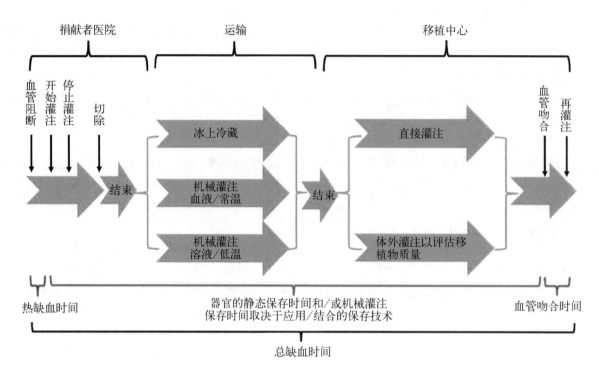

图11.1 器官缺血过程中发生的事件

所有保存材料应根据其用途进行验证，特别注意将温度保持在所需范围内并保持至指定时间。外容器应该是绝热的，并且由足够坚固的材料制成，以防止内容物的泄漏，并且在运输过程中能够承受冲击、大气压力变化和其他可能的条件。在冷藏的情况下，必须确保器官保持在1～6 ℃。最内部的容器应当包含足够的流体，以防止器官和冷却元件或碎冰（由未污染的水产生）之间的直接接触。

移植器官容器应在外部标记所有必要的识别细节，同时保持捐献者的匿名性。

标签应至少包括以下内容：匿名的捐献者身份信息；

1）保存的内容，包括器官/组织的类型，适当时，注明是右侧器官或左侧器官。

2）目的地地址，包括抵达时通知的人的详细信息。

3）运输机构的地址和意外情况联系人的详细信息。

4）推荐的运输条件，包括将容器保持在适当温度和位置的说明及"小心处理"标记。

在运输前，必须检查保存的内容，并确保提供所有相关信息和文件、适当的标签及任何有关捐献者的其他附件（例如，供组织配型和交叉配型的脾或淋巴结、血清和血浆样品及"血管包"）。除了移植物，血管和可能的其他捐献者材料也是必须提供的。它们应在保存标签内清楚标识。外部器官运输箱应正确密封[5]。

负责器官获取和移植的外科医生和协调员应该被告知与器官获取手术相关的所有程序的进展和结果。在延误或意外发生的情况下，应通知移植中心。详细的器官文件应包括：

1）捐献者血型。

2）捐献地点。

3）捐献时间和日期。

4）器官灌注时间或保存时间。

5）匿名捐献者及其器官获取过程的医疗详情。

6）详细描述移植物解剖和任何损害的完整报告。

7）保存液的类型和体积及缺血时间的开始。

8）获取团队的成员。

11.5.2 器官运输

对于医院之间的运输，包装箱应符合当地、国家和国际法规[12]。运输时间应尽量缩短，并在运输过程中保持冷藏（如适用）。运输的方式和路线应妥善记录，以便随时追踪器官。器官接收单位应验证器官在保存运输期间是否保持在合适的存储温度。

11.5.3 器官的可溯源性

欧洲委员会成员国必须确保获取、分配和移植的所有器官可以从捐献者追溯到受者，反之亦然，以保障临床医护人员和器官受者的健康[5]。器官获取和分配组织还必须确保所有移植的材料可以追溯到捐献者并转交给受者。

至关重要的是通知与捐献者和移植受者接触的相关医务人员关于在获取期间和移植后可能出现的问题，特别是在由于潜在 AE 而存在健康风险的情况下。受者所在医院必须在捐献者和受者之间的可追溯性（见第十四章）、反馈（见 11.5.4）和质量保证（见第十五章）方面提供充分的准备方案，以确保任何 SAR 能得以报告及监测，并酌情采取行动。仔细随访并完整记录移植结果是整个移植过程的先决条件，以用于临床和科学目的。因此，为了便于分析移植的结果，强制性要求保留与捐献者、移植物和

受者结果相关的所有相关数据。定期收集和分析这些数据将有助于评估移植计划的有效性和质量及确定采取改进措施。

11.5.4 反馈

在器官获取后，应向捐献者医院及捐献者的家属（如果需要）发送感谢信，提供关于器官移植的反馈。在整个过程中，捐献者和接受者的信息必须依据国家法规保密。此外，重要的是，移植中心向器官获取团队提供关于接收和检查器官质量和解剖结构的反馈。任何损伤或者差错等异常都应包括在内，以提高获取器官的质量和水平。在几个成员国中，这种质量控制规范可供其他成员国采用。

11.5.5 评价和监测

建议对所有器官获取方案进行全面审计和评估。在此为改进方案和测试提供以下有用的量表。表 11.1 为英国 NHS 血液和移植中心器官检索方案的评估量表[13]。附录十为用于评估器官获取的另一个量表。

表 11.1 器官获取评估和审核量表

器官获取的审查和监测	
事件	记录时间（h: min）
器官获取小组获得通知	
器官获取团队抵达捐献者医院	
捐献者到达手术室	
心胸外科手术开始（划皮）	
腹部手术开始（划皮）	
主动脉钳夹（DBD）	
器官的摘取 　心 　肺 　肝 　胰腺 　小肠 　肾	
各器官置入冷藏箱时间 　心 　肺 　肝 　胰腺 　小肠 　肾	

（续表）

器官获取的审查和监测	
捐献者手术结束（皮肤缝合和遗体复原）	
停止生命支持治疗（DCD）	
收缩压＜50 mmHg（DCD）	
氧饱和度＜80%（DCD）	
心搏停止（DCD）	
器官获取团队人员	
姓名	器官获取角色（如心胸外科/腹外科医生、手术室人员、捐献者医院人员等）
器官损伤记录	
损伤细节（由器官获取和移植外科医生记录）和时间（如下） 获取前 手术损伤 运输过程中 器官修剪中 移植术中	严重性（如下） 轻度损伤（器官可用） 中度损伤（器官修复后可用） 严重损伤（器官弃用）
器官弃用记录	
器官	不使用原因 获取前时放弃： • 捐献者不合适 • 器官质量差 • 其他（需注明） 手术探查时放弃 • 器官质量差 • 器官游离时损伤 • 灌注不良 器官分配失败 由于没有合适的受者 • 无法分配器官 • 长时间缺血 • 其他（具体说明） 无法获取： • 未能派出器官获取小组 • 捐献者在获取前循环停止
结 果 评 价	
原发性无功能	原发性功能障碍

（续表）

结 果 评 价	
• 肝和心脏（没有证据表明器官发挥功能并导致患者死亡或需要重新移植） • 肾（没有证据表明移植肾发挥功能需要透析）	• 肝（AST 和 ALT 峰值为 2 000 U/L） • 肾（术后 7 d 内需要透析） • 心胸（需要设备支持）

11.6　结论

　　器官的获取、保存和运输是器官移植的关键部分。因此，各国必须建立完善的器官获取、保存和运输方案，确保提供最安全、最高质量的器官用于移植，并且由经验丰富的医务人员协同合作及时获取器官，目的就是充分利用所有获取的器官用于移植。

参考文献

1. Organ Procurement Committee of Eurotransplant Foundation. *Eurotransplant Manual*, Chapter 9: The donor. Leiden, The Netherlands: Eurotransplant Foundation (version 3.0. 2013−03−05) [available from: www.eurotransplant.org/cms/mediaobject. php?file=Chapter9_thedonor7.pdf, accessed: 30 January 2016].

2. Commission of the European Communities. Communication from the Commission: Action Plan on Organ Donation and Transplantation (2009−2015): strengthened cooperation between member states. Brussels: Commission of the European Communities, 2008 [available from: http://ec.europa.eu/health/ph_threats/human_substance/oc_organs/docs/organs_action_en.pdf, accessed: 30 January 2016].

3. Koostra G, Deamen JH, Oomen AP. Categories of non-heart-beating donors. *Transpl Proc* 1995; (27): 2893−4.

4. Domínguez-Gil B, Delmonico F, Faissal AM *et al*. The critical pathway for deceased donation: reportable uniformity in the approach to deceased donation. *Transplant Int* 2011; (24): 373−8.

5. Directive 2010/53/EU of the European Parliament and of the Council of 7 July 2010 on standards of quality and safety of human organs intended for transplantation. *Official Journal of the European Union*. 2010; (53): 14−29.

6. Council of Europe, editors. Solutions for organ preservation, Monograph 1264, Ph. Eur. 7th edition. Strasbourg, France: Council of Europe; 2011 (vol. 2).

7. Moers C, Smits J, Maathuis MH *et al*. Machine perfusion or cold-storage in deceased donor kidney transplantation. *N Engl J Med* 2009; (360): 7−19.

8. Watson C, Wells A, Roberts R *et al*. Cold machine perfusion versus static cold storage of kidneys donated after cardiac death: a UK multi-center randomized control trial. *Am J Transplant* 2010; (10): 1991−9.

9. Moers C, Pirenne J, Paul A *et al*. Machine perfusion or cold storage in deceased donor kidney transplantation. *N Engl J Med* 2012; (366): 770−1.

10. *NHS Blood and Transplant evaluation of the current status of the novel technologies in organ transplantation*. NHS Blood and Transplant, Bristol, UK, 2014 [available from: www.nhsbt.nhs.uk/news-and-media/news-articles/news_2014_11_14_2.asp, accessed 24 April 2015].

11. Frühauf NR, Fischer-Fröhlich CL, Kutschmann M *et al*. Joint impact of donor and recipient parameters on the outcome of liver transplantation in Germany. *Transplantation* 2011; (92): 1378−84.

12. Conrad R, Polster F, Wesslau C *et al*. Validation of transport systems for abdominal organs intended for transplantation. *Organs, Tissues and Cells*. 2010; (11): 171−8.

13. National Standards for Organ Retrieval from Deceased Donors. NHS Blood and Transplant, Bristol, UK, 2013 [available from: www.bts.org.uk/Documents/9.1.13%20Ret rieval%20Standards%20Document%20v2%206%20effective%20010113.pdf, accessed: 30 January 2016].

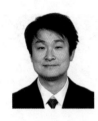

蒋继贫

　　华中科技大学同济医学院附属同济医院器官移植研究所临床部副主任。中国医疗保健国际交流促进会肾脏移植分会器官捐献协调学组委员兼秘书长，中国医师协会器官移植管理委员会委员，中国医院协会器官获取和管理委员会委员，湖北省医学会器官移植专业委员会第四届委员会委员。1996年毕业于同济医科大学临床医学（德语）专业后留同济医院器官移植研究所长期从事临床及科研工作。2005年在同济医科大学获得器官移植硕士学位。2011～2012年在德国Aachen Unklinkum从事博士后工作。目前为器官移植研究所临床部副主任，负责同济医院器官捐献工作，使同济医院器官捐献工作始终处于全国领先地位，所主导的捐献工作体系获得湖北省科技进步奖一等奖。同时在腹部脏器移植及心理咨询，尤其在肾移植、肝移植及慢性移植物失功的处理，免疫抑制剂的合理应用方面有丰富的临床经验，并在国内外发表论文20余篇。

第十二章 心死亡后器官捐献

12.1 介绍

大多数可供移植的器官均来自脑功能不可逆丧失所导致死亡的器官捐献者,即脑死亡后器官捐献(donation after brain death, DBD)。然而,移植器官的短缺和移植需求之间的严重失衡重新燃起了人们对按照心死亡标准判定死亡的患者捐献器官的兴趣,即心死亡后器官捐献(donation after circulatory death, DCD)。

1995年在荷兰马斯特里赫特举办的第一届"无心跳器官捐献"国际研讨会上首次对DCD捐献进行了分类[1]。DCD捐献根据心跳停止死亡发生时的具体情况分为四种类型,每一种类型均需遵循特定的捐献执行程序。2013年2月在法国巴黎举办的专门会议上对马斯特里赫特分类标准进行了更新(表12.1),描述如下:

1)Ⅰ类:指捐献来自因心脏骤停且未进行

表12.1 巴黎会议修订的马斯特里赫特DCD分类标准(2013年2月)

马斯特里赫特分类和 DCD 类型	观　　　察
Ⅰ:发现患者死亡(uDCD)	
Ⅰ A 医院外发生	非预见性心脏骤停,没有医疗团队进行CPR尝试
Ⅰ B 医院内发生	
Ⅱ:目击患者心脏骤停(uDCD)	
Ⅱ A 医院外发生	非预见性且不可逆的心脏骤停,CPR不成功
Ⅱ B 医院内发生	
Ⅲ:WLST*(cDCD)	WLST后发生的计划中的、可预期的心脏骤停
Ⅳ:脑死亡患者发生心脏骤停(uDCD或cDCD)	非预见性或计划性心脏停博(脑死亡诊断确立后,器官摘取前)

*此分类主要适用于决定撤除生命支持治疗的情况。一些国家立法允许安乐死(医学辅助性心脏骤停),随后的器官捐献被描述为另一类。

CPR尝试而死亡的患者。目前该类型仅适用于组织捐献。

2)Ⅱ类:指捐献来自因非预见性心脏骤停且CPR抢救失败而死亡的患者。该类型包括两个子类别:① Ⅱ A类:指心脏骤停发生在医院以外,意识丧失时间已记录且心脏停止的持续时间可预估。虽然对患者进行了紧急CPR,但根据国际标准(美国心脏协会、欧洲复苏委员会和国际复苏联络委员会),心跳停止是不可逆转的。② Ⅱ B类:指心脏骤停发生在医院就诊的患者中(如急诊室、医院病房),其他与Ⅱ A类似。由于高龄和(或)其他伴随疾病的存在,该类捐献者成功实施捐献的可能性较小。

3)Ⅲ类:指捐献来自因有计划地实施WLST之后发生心脏停博死亡的患者(生命维持治疗已经不再符合该患者的最大利益)。

4)Ⅳ类:指捐献来自因严重颅脑损伤且已达到脑死亡诊断标准但突发心脏骤停而死亡的患者。在最初的马斯特里赫特分类中,此类型指的是捐献者脑死亡进展过程中由于血流动力学的急剧波动诱发心脏骤停而死亡,并按照DCD程序执行捐献。该捐献类型较少见,因为重症监护治疗通常能预防此类事件的发生(见第5章)。Ⅳ类捐献也适用于以下情况,如DBD捐献者在器官维护过程中突发心搏骤停死亡、DBD程序无法实施的情况(如尚未建立脑死亡立法的国家，捐献者家属希望在患者心跳停止状态下进行器官捐献）。

Ⅱ类和Ⅲ类是最常见的DCD类型。在Ⅱ类中导致捐献者心脏骤停死亡是发生在非监护状态下，本章使用术语"uDCD"来特指患者因心脏骤停且CPR不成功而死亡的器官捐献。类似地，Ⅲ类中心脏骤停死亡是发生在可控的和受监护的环境下，使用术语"cDCD"来特指在有计划地实施WLST之后，患者心脏停止并被宣布死亡的器官捐献。

按第二章2.3所描述的器官捐献的实施阶段进行分类，cDCD和uDCD捐献者还可分为可能的、潜在的、合格的、实际的和（器官）利用的五种类型。

目前，DCD仅在部分国家中开展[2]。未能有效开展DCD的国家，其主要原因首先是国家层面立法缺失所带来的法律和伦理障碍；其次是相关技术或组织能力的缺乏。不同国家间，DCD的具体实践也存在相当大的差异[3]。例如，澳大利亚、比利时、荷兰、英国和美国，DCD以cDCD为主，而西班牙和法国则以uDCD为主（尽管两个国家最近都已开始推行cDCD）。国家层面对某一种特定类型DCD捐献的侧重，与不同国家在立法、伦理、临终关怀的实施和院外心脏骤停救治的组织方式等方面存在的差异有关联。

在比利时和荷兰，安乐死后也可实施器官捐献。但安乐死需要在医院实施，且必须按照国家相关规定对安乐死的动机进行彻底评估[4]。有意开展安乐死器官捐献的国家需要与其他国家共同讨论各种相关的法律和保障问题，如患者在哪里接受治疗、由谁作为责任医生以及如何和由谁宣布死亡等。

DCD的实施应建立在健全的监管体系之下，如在国家层面颁布相关立法、提供执行方案或指南、卫生行政部门负责对捐献活动和结果进行动态评估等。本章将概述uDCD和cDCD程序，重点强调捐献

程序中每个实施阶段的关键要素。

12.2　不可控型心死亡后器官捐献

uDCD是指器官捐献源于非预期心脏骤停且CPR不成功而死亡的捐献者。

uDCD程序的建立有赖于制定明确的国家规范和医院流程，因为院外急救服务（OHES）体系（经专业训练且装备完善）和接收医院（具备适当基础设施条件）之间的密切合作是捐献程序顺利实施的基础。

虽然uDCD可以大大增加潜在捐献者的数量，但目前仅在少数几个国家中得到有效开展，其中法国和西班牙经验最多，其他国家如比利时、意大利和荷兰，最近在葡萄牙、俄罗斯和苏格兰也陆续开展。

就移植效果而言，uDCD肾移植尽管术后肾功能恢复延迟的发生率增加，但却有着良好的移植肾长期存活率[5-17]。与DBD肝移植相比，uDCD肝移植存在较高的原发性移植肝功能不全、移植肝无功能和胆道并发症发生率[18-23]。uDCD肺移植的经验有限，但初步结果令人鼓舞[24-26]。

本节将叙述uDCD实施过程每个阶段的关键要素，特别是ⅡA类（图12.1）；ⅡB类除发生于医院外和捐献者需转运之外，余下环节与ⅡA类相同。ⅡA类uDCD捐献者是较好的捐献选择对象，首先uDCD捐献者非常严格的捐献选择标准可以转化为优质的可移植器官。其次，在猝死发生前uDCD捐献者多是正常生活状态下的健康个体。再次，没有ICU住院经历，因而没有院内感染的风险；没有经历脑死亡和与之伴随的神经内分泌及血流动力学的剧变过程，而这些剧变会对器官产生不良影响（见第五章）。相反，也有人认为由于uDCD捐献者所固有的WIT及其对器官的危害，应将其视为边缘捐献者对待。另外，uDCD捐献过程中往往无法在短时

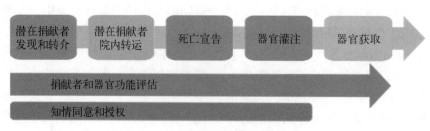

图12.1　uDCD程序

间内准确获得捐献者既往所有的医疗信息，因而对捐献安全性的评估提出了严峻的挑战。uDCD捐献过程不仅要求缩短WIT，还要尽最大可能确保捐献器官的安全性。

图12.1总结了uDCD器官捐献的关键步骤。图12.2定义了WIT和CIT的极限。有关WIT的定义，请参见12.3.6.1。

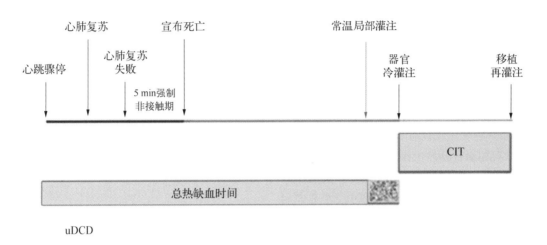

图12.2 uDCD程序和明确的CIT及WIT限制

CIT为冷缺血时间；uDCD为不可控型心死亡后器官捐献
如冷灌注前使用局部常温灌注，则在开始常温灌注时停止热缺血时间的计时

12.2.1 潜在捐献者的发现和转介

潜在uDCD捐献者是指心脏骤停时间已记录且根据国际标准采用高级CPR抢救失败而死亡的人群[27, 28]（包括CPR新技术）。uDCD潜在捐献者临床上应该符合的医学标准与DBD类似；此外，还需要满足一些特定的选择标准，并且限制从心脏骤停到器官开始原位灌注保存的时间（传统上称为WIT）（图12.2）。

ⅡA类uDCD捐献者选择标准详见表12.2。

表12.2 uDCD潜在捐献者的选择标准

目击患者心脏骤停，最多15 min内开始高级CPR（肾脏最多30 min内）
年龄为18～60岁（部分移植方案接受60岁以上捐献者）
已知捐献者死因（或疑似死因）。潜在捐献者若死因可疑，可能干扰司法调查，依然能够考虑其器官捐献
胸部或腹部没有创伤性出血
体表外观无异常（有高风险体征，如药物成瘾者不应被选为潜在捐献者）
从心脏骤停到器官开始原位灌注之间的时间应小于150 min（2.5 h）

当发现有人突然在街上或家中猝死，打完急救电话之后，应按以下顺序处理：

1）评估心脏停搏并立即开始CPR，此时的唯一目的是挽救患者生命。

2）根据目击者描述记录心脏骤停的时间。

3）根据美国心脏协会、欧洲复苏委员会和国际复苏指导委员会指南要求，高级CPR实施。

至少30 min后，若患者心跳仍无恢复可判定为CPR不成功，其心脏停止为不可逆。此时可按表12.2所列uDCD潜在捐献者的一般和特殊选择标准对该患者进行评估。

4）在某些国家（如西班牙和法国），可将CPR失败死亡的院外心脏停搏患者转移到医院内，其目的是将器官捐献纳入到患者的临终关怀程序当中。这种情况下，潜在捐献者将继续保持机械通气和心脏按压，但不进行补液或药物治疗。由参与CPR的医务人员负责联系捐献接收医院，通知其潜在捐献者的具体情况和预计送达时间。而接收医院一旦接到通知后应立即启动uDCD器官捐献程序，并做好接收潜在捐献者和器官获取的准备。

5）其他国家（如荷兰），只有当患者被送至医院并在医院内明确心跳停止不可逆性时，才考虑启动uDCD器官捐献程序。

12.2.2 捐献者的转运

考虑到器官捐献问题，由OHES小组负责将心脏停搏不可逆的死者转移到医院内（可能在法国和西班牙）。uDCD潜在捐献者将被置于具备重症监护条件的救护车中，保留输液通道但不进行补液或药物治疗（不使用血管活性药物、肾上腺素、抗心律失常药物），一旦根据现行的国际心肺复苏指南宣布心脏停搏不可逆，任何生命支持治疗都被认为无效，维持心脏按压和机械通气只是为了确保器官的活力，直到送达目标医院并开始器官灌注和获取手术。

转运过程中，人工或使用机械装置进行胸外心脏按压都是允许的。虽然没有证据表明使用机械装置进行胸外心脏按压可改善器官的活力，但是其心脏按压的质量比人工按压好。机械通气可以通过便携式呼吸机或如Boussignac的通气设备提供。

为达到快速转运捐献者的目的，必要时OHES小组可寻求警察或其他机构的帮助。

有条件下，OHES小组应采集并记录转运开始及期间捐献者呼气末CO_2、pH、乳酸等的变化。这将有助于评估器官质量。

12.2.3 死亡的确定

现有uDCD器官捐献程序都是建立在患者已宣布死亡这一基础之上的，如至少30 min的高级CPR

无效，患者自主循环消失（ECG无电活动或没有脉搏）且最短观察期为5 min（国家之间在观察时长方面有差异）。不同国家之间死亡判定标准的差异主要集中在cDCD捐献（图12.9），有的国家使用"不可逆的循环停止"来代替"永久的循环停止"来进行死亡诊断[29-30]。两者之间的区别在于在uDCD中，对患者实施CPR失败，而在cDCD中，终止的是生命支持治疗。这些不同的死亡判定方法在国际上都有过讨论[33-36]。

负责根据循环标准判定并证实死亡的医务人员应与捐献和移植团队无关，实践中通常由负责接收院外CPR转送患者的急诊或ICU团队来完成。

12.2.4 器官原位灌注和获取

心脏停止并宣布死亡后，不同国家有不同的捐献执行方式。部分国家，出于器官功能保存的考虑可重新恢复心脏按压和机械通气，直到将捐献者送入手术室并开始器官灌注。而另一些国家，则不允许恢复心脏按压和机械通气。如果死亡判定后重新实施心脏按压和机械通气，建议在器官原位冷灌注和获取前给予500 U/kg肝素钠静脉注射。其他的抗凝剂目前正在研究，尚无数据支持。

12.2.5 腹腔器官灌注

uDCD腹腔器官灌注分为两种：低温局部灌注（HRP）或常温局部灌注（NRP）和原位冷灌注。下面描述两个过程。

12.2.5.1 建立V-V ECMO低温局部灌注或常温局部灌注

步骤如下（图12.3）：

1）股动脉和静脉置管并连接体外循环管路系统，包括膜氧合器和温度交换器。

2）经对侧股动脉将主动脉内气囊导管置入降主动脉。

3）股动静脉置管结束前，用初始灌注液（含预用药）完成体外循环管路的预冲。

4）放射线检查并确认导管的位置，灌注开始之前将主动脉内球囊充气（保证腹腔脏器灌注）。

5）根据现有经验，HRP或NRP的最长持续时间为240 min（4 h）。如果计划获取肝，应建立NRP而不是HRP。如果计划获取肺，优选HRP，以避免胸腔复温。双温灌注（胸部器官冷灌注和腹部器官NRP）可能有利于获取更多的器官[26]，但该方法对肺和肝移植后的影响仍有待研究。现有证据表明HRP或NRP均可用于肾获取。

6）以下情况下应停止HRP或NRP操作：① 没有获得器官捐献所必需的知情同意和授权。② HRP或NRP持续240 min后，仍然没有获得器官获取所必需的知情同意和授权。

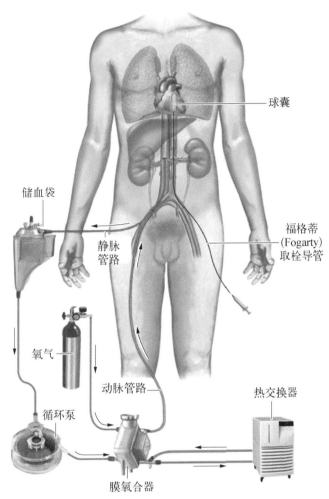

储血袋

静脉管路

氧气

循环泵

动脉管路

膜氧合器

球囊

福格蒂（Fogarty）取栓导管

热交换器

图12.3　HRP或NRP示意图
注：© Pere Lluís León, 2016

12.2.5.2　双气囊导管原位冷灌注

该方法是在主动脉中放置的一个双气囊导管，其中上气囊置于肾动脉水平上方，下气囊置于腹主动脉分叉处（图12.4）。球囊充气后，经腔静脉将肾血管放血，然后经腹主动脉用4℃保存溶液进行肾灌注。这种灌注方式，不适用于肝的获取，但可用于肾和肺的获取，并将肾的获取时间延长至2 h。

通过上述任何方法完成器官灌注后，均可采用常规外科技术获取肾和（或）肝。此时起的器官获取程序与脑死亡器官获取程序间没有差异（见第11章）。

uDCD肾移植中以上述不同技术进行器官灌注均已经取得了良好的临床结果，有研究比较了三种不同灌注技术对肾移植预后的影响[5-17]。Valero等发现与HRP（n=8）和原位冷灌注（n=44）比较，NRP组（n=8）移植物功能恢复延迟和原发性移植物无功能的发生率显著降低[5]。此外，与原位冷灌注相比，NRP组移植物功能恢复延迟的持续时间明显较短。

uDCD肝移植方面，虽然不如DBD肝移植，但NRP技术的应用已经产生了有希望的结果[18-23]。

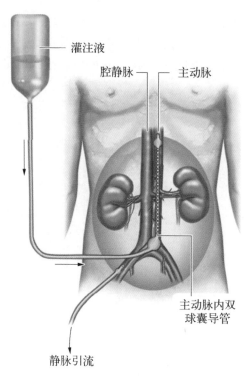

图12.4 双气囊导管原位肾冷灌注示意图

注：© Pere Lluìs León, 2016

12.2.6 肺灌注方法

目前，已有uDCD肺脏获取和移植的成功经验。基于西班牙经验，uDCD肺脏灌注需要特殊的方法[37,38]。虽然经验仍然有限，双温灌注（膈肌上方冷灌注和膈肌下方常温灌注）是可行的[26]。

肺灌注方法如下：

1）转流泵启动前，经静脉插管将300 mL静脉血收集到含肝素的储存袋中。

2）主动脉内气囊充气、开启体外循环泵、停止机械通气并进行支气管镜检查。

3）双侧胸腔放置引流管（第二肋间隙、锁骨中线），以4℃保存溶液经引流管进行胸腔内灌注，直到双侧胸腔完全灌满（每侧5～6 L）。另于双侧第5肋间隙、腋中线再放置两根引流管，使胸腔内灌注液通过热交换器进行再循环，以保持肺脏较低的温度。开始肺获取前最大再循环时间为3 h。

4）放置食管体温探头监测胸腔内温度。

通常，上述方法可以将胸腔内温度维持在10～15℃，此温度区间可在肺获取前提供最大程度的肺功能保护。

肺获取程序如下：① 经胸腔引流管排空双侧胸腔，以FiO_2（吸入氧气浓度）100%和PEEP（呼气末正压）5 cmH$_2$O重新开始机械通气。肺动脉置灌注管并开始灌注，切开左侧心房引流血液，直到引流液清亮为主。② 用之前经肺动脉引流出的静脉血液进行肺灌注，在$FIO_2$100%和PEEP 5 cmH$_2$O机械通气条件下，从双侧肺静脉（自左心耳）分别采集血样进行血气检测（PvO_2），以评估每侧肺功能情况，并以一次性食道探头所测的胸腔内温度进行PvO_2/FIO_2比率的温度校正。③ 如果血气检测肺动脉（PaO_2）和肺静脉（PvO_2）之间的PO_2差值大于350 mmHg，可以认为该侧肺可以用于移植。④ 肺的获取手术采用类似脑死亡器官获取的外科技术，以胸骨正中切口进行。

12.2.7 知情同意和授权程序

uDCD器官获取的知情同意和授权（必要时含器官灌注）必须符合当地的法律要求和该法律框架下的临床适用性，包括既定的知情同意类型（见第四章）。

知情同意制度为推定同意制度（opt-out选择退出）的国家，如法国和西班牙，在征询器官捐献知情同意时必须核查捐献者生前是否有过不同意器官捐献的表述。因而，实际操作中多采用捐献者家属约谈和咨询器官捐献注册登记系统的方式来明确捐献者的意愿。该法律框架有利于潜在捐献者的产生。以uDCD器官捐献为例，可在以下时间段内获得知情同意，如OHES小组明确心脏骤停为不可逆到原位器官冷灌注开始之前。当然，在明确器官捐献知情同意之前，器官获取手术绝对不得进行。

知情同意制度为指定同意制度（opt-in选择加入）的国家，如荷兰，首先应评估该患者生前是否表达过器官捐献的意愿，如咨询国家器官捐献注册登记管理机构。在实施过程中，一旦OHES小组发现有潜在捐献者需要转运到医院时，应尽快咨询器官捐献注册登记管理机构。若患者注册为不同意器官捐献，则终止器官捐献程序。若患者注册为同意器官捐献，则启动器官捐献及获取程序。若患者生前没有明确表达过捐献器官的相关意愿，而家属又不在现场时，则可先进行血管置管和在体器官冷灌注处理，然后等待家属到达并咨询其器官捐献的意愿；若家属同意器官捐献，则启动随后的器官获取程序；若家属拒绝器官捐献或在体器官冷灌注保存时间已超过2 h，则放弃器官捐献及获取。

12.2.7.1　家属沟通

家属沟通环节在uDCD器官捐献中是非常有挑战性的。虽然按照心死亡标准判定死亡比按照神经学标准判定死亡更容易被大众理解，但心脏骤停死亡的突发性，无论对患者家属还是医务人员，都会营造一个紧张和不安的氛围。就患者家属而言，即要在毫无准备的情况下接受亲人已死亡的残酷现实，随后还需要他们做出是否同意亲人逝世后器官捐献的选择。因而，医务人员在与家属进行沟通的整个过程中，透明沟通原则是至关重要的；此外，掌握恰当的沟通技巧也是必需的，如递进式信息沟通传递方式，以适应家属在悲伤过程中的情绪反应和家庭处境。

此时的家属沟通类似于危机干预过程，应立足于寻求并解决由于紧张环境所引发的家属情绪反应问题。对于处于危机中的人来说，关键问题在于他/她觉得自己不能做出正确的抉择，而良好的情感支持可以帮助家属进行情绪管理和决策判断。必须认识到，悲痛中的家属由于痛苦和信息缺乏而丧失决策能力，这是家属沟通环节中所面临的最大困难。负责面谈的捐献协调员应寻求并建立和家属之间的

信息交流关系及空间，通过"积极倾听"和"提供帮助"的方式，引导家属就器官理念进行思考，协助家属做出明智的决策。例如，捐献协调员必须在家属到达医院的第一时间给予陪同和帮助；为家属提供一个安静而独立的沟通环境，确保沟通环境的舒适性和保护他们的隐私；沟通中的整个信息传递过程必须是透明的，任何有关他们亲属死亡的问题都必须得到回答。

有关家属沟通的更多信息，请参阅第四章。

12.2.7.2　司法授权

uDCD器官捐献往往会遇到司法或法医调查，如交通意外、职业伤害或死亡原因不明等，捐献协调员有必要了解相关的保险赔付政策，排除可能的刑事犯罪案件。鉴于uDCD器官捐献时间上的紧迫性，应当谋求建立司法/法医的预授权机制，以便在司法或法医调查完成前进行在体器官灌注和器官的获取。

12.2.8　捐献评估

uDCD捐献者的评估和确认应结合器官捐献一般医学纳入标准、各个器官的特异性评估标准（见第六、七章）和uDCD捐献者的特有选择标准进行，如表12.2所示。

与DBD一样，uDCD潜在捐献者及器官功能的评估包括详细的病史回顾（现病史、既往史和风险行为回顾）、体格检查和实验室检测。因而，必须仔细审查可获得的任何医疗记录和检查检验报告；与患者家属进行有目的和深入沟通，充分评估患者器官捐献的适宜性。

OHES小组可以通过多种方式协助完成捐献者的评估。例如，一旦确认捐献者死亡应立即抽取评估血样。由于uDCD潜在捐献者的心脏骤停死亡多是发生医院外而后再转运到医院进行捐献评估的，前期抢救治疗使捐献者送达医院后再抽取的评估血样往往是稀释过的，不利于捐献者的准确评估。为了确保非稀释血样可用于评估，如血清学样本，一些地区已将捐献程序启动后的血液样本抽取工作整合到OHES小组的工作程序当中。另外，在心脏骤停抢救现场，OHES小组通过使用快速药物测试和HIV条带测试（若授权许可），排查可能存在捐献禁忌的潜在捐献者，可以避免不必要的资源浪费。

12.2.9 器官特异性评估标准

12.2.9.1 肾脏评估标准

首先是捐献者病史的详细回顾，肾脏疾病史是捐献者选择的禁忌证（更多信息，请参见第七章）；其次是捐献者送达医院时的生化测定–血清肌酐、尿素和LDH检查。目前，许多医院采用肾脏的体外低温无氧脉冲灌注设备（ex situ hypothermic non — oxygenated pulsatile preservation of kidneys），如Lifeport。当灌注阻力指数低于0.4 mmHg/mL/min/100g肾脏组织且流量高于70 mL/min时提示该肾脏适合用于移植。该指标应与其他肾脏评估指标一起综合考虑，如生化、解剖和组织学评估指标等（见第十一章）。

12.2.9.2 肝脏评估标准

肝脏对缺血非常敏感，因而是uDCD器官捐献中最难获取并用于移植的器官。在器官灌注阶段，若捐献者处于NRP下，则必须进行肝脏的缺血预处理，并严密监测肝脏的酶学变化。西班牙经验表明，在NRP期间，灌注流量大于1.7 L/min、ALT/AST水平低于NRP启动时的3倍和结束时的4倍，是肝脏可以获取和利用的指标[19]。而NRP的最大持续时间为240 min。

目前，虽然已有可用于肝脏的体外灌注装置，但是至今尚无足够的证据来支持并建立该装置下评估肝脏活力的指标或监测值。

12.2.9.3 肺评估标准

首先，入院时经气管插管吸引应无血液和脓性分泌物，并排除误吸的风险。其次，经胸部X线检查肺部无异常发现（无团块或渗出影像）且气体交换能力满足移植需要。目前，已有肺的体外灌注设备，可用于评估肺的氧合能力和满足较长CIT的需要。

除上述器官外，在uDCD器官捐献中目前尚没有其他器官的移植经验，但有必要将组织捐献纳入到uDCD器官捐献中并作特别考虑。

12.3 可控型心死亡后器官捐献

可控型心死亡后器官捐献（cDCD）指对于特定的危重患者维持性的重症抢救治疗已不再符合该患者的最佳利益，患者及家属要求放弃抢救，在计划性WLST后心脏停博宣告死亡并实施器官捐献。与其他DCD类型不同，cDCD心脏停止死亡是可预期和可预见的，故可以有计划地安排器官捐献和获取手术。因此，cDCD可在任何具有器官获取手术条件的医院中实施。需要注意的是，在组织实施cDCD器官捐献的过程中，患者仍处于存活状态，因而需要有专业及立法上明确而有力的政策支持，以实现在满足患者临终关怀及姑息治疗需求的基础上将WIT最小化。cDCD实践过程中所面临的挑战不仅来自如何识别DCD潜在捐献者、给予悲伤中家属情感支持并维系信任，同时要决定如何以专业、伦理和法律上可以接受的方式将WIT最小化。

在已开展cDCD器官捐献的国家中，cDCD捐献者已成为器官移植越来越重要的器官来源。cDCD器官捐献的发展潜力因国家而异，其最大影响因素是危重病患者中做出WLST决定的比例。Ethicus的研究发现，北欧国家（如英国和荷兰）WLST比例较南欧国家（意大利和西班牙等）高出近3倍[39]。而这些南欧国家中，脑死亡的发生率却是北欧国家的近4倍。在比利时、荷兰和英国等国家，cDCD器官捐献已经成为越来越重要的移植器官来源。例如，英国2007/8至2013/14，DCD捐献者数量呈现逐年增加趋势，增幅达170%。DCD捐献者目前占英国逝世后器官捐献总数的40%，占所有已移植器官的25%。

由于WIT的客观存在，有一个关键问题需要搞清楚，那就是从cDCD捐献者中获取的器官是否在质量上等同于DBD捐献者。移植物功能恢复延迟在cDCD肾移植更常见，但其长期结果与DBD相似[40]。一项来自英国的大型登记研究证实了这一现象[41]，该研究还发现，cDCD肾移植的再移植率略低于DBD肾移植。

理论上，cDCD肺移植有其固有优势，因为捐献者没有经历脑死亡前儿茶酚胺风暴所引发的心肺效应（见第五章）。只要肺处于有氧膨胀状态，它要比其他器官更容易耐受热缺血[42]。同时，冷热缺血损伤还可通过体外肺灌注技术进一步减轻。来自美国的初步研究表明，DCD肺移植的受者存活率优于DBD，其2年存活率分别为87%和69%[43]。当然，供受者选择的标准和外科技术水平的差异对移植结果的比较存在影响。

cDCD肝移植结果也是可接受的，其受者的3年存活率为63%，而DBD肝移植为72%。然而，在移植后第一年，10%～15% cDCD肝移植发生移植物失功（患者死亡或再次进入移植等待名单，英国NHSBT数据）。此外，原发性无功能发生率从DBD的6%增加到12%，且有较高的胆道并发症发生率，特别是当WIT时间较长时[44-47]，这些患者中有相当一部分需要再次移植。因此，有必要制订严格的DCD肝脏选择和接受标准以减少此类并发症的发生。在体NRP或体外常温肝脏灌注处理技术的使用，有望减轻WIT对肝脏的影响[48]。

来自英国胰腺移植的短期比较研究发现，DCD和DBD有相似的移植物和受者一年存活率，同时DCD胰肾联合移植的移植物存活率显著更好[49]。该研究结果与美国OPTN/UNOS注册中心发布的数据相似[50]。

最近，cDCD心脏移植已经在澳大利亚[51]和英国[52]成功实施，热切期待这一令人鼓舞举措的长期随访结果。

cDCD器官捐献的关键步骤总结在图12.5中；从WLST到移植物再灌注如图12.6所示。术语的定义，见12.3.6.1。

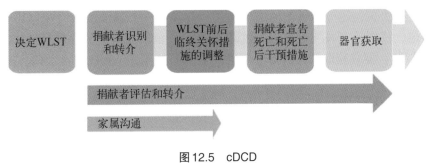

图12.5　cDCD
WLST为撤除生命维持治疗

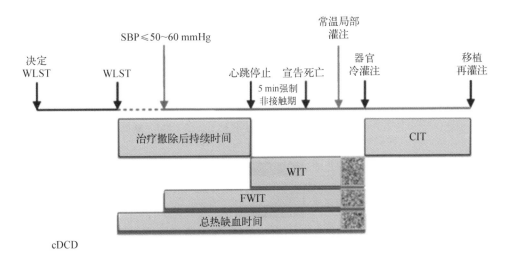

图12.6　cDCD（WLST后）
WLST为撤除生命维持治疗；SBP为动脉收缩压；WIT为热缺血时间；CIT为冷缺血时间；FWIT为功能性热缺血时间
如冷灌注前使用常温灌注时，热缺血时间在常温灌注开始时结束，冷缺血时间在冷灌注开始时开始

12.3.1　撤除生命维持治疗

WLST的决定应始终建立在国家有关临终关怀治疗指导原则的基础上。这一切都基于一项基本原则，即WLST的决定必须符合患者的最佳利益，同时决定的做出与随后的器官捐献并无内在关联。例如，人体器官获取组织成员不得参与到WLST的决策过程。英国的成功做法是，分别由两位高级医生在患者病历中记录并确认，无论何时WLST，进一步积极治疗已不再符合该患者的最佳利益，尤其该

患者有可能成为cDCD潜在捐献者时[53]。即使并无趋利的实质，在国家层面的临终关怀指导原则中将器官捐献纳入[54]并作为临终关怀的常规组成部分将有助于减少对器官捐献的趋利感受（见第二章）；同时，它还可使临床医生懂得，他们有义务遵循国家规范、识别潜在器官捐献者，并将其信息传递给捐献协调员。

医院应在国家指导原则基础上制订相应的临终关怀治疗程序或流程。所有临终关怀决定的做出均需遵从该程序或流程，尤其是在开展DCD的医院更应保持该程序的一致性和透明性。该程序不仅要涉及如何做出终止治疗的决策，还应提供如何指导和管理终止治疗的实施，特别是有关气道管理和镇静镇痛药物的使用问题[53]。器官获取团队不得干预生命维持治疗的撤除过程。

为减少WIT，建议WLST在手术室且器官获取团队已处于待命状态后开始实施，而器官分配和获取团队应尽一切可能减少对WLST实施的延误。在手术室实施WLST可以避免当捐献者死亡后从ICU转移到手术室的过程，从而减少WIT。因而选择在手术室实施WLST的医院应确保具备经过相关培训且能提供连续临终关怀服务的医务人员，以满足捐献者家属、朋友和捐献者宗教或精神上的需要[55]。

本着逝世后器官捐献的基本原则和减轻WIT的影响，cDCD器官捐献仅限于WLST后短时间内心跳呼吸停止并宣告死亡的捐献者当中，该时间通常为2 h，英国可延长至3 h。虽然，超过90%的cDCD捐献者在WLST后2 h内死亡，但只要功能性热缺血时间（FWIT）处于可接受的情况下（出现严重低灌注至心跳呼吸停止死亡之间的时间），WLST后超过4 h死亡也可成功获取肾脏[56]。器官获取小组应在国家既定标准允许的范围内尽最大努力以避免器官不必要地弃用。器官获取或弃用的原因应详细记录在案，以便进行回顾分析和改进。

对于WLST至心跳呼吸停止死亡之间的时间超过允许范围而最终放弃器官捐献的捐献者（特别是在ICU外实施WLST时），医院必须有针对此类患者如何落实连续性临终关怀处理的既定计划或流程。

12.3.2 识别潜在捐献者

任何有意向做出WLST决定的危重患者都应被视为cDCD潜在捐献者（见第二章）。类似DBD捐献者，大多数cDCD潜在捐献者均存在着急性严重脑损伤。将此类患者作为cDCD潜在捐献者进行评估时，首先应考虑的是若保持循环呼吸的稳定并延迟实施WLST，该患者是否会进一步发展成为脑死

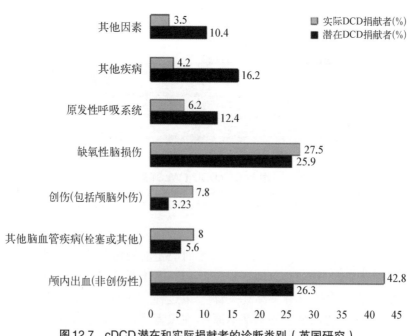

图12.7　cDCD潜在和实际捐献者的诊断类别（英国研究）

数据来源：潜在捐献者审计（由NHSBT提供）[57]

亡。尽管大多数cDCD潜在捐献者均死于急性脑损伤，但荷兰、西班牙和英国的数据表明，仍有高达15%的cDCD潜在捐献者死于其他病症，如终末期呼吸衰竭或神经肌肉疾病。图12.7显示了2009年10月至2012年3月英国7 504名DCD潜在捐献者和877名cDCD实际捐献者的诊断分类[57]。

因而，医院应制订明确的如何识别和转介潜在cDCD捐献者的操作指南。例如，哪些患者可以成为潜在捐献者、何时应转介该潜在捐献者的相关信息以及如何进行捐献者器官功能的维护（尤其在初始捐献评估期间）等。同时，指南的制订应确保医务人员在识别和转介潜在捐献者信息时不会感到存在潜在利益导向的压力。理想的情况是，无论WLST何时提出，医务人员应立即通知捐献协调员，为捐献协调员进行潜在捐献者评估赢得时间并有计划地开展捐献者家属约谈，从而避免因捐献而延误实施WLST，缓解由此对捐献者家属造成的压力。至于如何在实践中实现这一点，可参考NHS英国国民健康服务血液与移植中心的文献"及时识别和转介潜在器官捐献者：最佳实践的实施策略"[58]。

采用准确和可靠的预测评分系统，如UW评分

和UNOS评分系统，评估WLST后特定时间内捐献者心跳停止死亡的可能性，将有助于降低cDCD器官捐献的放弃率（目前英国放弃率为40%）和对捐献者家属造成的不适、提高器官获取团队的工作效率、减轻重症监护服务的负担[59, 60]。目前的评分系统尚不能可靠地识别出WLST后2 h内死亡的cDCD潜在捐献者[61]，因此医院可以选择在每个cDCD潜在捐献者识别出后即启动器官捐献程序。

12.3.3　知情同意和授权

在ICU或急诊部门接受治疗的cDCD潜在捐献者通常无自主决策能力。极少数情况，如刚撤除机械通气支持的终末期神经肌肉疾病或呼吸衰竭患者，医务人员可以直接与患者本人讨论其逝世后器官捐献事宜。大多数情况下，逝世后器官捐献的讨论是在医务人员与患者家属之间进行的。因而，国家层面的临终关怀指导原则中应该予以明确，当患者濒临死亡并且其本人器官捐献意见不能明确时，医务人员有责任与患者家属进行沟通并征询其有关器官或组织捐献的意见。cDCD家属沟通可分3个阶段进行（图12.8）[62]。

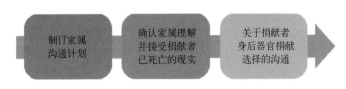

图12.8　cDCD潜在捐献者家属沟通的三个阶段
资料来源：参考文献［62］

首先，与潜在捐献者家属接触前，捐献协调员应先咨询患者主管医护人员、了解患者基本情况和做好与患者家属的沟通前准备，如掌握患者病情、识别关键家庭成员、了解患者家庭当前存在的主要问题、寻找患者生前器官捐献意愿的证据（如器官捐献登记）、拟定家属沟通的时间地点和参与人员等。其次，关于与器官捐献的家属沟通，只能在临床医师已将终止治疗的原因及治疗终止后死亡的不可避免性明确告知患者家属，且确信患者家属已理解并接受之后方能进行。为了确保这一点，临床医师与患者家属间的终止治疗谈话不应涉及器官捐献。这将有助于减轻患者家属就WLST决定和随后的捐献器官之间存在任何利益关联的不良感受。然而，

在实践中并不总是能将终止治疗和器官捐献的家属沟通完全分开，尤其当患者家属首先提出捐献器官的述求时。

关于器官捐献的家属沟通，有条件时应由具备器官捐献实践经验且接受过家属沟通培训的人员承担（通常为捐献协调员）。由他或她与家属进行器官捐献选择的讨论、提供相关专业信息和知识、求同存异地处理误解，并给予家属情感上的支持与时间上的陪同。同时，在沟通过程中应注意收集任何可用于评估该患者器官捐献适宜性的有用信息，参见第四章。

12.3.4　终止治疗前与终止治疗后的处理

cDCD器官捐献需要调整患者实施WLST前后

的临终关怀措施方能实施。WLST之前，临终关怀措施的调整必须依据国家、法律和专业指导原则并遵循患者利益最大化原则进行。WLST之后，以促进器官捐献为目的对常规临终关怀措施的任何调整则多是为了减少器官的冷/热缺血损伤。

就道德和法律而言，只要在可控范围内、能促成患者器官捐献的愿望且不会对患者及其家属造成伤害或困扰的临终关怀措施调整都是合理的[53, 63]。干预措施导致风险的可能性越小，对捐献或移植结果的改善就越强，那么该个体化干预措施就越能够被接受。相反，对捐献或移植结果的改善较弱且导致损害的可能性较大的干预措施是不合理的[64]。以此作为权衡标准（图12.9）。例如，推迟WLST实施、WLST地点调整、组织配型血样采集、死亡前病毒学筛查和（或）以维持心跳呼吸稳定为目的的简单干预措施，在伦理和法律上都是合理的。其他干预措施如临终前股血管插管和肝素化处理则存在较多的争议[65]。

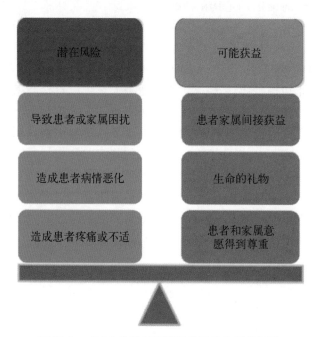

图12.9　cDCD临终干预措施的风险和效益评估

每个国家都需要建立明确的法律和（或）专业上的实施指南，如哪些临终前干预措施是可以接受的、哪些干预措施必须获得家属知情同意之后方可实施的、哪些干预措施是绝对不能接受的等。同时，指南应具体说明并规范捐献协调员在cDCD器官捐献中的作用。DBD中，捐献协调员在捐献者管理和器官功能维护过程扮演着重要作用；但与DBD不同，捐献协调员不能参与到cDCD潜在捐献者管理中，否则将存在严重的伦理冲突风险。因此，多数指南不允许捐献协调员参与到cDCD潜在捐献者的治疗或WLST过程中。

捐献者宣告死亡后，在器官获取之前或期间应尽快采取进一步的干预措施，以减少缺血时间、达到移植前器官质量最佳化的目的。但需注意的是，某些干预措施可能存在恢复捐献者含氧血脑灌注的风险。因而，在大多数cDCD器官捐献程序中，捐献者心跳停止死亡后需要持续观察5 min（5 min强制非接触期，此阶段不得接触患者或采取任何干预措施），而后方能用冷晶体或胶体溶液开始器官灌注。最近，采用在捐献者死亡后器官获取之前重建腹部脏器含氧血液再循环的方法即NRP法，可以有效减少热缺血损伤的发生。该方法在捐献者死亡确认后重新恢复其含氧血液循环，并以主动脉夹闭或主动脉内球囊阻断方式阻断含氧血对脑循环的影响，将血液循环限制在腹腔区域，从而缩短了器官获取前的WIT[66]。cDCD肺的获取需要在捐献者确认死亡后重新进行气管插管和机械通气，这些干预措施同样应考虑对脑循环恢复的可能性以及如何预防这种可能性的发生[66]。

12.3.5　死亡的确定

所有类型的逝世后器官捐献都必须遵循捐献者已死亡这一基本准则，即器官捐献与获取不能成为导致捐献者死亡的原因。但就捐献者心跳呼吸停止并持续多长时间后方可宣布死亡，仍然存在广泛的争议。为使DCD与移植能够取得成功，需要在捐献者心跳呼吸停止后最短的时间内进行器官获取，从而将器官热缺血损伤最小化。鉴于心脏呼吸停止作为死亡标准，已经被几个世纪的医生广泛使用，并被公众很好地理解和接受。然而，伴随DCD的深入开展，在其实施过程中出现了捐献者心跳自主恢复的相关报道。这就迫切需要建立一个在科学上、伦理上和专业上都可接受的死亡判定标准，以便能在有限的时间内做出准确的死亡判定。因而，在实施DCD的任何国家或地区，都必须建立法律上或专业上有权威的实施指导原则。

越来越多的国际共识认为，心跳呼吸停止并持续至少2 min后可以宣告捐献者死亡（随后方可开始器官灌注及获取），因为该时间段后捐献者心跳自主恢复的可能性已几乎没有[67]。但在实践中，大多数国家仍然要求在心脏停止并持续至少5 min后方能宣告死亡，即5 min强制非接触期。如果在这5 min内，捐献者出现任何的心跳或呼吸活动，则应在下次心跳呼吸停止时间点后重新开始5 min的计时。心跳停止的诊断必须通过动脉搏动波形消失（有创动脉监测）或心室无收缩运动（经食管超声）来确认。如果使用的是ECG，则必须观察到心脏停搏并持续5 min[66]。此外，死亡的判定必须由不参与器官获取或移植的有经验的临床医生完成。

5 min强制非接触期是基于循环"永久"停止的概念，即不存在循环自主恢复的可能，而不是"不可逆性"的概念[66]。因此，捐献者心跳停止并持续5 min后判定死亡的先决条件是心跳停止后不能进行任何如CPR或可能导致脑循环恢复的干预措施（图12.10），但这不排除在阻断脑循环的前提下采用器官局部再灌注技术。

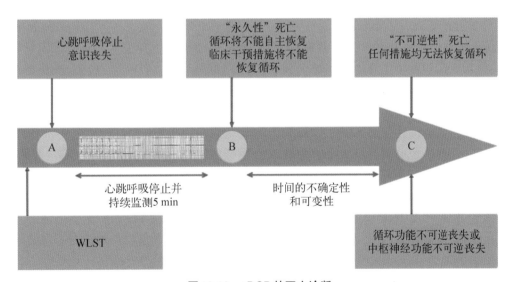

图12.10　cDCD的死亡诊断

A点为心跳呼吸停止开始；B点为永久性循环停止；C点为不可逆的循环功能丧失；WLST为撤除生命维持治疗

12.3.6　器官灌注和获取

12.3.6.1　器官获取前准备和热缺血时间的定义

器官获取小组应在WLST实施之前抵达捐献者所在医院。到达后，主刀医生应与捐献协调员一同核对相关医疗和捐献文书（如血型、既往病史、病毒学资料和器官捐献知情同意书等），协商WLST的实施时间，并做好器官获取手术的各项准备。器官获取前应进行获取手术流程介绍，特别是当胸部和腹部获取团队同时工作时，以便拟定共同的获取策略以确保获取手术的安全实施。在WLST开始时，手术医生应做好洗手和待命的准备。

WIT的长短决定了cDCD器官移植的预后。

WLST后各个时间段的定义为：① 治疗撤除时间（agonal phase）：WLST开始到心跳停止的时间。② WIT：心跳停止到器官灌注的时间。③ FWIT：收缩压≤50或60 mmHg到器官灌注的时间[29]。

总热缺血时间：治疗撤除时间+WIT。

FWIT的计时开始时间尚未统一，欧洲和美国的标准是收缩压持续下降至≤50或60 mmHg开始计时[31, 68]。此外，美国指南将总热缺血时间定义为从WLST开始到器官灌注的时间。

可接受的FWIT上限随器官的不同而不同，如肝脏和胰腺为30 min，肾脏和肺为60 min[69]。该时间上限缺乏相应的证据支持，文献报道更长的时间仍可产出可供移植的器官[56, 70]。

WLST开始后，捐献协调员应每5 min记录并向器官获取团队报告捐献者生命体征的变化（如血压、平均动脉压和脉搏等）。

12.3.6.2　器官获取程序：腹部器官

在死亡确定、器官灌注及获取的实施过程中，每一步都必须保证捐献者的隐私和尊严，并尽可能实现捐献者及其家属的愿望。所有相关人员都应该为实现捐献者个体化的临终关怀做出自己的努力。

5 min强制非接触期结束并确认捐献者死亡后，以快速正中切口切开胸腹腔（上至胸骨切迹下到耻骨）。腹腔打开后，将盲肠、末端回肠和其余部分小肠折向头侧，充分暴露主髂血管分叉，切开后腹膜，确定主动脉并将动脉灌注管插入其中。胸骨正中切开暴露心包，切开心包并剪开肝上下腔静脉放血，双侧胸膜腔放置引流（实现跨膈肌局部器官冷却）。器官冷灌注采用Casavilla描述的超快速灌注方法[71]。灌注液使用低黏度溶液或灌注压（150～200 mmHg）下任何含有20 000 U肝素的保存溶液。冷灌注开始前，注意切开腹段或胸段下腔静脉放血，以避免灌注时腹部器官充血。灌注时夹闭降主动脉可减少灌注液的使用量。初始灌注溶液采用含肝素的低黏度灌注溶液，随后可用其他灌注液进一步灌注。若获取肝脏，应行门静脉插管和灌注。在肝-十二指肠韧带中分离出胆总管和门静脉。完全离断门静脉，用含肝素灌注液进行灌注，注意确保胰腺引流通畅。打开胆囊，用生理盐水冲洗胆管。后续步骤类似于不稳定DBD捐献者的快速获取技术。

肝和胰腺可以单独或随整块器官簇获取。整块器官簇获取时胰腺获取时间短且利于在后期修整期间发现自肠系膜动脉（SMA）发出的附属或异位右肝动脉。器官簇获取步骤如下：游离十二指肠完全暴露下腔静脉分开横结肠，于幽门上和十二指肠空肠曲下分别钳夹切断胃和空肠。于胰腺下缘钳夹切断小肠系膜。游离胃短血管，顺脾游离并移动胰尾。游离肝周，于SMA主动脉起始部横断腹主动脉。随后将整个器官簇移出腹腔。

双肾可分别或同时获取。若分别获取，于左肾静脉汇入下腔静脉处横断下腔静脉，将右肾连同部分下腔静脉一同获取。沿主动脉前壁正中切开，后壁在双侧腰动脉之间切开。将肾连同肾周脂肪一起获取，然后在修整台上分离并检查肾。若双肾整块获取，将输尿管在跨越髂动脉水平断开，于下腔静脉、主动脉和输尿管后方朝头部方向进行解剖游离。该方法对于儿童捐献者双肾单受体移植时尤为适用。

改良超快速获取技术需在主动脉插管及灌注之前进行胸廓切开和胸内腔静脉引流。

12.3.6.3　器官获取程序：胸部器官

捐献者心跳停止宣告死亡后，在送入手术室进行器官获取前，应立即重新插入气管插管并进行彻底的气道清洁（有条件下可在手术室实施WLST）。采用单次呼吸（吸气压力25 mmHg持续40 s）进行肺复张，有条件时可使用麻醉机，随后以5 cmH$_2$O连续气道正压通气维持供O$_2$。记录肺充气的时间，避免周期性通气，直到胸腔开放和主动脉夹闭完成。这样可缩短WIT并且允许有足够的时间进行肝获取。

快速胸部开放，仔细检查肺是否存在塌陷、肿块、大块病变和胸膜粘连。对于可疑的气道疾病，应断开呼吸机，并检查肺的萎陷情况。肺可以在萎陷或充气状态下获取。切开右心室清除血块，随后肺动脉插管开始顺行灌注。切开左心房或心耳（切口应足够大），以便肺静脉中的血凝块清除。顺行灌注完成后，进行肺静脉插管，开始逆行灌注，直到肺动脉引流出的液体清亮为止。肺获取后应再次检查，然后重新充气保存。

DCD心脏的获取和移植的经验有限[51]。

12.3.6.4　常温局部灌注下的器官获取

在西班牙uDCD经验基础上，一些国家探索了NRP在cDCD中应用的可行性。通过调整器官获取程序可使NRP持续时间达到2 h。

不是所有的欧洲国家均允许实施以捐献为目的的临终前干预。允许实施的国家中，可以在WLST前给予肝素，或者将25 000～50 000 U肝素加入到NRP溶液中。一些国家还允许经股血管插管，以便死亡确认后快速开始器官获取。例如，若无禁忌证（如出血性病变）并获得知情同意的条件下[72]，西班牙允许实施临终前的肝素化和血管插管。美国也类似[73]。虽然这两种干预措施被认为有利于产生更多更高质量的可供移植器官，但目前尚无明确证据显示其优越性。

在已进行临终前股血管插管条件下（见12.2.5.1），必须在WLST之前确认主动脉球囊的正确位置（X线检查）。当捐献者心跳停止死亡并确认后，进行气囊充气，随后启动NRP。

在未进行临终前股血管插管条件下，捐献者心跳停止死亡并确认后，立即沿中正切口切开胸腹腔（剑突到耻骨）。于肾下主动脉远心端，分离主动脉并双线悬吊。交叉夹闭或结扎主动脉远端，近端插入动脉导管并检查导管尖端的位置，确认后将导管套扎固定并连接到体外循环动脉端。于肾下下腔静脉远心端，分离下腔静脉并双线悬吊。夹闭或结扎远端下腔静脉，近端插入静脉导管，导管尖端位于膈肌下方，以便夹闭肝上下腔静脉时不影响静脉回流。然后将静脉导管套扎固定并连接到体外循环的静脉端。用电锯或Gigli锯快速锯开胸骨，于左锁骨下动脉水平下方夹闭胸主动脉，此时即可以启动NRP。

另一种方法是在胸骨切开之前在降主动脉内插入主动脉内球囊阻断器并开始NRP。若同时获取肺，应行胸骨切开，游离肺并夹闭降主动脉。NRP建立后，各项手术操作均必须确保手术部位细致地止血（如腹部切口边缘、胸骨切缘、腹主动脉和下腔静脉插管期间腹膜后组织的损伤等）。

通常NRP的运行时间为2 h，虽然最佳运行持续时间仍有待确定。关于转流泵的参数设置目前尚未统一，英国经验建议泵流量设置为2～3 L/min、温度为35.5～37.5℃、氧流量2～4 L/min（根据PaO_2需要调节），维持pH于7.35～7.45（必要时给予碳酸氢盐）、$PaO_2 > 12$ kPa（> 90 mmHg）和血细胞比容> 20%（> 0.2）[74]。

NRP实施过程中，应连续留取血样动态评估肝和肾的功能，同时按与DBD获取相同的步骤进行器官游离手术和冷灌注准备。

NRP完成后，立即开始器官冷灌注，并如上所述进行腹腔器官的获取。

若考虑NRP条件下胸部器官（如肺）的获取[75]，则将肝上下腔静脉的夹闭位置调整至下腔静脉与心房的结合部。以1/2潮气量、PEEP 5 cmH_2O和$FIO_2$0.4进行机械通气。打开胸膜、检查并触诊肺，以足量4℃盐水冲洗双肺，确保冲洗充分和局部冷却。肺冲洗的同时，于奇静脉入口下方将上腔静脉结扎并切断，离断与心脏的联系，留下腔静脉夹于心包内。夹闭升主动脉，经肺动脉插管，以冷Perfadex液经肺动脉顺行灌注，切开左心房排血。血管操作时应尽量靠近夹闭钳以减少失血，避免对NRP流量的影响。

肺动脉顺行灌注完成后，于靠近肺动脉分叉处将其断开（这个阶段可断开呼吸机）。切除左心房（为肺留下足够的组织），移除切下的心脏（可用于随后心脏瓣膜获取）。切开纵隔上方心包，沿气管上和气管后平面游离肺下动脉韧带。在上腔静脉和主动脉之间，沿气管周围钝性分离（下拉气管以获得尽可能的长度）。以1/2潮气量进行肺充气然后拔出气管导管，用支气管吻合器闭合气管并在吻合线上方将其断开。完整取出肺，将术野仔细止血。移出的肺放在修整台上，以1 000 mL保存液经肺静脉逆行灌注。

目前，正在研究将NRP拓展到胸部器官的改良方法（注意阻断脑循环）。这种方法将有利于肺和心脏的获取（Papworth未公开的研究方案）。在uDCD中采用的双温灌注（bithermic/dual）技术也同样可以用于cDCD，但目前经验有限（见12.2.6）[26]。

12.3.6.5 器官灌注：原位器官冷灌注

可供选择的器官灌注液有很多，目前尚无针对DCD捐献者灌注液使用的随机对照试验。现有研究主要是灌注液在不同器官中的作用差异性（器官降温、移植物功能恢复延迟发生率等）研究[76, 77]。临床上常用的灌注液有UW液、HTK液、EuroCollins液和Celsior液。其用量随获取器官的数量不同而不同，如腹部多器官获取时灌注液用量可达4～5 L，具体用量应根据制造说明书和临床情况调整[78, 79]。

需注意的是，灌注开始时的几袋灌注液应含有肝素（20 000 U/L）；如果双重灌注（如肝获取时经主动脉和门静脉灌注），则两个灌注途径都需含有肝素。肺灌注常用添加有3.6%三羟甲基氨基甲烷（THAM）3.3 mL/L、0.6 mL $CaCl_2$/L、2.5 mL前列环素/L的溶液且总灌注液用量至少60 mL/kg。

12.3.6.6　器官灌注：原位常温局部灌注

目前，尚无NRP的最佳溶液。可使用以下配方[74]：

◆ 碳酸氢盐8.4%，1 mL/kg。

◆ 复合乳酸钠溶液1 000 mL。

◆ 琥珀酰明胶500 mL。

◆ 肝素50 000 U。

◆ 氟康唑200 mg。

◆ 美罗培南500 mg。

◆ 万古霉素1 g（无鱼精蛋白）。

◆ 甲泼尼龙1 g。

◆ 泮库溴铵12 mg。

12.3.6.7　器官灌注：体外灌注

肝和胰腺的体外灌注常用UW液低温静态灌注。

肾脏体外灌注中，低温机械灌注已得到越来越多地使用，但其对cDCD肾移植预后的影响仍不确定。一项欧洲研究提示，低温机械灌注可降低肾移植术后移植物功能恢复延迟的发生率[80]，但对移植物一年存活率无影响[81]，伴随观察期延长至3年后发现低温静态灌注和低温机械灌注之间并无显著性差异[82]。另一项英国的随机对照研究也发现类似结果[83]，该研究由于缺乏临床获益而被迫提前终止。

其他正在探索的新方法包括低温氧合机械灌注（肾和肝）[84]和常温机械灌注（肝、肾、肺和心脏）[85, 86]，此外灌注液的成分（含细胞或不含细胞）也需要进一步研究。

12.3.7　器官的动态连续性评估

cDCD捐献者的评估从捐献协调员采集捐献者详细的医疗史和社会史等信息开始（与主管医生、捐献者家属约谈等），如年龄、住院时间和入ICU时间、是否存在大剂量升压剂使用和感染并发症等，这些评估要素与判断捐献者器官利用与否高度相关。"理想的cDCD捐献者"为年龄 < 50岁、重量 < 100 kg、ICU滞留时间 < 5 d和WIT < 20 min[31]。DCD的绝对禁忌证与DBD相同（见第七章），如侵袭性或恶性血液系统肿瘤、未经治疗的全身性感染、

朊病毒病和HIV疾病。各项生化检验结果必须在获取手术开始前得到，若有必要可与入院时采集的其他标本结果进行比较（特别是对于院外心脏骤停的捐献者）。

手术医生必须在器官获取前和在修整台上仔细评估器官的灌注质量及器官的外观和解剖。与DBD不同，cDCD器官的利用与否还应考虑获取因素，如WIT。由于时间限制，DCD器官的评估要困难得多，且受获取医生临床经验的影响。

NRP的使用有利于对cDCD捐献者器官进行更深入的外观和功能评估赢得时间，如小肠和胆囊黏膜的外观表现（对缺血损伤高度敏感）、通过系列的生化和血气分析检测（每30 min检测1次）评估器官功能。

12.3.8　器官的特异性评估标准

当患者的捐献适宜性得到确认后，则需进行不同器官的特异性评估。该评估标准包括捐献者的年龄、器官获取的相关时间要素（例如，WIT、WLST至心跳停止的时间或冷缺血预期时间）和伴随疾病（如心血管疾病、高血压、糖尿病或肝脏疾病）等。

12.3.8.1　肾评估标准

cDCD捐献者肾的绝对弃用标准包括终末期肾病（慢性肾脏疾病5期，eGFR < 15 mL/min）、慢性肾病4期（eGFR 15 ～ 30 mL/min）和移植前肾活检急性皮质坏死[31]。急性肾损伤（即使需要透析）并不是捐献的相对或绝对弃用标准，但与移植术后较高的DGF发生率相关。

除了捐献者肾脏本身和获取因素外，其他因素如捐献者伴随的高血压和心血管疾病史可能对cDCD肾移植的预后有影响。对于这些捐献者，移植前肾活检有助于识别单肾移植可能产生的不良转归，转而考虑双肾移植[86, 87]。

对于FWIT超过2 h的捐献者，其肾脏的使用应限于具备体外机械灌注技术的移植中心，这样可提供进一步评估肾脏活力的条件[88]，但评估标准仍有待进一步明确。

体外低温机械灌注技术的使用促进了捐献者肾功能评估标准的拓展，如机械灌注流速、胞内酶水平（如谷胱甘肽S-转移酶、ALT和脂肪酸结合蛋白等）[89]。但即使诸如机械灌注压的动力学特征、灌

注液的生化分析或肾脏活检评分系统等评估标准，无论单独或联合应用，其在预测捐献者肾弃用与否方面仍需进一步研究。

12.3.8.2　肝评估标准

cDCD捐献者肝脏的绝对弃用标准包括终末期肝病、急性肝衰竭（病毒或药物相关）或不可恢复性急性肝损伤。cDCD捐献者肝脏的评估因素包括：

1）年龄：尽管老年cDCD捐献者肝的利用率已经提高，但研究提示，捐献者年龄与术后并发症的增加相关，如移植物功能丧失和缺血性胆道病变（ITBL）[90, 91]。

2）BMI：BMI增高与受者死亡率和移植物功能丧失率增加相关[92, 93]。

3）FWIT：证据表明，FWIT超过20 min与较差的预后相关，特别是ITBL[94, 95]。

4）撤除治疗后持续时间：较短的时间（＜10 min）有利于移植物功能[96]。

5）CIT：＜6～8 h。CIT增加与移植物功能丧失、受者死亡率和ITBL风险增加相关[95, 97]。

基于上述因素，《英国DCD指南》提出了标准cDCD肝和边缘cDCD肝的评估标准和使用建议（表12.3）[31]。

表12.3　cDCD供肝的分类

	标准 cDCD 肝脏	边缘 cDCD 肝脏
年龄（岁）	＜ 50	＞ 50
重量（kg）	＜ 100	＞ 100
ICU 滞留天数（天）	＜ 5	＞ 5
WIT（min）	≤ 20	20 ～ 30
CIT（h）	≤ 8	＞ 8 ～ 12
脂肪变性（%）	≤ 15	＞ 15
建议	使用	选择性使用

注：CIT为冷缺血时间；DCD为心死亡后器官捐献；ICU为重症监护病房；WIT为热缺血时间。

目前，尚无评估捐献者肝质量的明确标准，除了上述标准外，大泡样脂肪变性（＞40%）可能是肝质量差的最好证据，尤其伴随较长的FWIT和CIT＞12 h时，因为肝对冷热缺血损伤更敏感。

NRP的使用有利于更详细地评估捐献者肝的功能和质量。评估指标包括NRP灌注前、中、后肝外观、胆汁的产生、乳酸和肝功能的动态变化等。ALT/AST水平的急剧增加可能是肝的弃用指征，但需明确检测值范围。例如，西班牙建议uDCD初始ALT/AST应＜3倍正常上限[18, 19]。NRP条件下，ALT/AST水平在NRP结束时不超过正常上限的4倍。然而，该uDCD经验并不能直接应用到cDCD中，需要进一步的研究和证明。

12.3.8.3　胰腺评估标准

cDCD捐献者胰腺的评估标准更为严格，包括更低的捐献者年龄和BMI（＜28 kg/m²）和更短的FWIT（＜30 min）。目前，尚无统一的胰腺评估标准，其评估有赖于灌注的质量、脂肪浸润的程度和胰腺的质地。

《英国DCD指南》[31]提出了cDCD胰腺分类和使用建议，如表12.4所示。

表12.4　cDCD胰腺的分类

	标准 cDCD 胰腺	边缘 cDCD 胰腺
年龄（岁）	＜ 45	45 ～ 60

（续表）

	标准 cDCD 胰腺	边缘 cDCD 胰腺
BMI	< 28	28 ～ 30
WIT（min）	≤ 30	> 30
CIT（h）	≤ 9	> 9
脂肪变性	没有	轻度～中度
建议	建议使用	选择性使用

注：BMI 为体重指数；CIT 为冷缺血时间；DCD 为心死亡后器官捐献；WIT 为热缺血时间。

经评估后，不能用于实体移植的捐献者胰腺仍可考虑用于胰岛移植，特别是当 CIT < 8 h 时。虽然胰岛的分离纯度和功能判断还有待进一步明确，但初期的 DCD 胰岛移植结果是令人鼓舞的[98, 99]。

12.3.8.4　肺评估标准

cDCD 捐献者肺的评估标准包括年龄 < 65 岁、没有创伤、肺或胸膜疾病。若 FiO_2 100% 和 PEEP 5 cmH_2O 下动脉 PO_2 < 30 kPa、支气管镜检查存在气道炎症/污染和气道峰压持续 > 30 cmH_2O，则提示该捐献者肺脏需使用体外常温灌注（EVNP）进一步评估。使用 EVNP 的其他适应证包括：30 min < FWIT < 60 min、难以复张的肺不张、断开呼吸机后肺萎缩不满意、肺触诊发现不明肿块结节或水肿、肺灌注不满意和预期 CIT > 10 ～ 12 h[31]。EVNP 可评估肺脏的氧合能力、顺应性、气道阻力和潮气量。

12.3.8.5　心脏评估标准

cDCD 捐献者心脏的使用仍处于早期探索阶段，评估标准有待开发[51]。

12.4　结论

随着越来越多国家的参与，DCD 领域正在经历着快速的发展和演变，也随之带来了非常特殊的挑战。在体和体外器官灌注技术的进步，有助于每位捐献者能够捐献出更多的可供利用的器官、更好的器官质量和更优的移植结果。DCD 器官移植结果的逐步提高，也促使了器官选择标准的逐步扩大。面临全球范围可供移植器官的持续短缺以及各国在器官捐献与移植领域向自给自足方向发展的需要，DCD 是对 DBD 非常重要的补充。此外，从临终患者整体的最佳意愿考虑，DCD 程序的建立，使器官捐献能够在所有死亡情况下得以实施。

在有意开展 DCD 的国家中，制订完善的管理构架，支持临床实践及应对所面临的挑战是非常重要的，如时间的紧迫性、家属约谈和知情同意的问题、死亡的判定、临终前及死后器官灌注策略等。现有的实施方案应根据该领域最新的发展和实践经验不断进行优化。

参考文献

1. Kootstra G, Daemen JH, Oomen AP. Categories of non-heart-beating donors. *Transplant Proc* 1995; (27): 2893–4.

2. International figures on donation and transplantation — 2014. *Newsletter Transplant* 2015 [available from: www.edqm.eu/en/organ-transplantation-reports-73.html, accessed: 30 January 2016].

3. Domínguez-Gil B, Haase-Kromwijk B, Van LH *et al*. Current situation of donation after circulatory death in European countries. *Transpl Int* 2011; (24): 676–86.

4. Ysebaert D, Van Beeumen G, De Greef K *et al*. Organ procurement after euthanasia: Belgian experience. *Transplant Proc* 2009; (41): 585–6.

5. Valero R, Cabrer C, Oppenheimer F *et al*. Normothermic recirculation reduces primary graft dysfunction of kidneys obtained from non-heartbeating donors. *Transpl Int* 2000; (13): 303–10.

6. Mizutani K, Ono Y, Kinukawa T *et al*. Use of marginal organs from non-heart-beating cadaveric kidney donors. *Transplantation* 2001; (72): 1376–80.

7. Hattori R, Ono Y, Yoshimura N *et al.* Long-term outcome of kidney transplant using non-heart-beating donor: multicenter analysis of factors affecting graft survival. *Clin Transplant* 2003; (17): 518−21.

8. Gagandeep S, Matsuoka L, Mateo R *et al.* Expanding the donor kidney pool: utility of renal allografts procured in a setting of uncontrolled cardiac death. *Am J Transplant* 2006; (6): 1682−8.

9. Sánchez-Fructuoso AI, Marques M, Prats D *et al.* Victims of cardiac arrest occurring outside the hospital: a source of transplantable kidneys. *Ann Intern Med* 2006; (145): 157−64.

10. Fieux F, Losser MR, Bourgeois E *et al.* Kidney retrieval after sudden out of hospital refractory cardiac arrest: a cohort of uncontrolled non heart beating donors. *Crit Care* 2009; (13): R141.

11. Barlow AD, Metcalfe MS, Johari Y *et al.* Case-matched comparison of long-term results of non-heart-beating and heart-beating donor renal transplants. *Br J Surg* 2009; (96): 685−91.

12. Hoogland ER, Snoeijs MG, Winkens B *et al.* Kidney transplantation from donors after cardiac death: uncontrolled versus controlled donation. *Am J Transplant* 2011; (11): 1427−34.

13. Abboud I, Viglietti D, Antoine C *et al.* Preliminary results of transplantation with kidneys donated after cardiocirculatory determination of death: a French single-centre experience. *Nephrol Dial Transplant* 2012; (27): 2583−7.

14. de Gracia MC, Osorio JM, Perez-Villares JM *et al.* A new program of kidney transplantation from donors after cardiac death in Spain. *Transplant Proc* 2012; (44): 2518−20.

15. Hanf W, Codas R, Meas-Yedid V *et al.* Kidney graft outcome and quality (after transplantation) from uncontrolled deceased donors after cardiac arrest. *Am J Transplant* 2012; (12): 1541−50.

16. Pieter Hoogland ER, van Smaalen TC, Christiaans MH *et al.* Kidneys from uncontrolled donors after cardiac death: which kidneys do worse? *Transpl Int* 2013; (26): 477−84.

17. Miranda-Utrera N, Medina-Polo J, Pamplona M *et al.* Donation after cardiac death: results of the SUMMA. *Clin Transplant* 2013; (27): 283−8.

18. Fondevila C, Hessheimer AJ, Ruiz A *et al.* Liver transplant using donors after unexpected cardiac death: novel preservation protocol and acceptance criteria. *Am J Transplant* 2007; (7): 1849−55.

19. Fondevila C, Hessheimer AJ, Flores E *et al.* Applicability and results of Maastricht type 2 donation after cardiac death liver transplantation. *Am J Transplant* 2012; (12): 162−70.

20. Suarez F, Otero A, Solla M *et al.* Biliary complications after liver transplantation from Maastricht category-2 non-heart-beating donors. *Transplantation* 2008; (85): 9−14.

21. Otero A, Gómez-Gutiérrez M, Suarez F *et al.* Liver transplantation from Maastricht category 2 nonheart-beating donors. *Transplantation* 2003; (76): 1068−73.

22. Quintela J, Gala B, Baamonde I *et al.* Long-term results for liver transplantation from non-heartbeating donors maintained with chest and abdominal compression-decompression. *Transplant Proc* 2005; (37): 3857−8.

23. Jiménez-Galanes S, Meneu-Diaz MJ, Elola-Olaso AM *et al.* Liver transplantation using uncontrolled non-heart-beating donors under normothermic extracorporeal membrane oxygenation. *Liver Transpl* 2009; (15): 1110−18.

24. de Antonio DG, Marcos R, Laporta R *et al.* Results of clinical lung transplant from uncontrolled non-heartbeating donors. *J Heart Lung Transplant* 2007; (26): 529−34.

25. Gómez-de-Antonio D, Campo-Cañaveral JL, Crowley S *et al.* Clinical lung transplantation from uncontrolled non-heart-beating donors revisited. *J Heart Lung Transplant* 2012; (31): 349−53.

26. Gámez P, Díaz-Hellin V, Marrón C *et al.* Development of a non-heart-beating lung donor program with 'Bithermia Preservation', and results after one year of clinical experience. *Arch Bronconeumol* 2012; (48): 338−41.

27. Nolan JP, Soar J, Cariou A *et al.* European Resuscitation Council and European Society of Intensive Care Medicine guidelines for post-resuscitation care 2015: Section 5 of the European Resuscitation Council guidelines for resuscitation, 2015. *Resuscitation* 2015; (95): 202−22.

28. Neumar RW, Shuster M, Callaway CW *et al.* Part 1: Executive summary: 2015 American Heart Association guidelines — update for cardiopulmonary resuscitation and emergency cardiovascular care. *Circulation* 2015; 132 (18 Suppl 2): S315−67.

29. Bernat JL, Capron AM, Bleck TP *et al.* The circulatory-respiratory determination of death in organ donation. *Crit Care Med* 2010; (38): 963−70.

30. Shemie SD, Baker AJ, Knoll G *et al.* National recommendations for donation after cardiocirculatory death in Canada: donation after cardiocirculatory death in Canada. *CMAJ* 2006; 175 (8): S1.

31. British Transplantation Society. *United Kingdom guidelines: transplantation from donors after deceased circulatory death.* [available from: www.bts.org.uk/Documents/2013−02−04%20DCD%20guidelines.pdf:2013, accessed: 30 January 2016].

32. Graham S, Tooley A, Huckson S *et al.* National Health and Medical Research Council, Australian Organ and Tissue Donation and Transplantation Authority, Australian Government, Organ and Tissue Authority. *National protocol for donation after cardiac death,* 2010 [available from: www.donatelife.gov.au/sites/default/files/files/DCD%20protocol%20020311−0e4e2c3d-2ef5-4dff-b7ef-

af63d0bf6a8a-1.PDF, accessed: 31 July 2016].

33. Munjal KG, Wall SP, Goldfrank LR *et al*. A rationale in support of uncontrolled donation after circulatory determination of death. *Hastings Cent Rep* 2013; (43): 19—26.

34. Bernat JL. Determining death in uncontrolled DCDD organ donors. *Hastings Cent Rep* 2013; (43): 30—3.

35. Bernat JL, Bleck TP, Blosser SA *et al*. Circulatory death determination in uncontrolled organ donors: a panel viewpoint. *Ann Emerg Med* 2014; (63): 384—90.

36. Matesanz R, Coll E, Domínguez-Gil B. Response to circulatory death determination in uncontrolled organ donors: a panel viewpoint. *Ann Emerg Med* 2014; (63): 87—9.

37. de Antonio DG, Marcos R, Laporta R *et al*. Results of clinical lung transplant from uncontrolled non-heartbeating donors. *J Heart Lung* Transplant 2007; (26): 529—34.

38. Gomez-de-Antonio D, Campo-Cañaveral JL, Crowley S *et al*. Clinical lung transplantation from uncontrolled non-heart-beating donors revisited. *J Heart Lung Transplant* 2012; (31): 349—53.

39. Sprung CL, Cohen SL, Sjokvist P *et al*. End-of-life practices in European intensive care units: the Ethicus Study. *JAMA* 2003; (290): 790—7.

40. Weber M, Dindo D, Demartines N *et al*. Kidney transplantation from donors without a heartbeat. *N Engl J Med* 2002; (347): 248—55.

41. Summers DM, Johnson RJ, Allen J *et al*. Analysis of factors that affect outcome after transplantation of kidneys donated after cardiac death in the UK: a cohort study. *Lancet* 2010; (376): 1303—11.

42. Van Raemdonck DE, Jannis NC, Rega FR *et al*. Extended preservation of ischemic pulmonary graft by postmortem alveolar expansion. *Ann Thorac Surg* 1997; (64): 801—8.

43. Mason DP, Thuita L, Alster JM *et al*. Should lung transplantation be performed using donation after cardiac death? The United States experience. *J Thorac Cardiovasc Surg* 2008; (136): 1061—6.

44. Grewal HP, Willingham DL, Nguyen J *et al*. Liver transplantation using controlled donation after cardiac death donors: an analysis of a large single-center experience. *Liver Transpl* 2009; (15): 1028—35.

45. Fujita S, Mizuno S, Fujikawa T *et al*. Liver transplantation from donation after cardiac death: a single center experience. *Transplantation* 2007; (84): 46—9.

46. Abt PL, Desai NM, Crawford MD *et al*. Survival following liver transplantation from non-heart-beating donors. *Ann Surg* 2004; 239(1): 87—92.

47. Abt P, Crawford M, Desai N *et al*. Liver transplantation from controlled non-heart-beating donors: an increased incidence of biliary complications. *Transplantation* 2003; (75): 1659—63.

48. St Peter SD, Imber CJ, López I *et al*. Extended preservation of non-heart-beating donor livers with normothermic machine perfusion. *Br J Surg* 2002; (89): 609—16.

49. Muthusamy AS, Mumford L, Hudson A *et al*. Pancreas transplantation from donors after circulatory death from the United Kingdom. *Am J Transplant* 2012; (12): 2150—6.

50. Salvalaggio PR, Davies DB, Fernandez LA *et al*. Outcomes of pancreas transplantation in the United States using cardiac-death donors. *Am J Transplant* 2006; (6): 1059—65.

51. Dhital KK, Iyer A, Connellan M *et al*. Adult heart transplantation with distant procurement and ex-vivo preservation of donor hearts after circulatory death: a case series. *Lancet* 2015; (385): 2585—91.

52. BBC News Health. Europe's first non-beating heart transplant [available from: www.bbc.co.uk/news/health-32056350, accessed: 30 January 2016].

53. Academy of Medical Royal Colleges Donation Ethics Committee. An ethical framework for controlled donation after circulatory death, 2011 [available from: www.aomrc.org.uk/doc_view/9425-an-ethical-frameworkfor-controlled-donation-after-circulatory-death, accessed: 9 March 2016].

54. General Medical Council. *Treatment and care towards the end of life: good practice in decision*, 2010 [available from: www.gmc-uk.org/static/documents/content/Treatment_and_care_towards_the_end_of_life_-_English_0914.pdf, accessed: 9 March 2016].

55. Thomas I, Caborn S, Manara AR. Experiences in the development of non-heart beating organ donation scheme in a regional neurosciences intensive care unit. *Br J Anaesth* 2008; (100): 820—6.

56. Reid AW, Harper S, Jackson CH *et al*. Expansion of the kidney donor pool by using cardiac death donors with prolonged time to cardiorespiratory arrest. *Am J Transplant* 2011; (11): 995—1005.

57. Murphy P, Allen J, Manara A *et al*. *Who should be considered for Maastricht 3 DCD*. Presented at ETCO 2012, Dubrovnik [available from: www.odt.nhs.uk/pdf/who_should_be_considered_for_maastricht_3_dc_(etco-edc_2012).pdf, accessed: 30 January 2016].

58. NHS Blood and Transplant 2012. *Timely identification and referral of potential organ donors* [available from: www.odt.nhs.uk/pdf/timely-identification-an d-referral-potential-donors.pdf, accessed: 30 January 2016].

59. Lewis J, Peltier J, Nelson H *et al*. Development of the University of Wisconsin donation After Cardiac Death Evaluation Tool. *Prog Transplant* 2003; (13): 265−73.

60. DeVita MA, Brooks MM, Zawistowski C *et al*. Donors after cardiac death: validation of identification criteria (DVIC) study for predictors of rapid death. *Am J Transplant* 2008; (8): 432−41.

61. Wind J, Snoeijs MG, Brugman CA *et al*. Prediction of time of death after withdrawal of life-sustaining treatment in potential donors after cardiac death. *Crit Care Med* 2012; (40): 766−9.

62. NHS Blood and Transplant 2013. *Approaching the families of potential organ donors. Best practice guidance* [available from: www.odt.nhs.uk/pdf/family_approach_best_practice_guide.pdf, accessed: 30 January 2016].

63. Coggon J, Brazier M, Murphy P *et al*. Best interests and potential organ donors. BMJ 2008; (336): 1346−7.

64. Academy of Medical Royal Colleges Donation Ethics Committee. *Interventions before death to optimise donor organ quality and improve transplant outcomes: guidance from the UK Donation Ethics Committee* [available from: www.aomrc.org.uk/dmdocuments/Generic-interventions-guidance-Sept-2014.pdf, accessed: 30 January 2016].

65. Department of Health. *Legal issues relevant to nonheart-beating organ donation*, 2009 [available from: www.bts.org.uk/Documents/Publications/Legal%20issues%20relevant%20to%20non-heartbeating%20organ%20donation.pdf, accessed: 30 January 2016].

66. Department of Health. *Organ donation after circulatory death. Report of a consensus meeting*. Intensive Care Society, NHS Blood and Transplant, and British Transplantation Society, 2010 [available from: www.bts.org.uk/Documents/Guidelines/Active/DCD%20for%20BTS%20and%20ICS%20FINAL.pdf.Accessed: 9 March 2016].

67. Gardiner D, Shemie S, Manara A *et al*. International perspective on the diagnosis of death. *Br J Anaesth* 2012; 108(Suppl 1): i14−28.

68. Reich DJ, Mulligan DC, Abt PL *et al*. ASTS recommended practice guidelines for controlled donation after cardiac death organ procurement and transplantation. *Am J Transplant* 2009; (9): 2004−11.

69. Bernat JL, D'Alessandro AM, Port FK *et al*. Report of a national conference on donation after cardiac death. *Am J Transplant* 2006; (6): 281−91.

70. Suntharalingam C, Sharples L, Dudley C *et al*. Time to cardiac death after withdrawal of life-sustaining treatment in potential organ donors. *Am J Transplant* 2009; (9): 2157−65.

71. Casavilla A, Ramirez C, Shapiro R *et al*. Experience with liver and kidney allografts from non-heartbeating donors. *Transplantation* 1995; (59): 197−203.

72. *Donation after circulatory death in Spain: current situation and recommendations. National consensus document* 2012 (in Spanish) [available from: www.ont.es/infesp/DocumentosDeConsenso/DONACIÓN%20EN%20ASISTOLIA%20EN%20ESPAÑA.%20SITUACIÓN%20ACTUAL%20Y%20RECOMENDACIONES.pdf, accessed: 9 March 2016].

73. Rojas-Pena A, Sall LE, Gravel MT *et al*. Donation after circulatory determination of death: the University of Michigan experience with extracorporeal support. *Transplantation* 2014; (98): 328−34.

74. Oniscu GC, Randle LV, Muiesan P *et al*. In situ normothermic regional perfusion for controlled donation after circulatory death — the United Kingdom experience. *Am J Transplant* 2014; (14): 2846−54.

75. Oniscu GC, Siddique A, Dark J. Dual temperature multi-organ recovery from a Maastricht category III donor after circulatory death. *Am J Transplant* 2014; (14): 2181−6.

76. Southard JH. The right solution for organ preservation. Business briefing: *North American Pharmacotherapy* 2004; (2): 10.

77. Stewart ZA, Cameron AM, Singer AL *et al*. Histidine-Tryptophan-Ketoglutarate (HTK) is associated with reduced graft survival in deceased donor livers, especially those donated after cardiac death. *Am J Transplant* 2009; (9): 286−93.

78. Timsit MO, Tullius SG. Hypothermic kidney preservation: a remembrance of the past in the future? *Curr Opin Organ Transplant* 2011; (16): 162−8.

79. O'Callaghan JM, Knight SR, Morgan RD *et al*. Preservation solutions for static cold storage of kidney allografts: a systematic review and meta-analysis. *Am J Transplant* 2012; (12): 896−906.

80. Moers C, Smits JM, Maathuis MH *et al*. Machine perfusion or cold storage in deceased-donor kidney transplantation. *N Engl J Med* 2009; (360): 7−19.

81. Jochmans I, Moers C, Smits JM *et al*. Machine perfusion versus cold storage for the preservation of kidneys donated after cardiac death: a multicenter, randomized, controlled trial. *Ann Surg* 2010; (252): 756−64.

82. Moers C, Pirenne J, Paul A *et al*. Machine perfusion or cold storage in deceased-donor kidney transplantation. *N Engl J Med* 2012; (366): 770−1.

83. Watson CJ, Wells AC, Roberts RJ *et al*. Cold machine perfusion versus static cold storage of kidneys donated after cardiac death: a UK multicenter randomized controlled trial. *Am J Transplant* 2010; (10): 1991−9.

84. Dutkowski P, Schlegel A, de Oliveira M. HOPE for human liver grafts obtained from donors after cardiac death. *J Hepatol* 2014; (60): 765−772.

85. Brockmann J, Reddy S, Coussios C *et al*. Normothermic perfusion: a new paradigm for organ preservation. *Ann Surg* 2009; (250): 1−6.

86. Hosgood SA, Nicholson ML. First in man renal transplantation after *ex vivo* normothermic perfusion. *Transplantation* 2011; (92):

735−8.

87. Remuzzi G, Grinyo J, Ruggenenti P *et al*. Early experience with dual kidney transplantation in adults using expanded donor criteria. Double Kidney Transplant Group (DKG). *J Am Soc Nephrol* 1999; (10): 2591−8.

88. Hosgood SA, Nicholson ML. Ex vivo normothermic perfusion of declined human kidneys after inadequate *in situ* perfusion. *Am J Transplant* 2014; (14): 490−1.

89. Talbot D, D'Alessandro A. *Organ donation and transplantation after cardiac death* (2009) ISBN 978−0−19−921733−5. Oxford: Oxford University Press, 2009.

90. Mateo R, Cho Y, Singh G *et al*. Risk factors for graft survival after liver transplantation from donation after cardiac death donors: an analysis of OPTN/UNOS data. *Am J Transplant* 2006; (6): 791−6.

91. Jay C, Ladner D, Wang E *et al*. A comprehensive risk assessment of mortality following donation after cardiac death liver transplant — an analysis of the national registry. *J Hepatol* 2011; (55): 808−13.

92. Chan EY, Olson LC, Kisthard JA *et al*. Ischemic cholangiopathy following liver transplantation from donation after cardiac death donors. *Liver Transpl* 2008; (14): 604−10.

93. Mathur AK, Heimbach J, Steffick DE *et al*. Donation after cardiac death liver transplantation: predictors of outcome. *Am J Transplant* 2010; (10): 2512−19.

94. Lee KW, Simpkins CE, Montgomery RA *et al*. Factors affecting graft survival after liver transplantation from donation after cardiac death donors. *Transplantation* 2006; (82): 1683−8.

95. Hong JC, Yersiz H, Kositamongkol P *et al*. Liver transplantation using organ donation after cardiac death: a clinical predictive index for graft failure-free survival. *Arch Surg* 2011; (146): 1017−23.

96. Taner CB, Bulatao IG, Willingham DL *et al*. Events in procurement as risk factors for ischemic cholangiopathy in liver transplantation using donation after cardiac death donors. *Liver Transpl* 2012; (18): 100−11.

97. de Vera ME, Lopez-Solis R, Dvorchik I *et al*. Liver transplantation using donation after cardiac death donors: long-term follow-up from a single center. *Am J Transplant* 2009; (9): 773−81.

98. Saito T, Gotoh M, Satomi S *et al*. Islet transplantation using donors after cardiac death: report of the Japan Islet Transplantation Registry. *Transplantation* 2010; (90): 740−7.

99. Zhao M, Muiesan P, Amiel SA *et al*. Human islets derived from donors after cardiac death are fully biofunctional. *Am J Transplant* 2007; (7): 2318−25.

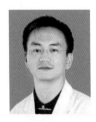

李超

主任医师、教授，昆明市第一人民医院重症医学科主任、OPO办公室主任，并任昆明市重症医学质控中心主任、中华医学会重症医学分会青年委员、中华医学会器官移植分会器官捐献学组委员、中国器官移植发展基金会专家委员会委员、中国医师协会器官移植医师分会第一届移植管理委员会委员、云南省医师协会重症医师分会副主任委员、云南省医学会重症医学分会常委、昆明医学会常务理事、昆明医学会急重症分会副主任委员。从事重症医学领域临床、科研、教学工作二十余年，主要专业领域为实体器官移植的围术期管理、重症感染、严重创伤、多器官功能不全的综合救治和公民逝世后器官捐献与维护等。

2005年被昆明市政府选为"昆明市级学科技术带头人后备人选"；2006年被昆明市政府评为"昆明市有突出贡献青年科技工作者"和昆明市"十五"期间优秀专业技术人员；2007年获昆明市"第二届青年科技奖"；2008年被评选为"第十七届昆明市十大杰出青年"；2008年11月～2009年6月至美国阿肯色州立大学医学院器官移植中心学习，主攻器官移植围术期管理和DCD器官捐献；2010年主持并成功实施西南地区首例公民逝世后器官捐献并获成功；2011年获评"十一五"期间优秀专业技术人员；2012～2016年参与"云南省人体器官捐献条例"的制定工作，该条例于2016年3月1日正式实施；2013年11月至西班牙巴塞罗那大学学习，成为中国首批经过国际培训的器官捐献协调员；2014年成功将西班牙TPM-DTI器官捐献获取与管理培训引入中国；同年获评"昆明好人"；2015年参加第十三届全球器官捐献与移植韩国首尔会议，并做大会发言；2016年5月至美国圣地亚哥参加Transplant Donation Global Leadership Symposium培训。

第十三章 活体捐献

13.1 引言

2010年，"马德里决议"敦促各国在移植中实现自给自足，即通过使用当地资源满足患者的移植需求。自给自足的关键是将逝世后捐献者捐献的利用率最大化，尽可能多地促进逝世后捐献者器官捐献，最大化每个捐献者器官的使用，并优化移植结果。然而，活体捐献是自给自足的必要补充，欧洲越来越多地开展活体捐献。因此，逝世后捐献和活体捐献应被视为移植器官的互补来源[1]。

从伦理、医学、社会心理和手术的角度看，活体捐献存在一些特殊争议：

1）活体捐献者不是患者，而是一个健康的人甚至比一般人更健康。这导致在研究中难以找到适当的对照，因此很难评估器官捐献对捐献者终身发病

率和死亡率的长期影响[2, 3]。

2）外科手术不是切除功能障碍、感染或癌变器官，而是功能良好的器官。

3）社会和医疗保险制度尚未覆盖活体捐献。

在全世界，42%的肾脏和18%的肝脏移植手术使用活体器官。活体捐献器官占移植整体的35%[4, 5]。除了肝脏和肾脏移植，活体器官也可用于肺、肠和胰腺移植[6, 7]。活体捐献率因国家而异。在欧洲，越来越多地接受活体肾脏捐献者，但各国之间在比例、方式和可接受的捐献者–受者关系方面存在相当大的差异（表13.1）。荷兰、挪威、土耳其和英国等国很早开展活体移植且取得良好效果[4, 5]。而在西班牙等逝世后捐献非常发达的国家，活体移植很少实施，但在过去10年中有显著增长。

表13.1 活体捐献的类别，基于捐献者–受者关系

类　　别	定　　义
A–相关	捐献者在血缘和（或）情感上与受者相关
A1：血缘相关	捐献者和受者之间存在血缘关系（如兄弟/姐妹，父母/子女）。因此，也存在一定的免疫相容性
A2：情感相关	捐献者是受者无血缘关系的家族成员（如配偶）或朋友（被认为是家庭成员）
B–无关	捐献者与受者没有血缘或情感关系。捐献者和受者之间的关系必须通过子规范进一步概述。有可能存在免疫相容性
B1：配对交换或交叉	通过既定流程，对没有血缘或情感关联的捐献者和受者进行交换移植，目的在于克服免疫学障碍
B2：非定向的利他或匿名	通过既定流程，捐献者可以向社会捐献器官，再按相关规则分配给以前不认识的受者
B3：定向利他主义	通过既定流程，捐献者向其选择的受者捐献器官

资料来源：改编自WHO器官捐献与移植术语和定义（www.who.int/transplantation/activities/GlobalGlossaryonDonationTransplantation.pdf?ua=1）。

活体肾移植是终末期肾病患者的最佳治疗选择，与逝世后捐献者的肾移植相比有如下优点[8]：

1）活体肾脏移植物存活时间更长。

2）移植物功能恢复延迟的发生率更低。

3）活体捐献使肾脏抢先移植更为可行（透析之前移植），特别是对于年轻的受者。对移植物失功的

患者，也可在重新开始透析之前抢先移植，降低免疫/致敏风险。

此外，促进活体移植还可以缩短没有或不愿意接受活体捐献患者的等待时间。

活体肝移植对救治重症患者有明显优势，具体方式可以是成人给成人，也可成人给儿童。紧急活

体肝移植在死亡捐献率低的国家中广泛开展，这些国家由于逝世后捐献者匮乏，更接受使用活体肝移植治疗急性肝功能衰竭患者。特别是扩大米兰标准的肝癌患者、继续等待将具有高死亡率和发病率的患者及另一些选择性病例[9]。在有广泛活体肝移植经验的国家，如土耳其和韩国，活体肝移植是降低危重患者死亡率的重要途径。许多开展活体肝移植的国家由于各种原因，逝世后捐献未得到长足发展。

活体捐献最重要的是保障捐献者安全，必须严格监管。活体捐献的实施必须参考最佳实践和公布的证据，遵循科学机构及学会的国际指南，如阿姆斯特丹活体肾脏捐献者论坛[10]和温哥华活体捐献者关怀论坛：肺、肝脏、胰腺和肠[11]。

活体捐献必须在相应卫生当局授权的中心执行，并严格遵守伦理标准和法规，以尽量减少捐献者的医疗和心理、社会影响，并避免器官贩运和交易，这也是《世界卫生组织人体细胞、组织和器官移植指导原则》[12]和《伊斯坦布尔关于器官买卖和移植旅游宣言》[13]的规定。最近通过的《欧洲理事会反对人体器官贩运公约》[14]和《欧洲理事会反对人口贩运公约》[15]也需要考虑在内。两个法律文书将违反活体捐献基本原则的行为定为刑事犯罪，特别是没有有效知情同意或为了获得经济及其他利益的器官获取。符合国际伦理和法律框架的标准还包括《人权和生物医学公约》[16]及其《移植附加条款》[17]、欧洲议会的《指令2010/53/EU》以及理事会关于移植人体器官的质量和安全标准[18]。

活体捐献要求如下：捐献者应充分知情，并有自由决定权；严格应用和监测捐献者的选择标准；确保专业诊治；安排医疗和社会心理随访。活体捐献者应被告知可能的短、长期医疗和心理风险。此外，捐献者的经济、职业和社会后果必须以完整和可理解的方式传达。

捐献者必须有能力接收和权衡信息，必须自愿采取行动，不得有任何不当影响或胁迫。为保障活体捐献的可追溯性和安全透明，所有活体捐献病例和结果必须录入注册系统。

几个由欧盟资助的项目（ACCORD, ELIPSY, EULID, EULOD, ODEQUS，见第一章）已经启动，目的在于达成共识，确定活体捐献与移植的各方面能有高质量的操作，包括建立国家和跨国家活体捐献者登记系统（图13.1）[19]。

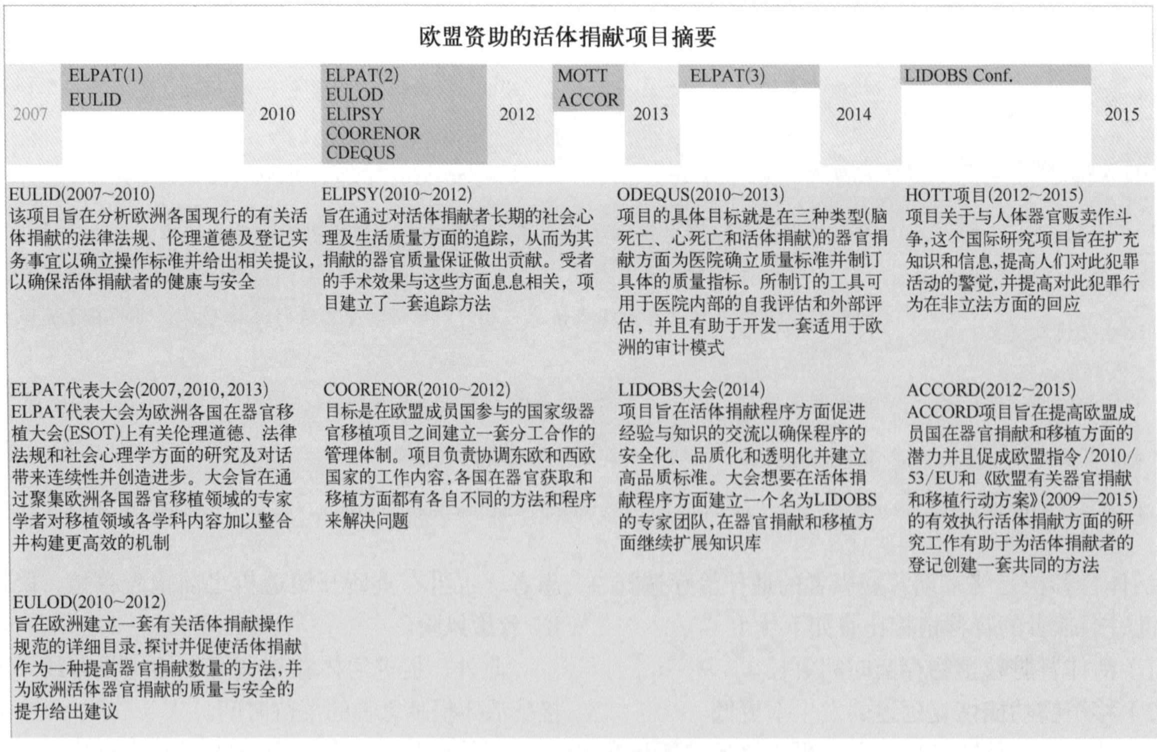

图13.1 欧盟资助的活体捐献项目摘要
资料来源：LIDOBS会议建议[19]

13.2 活体捐献的伦理和法律

善行、无害、尊重自主和正义是利他主义活体器官捐献的基本道德原则[20, 21]。

捐献者的同意和自主是绝对必要的，但还不足以进行活体的器官捐献；捐献者自主权不应凌驾于医学判断和决策之上。确保捐献者的自主权，重要的是要提供广泛的具体信息；允许其仔细考虑一段时间；允许独立的活体捐献专员参与捐献过程；排除未成年人和不合格的人选[22]。活体捐献专员被定义为一个独立的医疗、社会心理和法律顾问，既没

有时间限制，与任何一方也没有利益关系，专门负责确保活体器官捐献的保护和安全。美国移植学会的活体捐献者协会最近也出版了一份指导文件[23]，反映了对如何保护捐献者的关注。

至关重要的是卫生当局和移植专业人员应促进逝世后捐献者捐献达到其最大的治疗潜力。然而与需求相比，供肾严重匮乏。在目前和可预见的未来，成员国应该根据公认的伦理和专业标准制定和优化活体肾脏捐献项目，作为实现自给自足的一种重要方法。活体肝移植应该仅在病情危急，且没有其他有效方法治疗时采用。

为了确保上述原则，规定必须包括：
- 禁止未成年人和不能提供有效同意的捐献者。
- 禁止并将以器官移植为目的的贩运人口定为犯罪行为。
- 获得授权进行活体器官获取的中心必须接受卫生当局的监管。
- 保护非本国居民活体捐献的规定。这应该与不同国家卫生当局密切合作，实施非居民活体捐献的转介和捐献后随访。
- 根据国家规定，通过独立委员会监督活体流程，包括评估、信息和批准，委员会必须包括不参与器官获取及移植的医疗专业人员（一个特定的伦理委员会）。
- 执行与捐献有关的费用补偿，以保护捐献者及其家属使他们免遭歧视及永久性伤害或死亡。

13.3 活体捐献的同意和授权

活体捐献的每个阶段，包括同意和授权、器官获取、随访、透明度、质量和安全系统、移植单位的认证和医务人员资格必须由国家法规控制（见第十五章）。本节特别强调活体捐献的知情同意及授权。

13.3.1 活体器官捐献者知情同意

为了确保授权人给予有效同意，应遵循以下要求：

1）捐献必须自愿，没有任何压力。

2）捐献者必须能够在器官获取前的任何时间撤销同意，而无须具体的正式程序。

3）在同意捐献之前，潜在捐献者必须由手术医生和另一位不直接参与供受者医疗的医生告知手术方式和风险。信息必须包括医疗和心理的短长期可能并发症。

4）必须被告知器官受者可能的不良结果：器官排斥的风险，医学和手术并发症及器官衰竭的可能性。

5）有效的书面知情同意必须在捐献者面谈之后提供，并且最好由不参与受者医疗的独立捐献者专员批准。

6）许多国家在潜在捐献者同意后，还需要伦理委员会进一步批准。这种委员会必须独立于器官获取和移植小组。在一些国家，伦理委员会的参与仅在非亲属间活体捐献的情况下是强制性的。一些国家还要求活体捐献得到法院的批准。

13.3.2 活体捐献授权程序

除捐献者同意外，在授权活体捐献程序前还需注意如下问题：

1）器官捐献之前必须进行必要的医学检查[24]（表13.2、表13.3），以确保手术的风险不超过预期的益处，并且不会危及捐献者的健康。

2）潜在捐献者健康状况的医学评估应由具有器官捐献经验和资质的医生记录。必须以书面形式指出"没有器官捐献禁忌证"，同时提供适当的医学证据。器官获取和移植医疗团队负责人应提供手术的目的、合法性及预期结果的相关材料。

3）如果存在禁忌证，或捐献者健康可能因捐献受到损害，无论潜在捐献者是否同意都必须放弃捐献。

4）只有非定向的利他活体捐献需要器官分配。直到正式移植之前，所有潜在器官受者应留在等待名

表13.2 潜在活体捐肾者的基本常规筛查

肾功能和尿液分析	心脏-呼吸系统		
• 估算/测量GFR • 尿蛋白、血尿和尿糖 • 显微镜检，尿细菌培养和药敏试验 • 测量蛋白排泄率	• 胸部X线 • 心电图 • 应激实验 • 超声心动图		
免疫筛选	**病毒学和感染筛查***		
• 血型 • HLA配型 • 交叉配型	• 布鲁菌属（如有指征） • CMV • 爱波斯坦-巴尔病毒 • 乙型和丙型肝炎病毒 • HHV-8和HSV（如有指征） • HIV和HTLV-1/2 • 结核分枝杆菌（如有指征） • 疟原虫（如有指征） • 血吸虫病 • 类圆线虫（如有指征） • 梅毒螺旋体 • 弓形体 • 锥虫（如有指征） • 伤寒（如有指征）		
肾解剖评估	**血液测试**		
适当的影像学检查应能确认存在大小正常的两个肾脏，并能发现肾脏的收集系统异常及钙化或结石。同时，还能显示肾血管系统的解剖	• 血液学特征 • 全血细胞计数 • 血红蛋白病（如有指征） • 凝血检查（PT和APTT） • G6PD缺乏症（如有指征） • 生物化学特征 • 肌酐、尿素和电解质 • 肝功能检查 • 尿酸 • 空腹血浆葡萄糖 • 葡萄糖耐量试验（如空腹血糖6～7 mmol/L） • 骨骼 • 血脂 • 甲状腺功能测试（如有指征） • 妊娠试验（如有指征） • PSA（如有指征）		

注：APTT为活化部分凝血活酶时间；G6PD为葡萄糖-6-磷酸脱氢酶；GFR为肾小球滤过率；HHV为人疱疹病毒；HIV为人类免疫缺陷病毒；HSV为单纯疱疹病毒；HTLV为人T-淋巴细胞病毒；PSA为前列腺特异性抗原；PT为凝血酶原时间。

表13.3 潜在活体捐肝者的基本常规筛查

肝功能评估	心肺呼吸系统		
• AST，ALT，胆红素，ALP，白蛋白，GGT • PT，INR	• 胸部X线 • 心电图 • 应激实验 • 超声心动图		

（续表）

免疫筛选	病毒学和感染筛查 *
• 血型 • HLA分型 • 交叉配血	• 布鲁菌属（如有指征） • CMV • E-B病毒 • 乙型和丙型肝炎病毒 • HHV-8和HSV（如有指征） • HIV和HTLV-1/2 • 结核分枝杆菌（如有指征） • 疟原虫（如有指征） • 血吸虫病 • 粪类圆线虫（如有指征） • 梅毒螺旋体 • 弓形体 • 锥虫（如有指征） • 伤寒（如有指征）
评估肝解剖	**血液测试**
适当的影像学检查应能确认肝脏大小、胆道异常。描绘肝脏脉管系统的解剖 • 多普勒超声检查 • CT肝脏扫描 • MRI胆管成像	• 血液学特征 • 全血细胞计数 • 血红蛋白病（如有指征） • 凝血检查（PT和APTT） • AST，ALT，胆红素，ALP，白蛋白，GGT • 生物化学特征 • 肌酸，尿素和电解质 • 蛋白质图 • 血脂 • 甲状腺功能测试 • 甲胎蛋白 • B-HCG • CSF • CEA • 妊娠试验（如有指征） • PSA（如有指征）

注：APTT为活化部分凝血活酶时间；B-HCG为人绒毛膜促性腺激素；CEA为癌胚抗原；CSF为神经元特异性烯醇化酶；HHV为人类疱疹病毒；HIV为人类免疫缺陷病毒；HSV为单纯疱疹病毒；HTLV为人T淋巴细胞病毒；PSA为前列腺特异性抗原；PT为凝血酶原时间；ALP为碱性磷酸酶；INR为国际标准化比值；GCT为谷氨酰转移酶。

单上；在获得活体器官并移植前，所有受者都应该保留获得逝世后捐献者器官的机会。这有助于维持系统的透明度和统一性，且在活体意外撤回同意或因医学原因不能捐献时，潜在受者仍能够在等待名单上。

5）每个活体捐献者必须终身随访，以监测捐献者的健康，包括在预期或意外并发症的情况下进行干预。捐献者在器官捐献时及术后长期的健康状况应录入专门的登记系统。

6）活体捐献者不应要求或接受器官受者或第三方的任何物质利益。然而，器官捐献的相关费用不应由捐献者承担。捐献者在就业、获得保险、贷款或按揭等方面不应受到偏见。

7）活体器官获取只能在专门授权的中心进行，参与的医疗人员需具备正式许可和资质。

13.3.3　非本国居民的活体捐献授权

捐献授权应依据实施捐献国家的法律和医疗规则，不应使用非本国居民的活体捐献者，除非完全遵守13.2和13.3中的所有规定。此外，语言障碍、文化差异等原因，供受者关系和捐献者动机可能难以评估。

建议向捐献者居住国的卫生机构（或相关大使馆）通报捐献情况，获取信息以发现那些受胁迫的捐献者。

器官获取中心必须告知潜在捐献者规律随访的必要性。此外，器官获取中心必须确保捐献者在其居住国或其他地方有条件进行随访。捐献者捐献时及捐献后的长期健康状况，必须记录在器官获取国或来源国登记系统中。

13.4　活体捐肾的医疗和手术

13.4.1　活体捐肾的风险

捐献者肾切除术的风险包括手术风险及术后中期/长期风险。

大样本研究证实，传统开放的活体肾切除术围手术期死亡率通常为0.03%～0.05%[8, 25]。围手术期风险包括出血、深静脉血栓形成、肺栓塞、伤口并发症、尿路感染、肺不张和气胸。

与开放手术相比，腹腔镜或腹膜后腹腔镜下微创活体肾切除在术后疼痛、住院时间、病休时间和切口美观等方面有显著优势。捐献者长期的生活质量和伤口不适也明显占优。并发症发生率等于甚至低于开放手术[26, 27]。此外，手助腹腔镜或后腹腔镜可以进一步提高安全性[28]。在腹腔镜供肾切取早期（1995～2005年），有报道称死亡风险增加。然而，随着微创活体肾切除的经验增加，与开放活体肾切除的死亡率（0.03%～0.05%）相比，腹腔镜供肾切取的捐献者安全性甚至可以更好。因此，在具有腹腔镜能力的移植中心，微创活体肾切除应该是首选的方法。

从长远来看，受者和捐献者的一般结果都很好。50多年的经验证明，肾脏捐献总体安全。然而，不能完全排除在捐献者人群中心血管事件、全因死亡率及终末期肾病的风险略有增加[2, 3]。尽管如此，其发病率仍然低于一般人群。西班牙裔和非裔美国人的潜在捐献者面临更高的风险，在这些组中必须严格注意GFR、血压和葡萄糖耐量的评估。此外，捐献者可能存在血压和蛋白尿轻度增加的长期风险。有生育能力的女性捐献者应该意识到肾脏切除术后妊娠先兆子痫的风险略有增加。因此，在捐献之前需要考虑婚育计划。

13.4.2　捐献者的医学评价和排除标准

所有潜在的活体捐献者都应由独立的不参与移植的人员进行完整的医疗和心理社会评估。评估的目的是确保潜在的捐献者身体健康，没有额外的风险（捐献的标准和捐献后风险），并且他/她不受胁迫，有完全的知情决定权。

医学评估必须由具有活体捐献者经验的内科或外科医生进行。应根据国家指南进行完整的既往病史收集、体格检查及实验室和影像学检查，如表13.2。

活体供肾的医学排除标准详述如下：

1）重大慢性疾病（心脏、肺、肝、神经或自身免疫）。

2）肥胖。

3）不能控制的高血压，伴有靶器官损害的高血压；或高血压可以由一种药物控制，但有多个其他心血管危险因素。

4）糖尿病或糖耐量异常。

5）需要抗凝的疾病。

6）慢性病毒感染（HIV、HBV、HCV、HTLV），见13.6.1。

7）活跃的癌症或癌症史。完全治愈和低转移和（或）复发风险的癌症可以在某些条件下接受，如非黑色素瘤皮肤癌，见13.6.2。

8）低GFR。

9）蛋白尿（如 > 300 mg/d）。

10）血尿，如能排除相关的泌尿或肾脏疾病，可以考虑接受血尿的潜在捐献者。

11）可能影响手术安全的解剖异常（如多支肾血管）。

12）肾钙质沉着症、双侧肾结石或复发性肾结石。

13.5 活体捐肝医疗和手术

13.5.1 活体捐肝的风险

安全问题比活体肾更加突出，围手术期的风险显著增加。围手术期死亡率估计为0.1% ～ 0.4%，手术并发症/发病率为24% ～ 40%[29, 30, 31]。右半肝切除术风险更高。

供肝切取目前主要采用常规开放手术，但应当采用现代止血设备，其可以增加捐献者安全性。

考虑到明显的死亡风险（与活体肾相比），术前评估捐献者风险更为重要。还要考虑的是外科活体肝切除水平和（现代）设备，受者状态和获得逝世后捐献者器官的可能性。即使在有大量活体肝切除经验的移植中心，也应仔细考虑适应证。

由于缺乏数据的一致性，肝脏捐献后并发症的发生率很难评估。单中心报道的并发症发生率差别极大，可以是0 ～ 67%。然而，在大多数系列研究中，活体捐肝的总并发症发生率仍然较低。活体捐肝最常见的是外科手术相关并发症。胆漏可导致邻近切缘的胆汁积聚，通常通过保守治疗解决，但有时需要经皮引流。保留的胆道系统狭窄并不常见，约1%。其他手术并发症包括出血、伤口感染、麻痹性肠梗阻或胸腔积液。捐献者最常见的并发症是发热、肺炎和尿路感染。右肝切除术并发症的发生率通常高于左肝切除术或左外叶肝切除术，这也可能与切除的肝实质较大有关。

在2006年的温哥华论坛上，报告了6 000 ～ 7 000例活体肝切除术，0.4% ～ 0.6%的患者出现了严重并发症（14例死亡，2例接受肝移植和1例植物状态）[11]。在世界范围内，报告的捐献者死亡为19例，其中14例确认与取肝手术有关。当根据肝切除术类型分析并发症时，与左叶供肝切取相比，右叶肝切取的并发症发生率更高（范围20% ～ 60%，总体约35%），也更为严重。此外，有证据表明，肝切取右叶比左叶（0.1%）有更高的死亡率（0.5%）。

13.5.2 活体肝脏捐献者的医学评估和排除标准

活体肝移植术后临床效果良好，是等待移植者众多治疗手段的重要选择之一。基于平衡双方利益的原则，评估捐献者风险的同时也要考虑到受者的获益。但是，在考虑活体捐献的时候，捐献者安全是其中最重要的考虑因素。捐献者选择标准的优化、外科团队在肝胆和移植手术的经验及精细化术后管理是保证捐献者安全、减少术后并发症的关键。

表13.3总结了潜在的活肝捐献者的常规筛查项目。

一旦患者进入肝移植等待名单，已经开展活体肝脏移植手术的中心可以为这些患者提供活体肝移植的选择。如果有人自愿了解活体肝脏捐献过程，即可开始潜在捐献者的评估。评估之前，捐献者必须满足以下标准：年龄不超过55岁，血型必须与受者的血型相同或相容，健康状态良好且没有相关疾病。如果满足道德和法律标准，则可以进入后续的肝病学家、外科医生和心理医生的评估。

必须对潜在活体肝脏捐献者的健康状况进行全面评估，以尽可能减少供肝切除手术对捐献者的影响。排除肝脏疾病、感染性或肿瘤性疾病也非常重要。此外，还必须对捐献者进行心理评估。

肝脏捐献者的评估包括两个方面。一方面必须确保获得足够大小的供肝，另一方面还必须确保剩余肝脏不受损伤并且能够维持足够的肝功能。就这一点而言，肝脏体积及详细的血管和胆管解剖对于确定捐献者是否适合捐肝非常重要。供肝切除以前，了解以上信息对于确保供受者安全及手术成功非常重要。

如今，非侵入性影像学检查，如由经验丰富的放射科医生进行的血管CT和胆道MR成像，是获得捐献者解剖学信息所必需的手段。这些检查提供的信息非常有用，可以计算潜在捐献者的总肝体积和切除后残肝体积。如果肝脏体积不足，对受者和捐献者都可能致命。例如，由于术后肝功能不全，导致后果严重的"小肝综合征（small for size syndrome）"。这两种检查都能够有效评估肝脏的血管分布，但MRI还可以有效地评估肝脏的胆道解剖，因此它是目前评价潜在捐献者的金标准。

在某些情况下，复杂的门静脉或肝动脉解剖结构可能是捐献的禁忌。术前必须了解肝静脉的变异，以便制订手术方案，以防止由于静脉引流不畅而导致的移植物和残余肝脏的淤血。胆管变异最多，但通常不是捐献的禁忌证。

必须根据每个捐献者的情况个体化的选择右叶

或左叶肝切除术，并根据捐献者和受者的特点选择最佳的手术方式。

13.6 活体移植疾病传播风险评估

活体移植也有可能将捐献者疾病传染给受者。与逝世后捐献者的情况不同，活体捐献者通常有足够的时间进行传染性疾病的评估。因此，应该采用更为广泛的诊断手段对活体捐献者进行传染性疾病的安全风险评估。总的来说，对于逝世后捐献者所推荐的筛查，活体捐献者都应该进行（见第六章和第七章总结的原则）。

13.6.1 感染性疾病的传播风险

评估活体感染性疾病的传播风险应遵循与逝世后捐献者相同的原则（见第八章）。在活体捐献中，感染性疾病可能发生在捐献者筛选和器官获取之间的任何时候。因此，在活体器官捐献初始咨询时就应该进行基本的疾病筛查，在咨询结束和（或）在器官获取之前还应该再次进行筛查。在器官获取之前必须知晓所有结果。应当告知捐献者和受者，从筛查开始到结束，直到移植当天的任何时候，捐献者都有可能出现感染性疾病。因此，即使经过全面的筛查，感染性疾病传播风险仍然存在，并且这样的案例确有发生。同时，应当教育捐献者如何避免HIV、HCV和HBV等的感染，以进一步降低感染性疾病传播风险。

其他可能减少活体器官捐献感染性疾病传播风险的建议包括：

1）建议在器官捐献之前不久（1周）进行HIV、HBV和HCV的NAT，以尽可能发现由于不便公开的危险行为导致的风险。

2）在使用活疫苗接种的情况下，如有必要，可以将移植推迟4周，以避免疫苗来源病原体的传播（见第八章，8.4.1.4）。

3）在EB病毒（EBV）D⁺/R⁻的情况下，术后密切监测受者有助于早期诊断并减少致死性并发症，如PTLD的发生。所有D⁺/R⁻受者都应该监测EBV-DNA，一旦出现病毒活跃应该进行早期治疗（见第八章，8.4.2.4）。

4）对于HBV感染的捐献者，推荐采用第八章8.4.2.6和8.4.2.8概述的原则；对于存在HCV感染的捐献者，推荐采用8.4.2.7的原则。潜在捐献者接受

新型抗病毒药物治疗，并且临床治愈后，可以考虑器官捐献。但是，由于存在未知的隐匿性肝炎，其仍然存在传播风险。

5）血清学和分子流行病学研究已经证实卡波西肉瘤疱疹病毒（HHV-8）可以从器官捐献者传播给受者。虽然尚未确定最佳的血清学检测技术，联合全病毒体ELISA（酶联免疫吸附检测）和裂解性IFA检测可以提高检测的灵敏度和特异性。低发病率国家，目前不推荐对捐献者和受者筛查HHV-8。然而，在高发病率国家，建议活体捐献者筛查HHV-8。HHV-8血清学阳性的捐献者不应该作为器官捐献者，因为其会增加受者发生HHV-8相关疾病的风险。HHV-8感染的受者可能会出现发热、脾大、淋巴样增生及全血细胞减少，偶尔会快速发展为皮肤或内脏卡波西肉瘤。最近，在一系列肝移植受者中（如Paolo Grossi，通讯作者）观察到原发HHV-8感染会出现严重的临床症状，且死亡率高。

6）推荐使用NAT方法季节性筛查WNV，至少在怀疑有发热性神经侵袭性疾病或来自WNV疫区的捐献者应该筛查。活体捐献者应在捐献前7～14 d进行实验室NAT方法筛查WNV。血清学检查提供了另一种活体捐献者筛查WNV的方法，但其在临床运用及结果解释方面存在明显的局限性。在蚊子肆虐的季节，应该建议潜在活体捐献者采取蚊虫叮咬保护措施，如使用驱虫剂及避免晨昏的户外活动。这些做法旨在减少捐献者在筛查到器官捐献的这段时间内WNV的感染风险。

7）应对所有捐献者，特别是来自HTLV-1/2感染高发地区的捐献者进行抗HTLV-1/2筛查（见第八章8.4.2.12）。通常不接受D⁺/R⁻组合，尽管没有明确的证据。

8）活体捐献者存在急性或慢性持续性细菌感染或待移植器官存在异常病菌定植都应该在治愈后进行器官捐献。存在多重耐药细菌定殖或感染的捐献者应该在病原体明确根除后进行器官捐献。以上推荐不适用于仅仅在粪便内存在多重耐药性病原体的捐献者。

9）结核已经治愈的捐献者可以进行器官捐献，对于相应的受者应该接受治疗和随访。如第八章8.5.6所述，对于这类捐献者应注意潜在结核的风险及结核传播的风险；在活体器官捐献中，建议捐献者和受者接受IGRA的检测。TST或IGRA检测阳性

的捐献者应当在捐献之前接受潜伏结核治疗或根据当地或国家指南给予潜伏性TB的治疗。由于完成结核治疗可能会延迟移植并且对受者有不利的影响，专家建议应该对每个捐献者个体化处理，并非一定要在移植前完成预防治疗。目前，并没有关于活体捐献者LTBI治疗的最佳持续时间的数据。器官移植受者的医疗记录中应该明确记录捐献者LTBI状态和治疗的信息。接受TB筛查试验（TST或IGRA）阳性捐献者器官的受者，应考虑进行结核预防，尤其是在捐献者没有接受任何或足够的结核预防治疗时。必须权衡受者异烟肼毒性的风险与捐献者来源的TB传播风险；同时也必须考虑到移植后免疫抑制剂和利福霉素（利福平，利福布汀，利福喷汀）的相互作用。临床医生在制订有效结核预防方案时应考虑当地TB耐药率的影响，并参考当地或国家指南。

10）播散性真菌感染（或真菌血症）必须在器官捐献前完全根除。对于局部真菌感染，应该根据具体情况考虑（见第八章，8.6）。

11）捐献者存在活动性寄生虫病是器官捐献的禁忌。除非移植传染病专家能排除受者出现不可接受风险的可能性（见第八章，8.7）。

（1）克氏锥虫（Trypanosoma cruzi）是导致查加斯病或美国锥虫病的寄生虫，嗜肌肉、心脏和神经细胞。来自疫区的居民、移民或旅行者（拉丁美洲和南美洲，见8.7.2），器官捐献前必须筛查克氏锥虫。

（2）类圆线虫病通常仅在暴露于特定环境中发生；因此，不推荐对所有捐献者进行类圆线虫筛查，仅仅针对具有下列情况的潜在捐献者：① 出生或居住在卫生条件有限的热带或亚热带国家，包括之前在疫区服役的军人。除了加拿大、日本和北欧以外，大多数国家都会发生类圆线虫病。② 出现不明原因的嗜酸粒细胞增多和有疫区旅行经历。③ 在美国出生，在阿巴拉契亚或美国东南部有大量土壤接触。④ 报告之前有类圆线虫感染史。

在许多商业实验室都能进行类圆线虫IgG抗体检测。但是，测试敏感性差异较大且时有假阴性结果出现，包括早期感染和免疫受损的个体。间接免疫荧光检测提高了检测灵敏度；然而，通常只有科研实验才会使用。对于抗体阳性的标本，目前还没有标准的商业化确诊试剂盒；假阳性结果并不常见。曾经有过类圆线虫感染并接受治疗的个体，其抗体

可以持续存在；因此，这些捐献者需要传染病专家的进一步评估。

在许多没有明确地域危险因素的国家，应根据第八章8.10所述，根据捐献者生活方式、居住和卫生条件、有无垂直传播等评估类圆线虫感染的风险。疾病传播媒介的监测也有助于发现活体捐献者新的传播风险。

12）第八章8.12总结了最大限度减少捐献者来源疾病风险的预防策略。

13.6.2　恶性肿瘤和其他疾病传播的风险

对于活体捐献者，同样适用于第九章和第十章中关于逝世后捐献者恶性肿瘤和其他疾病的原则。

任何活动性恶性肿瘤应在活体筛查过程中排除。如先前患有恶性肿瘤，必须核查捐献者是否接受了适当治疗并且已经治愈。某些情况下允许例外，如有报道母亲捐献肝脏给她9个月大的孩子，捐献者术前评估显示其有早期胃印戒细胞癌（$pT_1N_0M_0$，sm1），但是孩子的健康状况在迅速恶化，而且没有其他活体或者逝世后捐献者。在捐献者胃切除1个月后，这位母亲进行了肝脏捐献。捐献者和受者术后均恢复良好，随访1年没有发现恶性肿瘤。这种捐献属于特殊案例，不应提倡常规开展（见第九章，9.4.14）。

关于捐献者恶性肿瘤传播风险，建议采用第九章的推荐意见。

遗传性或先天缺陷疾病传播必须根据个体情况单独评估。对可能因为自身免疫触发疾病导致器官衰竭的受者，接受基因背景相同或相近活体捐献者的器官，移植物再发疾病的风险可能会增加。

如果计划采用治愈性干细胞移植，应当与干细胞专家合作进行活体捐献者的筛查。

13.7　活体捐献者的心理评估

13.7.1　活体捐献者的心理风险及评估

活体肾脏捐献总体安全，但多个关于医疗、心理及社会结局的长期随访研究仍然提示肾脏捐献者的终末期肾病（ESRD）、心血管死亡和全因死亡风险明显增加[2, 3, 32, 33]。约25%的活体捐献者有心理困扰、抑郁和焦虑，约30%的人认为捐献器官后健康状况恶化[34]。最近RELIVE研究发现，9%的捐献者认为其生

理健康相关生活质量出现损害，另外9%的人出现心理健康相关生活质量的损害[35]。在高达14%的病例中观察到捐献者–受者关系恶化（配偶和非配偶捐献者的婚姻关系占18%；一般家庭关系占17%）[36]。由于这些原因，不仅器官捐献本身，包括达成捐献的决定都可能成为导致关系紧张的事件；应对这些压力不仅需要良好的生理健康，而且需要良好的心理稳定性[37]。

最近提出，即使进行捐献者评估也可能带给潜在捐献者健康风险。例如，知道捐献后健康风险可能增加而带来的负面心理或者捐献被拒绝而产生的消极情绪[38]。目前，美国卫生和人类服务移植咨询委员会建议为潜在活体捐献者的评估提供独立的知情同意程序。

之前的共识及法规一直强调潜在捐献者的心理和社会评估[10, 39, 42]。最近，美国举行的共识会议讨论了活体供肾捐献的最佳做法。例如，活体肾脏捐献者教育的主要特点之一应该是提供准确和全面的关于捐献者捐献的风险收益[43]。这种教育应该包括对每个捐献者的全面的个体化信息，需要评估每个个体的危险因素。然而，只有66%的美国移植中心在知情同意中包含了器官捐献对于捐献者生活方式的潜在影响[38]。对活体器官捐献的心理禁忌通常包括通过捐献获得经济利益或奖励、药物滥用或药物依赖、未治愈的精神问题或心理不稳定。然而，在美国只有74%的器官移植中心要求捐献者进行精神健康评估[38]。我们同意Rodrigue等的意见，虽然目前的精神评估比例比20年前报告的46%有所改善[44]，但仍需改进。

在捐献者进入活体捐献程序之前，仍然有需要警惕的心理因素包括不遵医嘱史、有限的家属或社会支持、供受者关系存疑、不愿意讨论捐献的影响及不切实际的期望。然而，如何处理这些心理问题的共识更少，因为目前的研究仍不清楚它们对活体捐献结果的影响。毫无疑问，需要进一步的前瞻性研究来确定这些潜在危险因素的确切影响。同时，建议所有移植中心应该评估这些因素，以便更好地告知活体捐献者。例如，吸烟不是器官捐献的明确禁忌证。但是，有理由向捐献者建议如果不戒烟可能会增加医疗风险。同样的原则也适用于下述几种心理和社会风险因素。

建议采用前瞻性研究评估活肾捐献者的长期心理和社会结果的其他原因包括[34]：

1）改进捐献者的评估过程和筛查标准。

2）明确捐献者自己认为重要的结果，从而准确预测捐献者的长期随访治疗需求，并及时提供干预。

3）记录参与特殊肾移植计划的捐献者结果，如配对交换移植和匿名非定向捐献移植。

4）确定器官捐献的额外心理和社会获益。

5）进一步改善器官捐献体验，以便未来的捐献者、受者和家属不会因为害怕和担忧而拒绝考虑活体捐献。

最后，最近公布的对于供–受者关系更为宽松的政策，导致无关利益方，如同事可以成为潜在的活体捐献者。其所涉及的关系可能比传统的具有遗传学或者情感关系的供受者更为复杂，因此可能需要更为仔细的评估捐献动机、预期、捐献风险及获益和是否存在强迫[42]。

总之，捐献前的心理评估旨在防止可能出现精神疾病或心理/社会问题重大风险的个人进行器官捐献，并避免他们的生活质量恶化。因此，评估目标包括能力评估、对器官捐献风险和获益的认识和理解、心理功能、捐献动机和预期、供–受者关系和社会支持（表13.4）[42, 45-47]。

表13.4　心理社会评估期间可检测的活体捐献者的风险和排除标准

绝对禁忌	
强迫	除了明显强制的情况外，来自家属或来自供–受者关系的任何压力也不得对捐献者施加不可接受的医疗、心理或社会风险，也不应缩短知情同意和手术之间的时间以便于捐献者重新考虑是否决定捐献
财务收益或类似获益	
药物滥用或依赖，且不愿意受适当的治疗	

（续表）

绝对禁忌	
精神障碍或心理不稳定，影响捐献者自由做出知情同意的能力 根据精神卫生专家的临床判断存在精神健康障碍或心理不稳定，且可能因器官捐献而恶化 术中、术后需要药物治疗的精神障碍	
认知障碍，无法自由做出知情同意	捐献者必须具有能够了解知情同意内容的能力
风险因素	
极端的和适应不良的人格特质	例如，偏执的认真和强迫（最低：不遵医嘱；最高：控制受者的健康行为）；冲动、自恋、瘾症和情绪控制不良
了解器官捐献的风险和获益，存在矛盾心理	包括了解捐献后肾衰竭的可能性，或者无法捐献给其他重要的人 能够做出自我决定，可以很好应对术后的情况 矛盾心理会恶化生理和心理结果[37]，而决定捐献所带来的心理安慰可以保护心理健康生活质量[35]
动机	证实没有潜在的医源性动机，或提示需要进行捐献前干预和术后密切监测（如妄想或狂妄，觉得受者亏欠于他，或者通过捐献补偿过去的错误或恢复其在家庭的地位[51]，捐献作为道德义务[48]，获得别人认可或者使用捐献进行宣传）
期望	发现和修正不切实际或过于理想化的期望（如改善与受者的关系[52]；解决心理问题和家庭矛盾[53]，希望恢复时间比预期更短[35]） 期望从患者的角度定义移植成功[54]
捐献者-受益人关系	有20%供受者仍然存在未解决的问题（如单方面依赖关系），其中一半退出移植[55]。一般来说，捐献可以放大现有关系的质量，可以更好也可能更坏
有限的家庭和社会支持，包括卫生保健提供者	感觉被忽视和感觉手术后注意力下降，生活质量恶化，而强有力的支持感可能有益[35]
不愿告知可能受到捐献影响的其他人	家属了解捐献的相关知识是活体捐献结果的保护因素 家属对于其他捐献替代方案的矛盾（如有其他捐献者），可能会减少对于器官捐献的支持
对肾衰竭的恐惧	13%的活体肾脏捐献者报告对于捐献后肾脏相关健康问题存在中度或高度的恐惧[56]
压力管理和当前的应对（乐观态度、应对策略和适应能力）	存在不能管理不良情绪和应对压力性生活事件的历史 较高的乐观情绪导致获益预期，而较低的乐观情绪与捐献后负面结果预期相关[57]

捐献者捐献前心理评估应由具有丰富的活体和逝世后器官捐献经验的心理健康专家进行，采用半结构式约谈，同时借由符合捐献者文化特征的有效心理测试量表提供数据支持。问卷调查结果应由精通心理测量表的精神健康专家进行解读。

然而，我们同意Abecassis等的观点，即心理评估不仅仅是识别捐献禁忌，还更有助于改善器官捐献程序[41]。例如，评估发现如果潜在捐献者拒绝捐献，有可能会被家庭成员排斥（在供受者存在上下级关系的时候会失去工作），这可以让移植团队帮助潜在捐献者做出拒绝捐献的决定而不遭到报复。

不应当排除曾经有过乙醇或毒品滥用史但现在

已经戒除，或有乙醇或毒品滥用但是愿意接受适当药物治疗者成为活体捐献者。事实上，几乎所有心理风险因素都可以通过基于证据的干预措施进行控制。例如，具有经济压力或仅仅因为道义进行器官捐献的捐献者术后更容易发生抑郁症[48]。事实上，在器官捐献前对捐献者危险因素进行干预能够增加其对活体肾脏捐献知识的了解，使患者和其家属对于活体器官捐献采取更为积极的态度[49]。器官捐献前接受了心理干预的捐献者术后临床结局明显更好，包括生理结局（较少身体症状、意外医疗问题更少、更轻的疲劳感和疼痛、较短的恢复时间）和心理结局（焦虑程度轻、意外的家庭问题更少）[37]。这方面的改进包括预防抑郁症；促进健康行为方式（捐献者术后保持不变）而不是频繁的医疗检查；预防肥胖（其随着捐献时间的推移成比例增加）[50]。所有这些预防干预措施都需要对危险因素进行全面评估。

13.7.2 社会评价

独立的器官捐献专员应当确保捐献者了解其器官捐献决定的后果（对身体、心理和精神及个人、家庭和事业）。

独立器官捐献专员和活体捐献者之间的必须面谈，以便捐献者了解做出最终决定的整个过程；评估捐献者家属和社会环境支持；审视捐献者就业情况（合同类型，其决定对于工作的影响），包括其决定所带来的经济影响以及为消除这些影响而采取的措施（表13.4）。

特别是应该审视捐献者家庭环境，以便发现家庭内部冲突，了解谁将负责捐献者捐献后的护理以及如果在出现任何并发症的情况下保证负责人的福利。

建议受者在面谈期间回避，以确保捐献者能够自由发表意见，表达他的关切和疑虑。

如上所述，器官捐献专员应该评估捐献者的生物学风险，使得捐献者将肿瘤或者感染性疾病传染给受者的风险降到最低。因此，有必要询问捐献者的风险行为（如性滥交、药物成瘾、到热带疾病的流行地区旅行），并确保已经进行了相关的血清学测试且结果为阴性。

13.8 活体捐献者登记：监管审计

活体捐献注册登记系统既有利于公开透明，也

便于评估活体捐献的结果及数据收集分析。系统的数据收集可以获得足够的信息，以定义和确保活体捐献者的随访、记录捐献者预后（安全/发病率）、发现捐献者捐献前危险因素（BMI过高、估算肾/肝功能过低、轻度高血压等），前瞻性研究捐献者捐献后的心血管事件、肾/肝衰竭和死亡。因此，所有成员国必须确保根据《CM/Res（2015）11号决议》[58]制定和维护国家活体捐献注册系统。本决议为国家/国际活体捐献注册系统的建设提供了指导方针，并详细说明了要收集的参数（强制性和可选择）。

在欧盟，需要根据移植的人体器官质量和安全《指令2010/53/EU》建立"活体捐献者注册或登记系统"[18]。

国际专业标准，如2004年关于活肾肾脏捐献者国际论坛[10]，也建议对活体捐献者定期进行终身随访和监测，并建立专门的活体登记系统。

卫生当局必须对获得活体器官获取/移植授权的中心进行定期审查管理。

LIDOBS会议（2014年）提供了活体捐献经验交流的平台，以确保捐献移植的安全性、质量、透明度及高质量标准。会议旨在建立一个名为LIDOBS[19]的活体捐献移植的专家社区，将继续通过网络（http：//lidobs.eulivingdonor.eu/）扩大和增加对活体捐献移植的知识。

13.9 ABO血型不相容移植

30多年前，作为扩大活体移植捐献者来源（主要是肾脏）的策略之一，ABO血型不相容移植（ABOiTx）已在全球开展。成功开展ABOiTx的中心需要严格执行相应的策略。与抗体不相容移植等一样，策略包括有效的脱敏方案、免疫抑制剂的应用及免疫病理的相关知识。ABOiTx的关键是通过血浆置换和（或）免疫吸附来去除预存抗体，以防止超急性排斥，还包括适当的维持免疫抑制方案与及时发现抗体滴度反弹的免疫监测。目前，仍有抗体去除方案失败的情况发生，原因尚需进一步研究。

13.10 结论

活体捐献移植是逝世后捐献移植的补充。必须

考虑法律、伦理、社会心理和医疗要求，以减少活体捐献者的风险。活体移植必须根据最佳的公开证据进行，遵循来自科学机构和学会的建议。为了实现活体移植的追踪性、安全性、透明度及了解每个国家开展的活体移植结果，应该强制要求捐献者随访及注册登记。

参考文献

1. The Madrid Resolution on Organ Donation and Transplantation. National responsibility in meeting the needs of patients, guided by the WHO principles. *Transplantation* 2011; 91 (Suppl 11): S29−S31.

2. Muzaale AD, Massie AB, Wang MC *et al*. Risk of endstage renal disease following live kidney donation. *JAMA* 2014; (311): 579−86.

3. Mjøen G, Hallan S, Hartmann A *et al*. Long-term risks for kidney donors. *Kidney Int* 2014; (86): 162−7.

4. IRODAT. *International Registry in Organ Donation and Transplantation* [available from: www.irodat.org, accessed: 30 January 2016].

5. International figures on donation and transplantation — 2014. *Newsletter Transplant* 2015 [available from: www.edqm.eu/en/organ-transplantation-reports-73.html, accessed: 30 January 2016].

6. Sutherland DE, Radosevich D, Gruessner R *et al*. Pushing the envelope: living donor pancreas transplantation. *Curr Opin Organ Transplant* 2012; (17): 106−15.

7. Kim J, Zimmerman MA. Technical aspects for livedonor organ procurement for liver, kidney, pancreas, and intestine. *Curr Opin Organ Transplant* 2015; (20): 133−9.

8. Matas AJ, Delmonico FL. Living donation: the global perspective. *Adv Chronic Kidney Dis* 2012; (19): 269−75.

9. Lee SG. A complete treatment of adult living donor liver transplantation: a review of surgical technique and current challenges to expand indication of patients. *Am J Transplant* 2015; (15): 17−38.

10. Delmonico F. Council of The Transplantation Society. A report of the Amsterdam Forum on the care of the live kidney donor: data and medical guidelines. *Transplantation* 2005; 79 (Suppl 6): S53−66.

11. Barr ML, Belghiti J, Villamil FG *et al*. A report of the Vancouver Forum on the care of the live organ donor: lung, liver, pancreas, and intestine data and medical guidelines. *Transplantation* 2006; 81 (10): 1373−85.

12. *WHO Guiding Principles on human cell, tissue and organ transplantation* [available from: www.who.int/transplantation/Guiding_PrinciplesTransplantation_WHA63.22en.pdf?ua=1, accessed: 9 March 2016].

13. The Declaration of Istanbul on Organ Trafficking and Transplant Tourism. *Clin J Am Soc Nephrol* 2008; (3): 1227−31.

14. Council of Europe Convention against Trafficking in Human Organs [available from: http://conventions.coe.int/Treaty/EN/Treaties/Html/216.htm, accessed: 30 January 2016].

15. Council of Europe Convention against Trafficking in Human Beings [available from: www.coe.int/es/web/conventions/full-list/-/conventions/treaty/197, accessed: 30 January 2016].

16. Convention for the Protection of Human Rights and Dignity of the Human Being with regard to the Application of Biology and Medicine: Convention on Human Rights and Biomedicine [available from: http://conventions.coe.int/treaty/en/Treaties/Html/164.htm, accessed: 30 January 2016].

17. Additional Protocol to the Convention on Human Rights and Biomedicine concerning Transplantation of Organs and Tissues of Human Origin [available from: http://conventions.coe.int/treaty/en/Treaties/Html/186.htm, accessed: 30 January 2016].

18. Directive 2010/53/EU of the European Parliament and of the Council on standards of quality and safety of human organs intended for transplantation [available from: http://eur-lex.europa.eu/legal-content/EN/TXT/?uri=CELEX:32010L0053, accessed: 30 January 2016].

19. Lɪᴅᴏʙs [available from: http://wp2.eulivingdonor. eu/wp-content/uploads/2015/08/FINAL-LIDOBS-Consensus-Leaflet.pdf, accessed: 30 January 2016].

20. Venkat KK, Eshelman AK. The evolving approach to ethical issues in living donor kidney transplantation: a review based on illustrative case vignettes. *Transplant Rev* (Orlando). 2014; (28): 134−9.

21. Panocchia N, Bossola M, Silvestri P *et al*. Ethical evaluation of risks related to living donor transplantation programs. *Transplant Proc* 2013; (45): 2601−3.

22. Manyalich M, Ricart A, Martínez I *et al*. Eᴜʟɪᴅ project: European living donation and public health. *Transplant Proc* 2009; (41): 2021−4.

23. Hays RE, LaPointe Rudow D, Dew MA *et al*. The independent living donor advocate: a guidance document from the American Society of Transplantation's Living Donor Community of Practice (AST LDCOP). *Am J Transplant* 2015; (15): 518−25.

24. Monaco AP, Morris PJ. Care of the live kidney donor: consensus on the ultimate gift, The Amsterdam Forum. *Transplantation* 2005; (79): S53-66.

25. Tooher RL, Rao MM, Scott DF *et al*. A systematic review of laparoscopic live-donor nephrectomy. *Transplantation* 2004; (78): 404–14.

26. Segev DL, Muzaale AD, Caffo BS *et al*. Perioperative mortality and long-term survival following live kidney donation. *JAMA* 2010; (303): 959–66.

27. Mjøen G, Øyen O, Holdaas H *et al*. Morbidity and mortality in 1022 consecutive living donor nephrectomies: benefits of a living donor registry. *Transplantation* 2009; (88): 1273–9.

28. Mjøen G, Holdaas H, Pfeffer P *et al*. Minimally invasive living donor nephrectomy — introduction of hand-assistance. *Transpl Int* 2010; (23): 1008–14.

29. Abecassis MM, Fisher RA, Olthoff KM *et al*. Complications of living donor hepatic lobectomy — a comprehensive report. *Am J Transplant* 2012; (12): 1208–17.

30. Iida T, Ogura Y, Oike F *et al*. Surgery-related morbidity in living donors for liver transplantation. *Transplantation* 2010; (89): 1276–82.

31. Cheah YL, Simpson MA, Pomposelli JJ *et al*. Incidence of death and potentially life-threatening near-miss events in living donor hepatic lobectomy: a world-wide survey. *Liver Transpl* 2013; (19): 499–506.

32. Garg AX, Boudville N. ACP Journal Club. Live kidney donation was associated with increased mortality and end-stage renal disease at 15 years. *Ann Intern Med* 2014; (160): JC12.

33. Steiner RW, Ix JH, Rifkin DE *et al*. Estimating risks of *de novo* kidney diseases after living kidney donation. *Am J Transplant* 2014; (14): 538–44.

34. Dew MA, Jacobs CL. Psychosocial and socioeconomic issues facing the living kidney donor. *Adv Chronic Kidney Dis* 2012; (19): 237–43.

35. Gross CR, Messersmith EE, Hong BA *et al*. Health-related quality of life in kidney donors from the last five decades: results from the RELIVE study. *Am J Transplant* 2013; (13): 2924–34.

36. Clemens KK, Thiessen-Philbrook H, Parikh CR *et al*. Psychosocial health of living kidney donors: a systematic review. *Am J Transplant* 2006; (6): 2965–77.

37. Dew MA, Dimartini AF, Vito Dabbs AJ *et al*. Preventive intervention for living donor psychosocial outcomes: feasibility and efficacy in a randomized controlled trial. *Am J Transplant* 2013; (13): 2672–84.

38. Rodrigue JR, Pavlakis M, Danovitch GM *et al*. Evaluating living kidney donors: relationship types, psychosocial criteria, and consent processes at US transplant programs. *Am J Transplant* 2007; (7): 2326–32.

39. Adams PL, Cohen DJ, Danovitch GM *et al*. The nondirected live-kidney donor: ethical considerations and practice guidelines: a national conference report. *Transplantation* 2002; (74): 582–9.

40. The Ethics Committee of the Transplantation Society. The consensus statement of the Amsterdam Forum on the care of the live kidney donor. *Transplantation* 2004; (78): 491–2.

41. Abecassis M, Adams M, Adams P *et al*. Consensus statement on the live organ donor. *JAMA* 2000; (284): 2919–26.

42. Dew MA, Jacobs CL, Jowsey SG *et al*. Guidelines for the psychosocial evaluation of living unrelated kidney donors in the United States. *Am J Transplant* 2007; (7): 1047–54.

43. LaPointe RD, Hays R, Baliga P *et al*. Consensus conference on best practices in live kidney donation: recommendations to optimize education, access, and care. *Am J Transplant* 2015; (15): 914–22.

44. Bia MJ, Ramos EL, Danovitch GM *et al*. Evaluation of living renal donors. The current practice of US transplant centers. *Transplantation* 1995; (60): 322–7.

45. Leo RJ, Smith BA, Mori DL. Guidelines for conducting a psychiatric evaluation of the unrelated kidney donor. *Psychosomatics* 2003; (44): 452–60.

46. Olbrisch ME, Benedict SM, Haller DL *et al*. Psychosocial assessment of living organ donors: clinical and ethical considerations. *Prog Transplant* 2001; (11): 40–9.

47. Rodrigue JR, Bonk V, Jackson S. Psychological considerations of living organ donation. In: Rodrigue JR, editor. *Biopsychosocial perspectives on transplantation*. New York: Kluwer Academic/Plenum Publishers, 2001: 59–70.

48. Jowsey SG, Jacobs C, Gross CR *et al*. Emotional wellbeing of living kidney donors: findings from the RELIVE Study. *Am J Transplant* 2014; (14): 2535–44.

49. Gordon EJ, Reddy E, Gil S *et al*. Culturally competent transplant program improves Hispanics' knowledge and attitudes about live kidney donation and transplant. *Prog Transplant* 2014; (24): 56–68.

50. Myaskovsky L, Doebler DA, Posluszny DM *et al*. Rates and correlates of health maintenance behaviors after living kidney donation. *Prog Transplant* 2012; (22): 147–54.

51. Dew MA, Switzer GE, Dimartini AF *et al*. Psychosocial aspects of living organ donation. In: Tan HP, Marcos A, Shapiro R, editors. *Living donor organ transplantation*. New York: Taylor & Francis, 2007.

52. Papachristou C, Walter M, Schmid G *et al*. Living donor liver transplantation and its effect on the donor-recipient relationship — a

qualitative interview study with donors. *Clin Transplant* 2009; (23): 382−91.

53. Heck G, Schweitzer J, Seidel-Wiesel M. Psychological effects of living related kidney transplantation — risks and chances. *Clin Transplant* 2004; (18): 716−21.

54. Rodrigue JR, Hanto DW, Curry MP. Patients' expectations and success criteria for liver transplantation. *Liver Transpl* 2011; (17): 1309−17.

55. Schweitzer J, Seidel-Wiesel M, Verres R. Donor-recipient interaction: the Heidelberg model of evaluation and consultation. *Nephrol Dial Transplant* 2004; 19 (Suppl 4): iv75−8.

56. Rodrigue JR, Fleishman A, Vishnevsky T *et al*. Development and validation of a questionnaire to assess fear of kidney failure following living donation. *Transpl Int* 2014; (27): 570−5.

57. Rodrigue JR, Guenther R, Kaplan B *et al*. Measuring the expectations of kidney donors: initial psychometric properties of the Living Donation Expectancies Questionnaire. *Transplantation* 2008 15; (85): 1230−4.

58. Resolution CM/Res (2015) 11 on establishing harmonised national living donor registries with a view to facilitating international data sharing [available from: www.edqm.eu/sites/default/files/resolution_on_establishing_harmonised_national_living_donor_registries_with_a_view_to_facilitating_international_data_sharing_2015_11.pdf, accessed: 30 January 2016].

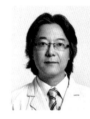

林 涛

四川大学华西医院泌尿外科教授，器官移植中心副主任。中国医师协会移植分会肾移植委员会副主任委员，中华医学会器官移植学分会青年委员会副主任委员，中国医疗保健国际交流促进会肾脏移植分会副主任委员，中国生物医学工程学会透析移植分会常务委员，中华医学会泌尿学分会肾移植学组委员，中华医学会泌尿学分会国际交流委员会委员，中国研究型医院移植学组委员，四川省器官移植学会候任主任委员，四川省海外高层次人才，四川省卫生计划生育委员会学术带头人。

第十四章　生物安全性预警

14.1　引言

本章意义在于，对于参与器官捐献、移植受者、活体捐献者的移植和随访的所有专业人员，为他们良好的警戒和监控（vigilance and surveillance, V&S）实践提供指导，并规范相关领域的工作。

V&S程序对确保供器官的质量和安全是必不可少的。虽然质量管理体系关注于防范失误，并为供器官制订了同质化标准，但偶见"剩余风险"或"程序性失误"导致移植物衰竭、疾病传播或捐献者/受者的不良暴露事件（即使没有受到伤害）。基于欧盟（European Union, EU）术语，此类事件可以被归类为AE，这是可能导致受者或活体捐献者损伤的程序性失败，或者明确导致了受者或活体捐献者的不良反应（AR），包括疾病的传播。因此，AE可引起，或不引起AR。类似地，AR可以与，也可以不与AE相关。这些事件的报告对参与有关事件的所有专业人员至关重要，特别是为了防止患者的不良暴露后导致伤害。事实上，这是V&S系统的关键要素。但它也代表了重要的学习机会，可以帮助所有的器官获取组织和移植中心，以优化其流程，并实现更高水平的安全和质量[1, 2]。因此，基于伦理学的考虑，不良反应和事件（adverse reactions and events, ARE）的调查结果应与捐献和移植同道分享。

根据欧盟《指令2010/53/EU》关于人体器官移植的质量和安全标准，SAE指"从捐献到移植任何阶段发生的任何意外，可能会导致患者的传染性疾病、伤残或致残、危及生命甚至致死的情况，或可能会导致住院时间延长或伤病"[3]。

《指令2010/53/EU》将严重不良反应（SAR）定义为"捐献到移植过程中任一阶段活体捐献者或移植受者发生的死亡、威胁生命、受伤或致残等意外，包括传播性疾病，可导致住院时间延长或伤病"。

总而言之，SAR是一种导致活体捐献者或受者遭受严重伤害的事故，而SAE是一种导致受者或活体捐献者暴露于严重伤害危险下的事件（尽管伤害尚未发生）。WHO的NOTIFY项目已采纳了类似的分类法，以预警和监督所有涉及人类来源的医疗产品，其中AE也分为"已造成的伤害"和"伤害暴露风险"[4]。理想情况下，所有ARE应由卫生专业人员向指定管辖范围内协调V&S的卫生主管部门报告，以确保进行适当的调查，并根据需要采取纠正和预防措施。那些被分类为"严重"的事件，必须根据国家或地区（如欧盟）的要求通报。

虽然AE可能发生于从器官获取到移植的所有阶段，但其中许多并不严重，并可通过相关器官获取组织或移植中心的质量管理系统（quality management system, QMS）进行管理。另一方面，严重不良反应和事件（SARE）是罕见的。因此，在区域、国家或国际范围内，共享V&S数据将获益匪浅。

14.2　管理和质量

至于其他V&S系统，器官移植领域的战略制订方和高级管理层应予考虑，并落实到各级器官获取组织和移植中心。器官移植领域的V&S系统的构建，及相关各方在其中应扮演的角色，应由顶层设计，并推广至各级组织。

卫生主管部门应为器官移植领域的V&S系统制订流程（包括与其他系统，如组织/细胞移植的沟通程序），制订通报表格，监测方法，可接受的风险标准和应报告的SARE实例。器官获取组织和移植中心之间的适当沟通和协调，对于高效的V&S系统至关重要。任何参与器官获取和移植的组织或机构应描述如何识别、报告、调查和传达ARE的操作程序。V&S系统一项行之有效的措施是，确定一名当地协调员或"联络人"，并明确其职责。建议QMS和V&S系统（这两者都有助于风险管理政策）应根据卫生主管部门制订的指导方针进行高层方面的协调。

在器官获取组织和移植中心的审计期间，应评估相关操作程序和ARE的管理，数据收集和调查。鼓励ARE数据收集和管理的计算机化集成系统的使用（见14.6.3）。整合移植注册管理机构与其他现有注册管理机构关于在辖区内器官获取和移植活动

（如移植受者的预后）的信息，有助于V&S系统的上报和提升其有效性。

14.2.1 非严重不良反应和事件

虽然本章重点关注SARE的发现、报告和调查。但所有ARE和不合规情况，包括那些导致轻微后果的，都应在所有相关机构的QMS内记录和定期审查。之后，方可监控趋势，并采取措施持续改进质量和提高安全性。卫生主管部门的重要作用是，明确ARE并通知相关医疗中心和专业人员了解具体情况，通过中央的质量管理体系管理地方事宜。

14.2.2 投诉

任何一方（专业人员、捐献者、患者或第三方）的投诉也应纳入质量管理体系内管理。应立即确认并调查。在适当情况下，应反馈正式确认函并详细说明处理措施。投诉可被归为SAE或SAR，如符合本章所述标准，应纳入管理。

14.3 不良反应

当患者或活体捐献者在捐献或临床移植人体器官时发生相关损害，视为发生AR。应立即确认、报告、调查，并明确其严重程度、追究责任，评估其再发的频率和可能性。在发现捐献者或受者面临风险的情况下，必须制订有效的审查程序。每个AR的重要调查结果，应在满足适宜条件时，传达给相关部门。

许多临床情况会导致AR上报。以下是与欧盟资助的EFRETOS项目[5]中，列出的可报告情况的不完全统计清单：

1）意外的[1]和严重的免疫反应，在移植程序已知的固有风险之外。

例如，非计划性的ABO血型不符移植导致患者死亡。

2）因不必要的风险暴露导致的移植手术中断。

例如，发现转运了获取不当或保存不良的器官，

且至少在受者已经被麻醉后发现（这将是SAR，因患者已处于麻醉状态；否则这将是AE，因当时患者还未受到伤害）。反之，因不适当的器官获取或保存致器官丢失，但受者尚未被麻醉，并非SAR；这些事件须纳入质量管理体系处理，结果须与医疗机构分享。

3）可能是捐献者传播或来源的受者意外[2]感染或血清学转化。

4）受者罹患了可能是捐献者来源的恶性肿瘤。

5）受者罹患了可能由捐献者传播的其他意想不到的疾病，如肝移植疑似传播了代谢性疾病。

6）可能与捐献者或捐献过程相关的受者死亡。

7）可能与捐献者或捐献过程相关的移植物失功（包括预防性移植物切除）。

8）活体捐献致死。

9）活体捐献者与捐献程序有关的外科和非外科性的严重并发症。

10）活体供器官在移植前丢失。

14.3.1 发现不良反应

V&S系统的有效性，很大程度上依赖于从器官获取到移植所有的相关卫生专业人员，即：

1）移植专业人员：应能察觉到不良结果，并意识到这些结果可能与移植的器官相关。

2）参与器官获取的工作人员。

3）参与器官捐献和器官获取活动的外科和医务人员，他们在后续工作中，可能察觉到或被告知捐献者的其他安全信息。

4）任何参与器官获取和移植的其他工作人员。

5）当发现可能影响移植器官安全性的问题时，其他预警系统（如组织和细胞、材料/装置、药物预警等）。

此外，由于V&S旨在提高患者安全，应考虑患者和患者组织在AR的通知过程中可能发挥的作用。

因为移植的不良预后，与外科手术相关的许多

---

1 另一些移植手术是"计划性的ABO血型（或其他血型系统）不合"或交叉反应阳性。
2 移植受者的某些传染病传播风险可控时，无须报告V&S系统（如器官来源于CMV-Ab阳性捐献者，明确移植到CMV-Ab阴性受者，涉及CMV的血清学转换）。每位管理者应决定预期内的感染或血清学转换，是否也应向V&S系统报告。

混杂因素、患者的潜在病症和长期使用免疫抑制相关，临床医生可能不会将问题归咎于供器官。负责协调预警的卫生主管部门及器官获取和转运组织，应鼓励器官获取和移植专业人员鉴别不良预后是否可能与捐献过程或供器官有关，以防范类似事件在今后重演。

对于大多数的成熟器官移植技术，由移植专业人员向国家和国际随访注册中心报告详细的临床结果。如随访注册表出现了意外的数据偏移，则将此常规临床随访视为预警的一部分。此外重要的是，活体捐献者的预后由注册管理机构监控。《指令2010/53/EU》要求其编制关于短期、中期和长期与活体捐献有关的并发症的信息。因此，应鼓励预警系统和注册管理机构之间就移植受者和活体捐献者的预后开展协作。

14.3.2　管理和报告不良反应

14.3.2.1　移植中心到卫生主管部门

卫生主管部门应在管辖区内协调，为移植中心提供如何报告AR的明确指示。推荐使用标准化文

件（附录十二提供了报告ARE标准化表格的一些例子）。报告应包括对AR的描述和根本原因分析，并采取措施解决问题并防范类似事件在今后重演。

总体而言，在调查或确认之前，应由专业人员及时报告疑似AR，以便负责协调预警的卫生主管部门采取适当的预防措施，以防止对其他患者的伤害。预防措施包括预警涉及特定事件的所有其他卫生主管部门和中心。应鼓励专业人员向卫生主管部门报告各种可疑的AR（包括严重的或不严重的）。虽然理想情况下移植受者的所有AR应按照描述进行报告，但《指令2010/53/EU》仅规定了针对SAR的强制报告。报告流程是相同的，如图14.1所示。

14.3.2.2　器官获取组织向卫生主管部门报告

同样，器官获取组织的卫生专业人员应向负责协调的卫生主管部门报告活体器官获取的AR，即使可疑AR只是捐献相关的，以避免因延迟报告对其他中心和捐献者造成更大影响。虽然理想情况下，所有抗结核药物都应按照所述进行报告，但《指令2010/53/EU》只规定了SAR的强制报告。报告流程在两种情况下是相同的（图14.1）。

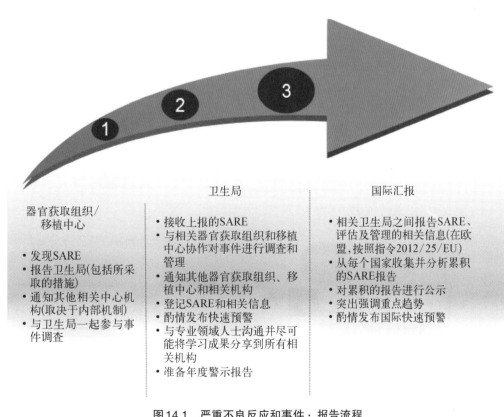

图14.1　严重不良反应和事件：报告流程

SARE为严重不良反应和事件

"严重程度量表"可以用于确定特定AR是否为SAR。欧盟资助的EUSTITE项目[6]提出了一个基于血液预警量表的组织和细胞预警量表。这个严重程度表可适用于表14.1所述的器官预警领域。在欧盟，所有符合"引发捐献者或受者严重不良结果"、"危及活体捐献者或受者生命"或"导致活体捐献者或受者死亡"类别的AR，必须报告给卫生主管部门，因为它们符合SAR的标准。

表14.1　AR严重程度量表

严重性	注　释
非严重	轻度的临床/心理后果，无需住院治疗和无预期的长期后果/残疾
严重*	住院或延长住院时间，和（或） • 持续或重大的残疾或丧失工作能力 • 医疗或外科干预以避免永久性损伤 • 传播严重疾病或疾病延长
危及生命*	受者或活体捐献者需重大干预（血管活性药物，插管/机械通气，进入重症监护）避免死亡或传播危及生命的疾病
死亡*	活体捐献者或受者死亡

*在欧盟强制报告——摘自EUSTITE项目。

14.3.2.3　不良反应的管理

负责协调预警的卫生主管部门根据国家或地方要求，负责为器官获取组织、移植中心和第三方提供明确的指示、表格和指导（见14.6.3和附录十二）。AR报告和管理应纳入中心的质量管理体系，其中应包含一个或多个操作程序，用于确认通知、调查和跟进改良和预防措施及报告的过程。这些程序应使所有相关部门能够迅速采取行动，保护受者的安全。可能需回顾已经接受相同捐献者器官、组织和细胞的患者，进行评估及召回。

图14.2说明了在报告疑似疾病传播自逝世后捐献者的器官和组织的情况下，需要采取的一系列行动。

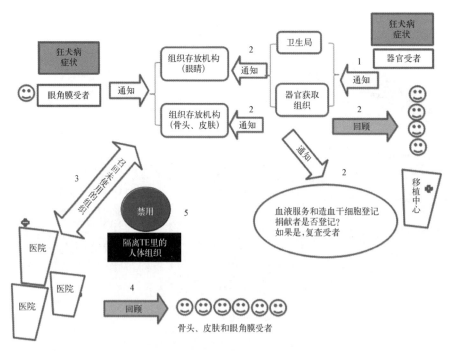

图14.2　在器官和组织捐献的复杂病例中涉及检验、召回和复查（回顾）不良反应的实例
TE为组织建立

14.3.2.4　国际报告

如发现与国际器官分配机构有关的SAR特例，适当的国际合作应确保所有有关国家受益方在调查和后续行动中必要的知情和参与。欧盟委员会在执行《指令2012/25/EU》时，为成员国之间的移植器官交换制定了具体的信息管理程序。

根据《指令2012/25/EU》，负责发布器官捐献相关预警的卫生主管部门应组织国际合作。相应SAR的信息报告，必须包含预先指定信息（见14.6.3），避免共享时的不合理延迟。附加信息应在调查期间共享。供器官所在国的卫生主管部门，有义务在3个月内撰写一份最终报告，说明案例的调查和管理结果。

未来，欧盟成员国可能会与欧盟委员会分享其国内的SARE年度报告，以便欧盟委员会能够编制欧盟综合报告。此类国际报告将允许在综合数据的基础上行趋势分析。不言而喻，除了国际机构交流，国家卫生主管部门应在欧洲层面上分享其年度和积累的报告，所有成员国都可开放获取。当某一病例与其他国家医疗保健系统相关时，应迅速警示其他国家。从每个成员国发生的SARE中提取累积的知识，以制订预防策略。因此，对于特定成员国的具体问题应予审查，以确定它们是否可能成为泛欧问题（即涉及其他欧洲国家的问题），还是仅限于特定成员国的卫生保健系统。国际机构交流组织必须为

分享这些信息做出应有贡献。

14.3.3　调查和评估不良反应

器官受者中的AR应在该国负责协调预警的相应卫生主管部门的协调下，由临床医师和器官获取组织组成团队进行调查。调查的有效协调，对于迅速实施有效的改进行动至关重要。在相关情况下，还应邀请特定领域的专家，如病毒学专家参与AR的调查。调查应集中于确定可归因标准，即何种情况的供器官可被认为引发了AR。如可疑传染病传播，调查将极大依赖于捐献者存档的血清样本是否可用（见第八章）。因此，强烈建议为每个捐献者保存冷冻血清［和（或）细胞或DNA］样品以备调查，还应考虑为受者保留移植前血清档案以支持归因调查[8]。同样，在怀疑受者的新发肿瘤为捐献者来源的情况下，应进行适当研究以确定肿瘤是从捐献者细胞还是从受者细胞发展而来。如果恶性肿瘤是捐献者来源，应该进一步调查恶性肿瘤是捐献者传播的还是捐献者来源的（见第九章）。

EUSTITE在血液预警量表的基础上，开发了一个描述组织和细胞预警归因调查结果的量表。表14.2给出了适用于器官各种情况的版本。建议对所有AR在可归因性方面进行分级。

表14.2是由Garzoni和Ison提出的建立疑似传染

表14.2　描述归因性调查的可能结果的量表

	改编自EUSTITE-SoHO V&S[9]	传染病和恶性肿瘤传播的标准，改编自美国疾病传播咨询委员会发布的血液预警量表[10]
不可评估	归因性评估数据不足	归因性评估数据不足
0. 排除	排除合理性怀疑，将AR归因于其他原因的确凿证据 有明确的证据将AR归因于其他原因，而不是捐献过程或移植器官	可疑传播和满足以下条件中的至少1个 • 明确证据表明其他原因 • 进行适当的诊断检测未能在同一捐献者的任何移植受者中记录相同病原体的感染 • 实验室证据表明受者在移植前感染了相同的病原体或已患有肿瘤
1. 可能	将AR归因于移植过程或移植器官或其他原因的证据不明确	疑似传播和 • 单个受者中的病原体或肿瘤的实验室证据 • 数据表明传播，但不足以确认
2. 很有可能	证据显然支持将AR归因于供器官	满足以下2个条件 • 疑似传播 • 受者中病原体或肿瘤的实验室证据 满足以下条件中的至少1个 • 其他受者中相同病原体或肿瘤的实验室证据 • 捐献者中相同病原体或肿瘤的实验室证据

（续表）

2. 很有 可能		如果有移植前实验室证据，这些证据必须表明移植前相关受者病原体是阴性的
3. 确定	证据是无可置疑的，因为AR归因于移植过程或移植器官	满足以下所有条件 • 疑似传播 • 受者中病原体或肿瘤的实验室证据 • 其他受者中相同病原体或肿瘤的实验室证据（如果有多个受者） • 捐献者中相同病原体或肿瘤的实验室证据 如果有移植前实验室证据，应注意移植前病原体的同一受者为阴性

病或恶性肿瘤传播的可归因性的具体方法[9]。可归因等级在调查过程中可能会发生变化，通常应在初次通知时和在完成AR调查时确定。可归因性的评估应基于科学或临床数据。欧洲疾病预防控制中心、WHO和其他流行病学或风险信息来源应支持该过程。

某些对个别捐献者或受者造成轻微后果的AR可能意味着更广泛的重大风险。例如，泛化宣传捐献者AR，可能阻碍一般的捐献。更多地患者会因移植器官供应减少而面临危险。这些更广泛的影响可以用评估广泛后果和复发概率的工具来评估。由EUSTITE项目开发的"影响评估工具"可以帮助器官获取组织、移植中心和卫生主管部门根据分配给特定事件的影响分数来决定适当的响应级别（见附录十三）。

14.4 不良事件

AE可以于从捐献者选择到临床使用器官的任何时间发生。

14.4.1 发现不良事件

为了有效发现AE，所有相关人员必须了解其发现错误或意外结果的责任，包括器官获取组织和移植中心的所有工作人员，及在组织中工作的人员，如向中心提供第三方检测报告的实验室。在《指令2010/53/EU》中，SAE的定义包括通常被称为"几乎漏诊"的事件，即发现和纠正错误或问题而未造成伤害，但存在对器官受者或活体捐献者造成严重损伤的可能性。

14.4.2 不良事件报告

"不规范操作程序"的记录和调查应作为内部质量管理体系的一部分。然而有时，特定的不规范操作可能事关重大，应被视为SAE并通过预警系统报告。在器官移植领域，捐献者和器官适宜性的评估受时间和可用的诊断检测手段的限制。因此，在移植器官后，与器官使用的相关风险被改变并不少见（例如，供肾的检查诊断为肾细胞癌，但从同一捐献者获得的肺已经被移植）。这些情况在本领域中并非罕见，并被定义属于SAE的范围。

下面列举了可作为SAE报告的情况，旨在避免加重器官捐献和移植系统的负担，同时又保持V&S的原则：

1）不合适的器官被分配给移植中心，虽然没有使用（对患者安全或器官质量具有潜在影响，即使在移植之前识别出）。

实例：捐献者或器官的鉴定有误，捐献者的HCV、HBV或HIV血清学检测结果或ABO血型相关的信息传递有误，器官的保存不当（储存期过长或温度不当）。

2）不合适的器官用于移植

（1）在至少一个器官被移植后，发现器官捐献者（尸体或活体）被感染或血清学阳性（及时报告可令风险最小化，如提前知晓便可终止移植器官或重新分配）[1]。

实例：在移植了至少一个器官后，HCV-Ab阴性捐献者检出HCV NAT阳性。

（2）在移植了至少一个器官后，器官捐献者（尸体或活体）被诊断出恶性肿瘤。

实例：捐献者死亡原因初诊为自发性颅内出血，其器官移植后，尸检揭示捐献者死因为多形性成胶质细胞瘤。

---

1 培养、血清学或活检病理结果有时在移植之后才能获得。OPO需将其直接或通过卫生管理机构通报相关移植中心，这对于在受者方采取预防措施至关重要。

（3）在移植了至少一个器官后，在器官捐献者（尸体或活体）中发现的任何其他潜在的可传播疾病。

实例：在器官移植时，捐献者被漏诊代谢性疾病。

3）因为共享了操作、服务、产品或供器官，该事件可能对其他患者或捐献者造成影响。

4）事件导致任何器官失功。

14.4.3　调查和评估不良事件

尽管根据定义，SAE没有（或尚未）对受者或捐献者造成伤害，但若把眼界放宽，SAE的影响可能是显著的。上文提到的"影响评估工具"（见附录十三）也可以应用于SAE，以便帮助决策是否需要响应。

14.5　预警协调

在地方一级（移植中心）和卫生主管部门一级，应该建立各种预警系统（如组织和细胞预警、医疗器械预警、药物预警）间的协调。

快速警报

在某些情况下，特定的ARE需在国家或国际层面快速通信，以促进紧急行动，如召回产品或关键材料（如保存液）。快速警报应仅在特殊情况下启动。在SoHO V&S项目[10]中已确定以下标准作为欧盟成员国内部快速警报的触发因素：

1）ARE性质严重或潜在严重。

2）对其他个人、组织或机构存在潜在风险。

3）更广泛的公共卫生影响。

4）需快速干预（预防/纠正措施，紧急通信）。

14.6　预警沟通

14.6.1　"不谴责"文化

有效传达预警系统的结果，对确保这些方案在实践中获益至关重要。定期将信息反馈给卫生机构专业人员，对支持持续的ARE通知至关重要。移植中心的所有利益相关者，卫生主管部门、器官获取组织和临床医生应促进一种文化，鼓励在非惩罚性环境中报告，从而为患者和捐献者带来利益。有错误发生是可以理解的，没有"无风险"的移植程序。应组织培训计划和意识提高计划，以鼓励报告。报告及宣传V&S信息可以为捐献者

和患者带来积极的改善。

14.6.2　预警的经验和反馈

卫生主管部门和专业学会应公布其培训计划执行情况，而不必点名批评个别中心、医院或个人。特定事件的直接参与方也应考虑分享其经验，以提醒他人留意"如何发现和确认事件"或响应的手段。

"通知项目"是由WHO发起的一项倡议，由意大利国家移植登记中心（CNT）支持，收集了移植和辅助生育中AE的记录，并对相关案例进行审查，以明确支持发现和调查SAE的一般原则。所收集的信息构建的数据库，可在专题网站上访问[11]。数据库将在平台上维护和更新，旨在作为全球机构和组织的通信中心，协助促进获取V&S信息，以提高安全性和有效性。

14.6.3　实际考虑

潜在SARE事件的相关部门，应尽早将其报告给在成员国内负责协调预警的卫生主管部门。国际机构交流组织应当帮助每个成员国的卫生主管部门与捐献者方来源国的卫生主管部门之间建立联系。得到消息后的卫生主管部门，应迅速提醒有关各方，在将案件评估为SARE或由QMS处理的事件时进一步收集信息。发现SARE后，须生成初始报告，并在进一步处理和调查后发布最终报告。因此，所有相关部门须按照器官来源国的卫生主管部门的要求提供信息。最终报告应包括对案件管理的建议，包括需要针对风险暴露的受者进行长期随访。

应将SARE监测系统与其他器官获取和移植相关的登记中心（等待名单、逝世后捐献者的协调记录、移植登记处、活体捐献者登记处）整合为全国性的、集约化的、网络化的平台。这种现代网络技术可连接与器官捐献和移植相关的所有参与者（捐献医院、组织分型实验室、质控中心、移植中心、移植后护理机构、国家移植管理部门）。在每个中心，指定人员负责通知ARE[12]。

国家医疗系统必须为V&S提供适当的人力资源和技术资源。

14.7　新发风险监测

预警计划应包括明确以前未被识别的"新发风

险"活动。新发风险可能与捐献者，新技术，新的医疗器械（包括新的辅助产品），或细胞、组织在处理过程中可能暴露的新试剂有关。新发传染病（需要进行目标检测或意味着需要排除某些捐献者）是新发风险的一个代表。欧洲疾病预防控制中心监测欧洲疾病的流行病学，并发表每周欧洲监测报告，提供有用的数据，以便制订政策筛选捐献者。此外，欧洲疾病预防控制中心被要求提供特定流行病毒，感染性疾病和新的体外诊断技术在组织和细胞领域的风险评估。一个监测的例子是欧洲疾病预防控制中心在欧洲对蚊子监测，用于检测由于新出现的载体和传播（见第八章）引起的潜在风险。

14.8 结论

V&S是优化器官捐献和移植程序的必要因素，贯穿于捐献、移植和随访护理整个过程。它包括对捐献者和受者的风险预警和对不良结果的系统管理。V&S是对捐献者、患者、卫生专业人员和卫生主管部门的保障。V&S系统的引入有利于监测AE，从而及时预防和纠正，并提高安全性。

参考文献

1. Kohn LT, Corrigan JM, Donaldson MS, editors. *To err is human: building a safer health system.* Washington, DC: National Academy Press, 2000.

2. Leape LL. Reporting of adverse events. *N Eng J Med* 2002; (347): 1633−8.

3. Directive 2010/45/EU of the European Parliament and of the Council of 7 July 2010 on standards of quality and safety of human organs intended for transplantation [available from: http://eur-lex.europa.eu/LexUriServ/LexUriServ.do?uri=OJ:L:2010:207:0014:0029:EN:PDF, accessed: 30 January 2016].

4. NOTIFY Library [available from: www.notifylibrary.org, accessed: 30 January 2016].

5. Report on the use of the European Registry of Registries. EFRETOS project [available from: www.efretos.org/images/EFRETOS_Deliverable%2011_FINAL.pdf, accessed: 30 January 2016].

6. Fehily D, Sullivan S, Noel L *et al.* Improving vigilance and surveillance for tissues and cells in the European Union: EUSTITE, SoHO V&S and Project NOTIFY. *Organs, Tissues and Cells* 2012; (15): 85−95.

7. Commission Implementing Directive 2012/25/EU of 9 October 2012 laying down information procedures for the exchange, between Member States, of human organs intended for transplantation [available from: http://ec.europa.eu/health/blood_tissues_organs/docs/organs_impl_directive_2012_en.pdf, accessed: 30 January 2016].

8. Czerwiński J. Biobank concept in Poland. *Transplant Proc* 2012; (44): 2169−70.

9. Garzoni C, Ison M. Uniform definitions for donor-derived infectious disease transmissions in solid organ transplantation. *Transplantation* 2011; (92): 1297−1300.

10. *SoHO V&S Guidance for competent authorities: communication and investigation of serious adverse events and reactions associated with human tissues and cells* [available from: www.notifylibrary.org/sites/default/files/SOHO%20V%26S%20Communication%20and%20Investigation%20Guidance.pdf, accessed: 30 January 2016].

11. Fehily D, Strong DM, Minutoli D *et al.* Sharing vigilance experience and knowledge globally: a preliminary overview of the NOTIFY Library. Organs, Tissues & Cells 2013; (16): 117−25.

12. Czerwiński J, Kaliciński P, Danielewicz R. Serious adverse events and reactions in organ donation and transplantation: a web-net tool-based nationwide system for referring and monitoring. *Ann Transplant* 2015; (20): 243−8.

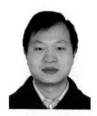

屠振华

医学博士，现任浙江大学附属第一医院对外联络部副主任、肝移植中心医师、OPO秘书、中华器官移植学会移植感染学组秘书。2006年毕业于浙江大学临床医学七年制，长期从事肝移植医疗工作。曾随浙大一院郑树森院士团队远赴雅加达，负责移植围手术期治疗兼团队秘书，参与开展了印尼首批成人亲体肝移植。2013年作为大陆首批学员，赴西班牙巴塞罗那大学医学院，进修器官捐献与移植（DTI-TPM项目），获器官捐献与移植项目培训国际证书。在 *Liver Transplantation*、*Liver International* 等国内外杂志上发表肝移植临床研究论文多篇，参编《肝移植》《外科学》等多部教材及专著。

第十五章　器官捐献和移植的质量管理

15.1　引言

本章概述器官捐献和移植的质量管理体系的一般原则。这些原则针对直接参与该过程的卫生机构、管理者和卫生专业人员，尤其是器官捐献协调员，因其在捐献到移植的诸多环节扮演了重要角色。此外，由于捐献（器官获取）和移植过程中涉及多个领域、团队和卫生专业人员，故这两种过程中均需单独进行质量管理的监测。

在介绍过质量管理概论及应用于器官捐献和移植过程中的质量管理之后，本章将针对政府和卫生机构的职责及其在器官捐献和移植过程中的质量管理进行单独审查。

15.2　质量管理概述

医疗保健的质量一直是医疗专业人员的主要关注点，他们用各种各样的甚至不是某种具体的或公认的方法，以努力在工作上取得卓越成就。这项承诺是他们工作的一部分。

开发一个能够衡量质量的工具，对于将对它的重视带到实际工作中去是十分重要的。从20世纪90年代开始，自从可以测量或评估质量，焦点就从质量控制转向质量保证并持续改进。

除了致力于追求杰出的工作效果之外，持续的质量改进需要方法。目的是不断改进组织流程，实现甚至超过客户［内部和（或）外部］的期望和要求。流程的改进可以通过质量管理体系来实现，质量管理体系可以是帮助一个组织确立为获得良好的和可衡量的结果所需的方法、责任、资源和行动的任何系统。

在医疗卫生领域，使用的质量管理模型主要有三个：ISO、JCAHO和EFQM。必须非常清楚这些是不同的选择。

15.2.1　ISO模型

ISO代表国际标准化组织（各国家组织的联合体）[1]。在ISO语言中，"标准"是包含如产品、机械、材料、技术或服务的标准化规范的技术文档。符合标准中规定要求，可以对产品、机械、材料、技术、服务或任何标准所指的产品进行认证。

ISO 9000系列作为欧洲涵盖质量管理体系的标准，由欧洲标准化委员会批准，涉及质量管理的各个方面，包含下列常见标准：

1）ISO 9000 : 2005描述了基本概念和语言。

2）ISO 9001 : 2008定义了质量管理体系的要求。

3）ISO 9004 : 2009重点关注如何改进质量管理体系。

4）ISO 19011 : 2011制订了关于质量管理体系内部和外部审计的指导。

质量管理体系ISO 9001 : 2008与器官的提供标准尤为相关，是本体系中唯一可行的认证标准。本质上是基于官方正式文件的内容，包括五个基本要求：① 质量管理体系；② 管理责任；③ 资源管理；④ 产品和服务实现；⑤ 测量、分析和改进。无论规模大小，该标准可以应用于任何组织。超过170个国家的上百万个组织执行了这一标准。

2012年，欧洲制订了一份新的标准：DIN EN 15224: 2012，关于医疗保健服务质量管理体系的要求。本标准基于EN ISO 9001 : 2008，但附加了医疗机构的其他规范（www.named.din.de）。

该标准在欧盟和美国均适用。

15.2.2　JCAHO–JCI模型

JCAHO代表美国医疗卫生机构认证联合委员[2]。这个制定标准的机构成立于1951年，由医疗保健专业协会和美国医院协会创建。其最初的使命和理念与ISO类似：创建专业标准以提供自主的自我调控。只是不是在工业部门，而是专门在医院环境；他们谈论"标准"，而不是"规则"；他们使用术语"授权"，而不是"认证"。与ISO一样，他们有一个主要以外部为焦点的程序（审计），它提供必须定期更新（认证）的结果。

JCAHO在美国评估和认证超过2万个医疗机构和计划。方案涵盖门诊和临床实验室、家庭护理、医院、长期护理、医疗运输和初级保健中心。提供疾病特异性和慢性保健的组织也有特定的"疾病特异性护理"认证及针对某些疾病的高级认证（如心力衰竭、慢性阻塞性肺病、糖尿病和慢性肾脏疾病）。

国际联合委员会（JCI）于1994年由JCAHO成立，将其对医疗保健服务和管理标准的认证目标推广至全世界范围内。JCI在全球90多个国家设有办事处。

随着时间的推移，对认证标准进行了改革，试图从纯粹的结构性角度改进到包括过程和成果指标，而目标是认证过程应该成为对持续改进的辅助，而不仅仅是一个外部识别过程。

15.2.3　EFQM模型

EFQM代表欧洲质量管理基金会[3]。EFQM成立于1988年，由欧洲14家大型公司资助。它没有定义外部认证的模型，但已研发EFQM业务卓越模型，作为业务或服务领域卓越水平的自我评估参考框架。想要有资格获得一般认可（通过达到一定的总评分来实现），需要进行外部审计。

该模型不讨论条例或标准，而是使用术语"准则"进行评估。该准则实际上是要广泛评估（每个"准则"实际上包括几个"次级准则"和各种级别的合规性），分为"动力准则"（类似于结构和过程）和"结果准则"。

它主要在欧盟国家使用。

15.2.4　三个模型的比较

三个模型之间的比较：

1）三个模型之间的理念差异很小。虽然在EFQM模型中，总体质量的概念更为明显，但所有人都把"客户"作为组织和质量的焦点。

2）在实际应用方面，所有三个模型都涉及监测方案。将实际情况与预先确定的标准（ISO和JCAHO）或准则（EFQM）进行比较，以确定在各个模型评估中需要改进的方面；如果模型实际上在质量改进的动态中使用，则问题必须经历循环的改进。

3）虽然JCAHO模型是唯一针对医疗保健服务的模型，但是另外两个通用的或工业上的模型都试图为医疗服务做出特定的调整。事实上，自2012年以来，ISO已经有了一个专门针对医疗保健服务质量管理体系的新标准。

4）目前，ISO和JCAHO被设计为提供认可（认证或评审）的外部程序，而EFQM模式则提供自我评估，但如果组织也希望得到认可，则需要进行外部审计。

我们可以说，所有这三个模型都可用于医疗行业作为质量承诺的促进者，然而他们在国际上的广泛传播和针对医疗保健服务的特定设计，决定了ISO和JCAHO是两种最常用的模型。

15.3　器官捐献和移植中的质量管理

与其他医疗保健活动一样，必须重视从捐献到移植和随访的整个过程的所有质量方面，以保证公众和专业人员对其安全性和疗效的信心。许多质量系统可以应用在整个移植过程中，从捐献者鉴定到器官的分配再到移植或处理（包括适当的随访）。

质量保证是参与捐献和移植过程的医疗保健专业人员及负责医疗保健系统和特别是移植系统的政府和卫生机构的责任。

2010年7月，在欧盟通过了用于移植的人体器官的质量和安全标准的《指令2010/53/EU》，证实了卫生机构和医务人员的这一共同责任[4]。事实上，欧盟成员国应确保建立一个质量和安全框架，以涵盖从捐献到移植过程的所有阶段（第4条）。为此，第17条规定，"成员国应指定一个或多个主管部门制定质量和安全框架，确保器官获取组织和移植中心定期获得授权和控制或审计，并采取下述其他措施"。关于医务人员，第12条规定，"成员国应确保直接参与从器官捐献到移植或器官丢弃整个过程的医务人员具有相应资质或训练有素，能胜任相关任务并接受过相关培训"。

欧盟器官捐献和移植的行动计划（2009～2015年）：加强各成员国之间的合作[5]，也明确规定了质量改进计划（QIP）的共同行动，其优先行动2："促进具有潜在捐献者的医院的质量改进计划"，而其他九项优先行动也提到了"交流最佳实践"，"结对项目和同行评审"及可能由欧盟资助支持的共同工具的开发，从而与持续改进质量的理念完全一致。

在这一过程中应用系统的方式进行质量管理，涉及：① 政府和卫生机构的责任；② 器官捐献的质量管理；③ 器官移植的质量管理。

15.4 政府和卫生机构在器官捐献和移植方面的职责：建立质量和安全的框架

为了降低风险并最大限度地发挥移植的效益，成员国需要确保建立质量和安全框架，以涵盖从捐献到移植或移植物丢弃的所有阶段。该框架应采取行动，将所有器官获取和移植中心开展的行动纳入其中，并确保该过程的高质量、安全和透明度。

器官的获取和分配必须合理控制。国家卫生部门在建立法律和组织框架方面发挥关键作用，以确保捐献和移植过程中器官的质量和安全，并在患者康复和随访过程中评估其质量和安全。根据《指令53/2010/EU》[4]等器官捐献和移植领域的其他主要建议，质量和安全框架应包括[5-12]：

1）器官获取和移植系统的授权和审计/检查制度，通过该系统确保受者和活体捐献者的质量和安全。这些机构应当有适当的组织、有相应资质或训练有素的人员、配套的设施和材料。

2）指定负责器官分配的非营利性国家或国际机构，如欧洲理事会部长委员会对成员国强调，关于国家移植机构的背景、职能和责任，最好是拥有唯一、正式认可的非营利机构，全面负责捐献、分配、可追踪性和问责制。

3）器官分配系统，考虑到运输和质量维护所固有的技术限制，尤其是器官获取，器官分配系统在公平性和效率方面具有强有力的保证，以确保最佳的移植使用。该系统应支持决策的透明度、可追溯性和外部审计。应为每个器官明确规定分配规则，并提供给卫生专业人员、患者和公众。应当发布参与器官移植的专家小组共同商定和执行关于分配标准和器官分配的指导方针。这些规则必须定期重新评估，并考虑技术进步的影响。

4）通过和实施标准操作程序（操作手册）为整个过程提供质量和安全的全面框架：① 核实捐献者身份；② 依据器官捐献和获取的国家规定，核实捐献者或其家属知情同意且不存在任何异议的细节；③ 验证器官鉴定和捐献者鉴定的完成情况；④ 器官的获取、保存、包装和标签；⑤ 器官运输；⑥ 确保可追溯性；⑦ 准确、快速和可核查的SARE的报告和管理。

5）可追溯性系统，每个捐献的路径能够从捐献者追溯到受者或器官丢弃，反之亦然。该系统必须可

以使捐献者材料确定无疑地被追踪到其来源和目的地。应为每个捐献者/组成部分分配唯一的标识符，方便追踪到捐献者的所有临床检查、记录、移植和其他材料。

6）预警系统，由国家和（或）超国家机构管理，为供受者提供保护机制。预警系统应确保快速调查与捐献和移植服务有关的任何AE［如从捐献者到受者的意外传播的传染性或恶性（肿瘤）疾病］，如有类似事件发生，可立即采取纠正和预防措施。当受者器官出现的任何严重的AR怀疑是捐献者来源的问题时，需要向接收同一个捐献者器官或组织的所有其他机构报告。这种系统的范围应涵盖从捐献到移植过程及后续阶段的所有步骤，包括根据法律要求收集数据的程序。在获得的组织和（或）细胞来自同一捐献者的情况下，系统还必须通知所有组织库。

7）必要时，在卫生机构管理和监督下，建立一个与其他国家和（或）在国际或欧洲器官交换组织内交换器官的系统，以便为在本国寻找到适用器官机会较低的特殊情况的患者增加器官获取的可能性（如需要肝脏、肠或心脏移植的幼儿，存在危及生命的病症，对HLA抗原高度敏感的受者）。只有在符合相同标准的质量和安全的情况下，才允许与其他国家进行器官交换。

8）制订严格的保密规则和安全措施，以确保在捐献和移植过程的所有阶段捐献者和受者个人资料的安全性（包括可追踪性和预警系统）。卫生机构还可以咨询国家数据保护监督机构，以便制订一个与其他国家传送器官数据的框架。

9）建立一个系统，涉及器官从捐献到移植或弃用的所有环节，确保直接参与的医护人员具有相应资质或训练有素，并为这些人员制订持续的教育和培训计划，最大限度地提升其所需技能。在医院专职的器官捐献协调员或协调小组，被认为是提高捐献和移植过程的有效性及移植器官的质量和安全性的关键。此外，器官获取组织的诸如捐献者选择和评估等的医疗行为，应在医疗专家/顾问的建议和指导下进行。

10）建立一个受者和活体捐献者的可评估随访系统。这是质量改进和激励相关医护专业人员的先决条件。无论评估体系（包括地方、区域、国家）如何变化，基本的随访应包括（移植物和患者的）原发性无功能、移植物功能延迟恢复、再移植和死

亡率调整后的存活率。

11）在逝世后器官捐献过程中实施质量保证计划（QAP）或QIP，以便解决绩效并确定可能改进的地方，如欧洲委员会和欧盟委员会等国际组织，建议有潜力进行器官捐献医院建立和推广QAP/QIP。

这些方案应包括"获得和培训QIP的具体方法"，也应在国家或国际上是通用的，以便比较所获得的结果，并采取适当的措施来改善器官捐献。

关于国际上器官捐献和移植领域的建议和规章详见表15.1。

表15.1 ODEQUS项目中逝世后捐献指标10: cDCD捐献者识别

名　称	cDCD 捐献者识别
理　由	器官捐献研讨会。器官捐献是一个国家卫生系统的优先计划。DCD捐献者被证明是能够为移植提供足够的器官来源，占可用器官总数的近10% ~ 20%。这些数据证实了识别在ICU中接受WLST并且可以成为DCD捐献者的重要性
尺　寸	有效性
公　式	$\dfrac{接受WLST并且医学指标适宜捐献并被正确识别和转介的患者数}{接受WLST并且医学指标适宜捐献的患者数} \times 100$
术语解释	WLST：撤除ICU患者的生命维持治疗 识别并转介：一旦由ICU的医疗团队做出WLST的决定，患者将被报告给捐献团队 初步判断医学上适合器官捐献：在决定WLST的时刻，不知患者是否有恶性肿瘤、败血症伴发多器官功能衰竭或HIV感染
确定对象人群	在研究期间，所有入住ICU的WLST的患者 排除标准：只考虑WLST
类　型	流程
数据来源	医疗记录和捐献团队转介登记
预期结果	100%
注　释	注意：为了确保指标的可行性，建议准确记录WLST决定的时间、执行时间和死亡时间。临床路径中潜在DCD捐献者的定义声明为"在器官摘取所需的时间范围内发生循环和呼吸功能的停止"。由于不同系统预测该事件的准确性很低，因此我们决定将此点从指标中排除。这消除了主观性并提高了其精度
参考文献	Ethics Committee, American College of Critical Care Medicine; Society of Critical Care Medicine. Recommendations for non heart beating organ donation A position paper by the Ethics Committee, American College of Critical Care Medicine, Society of Critical Care Medicine. Crit Care Mec. 2001, 29(9)：1826-1831. Reich DJ, Mulligan DC, Abt PL, et al. ASTS recommended practice guidelines for controlled donation after cardiac death organ procurement and transplantation. Am J Transplant, 2009, 9(9): 2004-2011. Steinbrook R. Organ Donation after Cardiac Death. N Engl J Med, 2007, 357(3): 209-213. Bernat JL, D'Alessandro AM, Port FK, et al. Report of a National Conference on Donation after cardiac death. Am J Transplant, 2006, 6(2): 281-291. Wind J, Snoeijs MG, Brugman CA, et al. Prediction of time of death after withdrawal of life-sustaining treatment in potential donors after cardiac death. Crit Care Med, 2012, 40(3): 766-769.

注：DCD为心死亡后器官捐献；ICU为重症监护病房；WLST为撤除生命维持治疗。

资料来源：ODEQUS项目（2010 ~ 2013年度器官捐献欧洲质量体系）[15]。

注意事项：随着《指令2010/53/EU》纳入国家法律，其中一些原则已成为欧盟成员国和欧洲经济区国家的强制性要求，而其他部分原则仍保留在成员国的管辖范围内。但上述内容仍然作为重要建议。

15.5 器官捐献的质量管理

实施器官获取组织质量体系将有助于实现四个主要目标：

1）确保获得和移植的器官的质量和安全性，尽量减少受者的捐献者来源的传染性疾病的风险，并确保所有可能的风险是已知的，并且可以在移植前进行最佳风险-效益分析评估。

2）根据最佳医疗实践，保证整个过程符合法律和道德规范并符合医学操作规范。

3）确保从器官捐献到移植整个过程均进行记录和信息透明，使得整个过程有据可查。

4）建立一个持续改进的系统，这将使我们能够改善结果以增加捐献者和移植器官的数量。

当应用于医院捐献过程或器官获取组织时，先前提出的任何质量管理模型均有助于实现上述目标。对于下列描述，鉴于其在国际上的广泛传播，将使用ISO模型的基本概要。

在器官捐献领域，一些地区已确定了需要加以改进质量的措施，如QAP/QIPDE[11, 12]、最佳做法[13]和质量指标[14, 15]的开发、实施和评价。质量标准，也称为"最佳或良好实践"，是医疗实践必须满足的条件，以便被视为质量实践。

欧盟资助的ODEQUS项目，有来自欧洲16个国家的专家参与制订了捐献流程的质量体系，该体系定义了一种可用于医院评估器官获取绩效的评估方法[14]。该项目确定了123个质量标准，并在DBD、DCD和活体捐献三种类型的器官捐献中建立了31种相关质量指标，涉及捐献服务的所有三个方面：结构、程序和结果[15]。

在捐献流程中的不同关键活动中应该符合的质量条件如下。

15.5.1 组织问题：法律框架、职能机构和专业人员

必须获得卫生主管机关授权和（或）认可的机构才能开展活体捐献和逝世后捐献的器官获取[4, 15]。

在一些步骤如器官捐献后尸检、宣判死亡、家属沟通，必须按照国家有关的法律流程并妥善记录[4]。

必须有足够的资质人员来执行所有任务。每个捐献小组（DT）应包括充足的人员以确保捐献任务可以全天候执行[4, 13, 15]。任务和责任必须明确界定、理解和记录。所有人员都应有明文规定的实时更新的职务说明。

所有器官获取组织应包括主要的捐献事项负责人和医疗专家/顾问（他们可能是也可能不是主要的捐献事项负责人）[4]。捐献事项主要负责人应前期制订捐献者的识别程序，在医院的整个捐献过程中组织和监控捐献者识别程序及捐献方案[4, 10]。捐献主要负责人的特质包括有动力、有奉献精神、工作能力强和有良好的沟通能力[13]。捐献主要负责人应直接向其机构的负责人/主任报告[15]。

每个拥有捐献资质的医院应设有专门捐献团队的办公室。可通过标志、安全和通信手段（电话、传真、互联网）来识别[15]。

此外，器官获取组织应包括一个独立的质量管理负责人。

15.5.2 教育、持续培训和研究

应由相应的国家/欧洲机构、组织或专业协会为有关人员进行初级培训，并适当分配职责给他们，相关人员应定期参加有关捐献具体专题的持续医学培训课程[10, 13, 15]。应通过定期评估人员能力来监测所有培训方案的有效性。应记录并保存培训过程。相关人员还应接受与其工作相关的质控培训。

捐献团队还应明确与捐献有关的研究项目、会议和科学出版物[15]。

15.5.3 捐献流程：实施操作手册

捐献流程操作手册应包含以下方面，并进行监督[4, 15]：

1）捐献者识别和转介，包括系统评估潜在器官捐献临终治疗路径（DBD或DCD）、以及无论所有可能的捐献者病情如何（年龄、既往病史），转介至捐献团队的必要性。捐献团队还应每天监测ICU中每个潜在捐献者的进展情况（见第二章）。

2）捐献者评估和选择。所有潜在捐献者应由捐献团队仔细评估和选择，以根据既定的原则和（或）

国家法规确定其是否适合器官捐献（见第六、七章）。

3）死亡诊断和恰当的死亡证明。每家医院应制订和实施标准手术程序和文件（操作手册），以便根据法律框架允许和规范成人和儿童的脑死亡宣告。每例脑死亡应该根据全面、准确和成文的方法进行诊断（见第三章）。

4）捐献者的治疗/维护应根据最佳临床实践，在重症监护专家的监督下，在ICU中进行有效治疗；应提供和定期更新捐献者维护清单和准则（见第五章）。

5）按照相关成员国的规定，家属应知情同意（见第四章）。

6）手术室团队、器官获取和器官共享。应有明确的器官获取操作手册（包括强制性文件），每家医院都应遵循地方或国家机构的共享规则（见第十一章）。

7）器官封存包装、运输（医院内、医院间），器官和生物标本运输需要按程序提供相关文件（详见第八章，《指令2010/53/EU》）；应当确保捐献者的匿名性及可追溯性；应全天候确保器官和生物标本运输的后勤和辅助工作（必要时包括航空运输）；在整个过程中，应对所有容器进行清晰标注，并有标签类型和方法的说明（见第十一章）。

8）国家/地区协调制度的沟通应当落实到位，捐献团队应实时关注每个潜在捐献者。

9）针对医疗保健专业人员、捐献单位人员（医生和护士）和社区（如学校活动、公共会议和公共媒体），开展培训、推广和教育活动，宣传捐献和移植文化。

15.5.4 质量指标

质量体系应通过质量指标定期测量和评估医疗保健的相关方面。质量指标是指示现象或事件的存在及其强度的测量指标。监测的目的是确定可以改善或偏离标准做法的问题或情况；指标起到警示作用，提醒我们可能的异常[16]。

任何一组指标应包括下列三种评估组合：

1）结构：治疗资源和医疗机构（如操作手册、环形流程）。

2）过程：医疗方式（如遵守操作手册）。

3）结果：实现目标（如死亡率、AE、院内感染）。

为了获得足够的信息来确定服务的质量水平，必须监测所选择的一组指标。

关于器官捐献流程，已经描述了两组指标，尽管它们互为补充，但在学科、目标和方法方面有很大差异。由DOPKI项目（2006～2009年度改进器官捐献的知识和实践）[12]制订的一组指标被发布在《逝世后捐献流程的QAP建议指南》中，其他指标由DEQUS项目制订[14, 15]。这两个项目都由欧盟委员会资助。

15.5.4.1 由DOPKI项目制订的质量指标

这些建议是基于在DOPKI项目取得的经验和知识，尤其是在各成员国公民逝世后捐献流程研究项目的QAP技术水平[17-21]。这包括在一系列志愿医院（欧洲十国的30家医院）在项目期间进行的具体方面和试点经验的小组讨论，目的是验证既定的方法。

由DOPKI项目制订的质量指标分组如下[12]：

1）逝世后器官捐献潜力指标。

2）逝世后捐献流程中需要改进的指标。

3）逝世后捐献流程中整体有效性指标。

DOPKI项目预实验中制订的指标如表15.2所示。其中，确定了六个关键指标，分为两组：

表 15.2　DOPKI预实验重要指标

DOPKI 预实验所应用指标（主要指标以粗体突出显示）
a）与逝世后器官捐献潜力有关的指标
死亡人数
• **（可能和确诊的）脑死亡/医院死亡 ×100**
• **（可能和确诊的）脑死亡/ICU死亡 ×100**
• （可能和确诊的）脑死亡/医院内死亡的人数［在其初次和（或）二次诊断中至少有一个ICD编码疾病］[11]，代表疾病进展为脑死亡的可能性 ×100
• （可能和确认的）脑死亡/ICU内死亡的人数［在其初次和（或）二次诊断中至少有一个ICD编码疾病］[11]，代表疾病进展为脑死亡的可能性 ×100

（续表）

DOPKI 预实验所应用指标（主要指标以粗体突出显示）

b）与逝世后器官捐献流程改进有关的指标

（可能和确诊的）脑死亡人数
- 脑死亡未转介/脑死亡×100
- 由于器官捐献的医疗禁忌证丢失的脑死亡/脑死亡×100
- 由于维护问题丢失的脑死亡/脑死亡×100
- 由于拒绝器官捐献丢失的脑死亡/脑死亡×100
- 由于法医拒绝器官捐献丢失的脑死亡/脑死亡×100
- 由于组织问题丢失的脑死亡/脑死亡×100
- 由于其他原因丢失的脑死亡/脑死亡×100

请求家属和司法申请进行器官捐献的总数
- 拒绝器官捐献的家属人数/被请求器官捐献的家属人数×100
- 法医驳回的器官捐献数量/司法申请的器官捐献数量×100

c）有关逝世后器官捐献流程的整体有效性指标

关于死亡人数
- 实际捐献者/医院死亡数×100
- 实际捐献者/ICU死亡数×100
- **实际捐献者/（可能和确诊的）脑死亡×100**

其他
- 多器官捐献者/实际捐献者×100
- **（器官）利用的捐献者/实际捐献者×100**
- **获取的器官数/实际捐献者×100**
- 被利用的器官数/实际捐献者×100
- **被利用的器官数/（器官）利用的捐献者×100**

实际捐献者：为了移植目的至少有一个器官已被获取的捐献者;（器官）利用的捐献者：至少有一个器官被移植的实际捐献者。
资料来源：Coll E, Czerwinski J, de la Rosa G, et al. editors Guide of recommendations for quality assurance programmes in the deceased donation process [12]。

1）与逝世后器官捐献潜力有关的指标：①（可能和确诊的）脑死亡数与医院死亡人数比值。②（可能和确诊的）脑死亡数与ICU死亡人数比值。

当脑死亡的诊断程序启动和（或）完成时（可能的脑死亡），脑死亡应该被认为是存在的（确认脑死亡）。

2）与逝世后捐献流程的整体有效性有关的指标：① 在可能和确认的脑死亡总数中，实际捐献者的数目（以移植为目的至少获取一个器官）。② 在实际捐献者中（器官）被利用的捐献者（至少被获取一个器官并且被移植的捐献者）。③ 每个实际捐献者被获得的器官数量。④ 每个实际器官捐献者的移植器官数。

DOPKI联盟指出，在将这组指标应用于特定医院时，需要考虑某些医院内在变量或因素，这可能

表明医院之间存在差异，至少在表面上这些差异似乎具有相似的特征。必须考虑以下因素：相关疾病的流行病学、医院或ICU内因脑损伤而死亡的人数；医院中的神经外科设施；医院和ICU病床数；ICU的工作量（ICU的工作量越大，逝世后器官捐献的可能性越低）。人群之间的年龄和种族差异可能对某些指标（即同意率）产生影响[12]。

逝世后器官捐献过程中的QAP主要是对整个器官捐献流程的自我评估，由每个医院的重症监护专家和器官捐献协调员共同执行。QAP包括定期系统性回顾在ICU或其他病房死亡患者的所有医疗记录，以分析任何未被发现的潜在捐献者并建立完善手段。在实施自我评估后，该方案应辅之其他医院、地区或国家的专家进行的定期外部审计，以进一步改进捐献流程并提高透明度。

使用这组指标尤其需要注意的是：

1）定期评估可以发现器官捐献过程中需要改善的方面。

2）DOPKI的建议尤其适用于DBD捐献。

3）在国家/地区层面施行的QAP中包含这些指标，通常由相应的移植机构管理，在一定程度上具有强制性。

4）应该提供（国家、地方等）参考值，以便比较落实指标后获得的结果，特别是考虑到我们正在分析的地区的社会人口特征、经济状况和现有的医疗结构。

5）根据QAP的本质，其范围几乎完全集中在个人和成果的行动上，而更少侧重于对流程的分析和评估及改进计划的执行。

15.5.4.2 ODEQUS项目制订的质量指标

ODEQUS项目建立质量管理体系，以评估医院器官获取的绩效。他们的具体目标是确定三种不同类型器官捐献（DBD、DCD和活体）的最佳实践，并

设计质量指标以评估组织结构、临床程序和结果。在欧洲12个国家的相应医院对其相应指标进行了测试，以评估其可行性和有用性。医护人员事先已经就如何使用质量指标、检查单和审核程序接受了培训[14]。

在评估组织结构时考虑的主要领域是法律框架、认证、组织、人力和物力资源、教育和研究。在临床程序和结果方面，评估的主要方面是捐献者识别、临床评估、死亡诊断、捐献者维护、家属/个人知情同意、器官活力、手术获取/保存和捐献者/器官/移植物的数量。

16名器官捐献专家通过对捐献最佳实践的分析，根据专家意见、文献综述和研究证据，编制了123个项目的质量标准清单。在接受过专项培训后，同一组专家根据先前确定的最重要的质量标准开发并商定出31个关键质量指标清单[15]。由ODEQUS开发的质量指标列表如表15.3所示，指定器官捐献类型[活体、DBD和（或）DCD]，指标类型（结构、过程或结果）和标准水平。

表15.3 ODEQUS项目质量指标（QI）

活 体 捐 献 者	适 用 于	类 型	标 准
1. 委员会批准的活体捐献	活 体	流 程	100%
2. 中心参与活体捐献者登记	活 体	流 程	100%
3. 识别潜在活体肾脏捐献者	活 体	结 果	100%
4. 长期随访活体捐献者	活 体	流 程	20%
5. 潜在活体捐献者的评估	活 体	结 果	80%
逝 世 后 捐 献	**适 用 于**	**类 型**	**标 准**
1. 捐献程序	DBD/DCD	结 构	100%
2. 捐献者主动识别操作手册	DBD/DCD	结 构	100%
3. 捐献团队全职可用	DBD/DCD	结 构	100%
4. 捐献团队有ICU背景的专业人员	DBD/DCD	结 构	50%
5. 专职的主要捐献负责人	DBD/DCD	结 构	100%
6a. 记录捐献过程要点	DBD/DCD	结 构	100%
6b. 记录不赞同捐献的理由	DBD/DCD	流 程	100%
7. 患者/家属知情同意书	DBD/DCD	结 果	90%
8. 识别ICU中的所有可能的潜在捐献者	DBD	流 程	75%

（续表）

逝世后捐献	适用于	类　型	标　准
9. 识别不可控的院内 DCD 捐献者	DCD	流　程	100%
10. 识别 cDCD 捐献者	DCD	流　程	100%
11. 有 cDCD 捐献的操作手册	DCD	结　构	100%
12. 转介可能的 DBD 捐献者	DBD	流　程	100%
13. 文件记录弃用的器官	DBD/DCD	流　程	100%
14. DBD 捐献者的评估	DBD	流　程	100%
15. 捐献者管理	DBD	流　程	90%
16. 非预见性心脏骤停	DBD	结　果	3%
17. DCD 捐献者维护	DCD	流　程	85%
18. 器官捐献研讨会	DBD/DCD	流　程	≥1
19. 潜在捐献者的评估文件	DBD/DCD	流　程	100%
20. 脑死亡鉴定	DBD	结　果	50%
21. DBD 捐献者的转化率	DBD	结　果	75%
22. uDCD 捐献者的转化率	DCD	结　果	85%
23. cDCD 捐献者的转化率	DCD	结　果	90%
24. 从 uDCD 捐献者移植的肾脏	DCD	结　果	80%
25. 从 cDCD 捐献者移植的肾脏	DCD	结　果	90%

资料来源：ODEQUS 项目（器官捐献欧洲质量体系）。

所有开发的指标具有相同的结构。例如，表 15.4 和表 15.1 列举了逝世后捐献的 2 个质量指标："未捐献原因的记录"，针对 DBD/DCD（表 15.4）和"cDCD 捐献者的识别"（表 15.1）。每个质量指标包括：

表 15.4　ODEQUS 项目中的逝世后捐献指标 6b：记录未捐献的原因

名　称	6b: 记录未捐献的原因
理　由	正确记录未捐献的原因，确保以后能够回顾分析捐献者丢失。这是能够持续改进的基础。证据推荐强度：C 级
维　度	适当性
公　式	$\dfrac{\text{转介失败的捐献者数量（详细记录未捐献的原因）}}{\text{转介失败的捐献者数量}} \times 100$
术语解释	捐献者转介：见词汇表 可能的捐献者：见词汇表 未成功捐献者：没有成为实际捐献者的可能的捐献者 记录未捐献的原因：记录患者未成为实际捐献者的原因

（续表）

名　称	6b: 记录未捐献的原因
研究对象	所有可能被转介而最终未成为实际捐献者
类　型	流程
数据源	捐献团队记录
预期结果	100%
注　释	注意：为了标准化对捐献者损失原因的评估，建议制订其可能原因的详细列表
参考文献	Coll E, Czerwinski J, de la Rosa G, et al. Guide of recommendations for quality assurance programmes in the deceased donation process Dopki 2009 www.ont.es/publicaciones/Documents/DOPKI%20GUI1）pdf Last accessed March 2016.

资料来源：ODEQUS项目（器官捐献欧洲质量体系）[15]。

1）指标的名称。

2）理由（为什么指标是相关的和实际使用）。

3）证据推荐强度（A：一致，以患者为导向的优质证据；B：不一致或有限质量的以患者为导向的证据；C：共识，以疾病为导向的证据，常规做法，专家意见或病例分析以作诊断研究、治疗、预防或筛查）。

4）维度（优质护理的医疗保健的特征，即有效性和适当性、效率等）。

5）基于比率的指标公式。

6）术语的解释（包括在公式中的模糊的术语的解释或定义）。

7）类型（结构，流程或结果）。

8）数据来源（医疗记录或其他临床文件、观察数据、问卷调查等）。

9）预期结果和评论（科学健全性、表面效度、可靠性、对科学证据文献的参考等）[15]。

质量指标落实的可行性应通过两种方式来评估：① 内部审核，由同一家医院的团队执行。② 外部审计，由外部团队（国家或国际）执行。

ODEQUS质量体系可概括如下：

1）ODEQUS被设计为一个质量管理体系，其中包括对一系列质量指标进行定期监控，这将使我们能够识别出可以改进的问题或情况，保证在实践评估结果低于标准值时采取行动，讨论这些结果，分析原因并定义和实施改进计划（例如，Shewhart PDCA周期：计划—检查—行动，有时称为PDSA法：计划—行动—研究—行动）。

2）它重点评估三种类型的捐献：活体捐献、DBD和DCD。

3）它涵盖捐献服务的所有三个方面：结构、程序和结果，因此提供了更广泛的评估。

4）它是改进医疗流程和系统的前瞻性方法，这将改进流程和结果，而并不仅仅是改善结果。

另一个欧盟成立的项目有必要在这里提一下：联合行动计划"ACCORD（2012-15）"有一个工作包（工作包5），其重点是逝世后捐献，更具体地说是ICU和器官捐献协调员之间的合作。它采用PDSA法，作为基于共同框架的快速改进工具及在欧洲15个国家的医院的自我评估[22]。

15.5.5　审计、质量评估和结果

审计是对流程、记录文档、人员职能、设备、材料和设施的书面审查，以评估各方面工作是否遵守质量标准和国家/政府法律法规。在审计期间，对绩效进行审查，以确保在质量管理方面进行的项目正在进行和被记录在案；如果不是这样，审计工作提供一个框架，以便各项工作得以改进。

审计是确保持续改进的必要工具，可以以不同的方式执行：

1）自我评估：捐献团队人员审查流程中的每一步。

2）内部审核：由组织自己的专职人员执行。

3）外部审计：由独立机构执行，通常指定为批

准或主管机构；外部审计通常出于资质认证或许可的目的。

依据国际建议，作为自我评估的一种补充，各器官获取机构应当执行器官捐献流程的年度外部审计，需要时应采取纠正措施[11, 13, 15]。

在每次捐献手术后，捐献团队和所有参与手术的人员应做情况说明报告（从鉴定到器官的获取、包装和运送），以提高流程质量[15]。

15.5.6　书面记录与登记

书面记录可以使所有影响器官质量与安全的步骤和数据，从捐献者到受者，都能得以核对与追溯，反之亦然。书面文件确保工作标准化，防止口头沟通可能导致的错误。如需要口头沟通，可进行录音。

文件应依据流程版本，至少包括以下项目：

1）质量手册。

2）标准操作程序（SOP）和操作手册。

3）操作性能记录（如捐献者选择及器官分配）。

4）规格。

5）风险识别和风险控制计划。

6）其他程序（如设备验证、校准、清洁和维护）。

7）人员培训和能力记录。

根据《指令2010/53/EU》[4]，在欧盟各成员国，与捐献者选择、准备和质量控制有关的文件应保留至少30年。必须考虑国际和国家有关数据保护的规定。数据也可以拷贝形式存储，如在计算机或微缩胶片上。用户应该只能访问他们获得授权的数据。

计算机记录保存系统确保所有副本的真实性、完整性和机密性。应定期检查计算机的硬件和软件以确保可靠性。计算机程序应在使用前进行验证。只有经授权的人员才能更改计算机系统，任何此类更改应在使用前进行验证。此外，应该有适当的硬件和软件来保证安全备份。设施应该有一个替代系统，以确保在计算机数据不可用的情况下持续运行。

15.5.7　可追溯性

根据在每个国家（或国际上如适用）实施的可追溯性系统，每个器官获取组织必须保存记录，使得从捐献到移植或弃用的任何环节，每个器官的位

置和明确的鉴定结果都得以记录。

应为每个捐献者和器官分配唯一的标识符，该标识符也可以作为批/批号，以便器官从收集、分配和利用的所有阶段都可被识别。这个唯一的标识符可用来查询捐献者的所有检验报告、档案、移植物信息和其他资料（如保存解决方案、保存设备），也可以追溯到受者信息。捐献者档案应包括捐献者的识别、临床和实验室检查；验证器官获取、修复、测试和储存条件；以及捐献者器官的运抵目的地。捐献者档案应显示每个重要步骤中参与的人员的身份及具体日期[4]。

15.5.8　不合格案例的调查和报告：预警系统

不合格案例包括偏离程序与规范、医疗事故、不良反应及事件。

参与捐献移植过程的机构应记录偏离既定的程序和规范的事件。制订程序来确定需要纠正的问题，并根据国家预警系统酌情通知有关机构[4]。有关生物预警系统的更多细节信息，请参见第十四章。

应优先考虑调查和报告因已证明或潜在风险而导致的SAR事件，例如，受者出现捐献者来源的传染性或恶性疾病。必须立即报告受者出现意外感染或恶性肿瘤，因为早期预警加速干预措施以减轻受者不良后果，也可以提醒医疗机构对使用同一捐献者其他器官的受者（可能在另一个国家）采取干预措施。

应鼓励公开报告错误和事件，以促进成员国所有医疗机构总结经验、吸取教训。

15.5.9　风险评估和减轻

器官的获取、修复和分配应接受全面的风险评估[4]。在适当情况下，列出所有相关步骤，包括过程、试剂、测试和设备的"流程图"以作为此评估工作的基础。然后，应制订风险减轻策略（具体操作手册），以保护移植相关产品、患者和医护人员及流程本身和其他关联或相关流程。

例如，风险可能来源于捐献者选择和筛查、器官获取程序、保存和运输、获取器官的生物特性、缺乏标准化质量控制测试或使用潜在感染性材料。

15.5.10 投诉和召回

所有关于捐献者材料的投诉和疑惑应记录在案，并尽快仔细调查和处理。必须存在有效的书面程序，用于召回有缺陷/可疑产品[23]。这些书面程序必须包括可能需要的任何审查程序。程序应该传达给最终用户。应建立适当机制，用于审查和评估为处理投诉而采取的行动。

15.5.11 办公场所、设备、材料和合同安排

办公场所和设备必须精心设计、合理选址、建造、并进行周期性调整和维护，以适应要进行的操作。它们的布局和设计必须旨在最小化犯错的风险，并使操作有条不紊地进行。

1）场所：应当指定移植过程中每个步骤的场所（如捐献流程将在何处进行及允许进行机密个人约谈），并遵守现有的公认规章。

所有实验室检查（如HLA和交叉匹配的组织分型、感染筛查、病理学检查）应在认证实验室进行，使用通过内部和外部方法认证和质量控制的方法和技术。

储存区域应具有足够的空间以便有序地储存各种类别的材料和组件。应该有专门的、安全的和监控的区域用于存储不同类型的器官。器官和材料的储存条件应进行控制、监测和检查。应当存在适当的警报系统，当捐献者器官储存温度超出一定限度时提供警报。应定期检查警报系统。SOP应定义响应警报要采取的措施。

2）设备：在器官获取整个过程应全天候供应充足和标准化的设备（外科设备、保存液体、运输箱等）[15]。

应对所有可能影响器官移植相关质量或安全性的设备进行设计、验证和维护以尽其用，并尽可能减少对捐献者、受者或操作者的任何危害。应妥善保存维护、监测、清洁和校准记录。

3）材料：需要可能影响移植器官相关质量或安全性的试剂和其他材料的详细规格。只使用符合文件要求的合格供应商的材料。制造商应为每个批/批号的试剂材料提供合格证书。

设备和材料应符合国际标准和欧洲及国家许可。

库存记录应保持可追溯性，杜绝材料在有效期后使用。应及时调查并记录设备和材料质量和性能

的偏差[23]。这些调查的结果应及时报告给负责人并采取纠正措施。对于重大偏差，应向制造商发送通知，并在适当情况下向卫生机构报告。

4）合同安排：与器官获取、（实验室）检查、修复、储存或分配功能相关的安排应记录在案，并确保所有相关各方都遵守专业标准。

15.6 器官移植的质量管理

不考虑器官类型，移植的特征使移植过程成为多学科治疗的模型。由于涉及不同专业，在移植过程中护理的水平和及时性使得协调和质量管理的结合成为医疗保健领域的基石。

多个变量影响器官移植（器官移植类型、活体或逝世后捐献者的类型、紧急或选择性移植等），需要采取全局方法进行移植。一般来说，所有那些通过满足既定要求，得到正式授权进行某些类型器官移植的医疗机构可被称为"移植中心"。

按照与上一节相同的大纲，现在审查用于器官移植的不同质量标准。

15.6.1 组织问题：法律框架、职能组织和人员

执行任何类型的器官移植的移植中心［包括活体和（或）逝世后捐献者的器官］必须获得主管卫生机构的具体授权/认证，以开展此类活动[24]。

作为多学科职能单位，移植中心在其所涉及领域（医疗、外科、麻醉、护理等）必须有一个确立的程序和组织结构来明确其责任和层级。在所有情况下，职能管理职位必须由专门从事其工作领域的医生和护士来填补。移植中心必须有足够数量的特定的合格的人员，以便整个过程的每个阶段都能在全年进行，包括节假日。还必须对不同职位进行组织和职能描述，其中应包括所需的简介和资格及与每个职能部门相应的活动[25]。

移植中心必须定期以会议的形式进行正式的内部沟通，所有相关的医护人员均要参加（如必要，还需行政人员）。会上会对关键问题进行分析，例如：

1）受者评估，移植适应证和患者优先级的商定。

2）移植中心患者的发病情况和评估资料。

3）对将被列入等待名单的患者的治疗策略做出决定。

4）等待名单上患者的状况随访。

5）单独分析结果并与其他中心或地区进行比较。

6）其他信息或组织问题。

每次会议处理的问题的记录应以会议记录的形式保存。各方案执行情况当定期公布（通常每年）在医疗卫生、教学和研究活动相关的报告上。

移植中心应确保其在患者研究和随访中执行所需的程序。移植中心必须确保在其内部或协作单位内进行必要的检查。

移植中心必须有足够的空间，以适应不同地区的住院患者和门诊随访的需要。

此外，移植中心工作人员还应包括一名独立的质量管理负责人。

最后，根据《指令2010/53/EU》，欧盟各成员国应确保卫生机构编写并公开关于器官获取组织和移植中心活动的年度报告，包括器官获取和移植的器官类型和数量[4]。

15.6.2 教育和持续培训

参与移植过程的所有工作人员必须具有资质或训练有素，有能力执行任务并接受过相关的培训[4]。移植中心必须制订"新员工融入计划"。该计划应包括即将进行的培训说明、每个阶段的培训和指导负责人介绍、每段培训时长、以及检验新员工培训结果的负责人介绍。

应根据合理确定的培训需求（通过调查、分析投诉、增加新的程序等），为移植中心所有人员制订持续的专业发展计划。应适当记录所有培训活动，并且评估培训成果及预期目标的有效性。

15.6.3 移植过程：实施方案

必须描述进行移植所需的医护行为及其所需的质量特性。移植过程包括不同的步骤，应该对其进行适当地监控并写入程序和操作手册[25]。

1）评估和共识。旨在评估患者及决定是否为其做移植手术，建立一定程度的紧急性或优先级，以采取措施来优化结果。移植中心应该有程序和操作手册，提供评估患者作为移植候选人的程序，以确保可以在最短的时间内完成。随后，多学科委员会必须决定是否将患者置于相应的等待名单上，并留下所做决定的书面记录。

2）等待移植的患者管理。其中包括：① 将患者置于移植中心等待名单和区域/国家注册管理机构（如适用）的临床、组织和行政标准。② 对等待名单上患者的临床监测能够优化患者的整体情况，使患者达到最佳移植状态。③ 确立移植的优先级（基于预后评分）。④ 根据捐献者-受者资格适当分配移植物。⑤ 在这个阶段，应当以口头和书面形式通知患者（在大多数情况下是他们的直系亲属）移植的必要性及移植过程的不同阶段的可能并发症。认可的患者必须同意将其列入移植等待名单，并在既定时间进行移植手术。应该为患者和家属提供宣教计划，帮助他们获得最佳的身体和心理状态，预防早期和晚期移植后并发症及了解遵守治疗方案的重要性。

3）移植患者的围手术期管理。应定义并写入相关操作手册：① 获取所有类型的捐献者器官并确保其有效性（包括本中心人员或其他中心获取的活体或逝世后捐献者，院内或院外）。② 正确分配器官给受者。③ 优化患者术前准备。④ 优化手术开始的时间以及器官移植的直接结果。⑤ 根据受者的临床特征移植适当的器官。⑥ 组织和协调涉及的各专业人员和单位，以确保满足需要，并考虑到可能的意外事件。

4）移植后住院。应确定患者在术后即刻及术后早期所需的康复护理（在ICU及随后的住院治疗）和并发症监测及治疗优化以预防器官排斥反应和免疫抑制相关毒性反应。

5）移植后随访。患者在出院后建立适当的临床随访，以提高患者的存活和生活质量，并尽可能减少预期可能的并发症，移植后第一年常发生感染、急性药物相关毒性反应、免疫功能障碍、潜在疾病再激活等。为此，应当有相关临床方案（如随访，可能的并发症和治疗方案）和药物治疗（如免疫抑制、使用抗生素）。还应确保移植患者的中长期随访并持续记录。这不仅对于患者及移植物的存活至关重要，而且对于整个科学界来说，更重要的是从既往的移植案例中学习经验。

15.6.4 质量指标

一些医疗协会和工作组已经通过选择各种质量指标来定义其移植质量管理体系，定期测量和评估过程中相关指标[25-29]。这些监测系统应至少包括最低测量频率、收集信息的制度和负责收集的人员。

采用基于指标的监测系统需要移植中心承诺，只要实践评估结果超出既定标准，就要采取行动〔分析评估结果，确定原因并在适当时实施改进周期（PDCA/PDSA循环）〕。至关重要的是，所有相关专业人员都牢记承诺；否则测量一旦流于形式，就会在单元的管理中没有效用[16]。

为避免赘述，我们选择了一些指标，稍作修改，无论器官移植的类型如何，这些指标可用来评估15.6.3所讨论的不同阶段的器官移植工作。

所选指标清单见表15.5，其包括详细说明指标的定义、用于计算指标的公式和指标类型（流程、结构或结果）。要符合的标准尚未包括在内，因为每种类型的器官移植有所不同。更多信息详见参考文献25～29。

表15.5 各器官可用于移植的质量指标

器官移植中应用的指标

评估和共识的指标

转介至移植中心后30 d内完成评估的患者
- 定义：移植中心收到预约申请后30 d内评估的患者百分比（无论是否在评估后被放置在等待名单上）
- 公式：预约申请后30 d内完成移植评估的患者人数÷转介做移植评估的患者人数×100
- 类型：流程

负责将移植候选人转介至移植中心的医生所提交的临床报告的质量
- 定义：负责将移植候选人转介至多学科委员会的医生发送的完整临床报告（潜在受者评估检查表中指定要包含的所有信息）百分比
- 公式：指定时间内发送给委员会的完整报告数÷发送给委员会的总报告数×100
- 类型：流程

等待移植的患者的管理指标

移植前随访次数
- 定义：移植等待名单上，随访超过60 d、90 d或120 d的患者百分比（如果适用）
- 公式：在一定时期内的移植等待名单上，随访超过60 d、90 d或120 d的患者÷等待名单上的患者总数×100
- 类型：过程

等待名单上患者死亡率
- 定义：因死亡或病情恶化而从移植等待名单上移除的患者百分比
- 公式：在一定时期内因死亡或病情恶化而从移植等待名单上移除的患者人数÷等待名单上的患者总数×100
- 类型：结果

围手术期指标

围手术期死亡率
- 定义：从移植手术开始到术后24 h内死亡患者的百分比
- 公式：移植术后24 h内的患者死亡人数÷同期移植患者总数×100
- 类型：结果

原发性移植物功能障碍的发生率
- 定义：发生"原发性移植物功能障碍"的患者的百分比
- 公式：一定时期内发生"原发性移植物功能障碍"导致再移植或死亡的患者人数÷移植患者总数×100
- 类型：结果

CIT
- 定义：冷缺血保存（捐献者血液供应和恢复受体血液供应之间的时间）超过3 h、5 h、10 h、15 h和20 h的器官百分比
- 公式：在一定时期内，冷缺血保存超过3 h、5 h、10 h、15 h和20 h（如果适用）的器官数÷移植的器官总数×100
- 类型：过程

（续表）

围手术期指标

因不明原因导致未移植的器官比率
- 定义：初次评估可行但因不明原因导致未移植的器官百分比（理论上应提供器官弃用的组织学报告）
- 公式：在一定时期内评估可行却弃用器官数÷移植器官数×100（根据国家相关的活体捐献者验收标准）
- 类型：结果

移植后住院指标

移植后院内死亡率
- 定义：移植术后24 h～30 d死亡的移植患者百分比
- 公式：移植术后24 h～30 d死亡的移植患者人数÷同期移植患者总数×100
- 类型：结果

早期再手术率
- 定义：术后15 d内，因并发症需要二次非计划性手术的移植患者的百分比
- 公式：术后15 d内，二次手术的移植患者人数÷同期移植患者总数×100
- 类型：结果

移植后器官功能良好早期死亡率
- 定义：移植术后器官功能良好的死亡患者的百分比
- 公式：移植术后住院期间死亡的器官功能良好的患者数量÷同期移植患者数量×100
- 类型：结果

移植后随访指标

再移植率
- 定义：在同系列移植中整体重新移植的百分比
- 公式：一定时期内的移植次数÷同系列移植总数×100
- 类型：结果

移植患者的生存率
- 定义：移植后1年、3年、5年和10年移植患者的存活率
- 公式：在每个阈值或分析（1年、3年、5年和10年）时存活的移植患者数÷开始时的移植患者人数（生存曲线 Kaplan-Meier法）
- 类型：结果

移植物存活率
- 定义：移植后1年、3年、5年和10年移植物的整体存活率
- 公式：每个阈值或分析（1年、3年、5年和10年）时功能良好移植器官的数量÷开始时的移植物总数（生存曲线 Kaplan-Meier法）
- 类型：结果

移植后死亡率（移植器官功能正常）
- 定义：移植器官功能正常的患者死亡率
- 公式：移植器官功能正常的患者死亡数÷同期移植患者数×100
- 类型：结果

移植患者的满意度
- 定义：通过满意度调查评估移植患者的整体满意度水平
- 公式：在单项调查评分之后再对用户满意度进行总体测评
- 类型：结果

TC：移植中心。
资料来源：参考文献［25～29］。

15.6.5 审计和质量评估

与捐献过程中（见15.5.5），质量指标监测系统的可行性应通过内部和外部审计进行评估，以便随后采取必要的改进措施。

15.6.6 书面记录和登记，可追溯性，预警系统，风险评估和减轻，投诉和召回及资源管理

与所有这些支持过程有关的质量标准可以叠加在器官捐献质量管理各节中提到的质量标准之上，因此鼓励读者回顾15.5.6～15.5.11。

15.7 结语

虽然在器官捐献和移植的过程中实施质量管理系统似乎很复杂，可能增加有关医疗保健专业人员的工作量，但这样做却有众多优点。包括：

1）日常工作中，任务系统化和标准规范化。

2）支持工作流程可视化，支持工作流程的分析和改进。

3）医护人员参与日常活动，有助于更好的团队合作。

4）质量指标的定义、测量和分析，这使得基于结果的决策更容易。

5）提高患者和医护人员的信息透明度和满意度，从而增强对移植系统的信任（反之可能有利于器官捐献）。

6）有效的管理工具，提高了医护人员的积极性。

7）促进持续改进。

参考文献

1. Organization for Standardization [available from: www.iso.org/iso/home/about.htm, accessed: 30 January 2016].
2. Joint Commission on Accreditation of Healthcare Organizations [available from: www.jointcommission.org/about_us/about_the_joint_commission_main.aspx, accessed: 30 January 2016].
3. European Foundation for Quality Management [available from: www.efqm.org, accessed: 30 January 2016].
4. Directive 2010/53/EU of the European Parliament and of the Council of 7 July 2010 on standards of quality and safety of human organs intended for transplantation. *Official Journal of the European Union* 2010; 53: 14−29 [available from: http://eurlex.europa.eu/LexUriServ/LexUriServ.do?uri=CELEX:32010L0053:EN:NOT, accessed: 30 January 2016].
5. Communication from the Commission. Action Plan on Organ Donation and Transplantation (2009−2015): strengthened cooperation between member states. COM(2008) 819/3. Commission of the European Communities [available from: http://ec.europa.eu/health/ph_threats/human_substance/oc_organs/docs/organs_action_en.pdf, accessed: 30 January 2016].
6. Council of Europe Recommendation Rec (2004) 19 of the Committee of Ministers to member states on criteria for the authorisation of organ transplantation facilities, 2004 [available from: https://wcd.coe.int/ViewDoc.jsp?id=802901, accessed: 30 January 2016].
7. Council of Europe Recommendation Rec (2001) 5 of the Committee of Ministers to member states on the management of organ transplant waiting lists and waiting times. 2001 [available from: https://wcd.coe.int/ViewDoc.jsp?id=190641, accessed: 9 March 2016].
8. Council of Europe Recommendation Rec (2006) 15 of the Committee of Ministers to member states on the background, functions and responsibilities of a National Transplant Organisation (NTO). 2006 [available from: https://wcd.coe.int/ViewDoc.jsp?id=1062653, accessed: 9 March 2016].
9. Directive 2012/25/EU of 9 October 2012 laying down information procedures for the exchange, between member states, of human organs intended for transplantation. *Official Journal of the European Union* 2012; (55): 27−30 [available from: http://ec.europa.eu/health/blood_tissues_organs/docs/organs_impl_directive_2012_en.pdf, accessed: 30 January 2016].
10. Council of Europe Recommendation Rec (2005) 11 of the Committee of Ministers to member states on the role and training of professionals responsible for organ donation (transplant "donor co-ordinators") [available from: https://wcd.coe.int/ViewDoc.jsp?id=870643, accessed: 30 January 2016].
11. Council of Europe Recommendation Rec (2006) 16 of the Committee of Ministers to member states on quality improvement programmes for organ donation [available from: https://wcd.coe.int/ViewDoc.jsp?id=1062721, accessed: 30 January 2016].
12. Coll E, Czerwinski J, De la Rosa G *et al.*, editors. *Guide of recommendations for quality assurance programmes in the deceased donation process*. Dopki Project (European Commission) [available from: www.ont.es/publicaciones/Documents/DOPKI%20GUIA.pdf, accessed: 30 January 2016].

13. National Transplant Organisation (Spain). Good practice guidelines in the process of organ donation, 2011 [available from: www.ont.es/publicaciones/Documents/VERSI%C3%93N%20INGLESA%20MAQUETADA_2.pdf, accessed: 30 January 2016].

14. Manyalich M, Guasch X, Gomez MP *et al*. and ODEQUS Consortium. Organ Donation European Quality System: ODEQUS project methodology. *Transplant* Proc 2013; (45): 3462−5.

15. Project ODEQUS (Organ Donation European Quality System) [available from: www.odequs.eu/pdf/ODEQUS_Quality_Criteria-Indicators.pdf, accessed: 30 January 2016].

16. Rubin HR, Pronovost P, Diette GB. From a process of care to a measure: the development and testing of a quality indicator. *International Journal for Quality in Health Care* 2001; (13): 489−96.

17. Wight C, Cohen B, Roels L *et al*. Donor action: a quality assurance program for intensive care units that increases organ donation. *Journal of Intensive Care Medicine* 2000; (15): 104−14.

18. Wesslau C, Grosse K, Krüger R *et al*. How large is the organ donor potential in Germany? Results of an analysis of data collected on deceased with primary and secondary brain damage in intensive care unit from 2002 to 2005. *Transpl Int* 2007; (20): 147−55.

19. Procaccio F, Rizzato L, Ricci A *et al*. Indicators of efficiency in potential organ donor identification: preliminary results from the national registry of deaths with acute cerebral lesions in Italian intensive care units. *Organs, Tissues and Cells* 2008; (2): 125−9.

20. De la Rosa G, Domínguez-Gil B, Matesanz R *et al*. Continuously evaluating performance in deceased donation: the Spanish quality assurance program. *Am J Transplant* 2012; (12): 2507−13.

21. Barber K, Falvey S, Hamilton C *et al*. Potential for organ donation in the United Kingdom: audit of intensive care records. *BMJ* 2006; (332): 1124−7.

22. EU Joint Action: achieving comprehensive coordination in organ donation throughout the European Union (ACCORD). Work Package 5: Increasing the collaboration between donor transplant co-ordinators and intensive care professionals [available from: www.accord-ja.eu/content/work-package-number-5-intensive-care-donor-transplant-coordination-collaboration, accessed: 9 March 2016].

23. European Centre for Disease Prevention and Control. Communicable disease threats report (CDTR), week 14, 1−7 April 2012: Contamination of a medical product — ViaSpan Multistate (worldwide) [available from: http://ecdc.europa.eu/en/publications/Publications/120410-SUR-CDTR.pdf, accessed: 30 January 2016].

24. Council of Europe. Recommendation Rec (2004) 19 of the Committee of Ministers to member states on criteria for the authorisation of organ transplantation facilities [available from: https://wcd.coe.int/ViewDoc.jsp?id=802901, accessed: 30 January 2016].

25. Taber DJ, McGillicuddy JW, Bratton CF *et al*. The concept of a composite perioperative quality index in kidney transplantation. *J Am Coll Surg* 2014; (218): 588−97.

26. Sultan H, Famure O, Phan NT *et al*. Performance measures for the evaluation of patients referred to the Toronto General Hospital's kidney transplant program. Healthcare Management Forum 2013; (26): 184−90.

27. Herrero JI and Sociedad Española de Trasplante Hepático. III Consensus Meeting of the Spanish Society of Liver Transplantation. Hepatitis C, living-donor liver transplantation, quality of liver grafts and of liver transplantation programs. *Gastroenterol Hepatol* 2011; (34): 641−59 (in Spanish).

28. Varona MA, Soriano A, Aguirre-Jaime A *et al*. Statistical quality control charts for liver transplant process indicators: evaluation of a single-center experience. *Transplant Proc* 2012; (44): 1517−22.

29. Alonso Gil M, editor, Arizón del Prado JM, Castro Fernández AJ *et al*. Trasplante cardíaco: proceso asistencial integrado. 1ª ed [Sevilla]: Consejería de Salud, 2004. Capitulo 6: Evaluación (in Spanish) [available from: www.juntadeandalucia.es/salud/sites/csalud/contenidos/Informacion_General/p_3_p_3_procesos_asistenciales_integrados/pai/trasplante_cardiaco_v3?perfil=org, accessed: 30 January 2016].

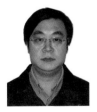
张玮晔

天津市第一中心医院器官移植科副主任医师、器官捐献办公室副主任。中华医师协会器官移植医师分会器官捐献专业委员会委员，中华医学会器官移植分会器官获取与评估学组委员，医促会肾移植分会器官捐献协调学组副组长，天津市医学会器官移植分会青年委员，天津市人体器官移植专业质控中心副主任委员。2012～2016年间参与了全国器官捐献协调员的每年例行培训工作并授课；参与了器官捐献协调员教材的编写工作；参与了《天津市人体器官捐献条例》的制订；参与了《人体器官捐献协调员培训教材》第一版的编写和第二版的修订；参与了《中国心脏死亡器官捐献工作指南》的编写。

器官捐献领域学习经历：2013年5月，德国器官获取组织（DSO）短期学习考察；2013年8月，英国器官捐献组织（NHSBK）短期学习考察；2014年1月～2015年1月，美国威斯康星大学医院器官获取组织（UW-OPO）访问学者；2015年11月，西班牙DTI-TPM高级培训班，2016年11月，美国Gift of Life OPO培训班短期学习。

附　录

附录一　缩写和简称

ABO	ABO血型系统	Banff	同种异体移植肾Banff病理学分类
ACLD	急性原发性或继发性脑损伤死亡	BAL	支气管肺泡灌洗术
Accord	实现欧盟器官捐献的统筹协调	BCG	卡介苗
ADH	抗利尿激素	BD	脑死亡
ADEM	急性播散性脑脊髓炎	BDD	脑死亡诊断
AE	不良事件	BKPyV	BK多瘤病毒
ADM	积极的捐献者管理	BKV	BK病毒
ADPKD	常染色体显性遗传性多囊肾病	BM	骨髓
AHA	美国心脏联合会	BMI	身体质量指数（体重公斤数÷身高
AJCC	美国癌症联合委员会		米数平方）
ALAT	丙氨酸氨基转移酶	CA	心脏骤停
ALL	急性淋巴细胞性白血病	CAD	冠心病
Alliance-O	欧洲器官捐献和移植研究计划协调	CAs	主管当局
	集团（欧盟提供资金的研究项目）	CB	脐带血
ALT	谷丙转移酶	CBF	脑血流
anti-CMV	巨细胞病毒抗体（IgG抗体和IgM抗	CDC	美国疾病与预防控制中心
	体）	cDCD	可控型心死亡后器官捐献
anti-EBV	EB病毒抗体（通常捐献者要检测	CD-P-TO	欧洲器官移植专家委员会
	EB病毒VCA-IgG抗体）	CEA	癌胚抗原
anti-HBc	乙肝核心抗体	CEN	欧洲标准化委员会
anti-HBc-IgM	乙肝核心抗体-IgM	CETC	欧洲移植协调员认证
anti-HBs	乙肝表面抗体	CGH	比较基因组杂交
anti-HCV	丙肝病毒抗体	CHIKV	基孔肯雅病毒
anti-HIV	人类免疫缺陷病毒抗体	CI	心脏指数
anti-HIV-1/2	人类免疫缺陷病毒1型或2型抗体	CIT	冷缺血时间
anti-HIV-1	人类免疫缺陷病毒1型抗体	CJD	雅各布病
anti-HIV-2	人类免疫缺陷病毒2型抗体	CKMB	肌酸激酶同工酶（杂化型）
HIV-1-p24-Ag	人类免疫缺陷病毒1型P24抗原	CMV	巨细胞病毒
AOTDTA	澳大利亚器官组织捐献和移植管	CNS	中枢神经系统
	理局	CNT	意大利国家移植研究中心
APTT	活化部分凝血活酶时间测定	CO	一氧化碳
AR	不良反应	Coorenor	器官跨国交换的协调（欧盟项目）
ARE	不良事件及不良反应	Cope	欧洲器官保存联盟
ASAT	天门冬氨酸氨基转移酶	CPAP	持续气道正压通气
AST	谷草转氨酶	CPK	肌酸磷酸激酶
ATP	三磷酸腺苷	CPK-MB	肌酸磷酸激酶同工酶MB

CPP	脑灌注压	EEA	欧洲经济区
CPR	心肺复苏	EEG	脑电图
CQI	持续质量改进	EF	射血分数（超声心动图）
CRAB	耐碳青霉烯类鲍曼不动杆菌	EFQM	欧洲质量管理基金会
CRE	耐碳青霉烯类肠杆菌科细菌	EFRETOS	欧洲器官移植评估体系
CR-KP	耐碳青霉烯类肺炎克雷伯菌	EG	乙二醇
CT	计算机断层摄影	eGFR	肾小球滤过率估算值
CTA	计算机断层扫描血管造影	ELIPSY	欧洲活体捐献者社会心理随访（欧盟项目）
CTC	循环肿瘤细胞		
CVP	中心静脉压	ELISA	酶联免疫吸附试验
DAA	直接抗病毒药物	ELPAT	欧洲器官移植学会有关伦理、法律和社会心理的管理部门
DBD	脑死亡后器官捐献		
DCD	心死亡后器官捐献		
cDCD	可控型心死亡后器官捐献	ELWI	血管外肺水含量指数
uDCD	不可控型心死亡后器官捐献	EPAS	ET-胰腺分配系统
DD	逝世后捐献者	ERC	欧洲复苏委员会
DENV	登革热病毒	ESBL	超广谱β-内酰胺酶
DGF	移植物功能恢复延迟	ESCIM	欧洲重症监护医学会
DI	尿崩症	ESGICH	欧洲临床微生物与感染性疾病学会宿主感染研究组
DIC	弥散性血管内凝血		
DKG	双肾移植组		
DNA	脱氧核糖核酸	ESOT	欧洲器官移植学会
DOPKI	提高对器官捐献的认识和实践	ESP	欧洲老年组计划
DRI	捐献者风险指数	ET[a]	欧洲移植
DSO	德国器官移植基金会	ET[b]	原发性血小板增多症
DT	捐献团队	EtCO₂	呼气末二氧化碳浓度
DTAC	美国疾病传播咨询委员会	ETT	气管插管
D+/R−	捐献者感染病原体，受者未感染	EU	欧盟
D+/R+	捐献者与受者都感染病原体	EULID	欧洲活体捐献及公共健康（欧盟项目）
D−/R+	捐献者未感染病原体，受者感染		
D−/R−	捐献者与受者都未感染病原体	EULOD	欧洲活体器官捐献（欧盟项目）
EBV	EB病毒	EuSCAPE	欧洲有关肠杆菌科细菌产碳青霉烯酶的研究
ECD	扩大标准捐献者		
ECDC	欧洲疾病预防与控制中心	EUSTITE	欧洲人体组织机构检查的标准和培训
ECG	心电图	FAP	家族性淀粉样变多发性神经病
ECMO	体外膜肺氧合	FFP	新鲜冰冻血浆
ED	急诊室	FIO₂	吸入氧气分率（呼吸机治疗）
EDD	欧洲捐献日	FISH	荧光原位杂交
EDQM	欧洲药品质量管理局	FOEDUS	在欧盟成员国促进器官捐献交换
EDTCO	欧洲捐献和移植协调组织（欧洲器官移植学会的部门）	FOUR	全面无反应性评分（昏迷指数）
		FP	框架计划
		FSME	病毒性蜱传脑炎（德语国家使用的缩略词）

FWIT	功能性热缺血时间	IGRA	γ 干扰素释放试验
GBM	多形性胶质母细胞瘤	IHS	颅内出血量
GCS	格拉斯哥昏迷评分量表	ILCOR	国际心肺复苏及脑复苏委员会
G-CSF	粒细胞集落刺激因子	IPITTR	美国 Israel Penn 国际移植肿瘤登记处
GDRI	区域性疾病风险指数	IRI	缺血再灌注损伤
GFR	肾小球滤过率	ISHLT	国际心肺移植学会
GIST	胃肠道间质瘤	ISN	国际肾脏病学会
GLP	良好实验室规范	ISOL	颅内占位性病变
GMP	良好操作规范	ISUP	国际泌尿病理学会
GN	革兰氏阴性菌	ITBVI	胸内血容量指数
GSC	格拉斯哥昏迷评分标准	IVC	下腔静脉
HAM	人T淋巴细胞白血病病毒相关脊髓病	IVS	室间隔
HAV	甲型肝炎病毒	IVSd	舒张期室间隔厚度
HBV	乙型肝炎病毒	iVx	灭活疫苗
HBsAg	乙肝表面抗原	JCAHO	美国医疗机构认证联合委员会
HCG	人绒毛膜促性腺激素	JCI	国际卫生服务机构评审联合委员会
HCV	丙型肝炎病毒	JCPyV	人JC多瘤病毒
HDV	丁型肝炎病毒	JPAC	联合专家咨询委员会
HEA	羟基乙烷美沙酮	KDIGO	肾脏病全球改善预后委员会
HES	羟乙基淀粉	KDP	关键捐献者
HEV	戊型肝炎病毒	KSHV	卡波氏肉瘤相关疱疹病毒（又称人
HELLP	溶血、肝酶升高、血小板减少综合征		类疱疹病毒8型）
HF(HR)	心率	LCMV	淋巴细胞性脉络丛脑膜炎病毒
HHV8	人类疱疹病毒8型（又称卡波氏肉瘤	LD	活体捐献者
	相关疱疹病毒）	LDH	乳酸脱氢酶（酶/试验）
HIV	人类免疫缺陷病毒	LDLT	活体肝移植
HIV-1-p24-Ag	人类免疫缺陷病毒1型P24抗原	LDN	活体供肾切取术
HLA	人类淋巴细胞抗原	LD-LR	活体供肝切取术
HMPAO	六甲基丙二基胺肟	LH	左肝切除
HPA	下丘脑-垂体-肾上腺轴	LIDOBS	活体捐献者观察站
HPC	造血祖细胞	LLH	肝左外叶切除术
HPyVs	人多瘤病毒	LOD	活体器官捐献
HRP	低温局部灌注	LTBI	潜在性结核感染
HOTT	打击为器官移除的人口贩运活动（欧	LVEF	左心室射血分数
	盟项目）	LVx	活疫苗
HTK	组氨酸-色氨酸-酮戊二酸	MALORY	恶性肿瘤捐献者与受者安全
HTLV1/2	人T淋巴细胞白血病病毒(1型或2型)	MAP	平均动脉压
HSV	单纯疱疹病毒	MCL	锁骨中线
ICP	颅内压	MDR	多重耐药
ICU	重症监护室	MELD	终末期肝病模型
ID-card	身份证	MGUS	未定性的单克隆免疫球蛋白血症

MI-LDN	微创活体供肾切取
MODE	器官捐献和移植的国际交流
MPHO	人类来源的医疗产品
MPN	骨髓增殖性肿瘤
MRI or MRT	磁共振成像或磁共振断层摄影
MRSA	耐甲氧西林金黄色葡萄球菌
MSM	与男性有性关系的男性
NAT	核酸扩增技术（与"核酸检测"同义）
NEC	神经内分泌癌
NET	神经内分泌瘤
NHMRC	澳大利亚国立健康与医学研究理事会
NIHSS	美国国立卫生研究院卒中量表
Notify	WHO有关人源性医疗产品的全球警戒和监管数据库
NR	无反应
NRP	常温局部灌注
NTO	全国移植组织
ODEQUS	器官捐献欧洲质量体系
OHES	医院外急救
OMF	骨髓纤维瘤
ONT	西班牙国家器官移植组织
OPO	器官获取组织
OPTN	美国器官获取和移植网络
OTC	鸟氨酸氨甲酰基转移酶
PA	肺动脉
$PaCO_2$	动脉血二氧化碳分压
PanIN	胰腺上皮内瘤变
paO_2	血氧分压
PAOP	肺动脉嵌压
PASS	肾上腺嗜铬细胞瘤评分体系
PBPC	外周血祖细胞
PCC	嗜铬细胞瘤
PCR	聚合酶链反应
PDSA (PDCA)	"计划—执行—学习—处理"循环（或"计划—执行—核查—处理"循环）
PEEP	呼气末正压通气（呼吸治疗）
PGL	副神经节瘤
PHS	美国公共健康服务中心
PLAP	胎盘碱性磷酸酶
PMF	原发性骨髓纤维化
PML	进行性多病灶脑白质病

PNF	原发性无功能（或永久性无功能）
PPASS	获取前根据适应性评分分配胰腺
PSA	前列腺特异性抗原
pTis	原位肿瘤
PTLD	移植后淋巴增殖性障碍
PV	真性红细胞增多症
QA	质量保证
QAP	质量保证计划
QC	质量标准
QI	质量指标
QIP	质量改进方案
QMS	质量管理体系
RCC	肾细胞癌
RH	肝右叶切除术
RL	风险等级
RP	负责人
SaBTO	英国血液、组织与器官安全咨询委员会
SAE	严重不良事件
SAR	严重不良反应
SARE	严重不良反应或事件
SCD	标准捐献者
SIRS	全身性炎症反应综合征
SMA	肠系膜上动脉
SoHO	人源性物质的警戒与监管
SOP	标准作业程序-记录所有步骤的书面指导
SOT	实体器官移植
SPECT	单光子发射计算机断层扫描
SSRI	选择性5-羟色胺再摄取抑制剂
STD	性传播疾病
SVI	每搏输出量指数
SVR	体循环血管阻力
SVRI	体循环血管阻力指数
TAIEX	技术协助和信息交换
TB	结核病
TBE	蜱传脑炎
TC	移植中心
TCA	三环类抗抑郁药
TCD	经颅多普勒
TPHA	梅毒螺旋体血细胞凝集试验

TPM	移植获取管理	UW	威斯康星大学
TSE	传染性海绵状脑病	V&S	预警和监管
TST	结核筛查试验	VCA	血管化复合同种异体移植物
TTS	移植协会	VZV	水痘-带状疱疹病毒
uDCD	不可控型心死亡后捐献	WHO	世界卫生组织
UEMS	医学专家联盟	WIT	热缺血时间
UK	英国	WLST	撤除生命支持治疗
UNOS	美国器官资源共享网络	WNV	西尼罗河病毒
UTI	尿路感染	X-ray	X线

附录二~附录十五原文